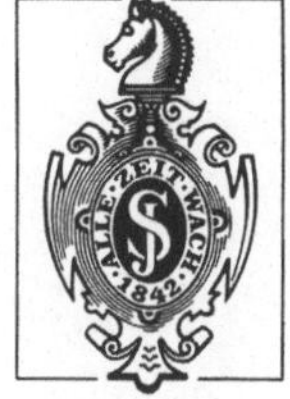

Andreas Beck

Angiographie der Hand

Diagnostik und Therapie

Mit 266 Abbildungen und 44 Tabellen

Springer-Verlag

Berlin Heidelberg New York London Paris
Tokyo Hong Kong Barcelona Budapest

Priv.-Doz. Dr. med. Dr. theol. Andreas Beck
Institut für Röntgendiagnostik und Nuklearmedizin
Krankenanstalten, Spitalstiftung Konstanz
Luisenstraße 7, 78461 Konstanz

ISBN-13: 978-3-642-78924-3   e-ISBN-13: 978-3-642-78923-6
DOI: 10.1007/ 978-3-642-78923-6

CIP-Eintrag beantragt.

Dieses Werk ist urheberrechtlich geschützt. Die dadurch begründeten Rechte, insbesondere die der Übersetzung, des Nachdrucks, des Vortrags, der Entnahme von Abbildungen und Tabellen, der Funksendung, der Mikroverfilmung oder der Vervielfältigung auf anderen Wegen und der Speicherung in Datenverarbeitungsanlagen, bleiben, auch bei nur auszugsweiser Verwertung, vorbehalten. Eine Vervielfältigung dieses Werkes oder von Teilen dieses Werkes ist auch im Einzelfall nur in den Grenzen der gesetzlichen Bestimmungen des Urheberrechtsgesetzes der Bundesrepublik Deutschland vom 9. September 1965 in der jeweils geltenden Fassung zulässig. Sie ist grundsätzlich vergütungspflichtig. Zuwiderhandlungen unterliegen den Strafbestimmungen des Urheberrechtsgesetzes.

© Springer-Verlag Berlin Heidelberg 1994
Softcover reprint of the hardcover 1st edition 1994

Die Wiedergabe von Gebrauchsnamen, Handelsnamen, Warenbezeichnungen usw. in diesem Werk berechtigt auch ohne besondere Kennzeichnung nicht zu der Annahme, daß solche Namen im Sinne der Warenzeichen- und Markenschutz-Gesetzgebung als frei zu betrachten wären und daher von jedermann benutzt werden dürften.

Produkthaftung: Für Angaben über Dosierungsanweisungen und Applikationsformen kann vom Verlag keine Gewähr übernommen werden. Derartige Angaben müssen vom jeweiligen Anwender im Einzelfall anhand anderer Literaturstellen auf ihre Richtigkeit überprüft werden.

Satz: Elsner & Behrens GmbH, Oftersheim

SPIN: 10467979   21/3130-5 4 3 2 1 0 – Gedruckt auf säurefreiem Papier

Meinen Lehrern
Dr. Wilhelm Beck und Prof. Dr. Werner Wenz
in großer Dankbarkeit

Geleitwort

Methodische Fortschritte in der bildgebenden Diagnostik existieren nicht nur bei den axialen Verfahren, sondern auch auf dem Gebiet der röntgenologischen Gefäßdarstellung. Dieser Fortschritt kommt bereits im Umfang des vorliegenden Buches zum Ausdruck: Konnten wir selbst 1976 noch die gesamte Extremitätenarteriographie monographisch auf rund 150 Seiten darlegen, so benötigt heute der Autor allein für die Hand fast das Doppelte.

Mein früherer Mitarbeiter, Priv.-Doz. Dr. Dr. A. Beck demonstriert aus einer immensen Erfahrung, die er an meinem Freiburger Institut sammeln konnte, den aktuellen Wissensstand auf diesem Gebiet. Der Autor schaut dabei weit über den Tellerrand der Röntgendiagnostik und praktiziert klinische Radiologie unter ausführlichem Hinweis auf nicht radiologische Untersuchungsverfahren und die daraus resultierenden therapeutischen Konsequenzen. Die sorgfältige Illustration auch des seltenen Krankheitsbildes durch meist persönlich angefertigte Angiogramme erweist sich als Fundgrube für den Erfahrenen ebenso wie für den angiographischen Lehrling.

Der technische Fortschritt ist abzulesen am modernen Instrumentarium vom Führungsdraht bis zum Subclavia-Spezialkatheter, von den notwendigen apparativen Voraussetzungen bis zu den Aufzeichnungsmethoden insbesondere der DSA, für die er eigene Studien zur Quantität der benötigten Kontrastmittel anführt.

An der oberen Extremität hat die Pharmakoangiographie eine wesentlich höhere Bedeutung als an den Beinen. Die Besprechung der zahlreichen Vasodilatativa (Tolazolin, Glucagon usw.) und Vasokonstriktiva (Epinephrin, Angiotensin usw.) leitet über zur entscheidenden Wandlung der diagnostischen Angiographie in die interventionelle Katheteruntersuchung, z. B. der intraarteriellen Behandlung der verschiedenen Raynaud-Formen. Diese sind in umfassender Weise mit ihren bekannten und weniger bekannten Synonymen aufgelistet und dargestellt.

Absolut neu in diesem Bereich ist der Einsatz der MR-Angiographie und der Angioskopie, für deren Realisierung der Autor unschätzbare Pionierarbeit geleistet hat und die er ebenso wie die Rotationsangioplastik und Thrombusextraktion experimentell mit eigenen Ideen bereichern konnte.

Ein Buch, das umfassend über die Angiographie der oberen Extremität informiert, in dem sich zahlreiche Details finden, die im Problemfall weiterhelfen und das aus der selbsterlebten Praxis für die Praxis geschrieben ist. Ich wünsche ihm eine weite Verbreitung bei allen angiographisch Tätigen.

Freiburg, im April 1994   Prof. Dr. Werner Wenz

Vorwort

Sinn und Zweck dieses Buches war es gewesen, den interessierten Kollegen die Problematik der Verschlußerkrankung der oberen Extremität aus radiologischer Sicht nahezubringen. Die arterielle Verschlußerkrankung der oberen Extremität ist im Vergleich zur „Allerwelts-AVK" der unteren Extremität eine seltene klinische Erscheinung, die einer Systematik und diagnostischen Vertiefung bedarf. Es lag mir in erster Linie daran, die radiologischen Methoden der Untersuchung, die vaskuläre Anatomie und die klinischen Befunde den angiographischen Diagnosen der wichtigen Gefäßerkrankungen der oberen Extremität zu korrelieren.

Die Untersuchungsmethoden der peripheren Verschlußerkrankung der oberen Extremität sind in den letzten Jahren vielfältig geworden, nachdem sie über 50 Jahre der konventionellen Blattfilmangiographie vorbehalten waren.

Vor allen technischen Diagnostika ist die akribische körperliche Untersuchung, die mit allen Sinnen des untersuchenden Arztes vorgenommen werden muß, stets der Anfang der Diagnose und der Therapie. Einfache Mittel wie die Blutdruckmessung, der Pulsstatus mit oder ohne Doppler sind Basisvoraussetzungen vor jeder Bildgebung.

Die in diesem Buch verwendeten Untersuchungsmethoden und Ergebnisse entstammen z. T. meiner langjährigen oberärztlichen Tätigkeit in der Universitätsklinik Freiburg unter Herrn Prof. Dr. med. Werner Wenz und seit Ende 1991 der eigenen röntgenologischen Abteilung am Klinikum Konstanz.

Voraussetzung für das Zusammentragen der 680 Angiographien sowie der übrigen Untersuchungsmethoden war die exzellente interdisziplinäre Zusammenarbeit an der Universitätsklinik Freiburg mit Herrn Prof. H. W. Heiss und Prof. H. J. Just (Angiologie), Herrn Prof. Dr. med. V. Schlosser (Gefäßchirurgie) und der Radiologischen Klinik unter Herrn Prof. Dr. med. Werner Wenz.

Diese Arbeit wurde an den Krankenanstalten Konstanz weiter fortgesetzt mit meinen Kollegen von der Abdominal-, Thorax-, Gefäß- und Unfallchirurgie, Herrn Prof. Dr. E. Roth, Herrn Prof. Dr. A. Betz, Herrn OA Dr. H. Wunsch sowie von der Abteilung der Medizinischen Klinik II unter Herrn Prof. Dr. A. Scholz sowie Herrn OA Dr.

Th. Hannemann und Herrn Prof. Lesch von der Pathologie. Die interdisziplinäre Zusammenarbeit ist die wesentlichste Voraussetzung für das Gelingen einer möglichst adäquaten Therapie für den Patienten, für das ich meinen oben genannten Mitarbeitern stets sehr dankbar bin.

Meine Arbeit wäre sicherlich nicht durchführbar gewesen ohne die Geduld, die Unterstützung und die guten Ratschläge meiner radiologischen Kollegen, Herrn Priv.-Doz. Dr. A. Mundinger, Herrn Dr. G. Grosser, Frau OA Gerlinde Bruker-Kühn, Herrn OA Dr. O. Stengele, Herrn Dr. Th. Vogel. Die MR-Angiographien verdanke ich zum großen Teil meinem Bruder Dr. Bernhard Beck sowie Herrn PD Dr. Günther Sigmund. Besonders bedanken möchte ich mich an dieser Stelle noch bei Herrn Kollegen Dr. Wladimir von Ostheim-Dzerowycz, mit dem ich seit vielen Jahren bestens zusammenarbeite, sowie bei meinem Kollegen Priv.-Doz. Dr. Ulrich Blum von der Universitätsklinik Freiburg, die mir beide interessante Fälle zu diesem Buch zur Verfügung gestellt haben. Ich möchte an dieser Stelle meiner Doktorandin, Frau L. Simmel, herzlich für die Erstellung der Literatur sowie die Zusammensetzung der technischen Voraussetzungen der digitalen Subtraktionsangiographien bei der Armangiographie danken. Ohne die kontinuierliche Zusammenarbeit mit den MTR's der Röntgenabteilung der Universitätsklinik Freiburg und des Klinikums Konstanz wäre die Arbeit nie möglich gewesen. Meiner Chefsekretärin, Frau H. Schmitt, möchte ich für die geduldige Schreibarbeit sowie das aufwendige Lesen der Korrekturen herzlich danken.

Zuletzt möchte ich in großer Dankbarkeit meinem alten Lehrer, Herrn Prof. Dr. med. Werner Wenz von der Universitätsklinik Freiburg gedenken, der mich vor vielen Jahren auf die Fährte der Angiographie gesetzt hat und mir vom Assistentenstatus bis zum Oberarzt durch sein immenses Wissen und seinen großen Erfahrungsschatz diese Arbeit vor Jahren bereits initiiert hat.

Es wäre mein Wunsch, daß dieses Buch bei den angiographisch interessierten Kollegen als Hilfsmittel für die oft schwierige Diagnostik der Verschlußerkrankung der oberen Extremität Verwendung findet.

Konstanz, im April 1994   Priv.-Doz. Dr. med. Dr. theol.
                                        Andreas Beck

Inhaltsverzeichnis

Einleitung

Gefäßuntersuchungen der Schulter- und Armgefäße werden insgesamt im Vergleich mit den viel häufiger vorkommenden arteriellen Verschlußerkrankungen der unteren Gliedmaßen relativ selten durchgeführt. Zweifelsohne rührt dies daher, daß die Durchblutungsstörungen an den oberen Extremitäten sehr viel seltener wahrgenommen werden als an den Beinen. Unserer Erfahrung nach beträgt das Zahlenverhältnis etwa 1:6. Die Symptome an den Beinen sind insgesamt sehr viel ausgeprägter, da die statische und funktionelle Belastung der unteren Extremitäten wesentlich stärker ist. Anatomisch kommt hinzu, daß die Kollateralisation im Bereich der oberen Extremitäten deutlich größer ist als an den unteren Gliedmaßen. Des weiteren scheint ein Grund zu sein, daß die suffiziente angiographische Darstellung der Armarterien durch den transfemoralen Zugang wahrscheinlich aufgrund des technisch höheren Aufwandes weniger eingesetzt wird, wohl im Bewußtsein, den Aortenbogen – außer wenn es unbedingt notwendig ist – mit Kathetertechniken zu umgehen. Die Radiologische Klinik sowie die gefäßchirurgische Abteilung am Klinikum Konstanz arbeiten seit langer Zeit mit großem Interesse an der Behandlung der arteriellen Verschlußerkrankung zusammen. Die Radiologische Klinik legt großen Wert auf eine primär gute Diagnostik der peripheren arteriellen Verschlußerkrankung, um mit den Gefäßchirurgen und den Internisten interdisziplinär festzulegen, welcher Therapieweg eingeschlagen werden soll. Diese jahrelange, kontinuierliche Zusammenarbeit mit dem Ziel, dem Patienten die bestmögliche Therapie angedeihen zu lassen, resultiert in einer stetig anwachsenden Zahl von Patienten mit Verschlußerkrankungen, die dem Klinikum zugeführt werden. Vaskuläre Probleme der oberen Extremität sind insgesamt seltener als die gewöhnliche AVK der unteren Extremität, aber gerade deshalb werden die Patienten in gehäuftem Maße unserer Klinik zugewiesen, um diese in der Praxis doch schlecht zu behandelnde Erkrankung einer möglichst differenzierten Therapie zuzuführen.

Die Diagnostik von Gefäßerkrankungen ist in den letzten Jahren nach einer fast monolithischen Phase der konventionellen Blattfilmangiographie von über 50 Jahren in unerhörte Bewegung gekommen. So haben sich neben den klassischen Blattfilmangiographie-Techniken, die zweifellos auch heute noch ihren Wert haben, weitere Methoden der Bildgebung etabliert wie z. B. die Doppler-Sonographie, die digitale Subtraktionsangiographie, die Magnetresonanz-Tomographie mit der Möglichkeit der MR-Angiographie sowie die neue Methode der perkutanen transluminalen Angioskopie. In diesem Buch wird der Versuch gemacht, fernab von allem nur technisch Machbaren den Weg für eine optimale

Diagnose und Therapie für den Patienten zu determinieren. Welche der angegebenen Methoden die Zukunft beherrschen wird, ist schwierig zu sagen, da alle Methoden ihre diagnostischen Stärken und Schwächen, Vorteile und Nachteile, Indikationen und Kontraindikationen besitzen. Das Ziel dieses Buches ist

1. die Technik und Durchführung der Arteriographie und der übrigen radiologischen Methoden zu beschreiben und zu werten,
2. eine Darstellung der anatomischen Gegebenheiten der oberen Extremitäten zu erreichen, die sich mit der Arteriographie abbilden lassen und
3. die angiographischen Ergebnisse mit der vorhandenen Klinik zu korrelieren, um eine möglichst adäquate therapeutische Konsequenz aus den gefundenen bildgebenden Verfahren zu ziehen.

Dieses Buch ist eingeteilt in insgesamt neun Kapitel. Nach einem historischen Überblick wird in einem eigenen Kapitel die Anatomie der Arterien der oberen Extremität von der Entwicklung der Armarterien bis zum anatomischen Normalbefund und dessen Variationen besprochen. Weiter werden die technischen Voraussetzungen für die Durchführung der Angiographien, die Kontrastmittelgabe, die apparativen Voraussetzungen zur arteriellen Darstellung sowie die konkrete Durchführung und Technik der Angiographien mit der Pharmakoangiographie abgehandelt. Bei der eigentlichen Diagnostik von Erkrankungen der oberen Extremität werden primäre Gefäßerkrankungen den sekundären Gefäßveränderungen gegenübergestellt und nach Krankheitsbildern besprochen. Schließlich wird versucht, die angioskopischen Kriterien der Erkrankungen des Aortenbogens sowie der Extremitätenarterien zu erstellen. Ein Ausblick auf neueste MR-Angiographietechniken gilt dem Bereich der oberen Extremitäten.
Die relativ neue Methode der intravasalen Therapie durch Dilatation, Katheterlyseverfahren sowie Arterektomie und Thrombektomie wird in einem eigenen Kapitel über interventionelle Therapieverfahren im vorletzten Kapitel besprochen.
Den Abschluß bildet eine zusammenfassende Wertung.
Insgesamt lagen zur Erstellung dieses Buches 680 Angiographien der oberen Extremität aus der Universitätsklinik Freiburg und aus dem Klinikum Konstanz aus den Jahren 1983 bis 1994 vor.
Die MR-Angiographien verdanke ich zum großen Teil meinem Bruder Dr. med. Bernhard Beck. Die periphere Angioskopie wurde in unserem Klinikum, z. T. in der Universitätsklinik Freiburg in den Jahren 1988 bis 1993 durchgeführt.

Historischer Überblick

**Gefäßdarstellung der oberen Extremität –
von den Anfängen bis hin zur neuesten Methodik**

Am 5. November 1895 entdeckte Wilhelm Conrad Röntgen, Professor für Physik
an der Universität Würzburg, bei Versuchen mit Kathodenstrahlröhren „eine neue
Art von Strahlen", die er X-Strahlen nannte [418].
Bereits wenige Tage später, am 15. November 1895, fertigte er – mit den später nach
ihm benannten Röntgen-Strahlen – eine Aufnahme der Hand seiner Ehefrau an.
Nur wenige Monate danach begann in Wien die Geschichte der Angiographie:
Am 23. Januar 1896 präsentierten Haschek und Lindenthal vor einem kleinen
Auditorium das erste Angiogramm einer menschlichen Hand. Sie injizierten
Teichmann'sche Masse, die im wesentlichen aus Kreide, Zinnober und Petroleum
bestand, in die Arteria brachialis einer Leichenhand. Nach einer Expositionszeit
von 57 (!) Minuten zeigte sich eine Darstellbarkeit der Gefäße bis in ihre
Verzweigungen.

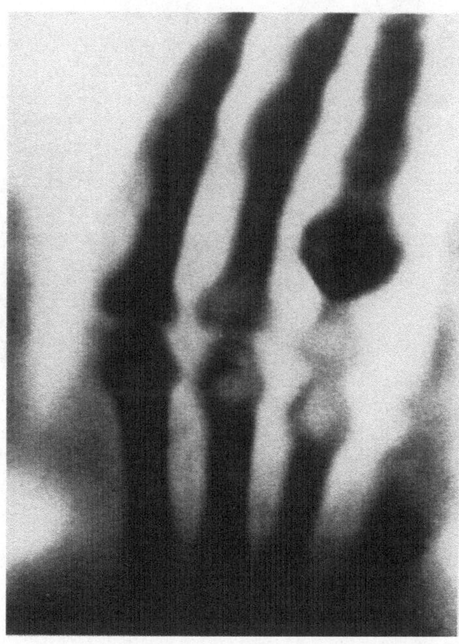

Erste Röntgenaufnahme
einer menschlichen Hand 1895

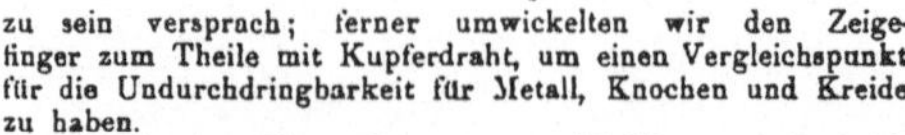

Aus dem physik.-chem. Institute des Prof. Franz Exner.

Ein Beitrag zur praktischen Verwerthung der Photographie nach Röntgen.

Von E. Haschek und Dr. O. Th. Lindenthal.

Das grosse Interesse, welches die gesammte gebildete Welt der neuen Entdeckung Professor Röntgen's entgegenbringt, veranlasste uns zu einigen Versuchen, welche zeigen sollten, in welcher Weise die Medicin sich die neuen Strahlen zu Nutzen machen könnte.

Als Lichtquelle diente eine ballonförmige Crooker'sche Röhre, die durch einen kräftigen Ruhmkorff'schen Inductionsapparat zur Phosphorescenz gebracht wurde; sie war derart befestigt, dass die Kathode ungefähr 20 cm vertical über die, für gewöhnliches Licht völlig undurchdringliche photographische Cassette zu liegen kam. Die zu untersuchenden Objecte wurden direct auf die geschlossene Cassette aufgelegt und ungefähr eine Stunde lang den Röntgen'schen X-Strahlen ausgesetzt.

Nachdem der Röntgen'sche Originalversuch, die Knochen innerhalb der lebenden Hand zur Anschauung zu bringen, gelungen war, wobei sich Haut, Nägel, Fascien, Sehnen, Musculatur, Gefässe und Nerven in gleicher Weise für die X-Strahlen durchgängig gezeigt hatten, lag der Versuch nahe, diese Gewebsarten durch geeignete Präparation für das neue Licht undurchdringbar und so zur Photographie geeignet zu machen. Am besten schien sich hiezu das Gefässsystem zu eignen; wir injicirten eine Leichenhand, die uns Herr Doctor Tandler in liebenswürdiger Weise zur Verfügung gestellt hatte, von der Arteria brachialis aus mit Teichmann'scher Masse, die im Wesentlichen aus Kreide besteht und daher in ähnlicher Weise wie die Knochen für die X-Strahlen undurchlässig zu sein versprach; ferner umwickelten wir den Zeigefinger zum Theile mit Kupferdraht, um einen Vergleichspunkt für die Undurchdringbarkeit für Metall, Knochen und Kreide zu haben.

Nach einer Expositionszeit von 57 Minuten zeigte sich in der That, dass sich neben dem Handskelet und dem Draht die Gefässe bis in ihre feinsten Verzweigungen, die Hautäste, deutlich vom Schatten der übrigen Gewebe abhob. Am dunkelsten erschien der Metallring, am hellsten die Knochen; die Gefässe waren in Folge des Metallgehaltes der Teichmann'schen Masse, die durch Zinnober roth gefärbt war, noch dunkler gezeichnet als die Knochen. Das Gefässsystem liess deutlich die Arteriae interosseae und digitales und deren Verbindungsäste erkennen, während der Hohlhandbogen in diesem Falle abnormer Weise zu fehlen scheint. Die oberflächlichen Gefässe lassen sich von den tiefliegenden nicht genau differenziren.

Den Ober- und Unterarm eines Kindes, sowie einen Fuss zu durchleuchten ist uns gleichfalls gelungen, doch scheiterte der Versuch, Kopf oder Rumpf nach dem Röntgen'schen Verfahren zu photographiren einstweilen an den nicht genügenden Hilfsmitteln, und werden die weiter fortgesetzten Versuche es lehren, bis zu welchem Grade der Vervollkommnung sich diese neue Methode entwickeln lässt.

Sollte es noch gelingen, durch geeignete Verbesserungen auch die anderen Gewebsarten, aus denen der Organismus zusammengesetzt ist, darstellen zu können, so würde sich der Diagnostik ein neues, weites Gebiet zum Heile der leidenden Menschheit eröffnen.

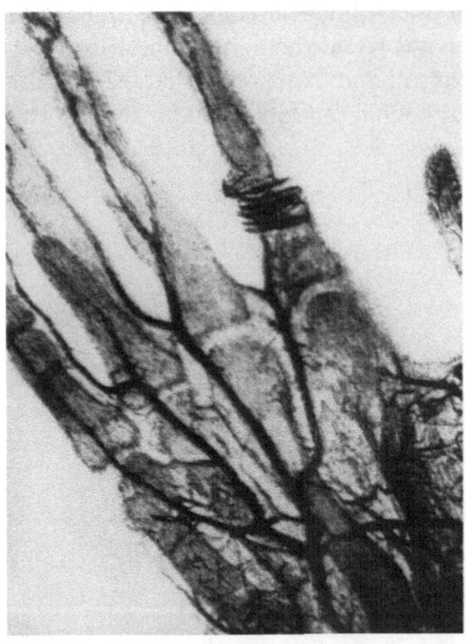

Ausschnitt aus der Veröffentlichung über das erste Handangiogramm von Haschek und Lindenthal im Jahre 1896

Ihr Bericht über die erste Angiographie der oberen Extremität wurde unter dem Titel „Ein Beitrag zur praktischen Verwerthung der Photographie nach Röntgen" veröffentlicht [197].
In den folgenden Jahren gab es eine regelrechte Flut von Publikationen über den Gebrauch von Röntgenstrahlen. Dabei nahm die Hand eine zentrale Stellung ein, da sie – bei der niedrigen Leistung der damaligen Röntgenapparate – der am besten zugängliche Teil des Körpers war [Mühe 1986].

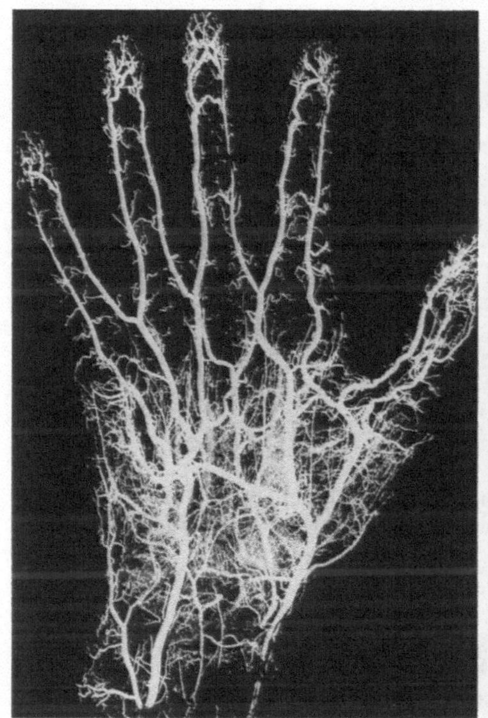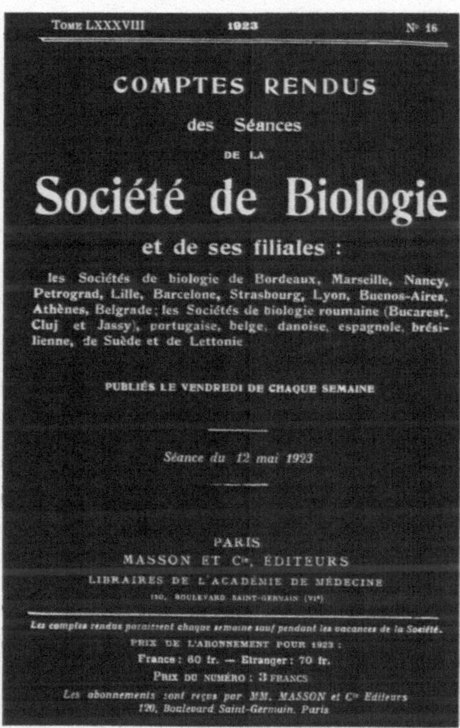

Links: Bariumperfundierte Leichenhand um ca. 1930 [458]

Rechts: Titelblatt der Originalarbeit von Sicard und Forestier aus dem Jahre 1923

Auch die Gefäßdarstellung blieb im Blickpunkt des medizinischen Interesses. Die Suche nach röntgendichten Substanzen begann.

Im Jahre 1920 erschien in England sogar ein Atlas, der sich ausschließlich mit der Arteriendarstellung an Leichen befaßte [397].

Es war jedoch ein weiter Weg, bis die an der Leichenhand gewonnenen Ergebnisse auf die Gefäßdarstellung am lebenden Menschen übertragen werden konnten.

Erst mit der Entdeckung des Kontrastmittels Lipidol, eines Jodöls, wurde eine klinische Anwendung möglich.

1923 veröffentlichten Sicard und Forestier einen ersten Bericht über die intravaskuläre Injektion von Lipidol unter Röntgenkontrolle. Sie injizierten das Kontrastmittel zunächst intravenös, später auch intraarteriell [458].

Im selben Jahr führten der Pathologe Berberich und der Internist Hirsch erstmals eine Handangiographie am lebenden Menschen durch.

Sie injizierten das wasserlösliche Halogensalz Strontiumbromid, dessen Unschädlichkeit in jahrelangen therapeutischen Untersuchungen festgestellt worden war, in das Gefäßsystem der Hand. Um die Kontrastmittelkonzentration lokal möglichst hoch zu halten, legten sie eine zentrale Stauung an. Als Nebenwirkungen traten vor allem Schmerzen sowie Thrombenbildung auf [50].

Erst ein Jahr später, 1924, gelang Brooks in Amerika das erste Angiogramm der unteren Extremität. Als Kontrastmittel verwendete er Jodnatrium und injizierte es

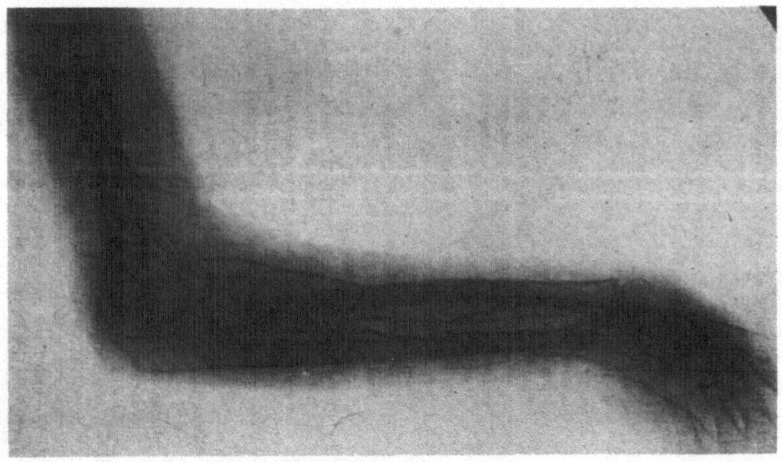

Brachialisangiographie nach Sicard und Forestier 1923. Die Expositionszeit betrug eine halbe Stunde. Der Kontrastmittelabfluß wurde durch das Anlegen einer Staubinde verzögert

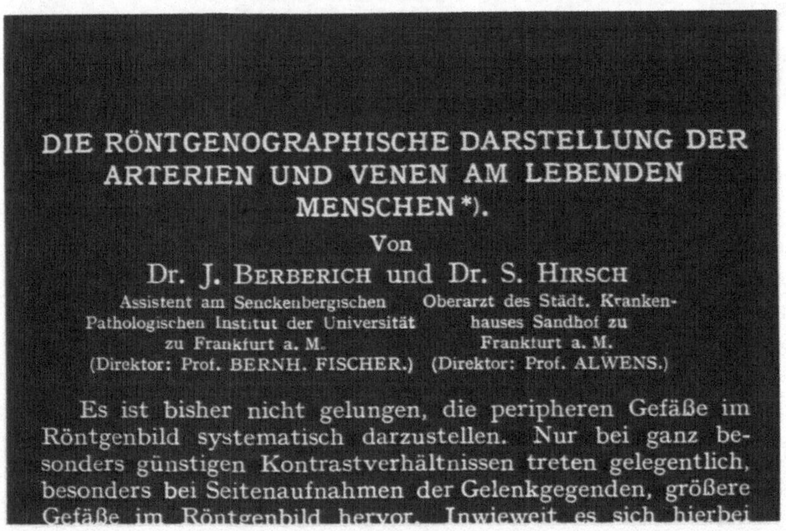

DIE RÖNTGENOGRAPHISCHE DARSTELLUNG DER ARTERIEN UND VENEN AM LEBENDEN MENSCHEN*).

Von

Dr. J. BERBERICH und Dr. S. HIRSCH

Assistent am Senckenbergischen   Oberarzt des Städt. Kranken-
Pathologischen Institut der Universität   hauses Sandhof zu
zu Frankfurt a. M.   Frankfurt a. M.
(Direktor: Prof. BERNH. FISCHER.) (Direktor: Prof. ALWENS.)

Es ist bisher nicht gelungen, die peripheren Gefäße im Röntgenbild systematisch darzustellen. Nur bei ganz besonders günstigen Kontrastverhältnissen treten gelegentlich, besonders bei Seitenaufnahmen der Gelenkgegenden, größere Gefäße im Röntgenbild hervor. Inwieweit es sich hierbei

Titelblatt der Originalarbeit von Berberich und Hirsch aus dem Jahre 1923

unter Allgemeinanästhesie in das Gefäßsystem. So gelang es ihm, Bewegungsartefakte, die aufgrund der starken Schmerzen entstanden, auszuschalten [73].
Durch Allen gewann 1937 die angiographische Darstellung der Hand- und Fingerarterien erste klinische diagnostische Bedeutung. Er untersuchte systematisch die Gefäßperipherie an Patienten mit Morbus Raynaud [8].
Lange Zeit wurde die Arteriographie fast ausschließlich zu diagnostischen Zwecken durchgeführt. Nur sehr vereinzelt waren auch therapeutische Ansätze damit verknüpft. Letztere bestanden entweder in der gezielten intraarteriellen

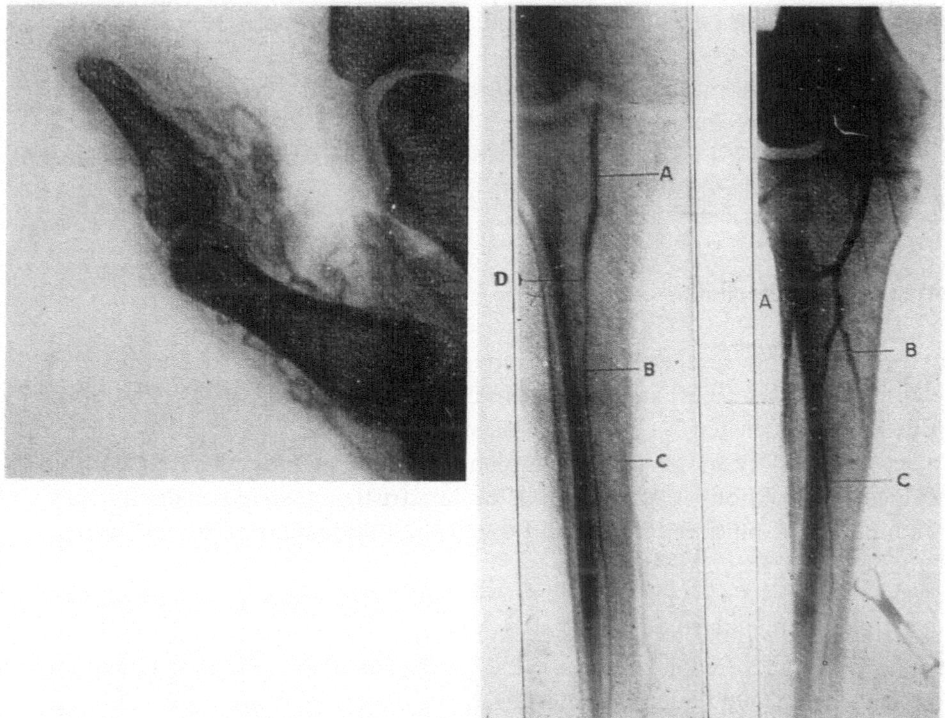

Links: Arterielle Gefäßdarstellung des Daumens nach Berberich und Hirsch 1923

Rechts: Erste Arteriographie der unteren Extremität durch Brooks 1924

Pharmakonapplikation oder lagen im Erkennen und Erproben therapeutischer Effekte in Form von als positiv empfundenen Kontrastmittelnebenwirkungen [Demel 1934, Sgalitzer 1931].
So führte Sgalitzer 1937 als Vorläufer der heutigen „interventionellen Angiographie" das „Doppelinjektionsverfahren" durch.
Er stellte fest, daß die zur Röntgenkontrastuntersuchung durchgeführten arteriellen Gefäßinjektionen mittels organischer Jodlösung nicht selten zu einer unmittelbaren Besserung des klinischen Bildes führten. Dies schrieb er einer „direkten gefäßerweiternden Wirkung des organischen Jodmoleküls auf die tonisierte arterielle Gefäßwand" zu. Mittels des „Doppelinjektionsverfahrens" (Wiederholung der Injektion nach 5 bis 10 Minuten) gelang es ihm, eine verfeinerte Unterscheidung zwischen organischen und spastischen Gefäßveränderungen zu treffen, da die spastische Komponente durch die Erstinjektion ausgeschaltet wurde [453].
Trotz der frühen und zahlreichen röntgenologischen Darstellungen der Handarterien erfuhr die Angiographie der oberen Extremtät bis Mitte der sechziger Jahre nur limitierte klinische Anwendung. Als Gründe hierfür sind anzuführen:

1. Die obere Extremität erkrankt im Vergleich zur unteren etwa sechsmal seltener [Champion 1973]. Damit ist eine zur Anwendung der Handarteriographie als

Routineverfahren ausreichende Patientenzahl nur an größeren Kliniken vorhanden.

2. Das Problem des raschen Kontrastmitteltransports erfordert eine ausgereifte *Serienaufnahmetechnik.*

3. Genügend feines *Punktionsmaterial* sowie nebenwirkungsarmes, möglichst schmerzfreies *Kontrastmittel* werden benötigt.

Serienaufnahmetechnik

Das Problem, trotz raschen Kontrastmittelabtransports qualitativ ausreichende Gefäßdarstellungen zu erhalten, wurde in den Anfangsjahren der Arteriographie mit den verschiedensten Techniken zu lösen versucht.

Einen Vorläufer der späteren Serienaufnahmetechnik stellt die Gefäßdrosselung proximal der Injektionsstelle dar. Durch das kurzfristige Ausschalten des Blutflusses konnte die Kontrastintensität und damit die Bildqualität verbessert werden [Berberich 1923, Dos Santos 1931].

Es folgten verschiedene Ansätze, um die optimale Füllungsphase der darzustellenden Gefäße und damit den geeigneten Aufnahmezeitpunkt zu bestimmen. Unter Berücksichtigung von Puls, Blutdruck, Oberflächentemperatur und Länge der Gliedmaßen versuchte man Orientierungswerte für den günstigsten Belichtungszeitpunkt verschiedener Gefäßgebiete in Abhängigkeit vom Injektionsort zu gewinnen. Auch wurde der Versuch unternommen, durch intrafemorale Injektion von Fluoreszeinlösung mit nachfolgender Aufzeichnung der Fersen- oder Zehenwerte beim Aufleuchten der Haut im Wood-Light die Blutflußgeschwindigkeit vorherzubestimmen [Beck 1992]. Die Ergebnisse dieser Versuche blieben jedoch häufig unbefriedigend. Die Erkenntnis, daß eine einzige Aufnahme, die zu einem mehr oder weniger gefühlsmäßig bestimmten Zeitpunkt erstellt wurde, häufig nicht die optimale Füllungsphase traf, führte schließlich zur Entwicklung verschiedener Serienaufnahmeverfahren.

Da ein manueller Wechsel der Kassetten bei den herkömmlichen Geräten nicht rasch genug erfolgen konnte, wurden unterschiedliche, neue Apparate entworfen. Das von Caldas 1934 für die zerebrale Angiographie konstruierte „Radiokarussell" erlaubte es, Radiogramme nach und nach etwa alle Sekunde zu erstellen. Der Apparat bestand aus einem runden, bleiabgedeckten Tisch, der eine fensterähnliche Öffnung besaß. Auf diese Öffnung kam der Kopf des Patienten zu liegen, unter ihr konnten nacheinander im Zeitabstand von circa einer Sekunde sechs rotierende Kassetten belichtet werden [82].

Für die Extremitätenangiographie wurde einige Jahre später von Dimtza und Jäger ein Apparat entworfen, durch den eine 20 × 90 cm lange Spezialkassette mit Hilfe einer Verschiebeblende sukzessive in zwei Phasen – zuerst der Ober-, dann der Unterschenkel – belichtet werden konnte [120].

In den folgenden Jahren wurde das Problem der Serienaufnahme zunehmend mit Hilfe der verschiedensten handbetriebenen oder auch automatischen Kassettenwechslern zu lösen versucht.

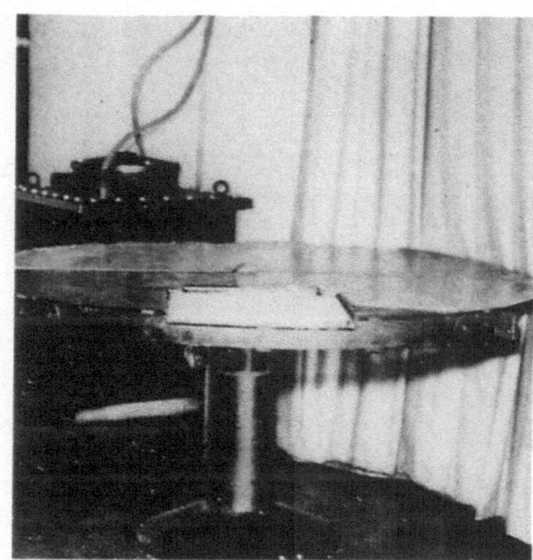

„Radiokarussell", der erste Seriograph
von Caldas im Jahre 1934

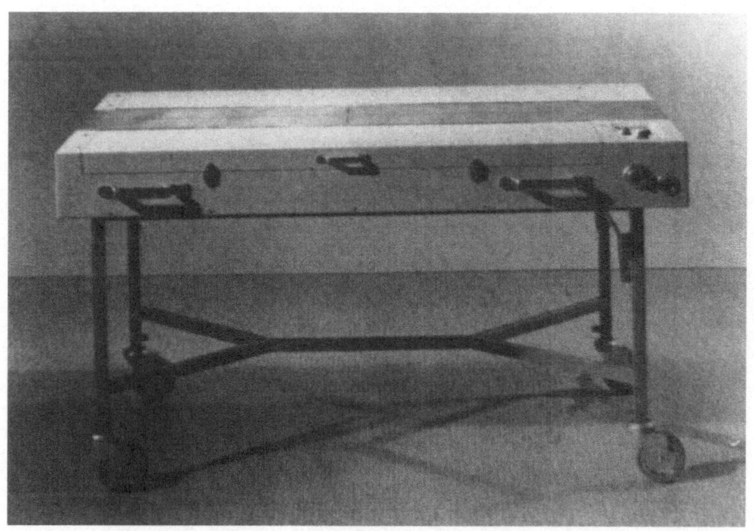

Kassettenwechsler speziell für die periphere Angiographie. Reiser und Gärtner ca. 1960

1958 wurde von Pässler der erste automatische Kassettenwechsler für die
Serienangiographie von Aorta und Extremitätenarterien entwickelt [381].
Zahlreiche weitere neue Apparate wurden entworfen [Wenz 1984], bis schließlich
die automatischen Blattfilmwechsler – heute am häufigsten AOT und Puck –
immer größere Verbreitung fanden.
Bei diesen Geräten liegt der Filmvorrat in Form von Einzelblättern in einem
Vorratsbehälter. Aus diesem werden die Blätter automatisch mittels elektronisch
betriebener Rollen oder ähnlicher Vorrichtungen zuerst in die Aufnahmeposition
und weiter in einen Aufbewahrungsbehälter transportiert. Die maximale Aufnah-

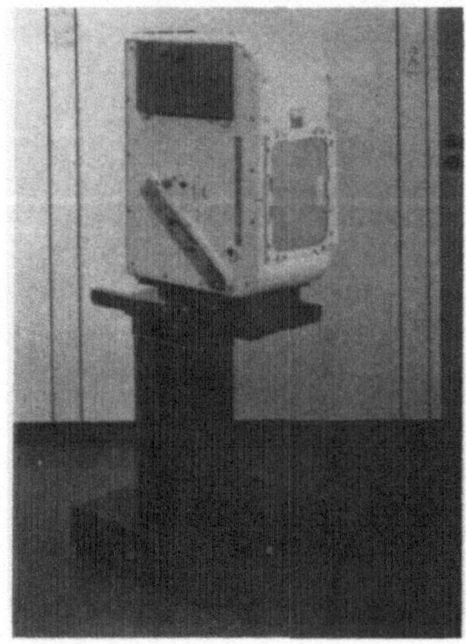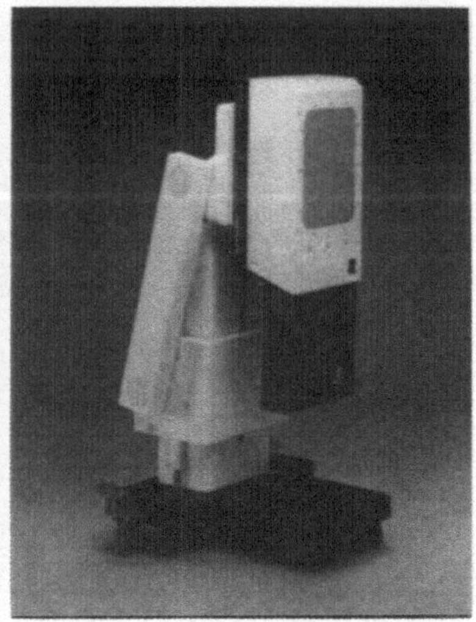

Links: AOT – Siemens – Elma – Schönander ca. 1965. Filmwechsler für Angiographien.
6 Blätter/sec

Rechts: Puck – Siemens – Elma – Schönander 1970. Filmwechsler für Angiographien.
Geeignet bis 3 Blätter/sec

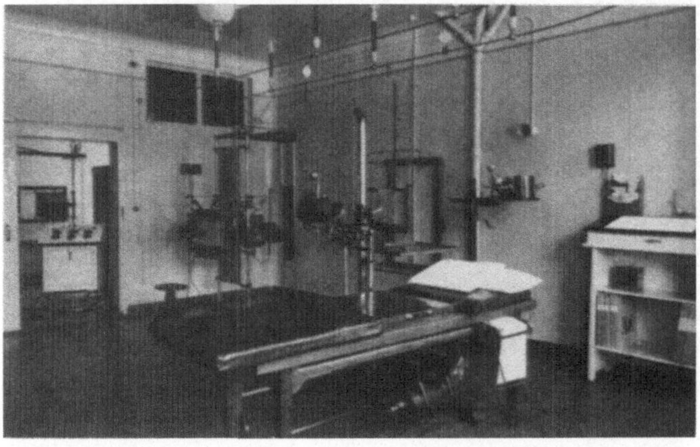

Alter Röntgenraum der Krankenanstalten Konstanz um 1920. In der Ecke befindet sich ein
Durchleuchtungsgerät der Firma Siemens, im Vordergrund eine damals moderne Ober- und
Untertischröhre mit später eingerichteter Filmwechselvorrichtung, mit der auch angiographische Darstellungen durchgeführt wurden. An der Decke sind freilaufende Hochspan-
nungsleitungen zu sehen

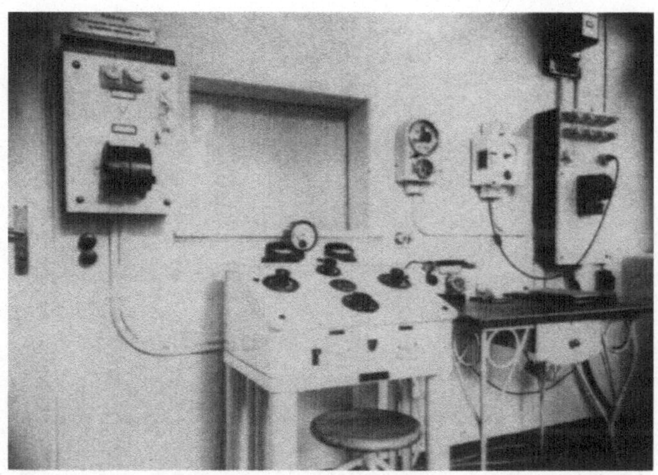

Röntgenschalttisch der Firma Reiniger, Gebbert und Schall vor 1920

mefrequenz liegt dabei bei etwa sechs Bildern pro Sekunde, der Filmvorrat beträgt
circa 30 Einzelblätter.

Das Blattfilmverfahren ist in letzter Zeit zunehmend durch digitale Aufnahme-
techniken und die 100-mm-Kamera ergänzt worden. Damit ist die Möglichkeit
direkter Mitbetrachtung und dadurch gegebenenfalls die Änderung der Aufnah-
mefrequenz oder die Durchführung gezielter Zusatzaufnahmen während der
Untersuchung möglich geworden [Beck 1992].

Die heutigen modernen Angiographieanlagen erinnern nur noch mit viel Phantasie
an die in den Anfängen verwendeten Aufnahmegeräte. Die Abbildungen sollen
einen kleinen Eindruck der technischen Entwicklung des letzten Jahrhunderts
vermitteln.

Punktions- und Kathetertechnik

Anfangs war die Arteriographie eine aufwendige Untersuchungsmethode, da sie
meist mit der operativen Freilegung des Gefäßes verbunden war. Sie wurde daher
häufig mit Hilfe eines Chirurgen durchgeführt. Nur sehr vereinzelt wurde die
Kontrastmittelinjektion bei gut tastbaren Pulsen auch perkutan vorgenommen
[Demel 1934].

Mit der Einführung der Kathetertechnik machte die Angiographie einen entscheidenden Schritt vorwärts.

Bereits 1905 begann Bleichröder mit ersten Versuchen zum „Katheterismus des
Venensystems" an insgesamt 100 Hunden. Er „legte die Vena femoralis frei und
führte einen außen und innen durch Paraffinum liquidum geglätteten Ureterenkatheter durch einen Schlitz im Gefäß bis zu der gewünschten Höhe innerhalb
des Gefäßes hinauf (…), ohne je die geringste Störung zu beobachten" [61]. In weiteren tierexperimentellen Untersuchungen beschäftigte er sich mit der arteriellen

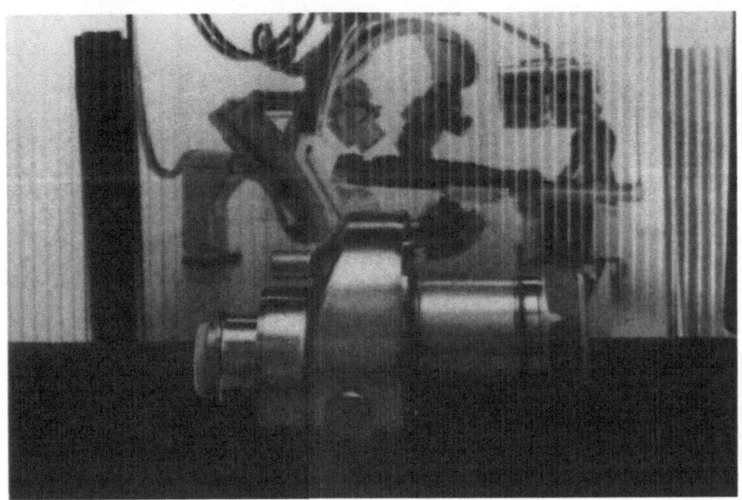

MRC-Röhre der Firma Philips 1990. Metallkeramikröhre für höchste angiographische Leistungen

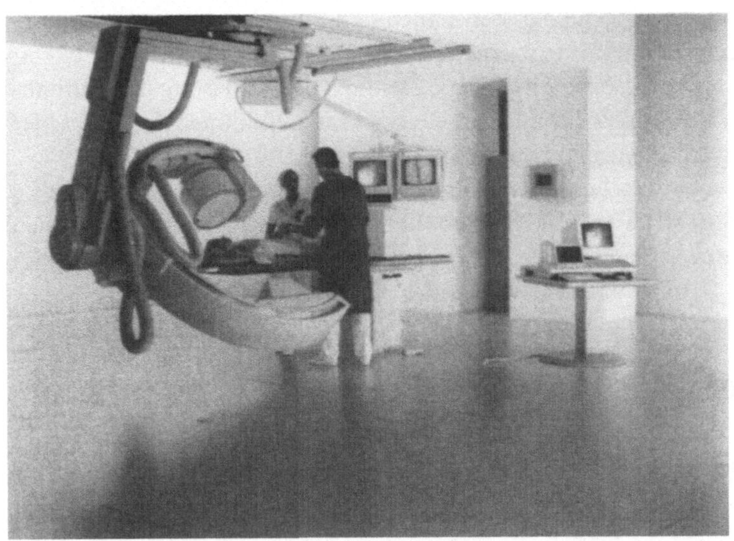

Integris V 3000 (Philips). Angiographieeinheit. Derzeitiger Stand der Technik angiographischer Einheiten

Katheterisierung, deren Ziel die lokalisierte intraarterielle Therapie war, also „die Möglichkeit dem einem Organ zuströmenden Blut ein Medikament beizumischen" und der „Vorteil, das Medikament in weit größerer Concentration an das erkrankte Gewebe gelangen zu lassen als bei der üblichen subcutanen oder intravenösen Injektion, bei welcher eine starke Verdünnung auf das gesamte arterielle System eintritt" [61].

KLINISCHE WOCHENSCHRIFT.

8. JAHRGANG. Nr. 45

5. NOVEMBER 1929

DIE SONDIERUNG DES RECHTEN HERZENS
Von
Dr. WERNER FORSSMANN.
Aus der II. Chirurgischen Abteilung des Auguste Viktoria-Heims zu Eberswalde
(Oberarzt: San.-Rat Dr. R. SCHNEIDER).

Titelblatt der Arbeit von Forssmann nach der erfolgreichen Sondierung des Herzens im Selbstversuch

In den folgenden Jahren führte Bleichröder die arterielle Katheterisierung auch am Menschen durch. 1912 berichtete er über vier Fälle von Puerperalsepsis, die er durch arterielle Injektion von Collargol in die abdominale Aorta zu behandeln versuchte [61].

Den Bleichröder'schen Ansätzen wurde zur damaligen Zeit nur geringe Beachtung geschenkt. Dennoch bilden sie den Grundstein der heute verbreiteten Methode der selektiven Katheter-Applikation eines Pharmakons zum Erhalt einer möglichst hohen lokalen Konzentration.

1929 gelang es Forssmann – ohne Wissen um die Bleichröder'schen Versuche – im Selbstversuch einen Ureterenkatheter, der in eine oberflächliche Armvene einge-führt wurde, ohne Schaden bis in die rechte Herzkammer vorzuschieben [150]. Sein Artikel „Die Sondierung des rechten Herzens" erschien in der „Klinischen Wochenschrift".

Es folgten weitere Katheter-Versuche, die sich auch mit der Kontrastmittelfüllung bestimmter Gefäßabschnitte zu deren radiologischer Beurteilung befaßten.

Farinas punktierte 1941 bei Patienten die zuvor operativ freigelegte Arteria femoralis mit einer dicken Kanüle, durch die er anschließend einen dünnen Harnröhrenkatheter zur Röntgenkontrast-Darstellung bis in die Aorta vorschob [143].

1956 berichtete Tillander von einer neuen, von ihm entwickelten Methode der selektiven Gefäßdarstellung mittels eines besonderen „guided catheter". Er führte einen 120 cm langen, mit einer flexiblen Metallspitze versehenen Katheter über die operativ freigelegte Arteria radialis bis in die Bauchaorta vor. Mit einem unter dem Untersuchungstisch plazierten, beweglichen Elektromagneten wurde die Spitze des Katheters selektiv in die Aortenabgänge gelenkt und anschließend Kontrast-mittel injiziert [496].

Ein Meilenstein in der Entwicklung der Kathetertechnik war die Einführung perkutaner Kathetermethoden: Über durch die Haut ins Gefäß eingebrachte Kanülen wurde ein direkter intravasaler Zugang geschaffen.

Seldinger leistete mit seiner 1953 veröffentlichten „neuen Technik" der perkutanen Katheter-Methode einen wesentlichen Beitrag zu deren Verbreitung. Es gelang ihm, die perkutane Katheterisierung deutlich zu vereinfachen.

Nach Lokalanästhesie wurde die Arterie perkutan mit einer Metallkanüle punktiert, der Mandrin entfernt und durch die liegengebliebene Kanüle ein Führungsdraht mit weicher Spitze ins Gefäß eingebracht. Anschließend wurde unter Gefäßkompression die Kanüle entfernt und der Katheter über den Leitdraht bis zur gewünschten Höhe in die Arterie vorgeschoben. Nach Entfernung des Führungsdrahtes konnte das Kontrastmittel injiziert werden [449].

Diese Kathetermethode stellt die Basis der heute gebräuchlichen angiographischen Untersuchungmethode in allen Gefäßbereichen des menschlichen Körpers dar [Anger 1981].

Eine andere, von der Seldinger-Technik deutlich verschiedene perkutane Katheter-methode wurde 1960 von Hettler zur semiselektiven Etagen-Aortographie entwickelt.

Im Gegensatz zu dem vorne offenen Seldinger-Katheter verwendete er einen Katheter, der an der Spitze verschlossen war, seitlich jedoch drei Kontrastmittel-austrittsöffnungen besaß. Die speziell entwickelte Einführungskanüle bestand aus vier Teilen: einer langen dünnen inneren Punktionskanüle mit stumpfem Mandrin, einer kurzen äußeren, sog. Ausgleichskanüle und einer äußersten Teflonkanüle mit Adapter und Ventilverschluß.

Nach einer kleinen Stichinzision in die Haut wurde die Arterie als erstes mit der dünnen Punktionskanüle punktiert. Anschließend wurde ein Kanülenteil über den anderen ins Gefäß eingeschoben, als äußerstes die Plastikkanüle, die nach Entfernung der beiden inneren Kanülen dem Katheter als Leitschiene diente. So konnte man während der Untersuchung Katheter verschiedener Form und Größe leicht auswechseln, ohne erneut den Leitdraht in die Arterie einführen zu müssen [214].

Insbesondere im Zusammenhang mit therapeutischen Katheterverfahren bekam die Verwendung von Schleusen als Weiterentwicklung der Hettler'schen Punktionstechnik eine immer größere Bedeutung.

Bis in die heutige Zeit werden zahlreiche Modifikationen in Material und Form der – sowohl in der Seldinger- als auch in der Schleusentechnik – verwendeten Katheter und Führungsdrähte entwickelt.

Durch die Verwendung verschiedener Kunststoffe, z. B. Polyurethan, Polyvinyl-chlorid und Teflon lassen sich dünnwandige Katheter produzieren, die durch Zugabe verschiedener röntgenpositiver Materialien durchgehend kontrastgebend sind oder eine strahlenabsorbierende Spitze besitzen.

Wegen der Gefahr der thromboembolischen Komplikationen wurden 1977 von Hawkins und Mitarbeitern Katheter benutzt, die mit einem Benzalkonium-Heparin-Überzug versehen waren [201]. Bei Verwendung dieser Katheter an 563 Patienten kam es zu keinem einzigen thromboembolischen Zwischenfall, so daß dieses Verfahren in den folgenden Jahren zur allgemeinen Anwendung empfohlen wurde.

Mittlerweile gibt es neben den verschiedenen reinen Angiographiekathetern eine Vielzahl von Spezialkathetern zur Anwendung in den diversen interventionellen Bereichen, als besondere Gruppe sind hier die Ballonkatheter zu nennen.

Kontrastmittel

Als erstes Kontrastmittel in der Angiographie verwendeten Haschek und Lindenthal 1896 Teichmann'sche Masse, eine Mischung aus Kreide, Zinnober und Petroleum, zur Darstellung der Gefäße einer menschlichen Leichenhand [197].

Weitere sowohl röntgenpositive als auch röntgennegative kontrastgebende Materialien wurden an anatomischen Präparaten und Versuchstieren erprobt [Beck 1992].

Zur ersten 1923 durch Sicard und Forestier am lebenden Menschen durchgeführten Angiographie wurde Lipidol, ein Jodöl, verwendet [458].

Berberich und Hirsch entschieden sich bei der Durchführung der 1923 veröffentlichten Handangiographie für Strontiumbromid als das am stärksten schattengebende Kontrastmittel. Als Nebenwirkung wurde lediglich „gelegentlich bei empfindlichen Patienten etwas Schmerz" bei der Injektion angegeben, der sogleich bei Lösen der Stauung verschwand [50].

Weitere Versuche wurden mit Jodnatrium-Lösung durchgeführt. Die Qualität dieser Angiogramme war bereits mit dem heutigen Standard vergleichbar [Abrams 1961, Brooks 1924]. Sie mußte jedoch mit dem hohen Preis der zahlreichen Nebenwirkungen bezahlt werden.

Mit der Einführung des neuen Kontrastmittels Thorotrast schien dieses Problem gelöst. Gute Kontrasteigenschaften, Hitzebeständigkeit, nur geringe toxische Reaktionen zeichneten diese Substanz aus. 1928 wurde sie erstmals von Blühbaum in Deutschland eingeführt [62] und im folgenden für zahlreiche periphere Angiographien verwendet.

Allmählich begann man jedoch die Vielzahl der Schädigungen zu erkennen, die zum einen durch die Radioaktivität des Thoriums, zum anderen durch seine lebenslange Persistenz im reticulo-endothelialen System (Leber, Milz, Knochenmark, Lymphknoten) verursacht wurden [Bauer 1943]. Fibröse Veränderungen der Depotorgane, Entstehung zahlreicher Neoplasien, insbesondere der Leber, aber auch Leukämien machten die Applikation von Thorotrast am Menschen schließlich zu einem unvertretbaren Risiko.

Ein wichtiger Schritt in der Entwicklung der Kontrastmittel war die Einführung trijodierter Substanzen. Dabei handelt es sich um Verbindungen aus einem salzbildenden Kation und in wässriger Lösung dissoziierter Benzoesäure. Das Benzoesäuremolekül ist an den Kohlenstoffatomen C_2, C_4, C_6 jodiert und besitzt an C_3 und C_6 verschiedene Substituenten.

Das erste dieser wasserlöslichen Kontrastmittel wurde 1950 durch Wallingford synthetisiert [36]. Dabei handelte es sich um ein mit nur einer Azetylaminogruppe und drei Jodatomen substituiertes Benzoesäuremolekül, das als Urokon (Natrium-Azetrizoat) Verwendung fand. Aufgrund der starken Schmerzhaftigkeit bei der Injektion und seiner Neuro- und Nephrotoxizität wurde es jedoch bald dem allgemeinen Gebrauch entzogen.

Durch weitere Variation der Substituenten wurden in den folgenden Jahren immer neue Molekülstrukturen entwickelt. Bereits 1953 synthetisierte man durch Hinzufügen einer zweiten Azetylaminogruppe an das Azetrizoatmolekül die Diatrizoate, deren Struktur die Basis zahlreicher Kontrastmittel bildet. Besondere Bedeutung gewann dabei das Amidotrizoat, Urografin, welches außer in der Urographie vor allem in der Angiographie lange Zeit breite Verwendung fand.

Aufgrund ihrer allgemeinen Verträglichkeit wurden die ionischen, hydrophilen, stark hypertonen trijodierten Kontrastmittel auf zahlreichen Gebieten angewendet. Doch besonders die starke Schmerzhaftigkeit ihrer Applikation bei der angiographischen Darstellung peripherer Gefäße bereitete große Schwierigkeiten.

In der Vergangenheit wurden zahlreiche Versuche unternommen, die bei Gabe der klassischen Kontrastmittel auftretenden Schmerzen zu reduzieren. Schon 1939 berichtete Dimtza über die intraarterielle Injektion von Lokalanästhetika vor oder gleichzeitig mit Gabe des Kontrastmittels, um die bei der Injektion auftretenden Schmerzen zu unterdrücken [120].

Doch schien eine ursächliche Bekämpfung der Schmerzsensationen durch Verminderung der Hyperosmolarität auf lange Zeit erfolgversprechender. Die Suche nach geeigneten, weniger hypertonen, dem Blut annähernd isomolaren Substanzen begann.

Es war bekannt, daß sich durch Verminderung der Zahl der gelösten Partikel eine annähernd isotone Lösung erstellen läßt. Ziel war es, den kontrastsichernden Jodgehalt dabei möglichst unverändert zu halten.

Zwei Wege wurden dazu in den letzten Jahren eingeschlagen:

Zum einen die Herstellung niederosmolarer ionischer dimerer Kontrastmittel, zum anderen die Entwicklung nichtionischer Kontrastmittel [Almen 1985, Beck, Hufnagel et al. 1992, Bettmann 1986, Dawson 1986, Grainiger 1981, McClennan 1987].

Niederosmolare ionische dimere Kontrastmittel

Die Kontrastmittelmoleküle tragen gegenüber den früheren Kontrastmitteln nicht drei, sondern sechs Jodatome, jedoch nur eine Säuregruppe, so daß sie in wäßriger Lösung in zwei osmotisch wirksame Teilchen dissoziieren. Auf diese Weise kann der Jodgehalt (Kontrast) des früheren Kontrastmittels durch die Hälfte der dissoziierenden Partikel gesichert werden, der osmotische Druck wird dadurch erheblich vermindert.

Die Einführung des niederosmolaren Kontrastmittels Ioxoglat (Hexabrix) 1978 ermöglichte durch seinen geringen osmotischen Druck einen erheblichen Schritt auf das Ziel der schmerzarmen Angiographie hin. Dabei wurde durch die anfängliche Begeisterung über die neue Möglichkeit einer schmerzarmen Injektion der erhöhten Rate an allgemeinen Nebenwirkungen kaum Beachtung geschenkt.

Erst die weite klinische Anwendung zeigte, daß aus der Lipophilie des Ioxoglat und der damit verbundenen stärkeren Proteinbindung eine relativ hohe Rate an Allgemeinreaktionen resultierte [Taenzer 1984, Török 1983].

Nichtionische Kontrastmittel

Diese Substanzen dissoziieren in wäßriger Lösung nicht, so daß pro drei Jodatome nur ein osmotisch wirksames Teilchen vorliegt.

Als erstes nichtionisches Kontrastmittel gelangte Metrizamid (Amipaque) 1973 in den klinischen Einsatz. Seine Instabilität und der hohe Preis standen jedoch einer allgemeinen Anwendung entgegen.

1977 gelang mit Iopamidol (Solutrast), 1980 mit Johexol (Omnipaque) und 1989 mit Jopromid (Ultravist) die Entwicklung von in Lösung stabiler Kontrastmittel, durch deren Anwendung in der Angiographie eine deutliche Minderung von Schmerz und Hitzesensationen erreicht werden konnte.

Mit zunehmender Verfeinerung der technischen Voraussetzungen, Verwendung besser verträglicher Kontrastmittel und zahlreichen Veröffentlichungen über komplikationslose bzw. -arme Untersuchungen fand die Angiographie immer weitere Verbreitung.

Durch die Verbesserung der therapeutischen Möglichkeiten stieg auch das Interesse an der Handangiographie als Diagnostikum bei den verschiedensten Krankheitsbildern [Laws 1967, Marshall 1966, 1968, Wagner 1985].

Seit Anfang der achtziger Jahre ist die digitale Subtraktionsangiographie als diagnostisches Routineverfahren verfügbar geworden.

Schon 1935 beschrieb Ziedses des Plantes das Prinzip der Subtraktionstechnik: „Mittels einer einfachen Methode (kann man) Einzelbilder derjenigen Teile des Objekts erhalten, die nur in einem bestimmten Augenblick, aber nicht mehr in einem anderen Augenblick zum schattengebenden Objekt gehören, wie z. B. die kontrastgefüllten Blutgefäße bei der Arteriographie." [558]

Ein erfolgreiches Durchsetzen dieses Verfahrens als Alternative zur direkten Arteriographie scheiterte jedoch an den fehlenden Möglichkeiten einer Kontrastverstärkung sowie an dem damals benötigten enormen Zeitaufwand.

Mit der Entwicklung der digitalen Bildtechnik konnte sich die digitale Subtraktionsangiographie (DSA) etablieren.

In zahlreichen Studien wurden während der achtziger Jahre Vor- und Nachteile der arteriellen DSA gegenüber der konventionellen Blattfilmangiographie in bezug auf kleinste Arteriendarstellung (arteriae digitales) untersucht [Arlart 1985, Arlart 1989, Crummy 1982, Harder 1983, Harder 1989, Lackner 1984, Mistretta 1981, Nelson 1984, Rosenthal 1987, Sumner 1985, Wiggli 1986]. Als Vorteile der DSA sind zu werten

1. Reduzierung der Kontrastmittelkonzentration pro Einzelinjektion
2. Reduzierung des untersuchungstechnischen Aufwands
3. Benutzung kleinlumigen Punktionsmaterials
4. Möglichkeit der gezielten Nachbearbeitung mittels digitaler Technik

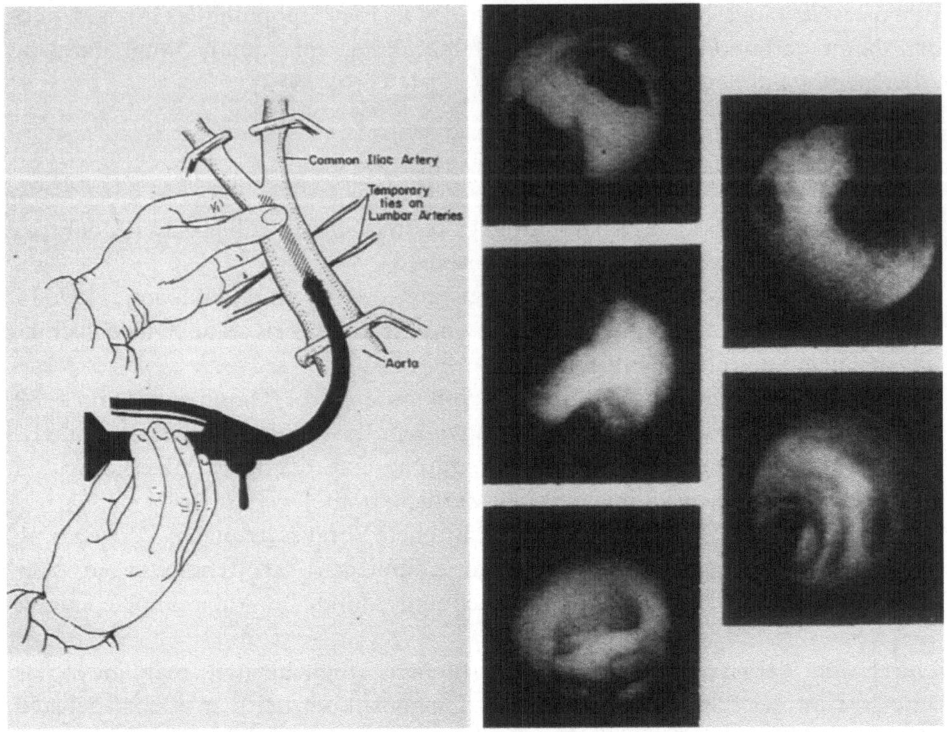

Arterioskopie mit flexiblem Choledochoskop und photographische Dokumentation 1966 von Greenstone durchgeführt

Dem steht als Nachteil vor allem das geringere räumliche Auflösungsvermögen im Vergleich zur konventionellen Angiographie gegenüber.

In der klinischen Praxis ist die DSA der Hand- und Fingerarterien heute in der Lage, unter Beachtung der obengenannten Kriterien, die konventionelle Angiographie in der Mehrzahl der Fälle abzulösen.

In den letzten Jahren hielten neue bildgebende Verfahren Einzug in das Gebiet der Angiologie. Obgleich in anderen Bereichen schon lange als Diagnostikum etabliert, konnten sie erst durch ihre technische Weiterentwicklung sowie die immer größer werdende Verläßlichkeit und Aussagekraft den hohen Anforderungen der Gefäßdarstellung gerecht werden.

Mit der vaskulären Endoskopie gab es kaum Erfahrungen, bis 1966 Greenstone mit seinen Mitarbeitern die Anwendung eines flexiblen Choledochoskops zur Darstellung des aorto-iliacalen Systems in vivo bei Hunden und an menschlichen Leichen beschrieb [176].

Drei Jahre später berichteten Vollmar und Junghanns als erste über die intraoperative Gefäßendoskopie als eine neue Möglichkeit zur Erfolgsbeurteilung bei Gefäßoperationen [514].

Zahlreiche Autoren befaßten sich in der Folgezeit mit der Angioskopie zur direkten Gefäßinspektion in Diagnose und Therapie [Aulich 1986, Borgini 1990, Carlier 1993, Chevalier 1991, Cortis 1984, Ennker 1992, Foucart 1993,

Ghosn 1992, Grundfest 1987, Gugulakis 1991, Marinello 1992, Mehigan 1986, Rottler 1990, Seeger 1986, Stonebridge 1992, Uchida, Nakumura et al. 1987, Uchida, Tomaru et al. 1987, White 1992].

Ein Vergleich mit der herkömmlichen Angiographie zeigt eine feinere und differenziertere Darstellung der Gefäße und ihrer Läsionen [Lee 1989, Neville 1991, Rees 1989, Ritchie 1990, Siegel 1990, Stiegmann van 1987, White, White et al. 1987, Winkelbauer 1992].

Doch erst 1985 gelang Ferris eine direkte Darstellung peripherer Arterien und Venen mittels perkutaner Angioskopie [144].

Die Bedeutung dieser neuen perkutanen Methode liegt nach einer Arbeit von Beck besonders in der Ergänzung zu den verschiedenen interventionellen Verfahren. 1987 publizierte er einen Erfahrungsbericht über lokale Lyse und perkutane transluminale Angioplastie unter Sicht [34]. Durch diese Methodik können zusätzliche Informationen gewonnen werden, die die konventionelle Angiographie nicht zu liefern vermag [Segalowitz 1990].

Die Angioskopie ist während der letzten Jahre von einem experimentellen Werkzeug zu einer zufriedenstellenden diagnostischen und therapeutischen Technik für chirurgische und perkutane Eingriffe im peripheren Gefäßsystem herangereift. Ob dieses Verfahren jedoch in größerem Maße klinische Anwendung für die obere Extremität findet, bleibt abzuwarten [Beck 1992].

Mit der Einführung der Magnetresonanz-Angiographie (MRA) ist es möglich geworden, auch ohne Kontrastmittel, nicht invasiv den Blutfluß im Gefäß darzustellen und Flußgeschwindigkeiten zu beurteilen [Margulis 1988, Ohkawa 1992, Oneson 1992, Wrazidlo 1992].

Ein besonderes Problem stellen dabei jedoch die artefiziell oder aufgrund des unregelmäßigen Blutflusses entstehenden intraluminalen Signalauslöschungen dar. Ihre Abgrenzung von tatsächlichen Stenosen ist oft nicht möglich [Jackson 1992].

Heute findet die MR-Angiographie Anwendung als Screeningmethode, als Entscheidungshilfe für die Durchführung einer invasiven und damit nicht risikolosen selektiven Angiographie und zur Verlaufskontrolle von bekannten Läsionen bzw. nach deren Behandlung.

Die intraarterielle DSA bzw. intraarterielle Blattfilmangiographie vermag sie jedoch nicht zu ersetzen, da diese eine deutlich bessere räumliche Auflösung hat und somit in der Lage ist, auch kleinere und kleinste Gefäße qualitativ gut darzustellen [Gamroth 1992].

Erste Berichte über MR-Angiographie im Arm/Hand-Bereich sind bereits veröffentlicht [Nakatsuka 1991]. Ihre weitere klinische Anwendbarkeit bleibt abzuwarten.

Anatomie der Arterien der oberen Extremität

Das Ausmaß der Durchblutungsstörungen der oberen Extremität ist nicht nur vom Zustand der versorgenden Gefäße, sondern auch von den zugrundeliegenden anatomischen Verhältnissen abhängig. Grundsätzlich ist eine Hand mit einseitigem Versorgungstyp bei teilweisem oder vollständigem Verschluß des versorgenden Gefäßes stärker ischämiegefährdet als eine Hand mit ausgeglichenem Versorgungstyp.

Da die Arterien der oberen Extremität eine große Variationsbreite in Ursprung und Verlauf zeigen, sind für die Interpretation von Angiogrammen Grundkenntnisse der verschiedenen Versorgungstypen unumgänglich.

Dieses Kapitel soll einen Überblick über die Prinzipien der Gefäßanatomie geben. Bereits seit mehr als 200 Jahren befaßt sich die anatomische Forschung mit der Gefäßversorgung der oberen Extremität.

Schon 1753 studierte Albrecht von Haller, ein Schweizer Anatom, Botaniker und Poet die Arterien der Hand [191]. Dabei entdeckte er mit dem oberflächlichen und tiefen Hohlhandbogen eine Anastomose zwischen radialen und ulnaren Gefäßen. Die erste systematische Beschreibung der Handarterien gelang Tiedeman 1831 [495]. Aufgrund der geringen Anzahl von 38 Sektionen konnte er jedoch keine statistischen Aussagen treffen.

Einige Jahre später veröffentlichte Quain die erste statistisch ausgewertete Erhebung anhand von 400 Extremitäten [399].

Zahlreiche weitere Studien folgten [Adachi 1928, Coleman 1961, Dubreuil-Chambardel 1926, Jaschtschinski 1897, Mc Cormack 1953, Müller 1903, Poynter 1920, Tandler 1897, Zuckerkandl 1896], doch blieb die Varietätenforschung eine Domäne der Anatomie.

Erst mit Einführung der Kontrastmittelangiographie wurde die Darstellung der Arterienvariationen schon am Lebenden möglich. Viele Veröffentlichungen befassen sich mit der physiologischen Gefäßvariabilität, die für den Träger normalerweise ohne Bedeutung ist, solange er nicht an Gefäßerkrankungen leidet oder sich einer Operation unterzieht [Bonte 1970, Bosniak 1964, Calenoff 1972, Fiegel 1971, Huffstadt 1978, Inoue 1991, Janevski 1982, Karlsson 1982, Uglietta 1989].

Auch die arterielle Gefäßversorgung bei Mißbildungen der oberen Extremität, deren Kenntnis für die operative Behandlung von großer Bedeutung ist, wurde von einigen Autoren beschrieben [Hadidi 1990, Inoue 1981, Mantero 1983, Sudo 1979]. Vergleicht man die angiographischen Studien mit den am Autopsiematerial gewonnenen Ergebnissen, so findet sich eine weitaus geringere Zahl von Variationen.

Die Gründe hierfür liegen zum einen in der schlechten angiographischen
Darstellbarkeit kleinkalibriger (Aa. metarcapeae palmares und dorsales) und
fibrosierter (A. intermedia) Arterien. Zum anderen kann die exakte topographi-
sche Lage im Verhältnis zu Muskeln, Sehnen und Skelett im Angiogramm nicht
beurteilt werden.

Die Entwicklung der Armarterien

Zur Deutung der – sowohl physiologischen als auch pathologischen – Variationen
des Arterienverlaufs der oberen Extremität existieren unterschiedliche Theorien.
Manners-Smith untersuchte 1910 die Extremitäten verschiedener Primaten und
kam zu dem Ergebnis, daß zahlreiche Variationen der menschlichen Armarterien
neu aufgetretene oder persistierende, primitive Arterienverläufe darstellen, wie sie
normalerweise in Gorillas, Schimpansen und anderen Primaten gefunden werden
[307].
Eine andere Theorie wurde 1933 von Singer aufgestellt. In seinem Artikel
„Embryological patterns persisting in the arteries of the arm" beschrieb er, daß sich
Variationen des arteriellen Systems der oberen Extremität als unterschiedlich
persistierende Stadien der embryologischen Entwicklung deuten lassen [462].
Für das Verständnis der Variabilität der Armarterien leistet die Embryologie einen
wichtigen Beitrag; sie soll daher im folgenden stark vereinfacht dargestellt werden.

1. Im Anfangsstadium stellt die Verlängerung der A. axillaris das Hauptgefäß des
   Armes dar. Den proximalen Anteil bildet die A. brachialis, den distalen Anteil
   die A. interossea.
2. Sobald sich entlang des N. medianus eine neue Gefäßbahn, die A. mediana,
   ausbildet, verdrängt diese die A. interossea von den Fingerarterien.
3. Die den N. ulnaris begleitende A. ulnaris vereinigt sich sodann mit der
   A. mediana zum oberflächlichen Hohlhandbogen.

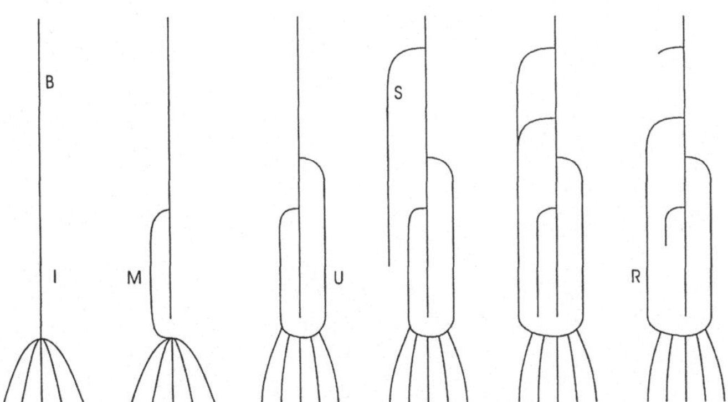

Stark schematisierte Entwicklung der Arterien der oberen Extremität. *B*, A. brachialis;
I, A. interossea; *M*, A. mediana; *U*, A. ulnaris; *S*, A. brachialis superficialis; *R*, A. radialis

4. Im nächsten Stadium wächst von der Achselgegend ausgehend die A. brachialis superficialis distalwärts und schließt sich an die A. ulnaris im tiefen Hohlhandbogen an.
5. Die A. mediana zieht sich nun aus der Hand zurück. In der Ellenbeuge verstärkt sich eine Anastomose zwischen A. brachialis und A. brachialis superficialis.
6. Der proximale Anteil der A. brachialis superficialis atrophiert. Der verbleibende distale Anteil wird A. radialis genannt [Lippert 1984, Senior 1926].

Der Aortenbogen

Nach Janevski [233] lassen sich die anatomischen Variationen des Aortenbogens in acht verschiedene Typen unterteilen. Diese Einteilung wird im folgenden dargestellt.

Typ I. Diese Form des Aortenbogens stellt die häufigste Variante dar (Janevski: 73%), sie wird daher auch als „typischer Aortenbogen" bezeichnet.
A. anonyma, A. carotis communis sinistra und A. subclavia sinistra entspringen getrennt aus dem höchsten Teil des Aortenbogens. Die Abstände untereinander sind dabei meist ungleich. Die beiden Aa. vertebrales gehen aus den Aa. subclaviae ab.

Typ II. A. anonyma und A. carotis communis sinistra besitzen einen gemeinsamen Ursprung und trennen sich erst cranial des Aortenbogens auf (Janevski: 13,9%).

Typ III. Die A. carotis communis sinistra entspringt direkt aus der A. anonyma und kreuzt sodann die Mittellinie zur linken Seite (Janevski: 5,6%).

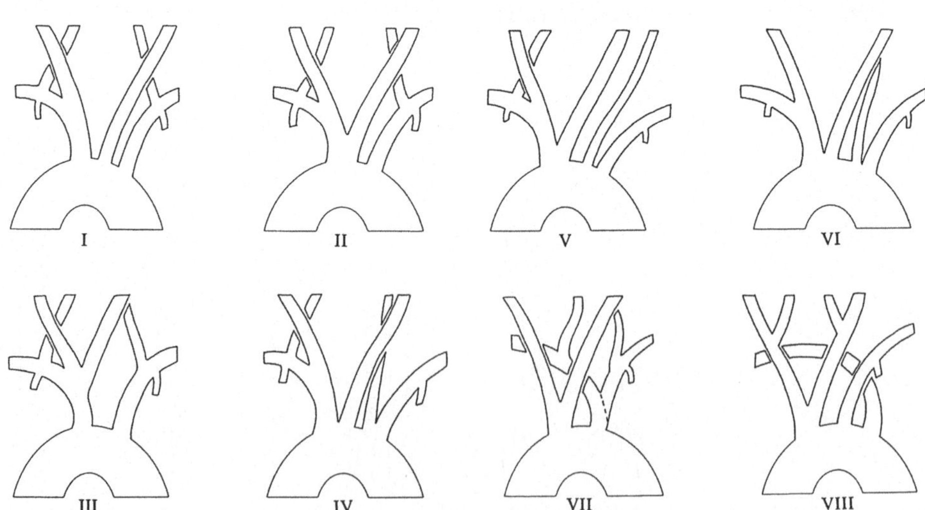

Schematische Darstellung verschiedener Typen des Aortenbogens

Typ IV. Die linke A. vertebralis entspringt direkt aus dem Aortenbogen zwischen linker A. carotis communis und linker A. subclavia (Janevski: 4,3%).

Typ V. Es liegt eine Kombination von Typ II und Typ IV vor:
A. anonyma und A. carotis communis sinistra besitzen einen gemeinsamen Ursprung. Zugleich entspringt die linke A. vertebralis direkt aus dem Aortenbogen (Janevski: 0,9%).

Typ VI. Dies stellt eine Variante des Typ IV dar.
Die linke A. vertebralis entspringt direkt aus dem Aortenbogen zwischen linker A. carotis communis und linker A. subclavia, während die rechte A. vertebralis aplastisch ist (Janevski 0,3%).

Typ VII. Die beiden Aa. carotides communes entspringen gemeinsam aus dem Aortenbogen; linke und rechte A. subclavia besitzen je einen eigenen Abgang.
Dabei befindet sich der sog. „Truncus bi-caroticus" an der Stelle der A. anonyma, weiter medial liegen die Abgänge der beiden Aa. subclaviae. Die Vertebralarterien sind Seitenäste der Aa. subclaviae (Janevski: 1,6%).

Typ VIII. Hier findet sich ebenfalls ein Truncus bi-caroticus sowie ein topographisch regelhaft gelegener Abgang der A. subclavia sinistra. Die rechte A. subclavia hingegen entspringt caudal der linken und bildet somit die am weitesten distal gelegene Arterie des Aortenbogens. Sie kreuzt hinter der linken A. subclavia, dem Ösophagus und der rechten und linken A. carotis zum rechten Arm (Janevski: 0.6%). Die beiden Aa. vertebrales gehen von den Aa. carotides communes ab.
Bei ca. 10% der Patienten, die diesen Aortentyp aufweisen, kommt es aufgrund der Kompression des Ösophagus zu klinischen Erscheinungen in Form von Dysphagia lusoria. Daher gab Arkin 1926 [17] diesem Gefäß den Namen A. lusoria.
Molz beschreibt in seinen Studien für diesen Typ eine erhöhte Prävalenz bei den Frauen [349, 350].

Die Arterien des Oberarms

Die arterielle Gefäßversorgung der oberen Extremität entstammt direkt aus der Aorta und setzt sich bis zur Ellenbeuge in einem einzigen Hauptgefäß fort. Entsprechend der topographischen Lage wird dieses Gefäß unterschiedlich benannt.
Man unterscheidet A. anonyma, A. subclavia, A. axillaris und A. brachialis.

Arteria anonyma

Die A. anonyma bildet normalerweise den ersten Abgang des Aortenbogens und stellt den proximalsten Teil der arteriellen Gefäßversorgung des rechten Armes

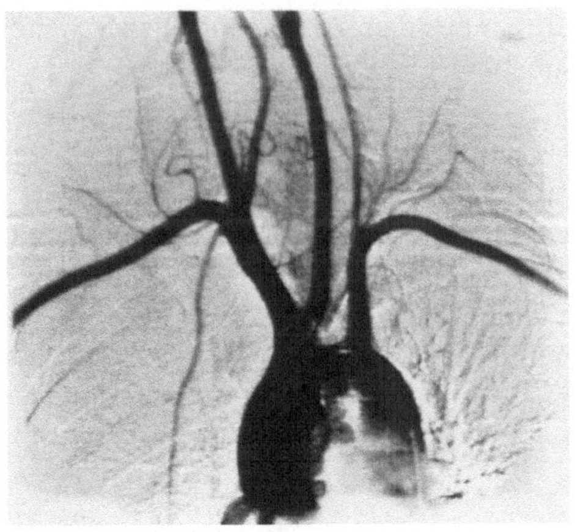 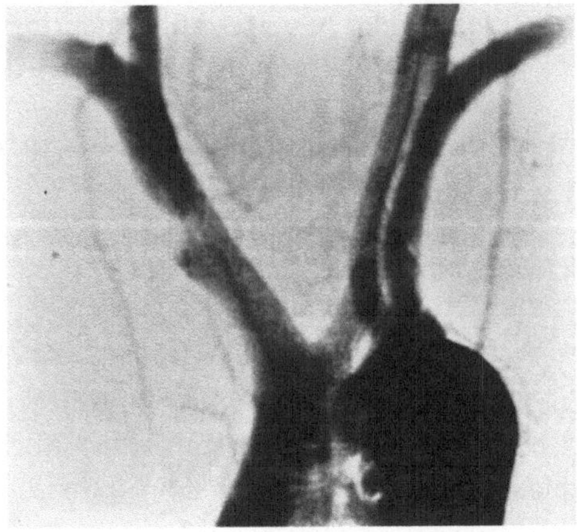

Links: Aortenbogenanomalie. Abgang der A. carotis sinistra aus dem Truncus brachiocephalicus

Rechts: Anomalie des Aortenbogens bei konnataler Stenose im Aortenbogen. Abgang des Truncus brachiocephalicus mit einer lateralwärts gelegenen Gefäßknospe und regelrechter Aufzweigung in die Carotis communis und A. subclavia dextra, aus diesem gemeinsamen Truncusabgang Darstellung eines Anteiles der A. carotis sinistra, die sich mit einer zweiten A. carotis sinistra, die aus dem linken poststenotischen Aortenbogenanteil abgeht, vereinigt. Im linken Bogenanteil nach der 99Stenose zusätzlicher Abgang der A. carotis communis links sowie der A. subclavia sinistra

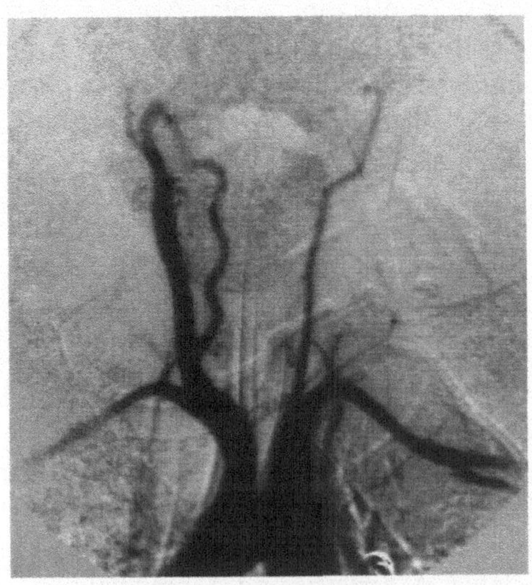

Aortenbogenanomalie mit Abgang von 5 Supraaortalästen (pathologisch-anatomisch gesichert). Abgang der A. subclavia dextra und der A. carotis communis rechts. Rudimentäre A. carotis links aus dem Aortenbogen, Abgang der A. subclavia sinistra links, weiterer Abgang der A. vertebralis sinistra aus dem Aortenbogen

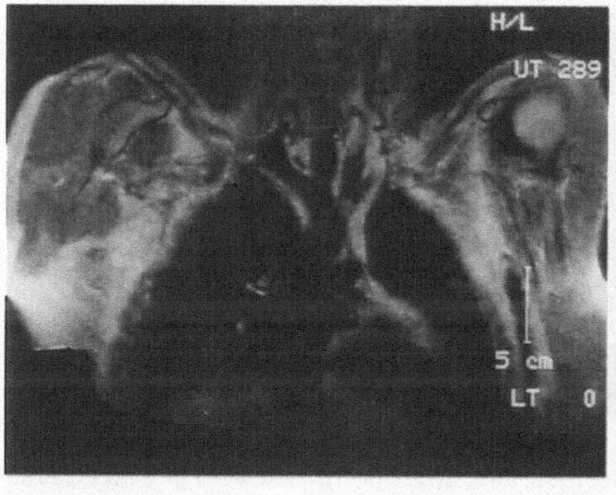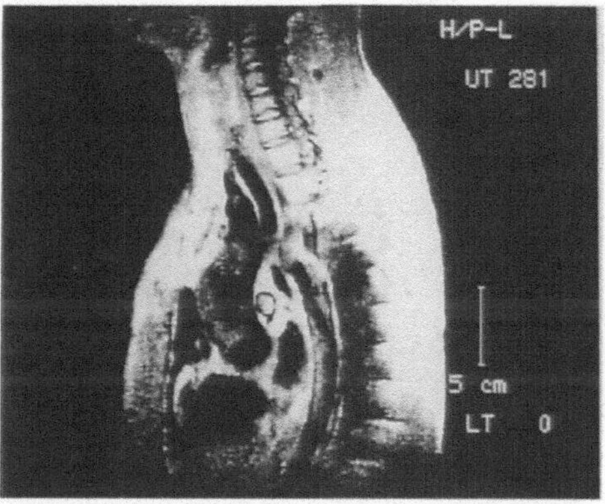

Links: T-2-gewichtetes MR-Bild eines 18jährigen Patienten mit Hochdruck und und fehlenden Beinpulsen. Aortenanomalie mit Abgang eines proximalen Aortenbogens, des Truncus brachiocephalicus, der A. subclavia sinistra sowie der A. subclavia dextra. Aortenbogenverschluß nach dem Abgang der A. subclavia sinistra

Rechts: Seitliches MR-T-2-gewichtetes Bild. Die Aorta descendens ist lediglich wenige Millimeter breit, der Verschluß des Aortenbogens ist gut erkennbar

dar. Sie besitzt keine weiteren Seitenäste mit Ausnahme der selten auftretenden A. thyreoidea ima, die den rechten unteren Lappen der Schilddrüse versorgt.
In einigen Fällen fehlt die A. anonyma, die A. subclavia dextra entspringt dann direkt aus dem Aortenbogen.
Weitaus seltener ist die sog. linke A. anonyma, bei deren Auftreten der Aortenbogen nur zwei Abgänge aufweist und als „Arcus bi-anonymus" bezeichnet wird.

Arteria subclavia

Drei Abschnitte werden bei der A. subclavia unterschieden. Der erste Teil reicht vom Abgang des Gefäßes bis zum medialen Rand des Musculus scalenus anterior; der zweite Teil liegt direkt hinter diesem Muskel; der dritte Teil geht vom lateralen Rand des Musculus scalenus anterior zum äußeren Rand der ersten Rippe. Die *Hauptäste* der A. subclavia sind:

1. A. vertebralis
2. A. mammaria interna
3. Truncus thyrocervicalis
4. Truncus costocervicalis

Arteria axillaris

Die A. axillaris ist die direkte Fortsetzung der A. subclavia. Sie beginnt am lateralen Rand der ersten Rippe und reicht bis zum unteren Ende des Musculus teres major. In ihrem weiteren Verlauf wird sie A. brachialis genannt.

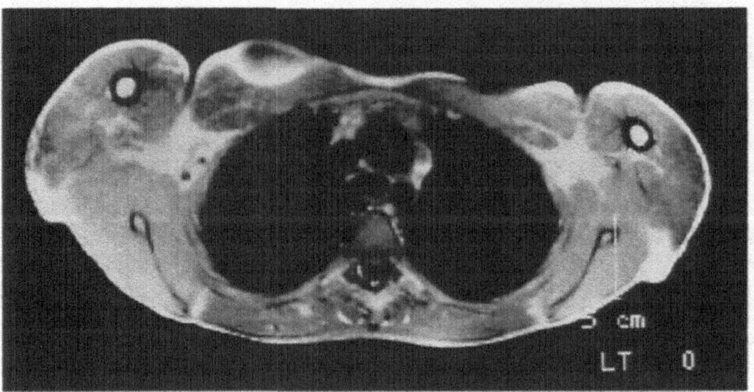

Transversalschicht einer T-2-Darstellung desselben Patienten. Fehlende Aorta descendens im MR-Bild

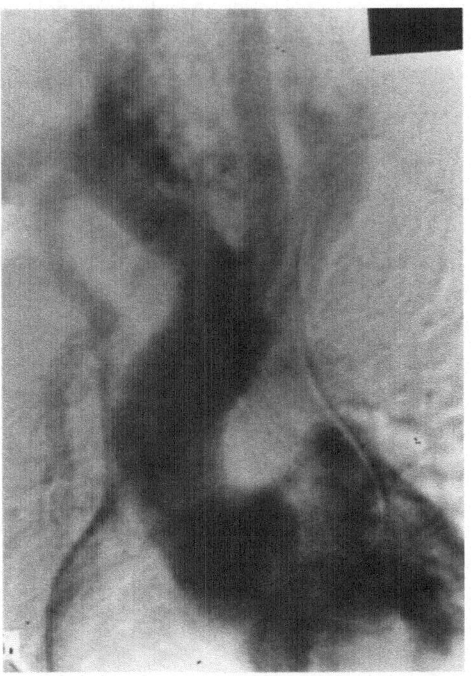

I.v. DSA mit Darstellung des gemeinsamen Truncus arteriosus communis mit Aortenbogen und Abgang der Supraaortaläste, Truncus brachiocephalicus, A. carotis sinistra sowie A. subclavia sinistra und subsequenter Verschluß des Aortenbogens

Zur genauen Lokalisation der verschiedenen Gefäßabgänge wird sie in drei Abschnitte unterteilt. Der erste Teil liegt medial des Musculus pectoralis minor, der zweite Teil dahinter und der dritte lateral und unterhalb des Muskels. Die *Hauptäste* der A. axillaris sind

– im ersten Abschnitt
  1. A. thoracica suprema

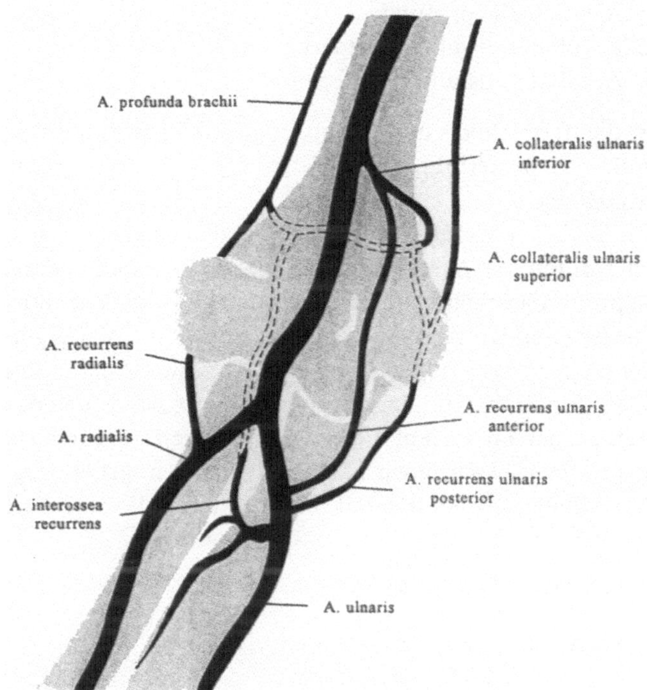

Schematische Darstellung der Anastomosen am Ellenbogengelenk

- im zweiten Abschnitt
  2. A. thoracica lateralis
  3. A. thoracoacromialis
- im dritten Abschnitt
  4. A. subscapularis
  5. A. circumflexa humeri

Die Anatomie der Gefäßabgänge zeigt sich sehr variabel.
Von besonderer Bedeutung für die selektive Katheterisierung sind großlumige Gefäßabgänge, die eine Identifizierung des Hauptgefäßes erschweren.
Dies trifft z. B. bei einem gemeinsamen Abgang von A. circumflexa humeri und A. subscapularis zu (9,6% bei Janevski [233]). Auch ein extrem proximal gelegener Abgang der A. brachialis superficialis kann durch sein großes Gefäßlumen zu Irritationen bei der selektiven Katheterisierung führen. Seitenäste der A. axillaris entspringen hier ausnahmsweise der A. brachialis superficialis [Fuss 1991].

Arteria brachialis

Am unteren Rand des Musculus teres major beginnt die A. brachialis. Ca. 2–3 cm distal des Ellenbogengelenks teilt sie sich in A. radialis und A. ulnaris auf. Die *Hauptäste* der A. brachialis sind

1. A. brachialis profunda
2. A. collateralis ulnaris superior
3. A. collateralis ulnaris inferior

Ist die A. brachialis im Ellenbogengelenk komprimiert, wird durch zwei anteriore und zwei posteriore Kollateralen dennoch ein regelrechter distaler Blutstrom ermöglicht.

Die beiden vorderen Kollateralen werden einerseits von der A. collateralis ulnaris inferior mit der A. recurrens ulnaris anterior und andererseits von einem Ast der A. profunda brachii mit der A. recurrens radialis gebildet.

Die hinteren Kollateralen bestehen aus der A. collateralis ulnaris superior, die mit der A. recurrens ulnaris posterior anastomosiert, sowie aus einem Ast der A. profunda brachii, der mit der A. interossea recurrens anastomosiert.

Variationen im Verlauf dieser Anastomosen wurden bislang in der Literatur nicht ausführlich beschrieben. Manche Autoren gehen sogar davon aus, daß die Ausbildung der Kollateralkreisläufe am Ellenbogen nicht variabel ist [Radke 1969].

Variationen

Die Höhe der Aufteilung der A. brachialis ist sowohl für die retrograde Katheterisierung als auch für die direkte Punktionstechnik von großer Bedeutung. Ein hoher Abgang der A. radialis kann zur falschen Diagnose eines einseitigen Versorgungstyps führen [Keller 1980].

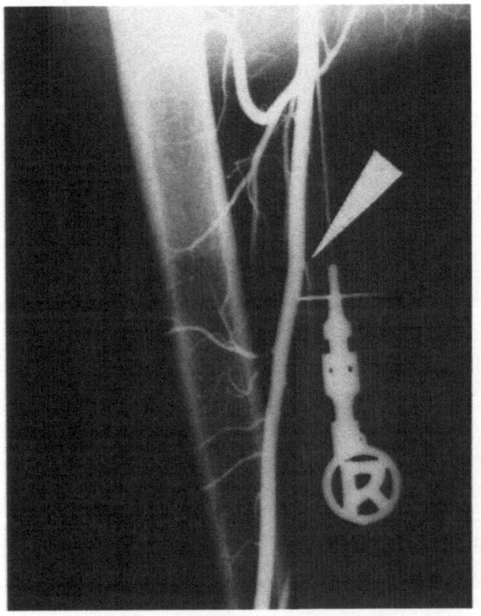

Hohe Teilung der A. brachialis circa 15 cm distal des Punktionsorts (*weißer Pfeil*)

Hoher Abgang der Arteria radialis

	McCormack 1953 Anatomische Studie 750 Fälle	Janevski 1982 Angiographische Studie 250 Fälle	Uglietta 1989 Angiographische Studie 100 Fälle
Abgang aus der A. axillaris	2,13%	5,2%	2%
Abgang aus der A. brachialis	12,1%	19,2%	7%

Die häufigste Anomalie ist mit 10% [Karlsson 1982] der hohe Abgang der A. radialis aus der A. axillaris oder einem proximalen Abschnitt der A. brachialis. Eine genaue Aufstellung von Lokalisation und prozentualem Vorkommen der hohen Gefäßaufteilung ist in vorstehender Tabelle gemäß dreier bedeutender Studien dargestellt.

Die unterschiedliche Prävalenz ist auf die verschiedene Datengewinnung anhand von Sektionen bzw. mittels Angiographie sowie auf die differierenden Fallzahlen zurückzuführen.

Sehr viel seltener trifft man auf einen hohen Abgang der A. ulnaris. In der Literatur finden sich hier Angaben von 1% (bei Karlsson [251]) und 2,3% (bei McCormack [327]).

Die Arterien des Unterarms

Ca. 2–3 cm distal des Ellenbogengelenks teilt sich die A. brachialis in A. radialis und A. ulnaris.

Arteria radialis

Die A. radialis gelangt auf der radialen Seite des Unterarms zum Handgelenk. Bevor sie dort hinter das Os trapezium und die Basis des Os metacarpale I kreuzt, gibt sie den Ramus palmaris superficialis arteriae radialis ab. Dieser beteiligt sich an der Bildung des oberflächlichen Hohlhandbogens.

Die A. radialis tritt durch den ersten Interdigitalraum wieder in die Palmarseite der Hand ein. Ihr Endast bildet zusammen mit dem Ramus palmaris profundus der A. ulnaris den tiefen Hohlhandbogen. Die *Hauptäste* der A. radialis sind

1. A. princeps pollicis
2. A. radialis indicis

3. R. carpales dorsales, die gemeinsam mit der A. ulnaris und der A. interossea das Rete carpi dorsale bildet.

Arteria ulnaris

Nach ihrem Abgang aus der A. brachialis gibt die A. ulnaris als wichtigsten Ast die A. interossea communis ab.
In ihrem weiteren Verlauf kreuzt sie die Ulna, läuft bis zur Handwurzel und teilt sich dort lateral vom Os pisiforme in zwei Äste:

1. Den Ramus palmaris superficialis, der an der Bildung des oberflächlichen Hohlhandbogens beteiligt ist.
2. Den Ramus palmaris profundus, der gemeinsam mit der A. radialis den tiefen Hohlhandbogen bildet.

Die A. interossea communis ihrerseits teilt sich in A. interossea anterior und posterior. Bei Gefäßverschlüssen kann sie an der Kollateralbildung beteiligt sein.

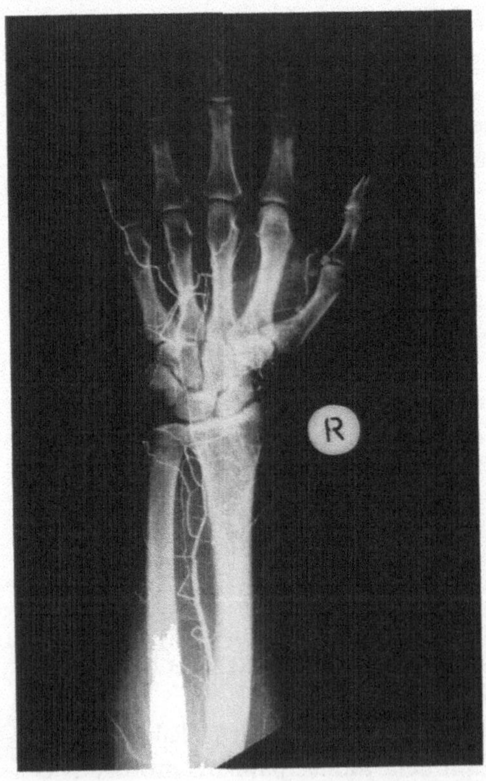

42jähriger Patient. Thromboembolischer Verschluß der A. ulnaris im unteren und der A. radialis im oberen Unterarmdrittel. Thromboembolisches Material auch in der A. interossea. Restversorgung der Hand allein über die A. interossea. (Nur unbeträchtlicher Beitrag aus feinsten Kollateralen der A. radialis)

Ein Beispiel für die klinische Bedeutung dieser Kollateralbildung zeigt die Abbildung auf S. 30. Bei diesem Patienten erfolgt nach thromboembolischem Verschluß der Aa. radialis und ulnaris die Restversorgung der Hand allein über die A. interossea communis.

Das Lumen der A. ulnaris ist entsprechend anatomischer Lehrmeinung größer als das der A. radialis [Higgins 1976]. Janevski [233] fand jedoch bei seinen Untersuchungen in der Mehrzahl der Fälle (43,3%) eine dickere A. radialis. In 39% waren A. radialis und ulnaris von gleichem Kaliber und nur in 17,6% fand sich tatsächlich eine stärkere A. ulnaris.

Persistierende Arteria mediana

Die A. mediana entspringt dem proximalen Teil der A. interossea anterior, verläuft in der Mitte des Unterarms zwischen A. radialis und ulnaris und kann sich an der Bildung des oberflächlichen Hohlhandbogens beteiligen
Entwicklungsgeschichtlich handelt es sich bei der persistierenden A. mediana um einen Atavismus.
Die in der Literatur gefundenen Angaben bezüglich der Beteiligung der A. mediana am oberflächlichen Hohlhandbogen weisen große Unterschiede auf (16,1% bei Tandler [486]).

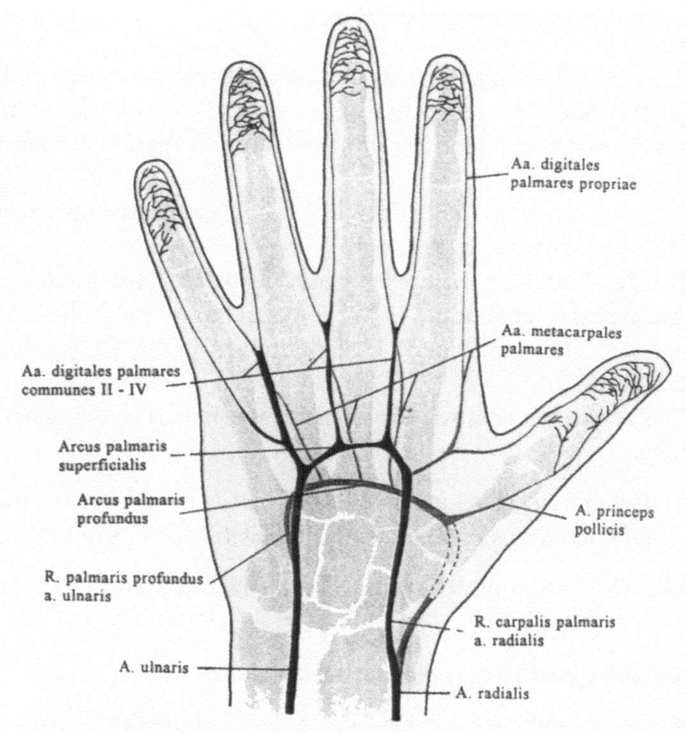

Schematische Darstellung der Handarterien

Eine Erklärung hierfür liefert die Tatsache, daß die A. mediana sehr kleinkalibrig sein kann, mit der distalen A. interossea anterior anastomosiert oder zu einem dünnen Strang fibrosiert und damit für den Blutfluß von keiner oder zumindest nur geringer Bedeutung ist. Solche Arterien wurden in einem Teil der Studien nicht miterfaßt.

Die Arterien der Hand

Mehrere Autoren befaßten sich mit einer systematischen, möglichst umfassenden Darstellung der arteriellen Gefäßversorgung der Hand.

Eine große Studie über die Gefäßanatomie der Hand wurde 1961 von Coleman und Anson publiziert, die auf der Analyse von 650 Sektionen basierend eine Klassifizierung der Gefäßvariationen der Hand vornahmen [98].

21 Jahre später gelang Janevski mittels 500 Handangiogrammen die erste angiographisch fundierte Einteilung der Handarterien [233].

Dieser umfassenden Darstellung folgte 1984 Lippert mit einer vereinfachten Klassifikation, die jedoch durch ihre Übersichtlichkeit eher klinische Verwendung finden dürfte [297].

Sie ist im folgenden dargestellt.

Arcus palmaris superficialis

Zwischen der Aponeurose und den Sehnen der langen Fingerbeuger ist der oberflächliche Hohlhandbogen gelegen. Er wird in der Hauptsache vom Endast der A. ulnaris gebildet, der mit dem Ramus superficialis der A. radialis anastomosiert.

Im Angiogramm stellt sich der Arcus palmaris superficialis distal des tiefen Hohlhandbogens dar.

An der konvexen Seite des oberflächlichen Hohlhandbogens entspringen die Aa. digitales communes I-IV, die sich nach Aufnahme der Aa. metacarpales palmares aus dem tiefen Hohlhandbogen in die Aa. digitales palmares propriae aufteilen.

Die Variationen des Arcus palmaris superficialis lassen sich in zwei große Gruppen teilen:

1. Geschlossener Arcus palmaris superficialis (42% bei Lippert)
2. Offener Arcus palmaris superficialis (58% bei Lippert)

Die Variabilität des Ursprungs der Fingerarterien ist dabei nicht berücksichtigt.

Geschlossener Arcus palmaris superficialis

Entsprechend der Arterien, die an der Bildung des oberflächlichen Hohlhandbogens beteiligt sind, werden vier Typen unterschieden.

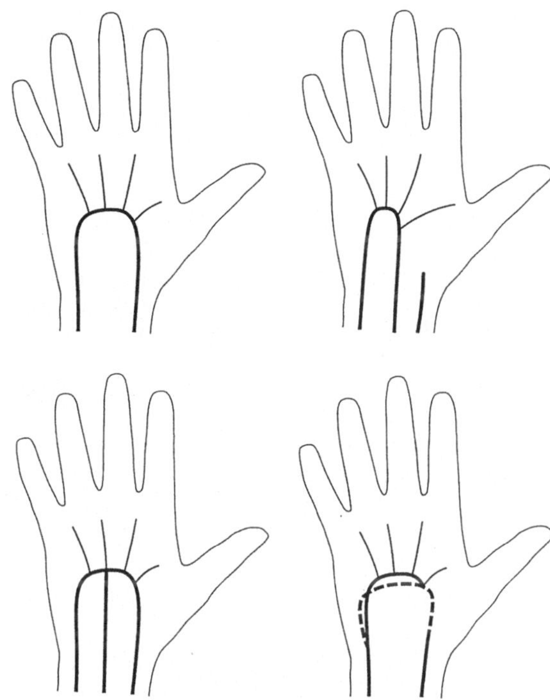

Die Variabilität des geschlossenen Arcus palmaris superficialis. *Oben links:* Typus radio-ulnaris. *Oben rechts:* Typus medioulnaris. *Unten links:* Typus radiomedioulnaris. *Unten rechts:* Typus profundoulnaris

In diese Gruppe fällt auch der in den Lehrbüchern als „Regelfall" beschriebene Typus radioulnaris. Er macht mit 35% nicht einmal die Hälfte der Fälle aus.

Offener Arcus palmaris superficialis

In der Mehrzahl der Fälle versorgen der Ramus palmaris superficialis der A. radialis und der Endast der A. ulnaris die Finger, ohne jedoch einen geschlossenen Bogen in der Hohlhand zu bilden.
Zusätzlich kann auch die A. mediana an der Gefäßversorgung beteiligt sein.

Arcus palmaris profundus

Der tiefe Hohlhandbogen liegt direkt auf den Basen der Mittelhandknochen und wird von den langen Fingerbeugern bedeckt.
Er wird in der Hauptsache vom Endast der A. radialis gebildet, der mit dem Ramus palmaris profundus der A. ulnaris zu einem flachen Bogen anastomosiert.
Im Angiogramm stellt er sich proximal des Arcus palmaris superficialis dar.
An der Konvexität des tiefen Hohlhandbogens entspringen drei bis vier Aa. metacarpales palmares, die mit den Aa. digitales communes des Arcus palmaris

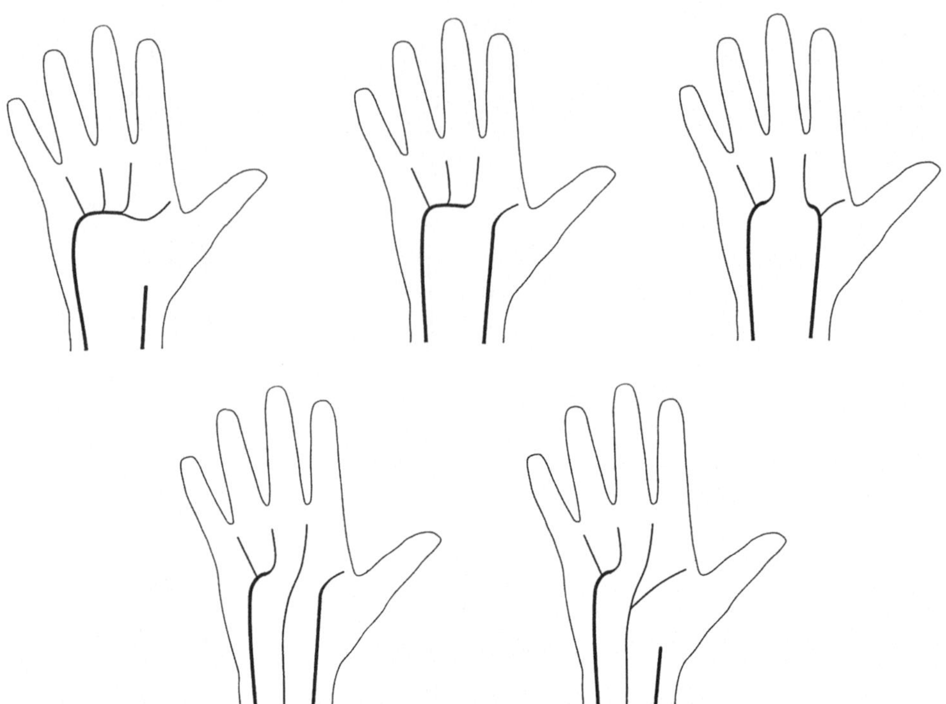

Die Variabilität des offenen Arcus palmaris superficialis. Gefäßversorgung der Finger durch *U*, A. ulnaris; *R*, A. radialis; *M*, A. mediana. *Oben links:* UUUU. *Oben Mitte:* RUUU. *Oben rechts:* RRUU. *Unten links:* RMUU. *Unten rechts:* MMUU

superficialis anastomosieren. Sie variieren stark in Zahl und Anordnung und sind angiographisch nicht immer darstellbar.

Der tiefe Hohlhandbogen zeigt entgegen dem oberflächlichen eine sehr viel geringere Variabilität.

Mit 97% [Lippert 297] macht der komplette tiefe Hohlhandbogen die Hauptvariante aus, so daß der Kollateralkreislauf zwischen A. radialis und A. ulnaris im Normalfall verläßlich über den tiefen Hohlhandbogen erfolgt.

Als eine Gesetzmäßigkeit zeigt sich die reziproke Beziehung zwischen den beiden Hohlhandbögen [Colemann 1961, Karlsson 1982]:

Ist der oberflächliche Hohlhandbogen gut ausgebildet, so findet sich ein weniger ausgeprägter tiefer Hohlhandbogen und umgekehrt.

Dies erlaubt auch im Falle des Verschlusses einer der beiden Bögen oder einer der Hauptzuflußbahnen eine ausreichende Blutversorgung von Hand und Fingern.

Ein klinisch leicht anwendbarer, nicht invasiver Test zur Bestimmung der kollateralen Zirkulation wurde 1929 von Allen beschrieben und Anfang der fünfziger Jahre von Wright modifiziert [540].

Der Untersucher komprimiert Aa. radialis und ulnaris des Patienten, während dieser so lange eine Faust macht, bis die Hand abblaßt. Der Patient soll dann die Hand öffnen, der Untersucher läßt die A. ulnaris los, die A. radialis wird weiter

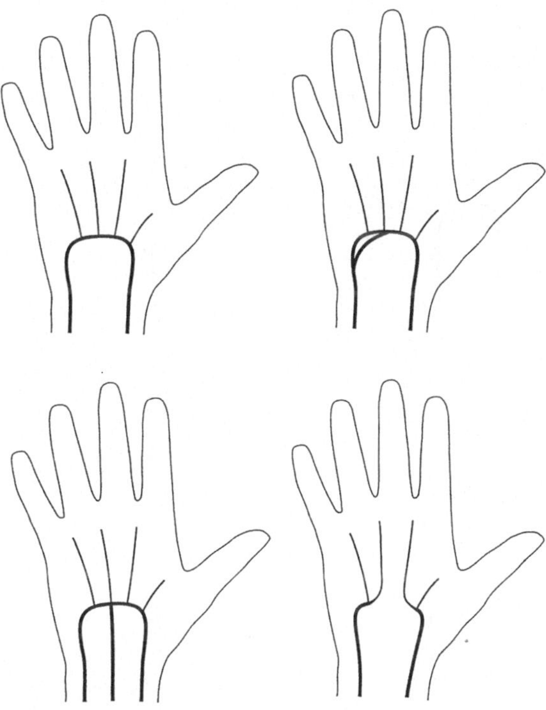

Die Variabilität des Arcus palmaris profundus. *Oben links:* Die A. ulnaris sendet einen R. palmaris profundus zum Arcus palmaris profundus. *Oben rechts:* Die A. ulnaris sendet zwei RR. palmares profundi zum Arcus palmaris profundus. *Unten links:* Die A. interossea anterior beteiligt sich an der Bildung des Arcus palmaris profundus. *Unten rechts:* Offener Arcus palmaris superficialis

komprimiert. Ist eine ausreichende kollaterale Zirkulation vorhanden, kehrt die normale Farbe in die Hand zurück.

Trotz seiner einfachen Durchführbarkeit hat der „Allen-Test" aufgrund seiner sehr beschränkten Aussagekraft heute kaum noch klinischen Wert [Fuhrmann 1992, Mc Gregor 1987].

Palmare Arterien der Finger

Beide Hohlhandbögen sind an der Bildung der Fingerarterien beteiligt.

Die Aa. digitales palmares communes stammen aus dem oberflächlichen, die Aa. metarcarpeae palmares aus dem tiefen Hohlhandbogen.

Entsprechend der üblichen Lehrbuchmeinung vereinigen sich diese Arterien noch vor der Teilung in die Aa. digitales palmares propriae [Lippert 1984], die Finger werden somit aus beiden Hohlhandbögen versorgt.

Dieser „Regelfall" ist jedoch nur bei ca. 30% der Fälle zu finden. In ca. 10% bilden sich Verbindungen zwischen Aa. metarcarpeae palmares und Aa. digitales palmares propriae aus. Bei den restlichen 60% fehlen stärkere Anastomosen. Die Finger-

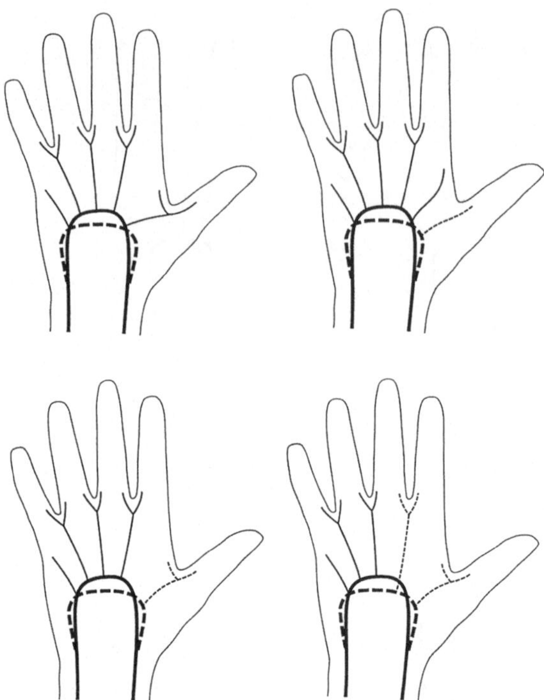

Variabilität der Herkunft der palmaren Fingerarterien. *Oben links:* Vier Aa. digitales palmares communes entspringen aus dem Arcus palmaris superficialis. *Oben rechts:* Drei Aa. digitales palmares communes und eine A. digitalis palmaris propria zu Zeigefinger oder Daumen entspringen aus dem Arcus palmaris superficialis. *Unten links:* Drei Aa. digitales palmares communes entspringen aus dem Arcus palmaris superficialis. *Unten rechts:* Zwei Aa. digitales palmares communes entspringen aus dem Arcus palmaris superficialis

arterien stammen hier zum Teil aus dem oberflächlichen und zum Teil aus dem tiefen Hohlhandbogen.

Lippert [297] unterscheidet bei der Herkunft der Fingerarterien vier Typen:

Die Aa. digitales palmares propriae zeigen trotz deutlicher Kaliberschwankungen topographisch fast immer einen lehrbuchmäßigen Verlauf [Chaudakshetrin 1988, Edwards 1960, Strauch 1990].

Sie versorgen die Radialseite des kleinen Fingers, beide Seiten des zweiten und dritten Fingers und die Ulnarseite des Zeigefingers. Die Radialseite des Zeigefingers wird von der A. radialis indicis oder (nach Janevski [233] in 14,5% der Fälle) von einem Ast aus dem Arcus palmaris superficialis versorgt.

Auf ihrem Weg zu den Fingerspitzen anastomosieren die beiden Aa. digitales palmares propriae eines Fingers über drei konstant lokalisierte, transversale Gefäßbögen [Strauch 1990].

Diese stellen im Fall eines Verschlusses einer der Fingerarterien wichtige Umgehungskreisläufe dar, durch die eine ausreichende distale Durchblutung ermöglicht wird. An den Fingerspitzen bilden die beiden Aa. digitales palmares propriae eines jeden Fingers einen Plexus.

Technische Voraussetzungen

Kontrastmittel

Kontrastmittelgruppen

Seit der ersten Angiographie einer menschlichen Hand, die 1896 von Haschek und Lindenthal [197] mit einer Kontrastmittelsubstanz aus Kreide, Petroleum und Zinnober durchgeführt wurde, fand eine fortlaufende Erforschung und Entwicklung neuer, besserer Kontrastmittel statt.

Das für die Angiographie „ideale Kontrastmittel" sollte bei Injektion in die Gefäßbahn keine örtlichen und allgemeinen Reaktionen verursachen, in kurzer Zeit aus dem Körper eliminierbar, gleichzeitig aber gut schattengebend sein und in solchen lokalen Konzentrationen vorliegen, daß die Qualität der röntgenologischen Darstellung gesichert ist.

Die in den letzten Jahren gewonnenen genaueren Kenntnisse über die Eigenschaften der wasserlöslichen Kontrastmittel hinsichtlich Kontrastgebung und Verträglichkeit ermöglichten eine immer gezieltere Entwicklung optimierter Kontrastmittel [Taenzer 1983].

Die Kontrastgebung im Röntgenbild wird vor allem von der *Molekülgröße* und dem *osmotischen Druck* beeinflußt: Eine geringe Molekülgröße ist die Ursache für die rasche Verteilung im extrazellulären Raum und die Kontrastmittelelimination über die Niere durch glomeruläre Filtration. Parallel zum osmotischen Druck des Kontrastmittels vermindert sich dessen Konzentration und somit der Kontrast im Röntgenbild. In der Angiographie ist jedoch der Einsatz hochosmotischer Kontrastmittel wegen des Auftretens unangenehmer Hitzegefühle und Gefäßschmerzen zu vermeiden.

Die Verträglichkeit des Kontrastmittels ist sowohl vom osmotischen Druck als auch von der *Lipophilie* – der Bindung des Kontrastmittels an lipophile Proteinteile und Membranen – abhängig.

Lipophile Kontrastmittel besitzen eine höhere Proteinbindung und somit eine höhere Rate an Nebenwirkungen. Daher wurde bereits bei den klassischen Kontrastmitteln versucht, durch Einführung zusätzlicher hydrophiler Gruppen die Verträglichkeit zu verbessern.

Ionische Kontrastmittel dissoziieren in wäßriger Lösung in Kationen und Anionen, sie besitzen somit eine *elektrische Ladung*. Die unregelmäßige Ladungsverteilung wird besonders bei subarachnoidaler Applikation als Ursache der epileptoiden Wirkung angesehen, myelographische Kontrastmittel müssen daher nicht-ionisch sein [Taenzer 1984].

Für einen großen Teil der Nebenwirkungen – insbesondere für die starke Schmerzreaktion bei der Extremitätenangiographie – wird die Hyperosmolarität der klassischen Kontrastmittel verantwortlich gemacht.

Die Kenntnis, daß durch Reduktion der Zahl der gelösten Teilchen bei möglichst gleichbleibendem, kontrastsicherndem Jodgehalt die Möglichkeit der Schmerzminderung bei gleichbleibender Aufnahmequalität gegeben ist, führte weg von den klassischen Kontrastmitteln zur Entwicklung verschiedener neuartiger Kontrastmittelgruppen.

Heute stehen somit drei große Gruppen kontrastgebender Substanzen zur Verfügung:

1. Die ionischen, stark hypertonen, hydrophilen, klassischen Uro-Angiographica. Sie zeigen eine ausreichende allgemeine Verträglichkeit, ihre Applikation bei der Angiographie peripherer Gefäße, speziell bei der Angiographie der oberen Extremität, ist jedoch sehr schmerzhaft. Als Substanz ist Amidotrizoat (Urografin) zu nennen.

2. Die ionischen, niederosmolaren, lipophilen Kontrastmittel. Zu ihnen gehört beispielsweise das Ioxoglat (Hexabrix) [Hagen 1982, Meves 1980, Török 1983], das schmerzarme angiographische Untersuchungen bei allerdings vergleichsweise schlechter allgemeiner Verträglichkeit ermöglicht. Unter Berücksichtigung der hohen Nebenwirkungsfrequenz von Ioxoglat ist der Einsatz dieses Präparats zur peripheren Angiographie nicht mehr zu empfehlen.

3. Die seit Beginn der achtziger Jahre entwickelten nichtionischen, niederosmolaren und hydrophilen Kontrastmittel. Sie werden heute bevorzugt in Uro-, Angio- und Myelographie eingesetzt und zeichnen sich durch Schmerzarmut und geringere allgemeine und neurale Nebenwirkungen aus. Als Substanzen sind hier Iopamidol (Solutrast) [Falappa 1982, Schmid-Schönbein 1983], Iohexol (Omnipaque) [Andrew 1985] und Iopromid (Ultravist) [Steidel 1984] zu nennen.

Mit der Entwicklung des ionischen, niederosmolaren Kontrastmittels Ioxoglat wurde die Durchführung schmerzarmer Angiographien möglich. Die Euphorie über diesen Schritt in der Entwicklung hin zur schmerzfreien Angiographie wich erst nach und nach der Erkenntnis über die hohe Rate an Nebenwirkungen, die durch die Lipophilie und die damit verbundene stärkere Proteinbindung dieser Substanz bedingt war [Taenzer 1984, Török 1983].

Erst mit der Einführung von in Lösung stabilen, nichtionischen Kontrastmitteln der zweiten Generation, wie Iopamidol und Iohexol, war die Möglichkeit der Durchführung einer schmerzarmen Angiographie bei dennoch verminderten allgemeinen Nebenwirkungen gegeben.

In zahlreichen Doppelblindstudien wurden in den folgenden Jahren hypertone und niederosmolare Kontrastmittel sowie verschiedene niederosmolare Kontrastmittel untereinander verglichen. Dabei wurden übereinstimmend folgende Aussagen getroffen:

Kontrastmittelgruppen – Eigenschaften und Verträglichkeit

1. ionisch stark hyperton hydrophil	2. ionisch niederosmolar lipophil	3. nichtionisch niederosmolar hydrophil
klassische Uro-Angiographica z. B. Amidotrizoat	Angiographica z. B. Ioxoglat	Uro-Angiographica z. B. Iohexol Iopamidol Iopromid
schmerzhaft allg. Verträglichkeit ausreichend	schmerzarm allg. Verträglichkeit vermindert	schmerzarm allg. und neurale Verträglichkeit sehr gut

Bei den hochosmolaren Kontrastmitteln finden sich im Vergleich zu den niederosmolaren Kontrastmitteln häufiger Schmerzen und Hitzegefühl. Bei Anwendung niederosmolarer, ionischer oder nichtionischer Kontrastmittel fehlt der Schmerz weitgehend, die blutdrucksenkende Wirkung ist signifikant geringer. Die Häufigkeit allgemeiner Nebenwirkungen nach Anwendung der nichtionischen Substanzen ist geringer als nach Anwendung konventioneller ionischer Kontrastmittel und bei diesen wiederum geringer als bei Anwendung der niederosmolaren Substanzen [Taenzer 1983].

Aufgrund dieser Ergebnisse ist heute die generelle Anwendung nichtionischer Kontrastmittel für die Angiographie anzuraten [Taenzer 1984].

Nebenwirkungen

Die Kontrastmittel der früheren Zeit brachten ein Mehrfaches an Zahl und Intensität der heute zu beobachtenden Zwischenfälle und Nebenwirkungen mit sich. Dies liegt zum einen in der chemischen Struktur der Kontrastmittel, zum anderen in der im Vergleich zum heutigen Verbrauch ungleich größeren Kontrastmittelmenge und -konzentration.

Dennoch ist den Nebenwirkungen auch heute noch große Beachtung zu schenken. Beispielsweise können Kontrastmittelreaktionen in seltenen Fällen bis hin zum anaphylaktischen Schock mit tödlichem Ausgang führen. Zu den wesentlichen Voraussetzungen für die Arbeit mit Kontrastmitteln gehört daher das rasche Erkennen der Symptome möglicher Kontrastmittelzwischenfälle sowie eine entsprechende Ausrüstung, um im Notfall rasch eingreifen zu können [Deininger 1983].

In die Bewertung der Verträglichkeit von Röntgenkontrastmitteln müssen nach Beyer-Enke verschiedene Faktoren miteinbezogen werden [58]. Dazu zählen die Osmotoxizität, die Neurotoxizität, die Chemotoxizität und die Nephrotoxizität.

Die *Osmotoxizität* wird durch die gegenüber dem Blut höhere Osmolarität des Kontrastmittels bedingt. Es kommt zu Gefäßschmerz, Vasodilatation und verminderter Verformbarkeit der Erythrozyten durch Wasserentzug. Die Fließfähigkeit der Erythrozyten wird durch ihre verminderte Flexibilität beeinträchtigt. Die zusätzliche Erhöhung der Blut- und Plasmaviskosität durch das Kontrastmittel selbst führt besonders in den engsten Kapillaren zu Mikrozirkulationsstörungen, deren Ursachen in vivo vielfältig sind und sich derzeit noch jeglicher Quantifizierung entziehen [Schmid-Schönbein 1983].

Die *Neurotoxizität* wird vornehmlich durch die Carboxylgruppe des Kontrastmittelmoleküls bedingt. Sie kommt hauptsächlich bei myelographischen Anwendungen zum Tragen, kann jedoch auch bei angiographischen Untersuchungen, beispielsweise bei Patienten mit gestörter Blut-Hirn-Schranke, von Bedeutung sein. Als Symptome zeigen sich hier Kopfschmerzen bis hin zur Benommenheit.

Die *Chemotoxizität* wird durch Bindung der Kontrastmittelmoleküle an Membran- oder Plasmaproteine, Enzyminhibition oder Freisetzung vasoaktiver Substanzen verursacht. Durch Addition zusätzlicher Hydroxylgruppen besteht die Möglichkeit, aufgrund der zunehmenden Hydrophilie die Chemotoxizität zu vermindern. Symptome sind Permeabilitätsstörungen bis hin zum Umsturz des organischen Salz- und Wasserhaushalts sowie Endothelschäden, die sich in Form von Phlebitis oder Thrombose äußern können.

Eine besondere Bedeutung kommt der *Nephrotoxizität* zu, da diese unabhängig vom Ionisationsgrad des Kontrastmittels ist und somit auch bei nichtionischen Präparaten eine Rolle spielt. Es kommt zur Schädigung der glomerulären und tubulären Zellen, die sich in der Reduktion der glomerulären Filtrationsrate äußert. Zusammen mit dem osmotischen Druck des Kontrastmittels führt dies aufgrund einer verminderten Konzentrierungsfähigkeit der Nieren zur osmotischen Diurese.

Die Gesamttoxizität nichtionischer monomerer Kontrastmittel wurde von Katayama in einer groß angelegten Studie untersucht. Während die Nebenwirkungsrate bei ionischen Präparaten bei 12,7 % lag, war sie für nichtionische lediglich bei 3,1 % [Lalli 276].

Ohne Berücksichtigung der ursächlichen Zusammenhänge werden lokale und allgemeine Kontrastmittelnebenwirkungen unterschieden. Symptome wie Blutdruckabfall durch Vasodilatation, Herz-Kreislaufveränderungen und chemischtoxische Nierenschäden sind sowohl vom verwendeten Kontrastmittel als auch von seiner Dosis abhängig.

Dosisunabhängig sind dagegen die anaphylaktoiden Reaktionen, die von leichten Haut- und Schleimhautmanifestationen über respiratorische Beteiligung mit Bronchospasmus bis hin zum schwersten anaphylaktischen Schock führen können.

Bei der intraarteriellen Kontrastmittelinjektion gilt den unterschiedlich ausgeprägten, subjektiven Symptomen, die in erster Linie als Wärme- oder Hitzegefühle und als Schmerzen auftreten, besondere Aufmerksamkeit. Sie sind für den Patienten häufig kaum erträglich, erschweren die Untersuchung, machen wiederholte Aufnahmen aufgrund der Bewegungsartefakte nötig oder bedingen sogar die Durchführung der angiographischen Untersuchung in Narkose.

Bei der Schmerzentstehung scheinen die Osmolarität des Kontrastmittels und Endothelschädigungen die größte Rolle zu spielen [Gospos 1980].

Um den Patienten eine möglichst schmerzarme Untersuchung zu ermöglichen, wurden verschiedene Wege beschritten:

1. Untersuchung unter Allgemeinnarkose [Kent 1976, Viehweger 1974]
2. Zusatz von Lokalanästhetika [Guthaner 1977]
3. Prämedikation mit Pethidin, Diazepam, Promethazinhydrochlorid, Morphium und Barbituraten
4. Langsame Injektionszeiten
5. Verwendung neu entwickelter nichtionischer, niederosmolarer Kontrastmittel
6. Verdünnung der Kontrastmittellösungen

Mit der Einführung der heute verfügbaren neuen Kontrastmittelgenerationen ist die Allgemeinnarkose – bis auf wenige Ausnahmen, z. B. Untersuchung bei Kindern – überflüssig geworden [Schmidt, Pfeiffer et al. 1980]. Auch der Zusatz von Lokalanästhetika vor oder mit der Röntgenkontrastmittelgabe zur Bekämpfung des Schmerzes – von Guthaner 1977 als Routinemethode empfohlen [185] – ist durch den Einsatz neuer nichtionischer Kontrastmitel nicht mehr indiziert.

Eine Prämedikation wird bei besonders ängstlichen und unkooperativen Patienten nach wie vor empfohlen.

Weiterhin wichtige Ansatzpunkte zur Schmerzreduktion sind die Verwendung neuer Kontrastmittel niederer Osmolarität und die Reduzierung und Verdünnung der Kontrastmittellösungen.

Wie in der Literatur beschrieben werden für die konventionelle Brachialisangiographie im Schnitt 20 ml 60%iges nichtionisches, niederosmolares Kontrastmittel verwendet [Rösch, Antonovic et al. 1977, Wagner 1985, Zeitler 1976]. Die Patienten empfinden diese Untersuchung in der Mehrzahl der Fälle als unangenehm und schmerzhaft.

Die Technik der heutigen Aufnahmegeräte gestattet auch bei verdünnten oder reduzierten Kontrastmittellösungen eine zur diagnostischen Beurteilung ausreichende Gefäßdarstellung.

Ein wesentliches Ziel dieser Arbeit ist die Quantifizierung der ohne Qualitätsverlust möglichen Kontrastmittelreduktion.

Qualitative und quantitative Kontrastmitteluntersuchung – in vitro und tierexperimentelle Studien

In den achtziger Jahren begann sich die digitale Subtraktionsangiographie (DSA) gegenüber der Blattfilmangiographie immer stärker durchzusetzen. Ein wesentlicher Vorteil dieser Methode zur angiographischen Darstellung der Hand- und Fingerarterien liegt in der Reduktion der benötigten Kontrastmittelmenge [Crummy 1982, Harder 1983, Kaufman 1983, Miller 1983, Neufang 1983]. Eine weitere Reduktion des Kontrastmittels ist jedoch nach wie vor wünschenswert, da die

Injektion beim Patienten häufig Hitzegefühle auslöst und als sehr schmerzhaft empfunden wird.

Vor diesem Hintergrund soll die Frage untersucht werden, ob eine weitere Reduktion der Kontrastmittelkonzentration – bei der konventionellen Blattfilmangiographie sowie bei der DSA – diagnostisch noch aussagekräftig ist.

Methoden

Zur Optimierung der Kontrastmittelmenge und -konzentration bei der angiographischen Extremitätendarstellung werden verschiedene in-vitro-Experimente durchgeführt. Im Anschluß wird der Versuch unternommen, das Ergebnis auch für in-vivo-Verhältnisse zu verifizieren.

In-vitro-Versuchsreihe
Darstellung in Feinfocus-Blattfilm und mammographischer Aufnahmetechnik

In Kapillarröhrchen (Innendurchmesser 1 mm) werden (1) verschiedene Kontrastmittel, (2) das Kontrastmittel Iopamidol (Solutrast) in verschiedenen Konzentrationen eingefüllt. Natriumchlorid dient dabei als Vergleichssubstanz. Die verschiedenen Iopamidolkonzentrationen stehen in Form einer vorher erstellten Verdünnungsreihe zur Verfügung.

Die Kapillarröhrchen werden mittels Feinfocus-Blattfilm-Aufnahme und Mammographie dargestellt. Anschließend wird durch densitometrische Auswertung und am Leuchtschirm mit dem bloßen Auge die Kontrastintensität der einzelnen Kapillarrörchen in der Aufnahme bestimmt. Dabei ist eine densitometrische Messung nur bei mammographischen Aufnahmen möglich.

In-vitro-Versuchsreihe
Darstellung in DSA-Aufnahmetechnik

In einer weiteren Versuchsreihe werden verschiedene Kontrastmittelkonzentrationen mittels DSA-Aufnahmetechnik beurteilt. Dazu werden nacheinander (1) Kapillarröhrchen (Innendurchmesser 1 mm), (2) formalinfixierte Femoralarterien (Innendurchmesser zwischen 3–5 mm, Länge 15 cm, Formalinfixierung ca. 5 Tage) mit Lösungen einer Verdünnungsreihe des Kontrastmittels Iopamidol durchspült. Ein Infusionsbesteck dient dabei der Zuleitung des Kontrastmittels, als Auffangbehälter wird eine Nierenschale verwendet.

Die Aufnahmen werden anschließend am Leuchtschirm mit bloßem Auge auf Kontrastintensität und genaue Gefäßdarstellung kontrolliert.

Tierexperimentelle Untersuchungen
Darstellung in DSA-Aufnahmetechnik

Zur Optimierung von Kontrastmittelmenge und -konzentration bei der intraarteriellen DSA werden tierexperimentelle Untersuchungen durchgeführt.

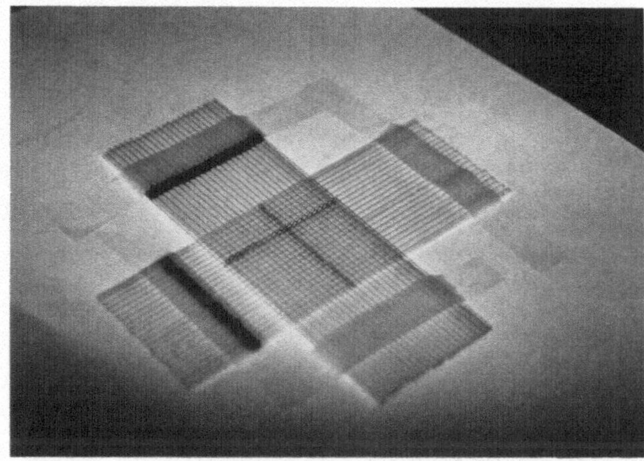

Versuchsanordnung zur Bestimmung der Kontrastintensität verschiedener Kontrastmittel-konzentrationen in Feinfocus-Blattfilm- und mammographischer Aufnahmetechnik

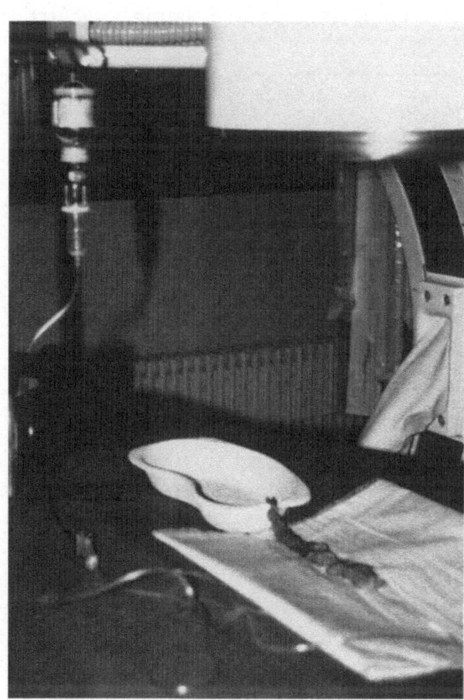

Versuchanordnung zur Bestimmung
der Kontrastintensität verschiedener
Kontrastmittelkonzentrationen in
DSA-Aufnahmetechnik

Die Gefäße der Hinterpfote eines Versuchstiers (Schäferhund) werden mit ver-schiedenen Konzentrationen des Kontrastmittels Iopamidol dargestellt. Dazu wird das Versuchstier in der Leistengegend mit einem Abbocath-Katheter-T18-G punktiert und per Handinjektion werden fünf Serien Kontrastmittel unterschiedli-cher Konzentration und Menge in die Arterie injiziert. Anschließend wird von der Pfote eine DSA-Aufnahme angefertigt.

Material

Kontrastmittel

Die Verdünnungsreihe der Kontrastmitteluntersuchung wird mit Iopamidol (Solutrast 300) durchgeführt. Zusätzlich wird für die vergleichende Kontrastmittelanalyse noch Bariumsulfat (Micropaque), L-Lysinamidotrizoat (Peritrast) und 0,9%ige Kochsalzlösung verwendet.

Eigenschaften von Solutrast 300:
61,24%ige wäßrige Lösung von Iopamidol

Jodgehalt:	300 mg/ml
Viskosität bei 37°C:	4.5 mPa x s
pH:	6.5–7.5
Osmolalität bei 37°C:	616 mosm/kg H_2O
Osmotischer Druck bei 37°C:	15.9 bar

Die Verdünnungsreihe des Kontrastmittels Iopamidol für die in-vitro-Versuche wird nach folgendem Schema angefertigt:

Verdün-nungsstufe	Zusammensetzung der Lösung	% Iopamidol
1	Solutrast unverdünnt	60% Iopamidol
1:1	2 ml Solutrast + 2 ml aqua dest.	30% Iopamidol
1:2	2 ml Solutrast + 4 ml aqua dest.	20% Iopamidol
1:3	2 ml Solutrast + 6 ml aqua dest.	15% Iopamidol
1:4	2 ml Solutrast + 8 ml aqua dest.	12% Iopamidol
1:5	1 ml Solutrast + 5 ml aqua dest.	10% Iopamidol
1:6	1 ml Solutrast + 6 ml aqua dest.	8,5% Iopamidol
1:7	1 ml Solutrast + 7 ml aqua dest.	7,5% Iopamidol
1:8	1 ml Solutrast + 8 ml aqua dest.	6,5% Iopamidol
1:9	1 ml Solutrast + 9 ml aqua dest.	6% Iopamidol
1:10	1 ml Solutrast + 10 ml aqua dest.	5,5% Iopamidol

Für die tierexperimentelle Untersuchung werden fünf Serien verschiedener Kontrastmittelkonzentrationen und -mengen injiziert:

Serie	Zusammensetzung der Lösung	Menge	% Iopamidol
1.	Solutrast unverdünnt	5 ml	60% Iopamidol
2.	5 ml Solutrast + 5 ml aqua dest.	10 ml	30% Iopamidol
3.	4 ml Solutrast + 6 ml aqua dest.	10 ml	24% Iopamidol
4.	3 ml Solutrast + 7 ml aqua dest.	10 ml	18% Iopamidol
5.	2 ml Solutrast + 8 ml aqua dest.	10 ml	12% Iopamidol

Technische Geräte

Die röntgenologischen Kontrastmitteluntersuchungen mittels *Feinfocus-Aufnahmetechnik* werden mit Quanta Detail Röntgenfilm auf Siemens Tridoros 5 S angefertigt.

Belichtungsdaten: 70 kV, Belichtungsautomatik

Die *mammographischen Aufnahmen* werden auf Siemens Mammomat durchgeführt.

Belichtungsdaten: 28 kV, Belichtungsautomatik

Die Aufnahmen der in-vitro-Versuche in *DSA-Technik* werden auf Siemens Digitron 2 angefertigt.

Belichtungsdaten: 63 kV, Belichtungsautomatik
                           Bildsequenz: 6 Bilder/sec

Die Aufnahmen der tierexperimentellen Untersuchungen in *DSA-Technik* werden auf Philips Diagnost 120 durchgeführt.

Belichtungsdaten: 50–55 kV, Belichtungsautomatik
                           Bildsequenz: 1 Bild/sec

Die quantitative Bestimmung der Kontrastintensität der einzelnen Aufnahmen wird densitometrisch auf Hirschmann elskript 3 ausgeführt.

Ergebnisse

In-vitro-Versuchsreihe
Darstellung in Feinfocus-Blattfilm- und mammographischer Aufnahmetechnik

Der *Vergleich verschiedener Kontrastmittel* gegen Natriumchloridlösung (4) ergibt in der mammographischen Aufnahme für Iopamidol (1) und L-Lysinamidotrizoat (3) einen fast identischen Helligkeitswert, der sich deutlich von der geringen Kontrastintensität der Vergleichssubstanz Natriumchlorid abhebt. Bariumsulfat (2) zeigt bereits mit bloßem Auge die stärkste Schattengebung.
In der densitometrischen Darstellung können diese Ergebnisse quantifiziert werden. Dabei wird die Kontrastintensität der untersuchten Aufnahmen durch Ausschläge eines Registrierstiftes auf Papier dargestellt. Die Höhe der so entstandenen Peaks ist der Kontraststärke proportional. Eine absolute Intensitätsbestimmung ist durch Berechnung des Peak-Integrals möglich. Wir erachten für unsere Untersuchungen jedoch eine relative Quantifizierung durch die Höhe der Peaks für ausreichend.
Bei der densitometrischen Auswertung der mammographischen Darstellung verschiedener Kontrastmittel zeigt sich für L-Lysinamidotrizoat (3) im Vergleich zu Iopamidol (1) eine minimal stärkere Kontrastintensität. Am Leuchtschirm mit dem bloßen Auge kann dies nicht sicher erkannt werden. Wie erwartet besitzt die Vergleichssubstanz Natriumchlorid (4) nur sehr geringe Schattengebung, während Bariumsulfat (2) die deutlich höchste Kontrastintensität besitzt.
Die *Verdünnungsreihe des Kontrastmittels Iopamidol* ergibt eine deutliche Diskrepanz zwischen densitometrisch verifizierbarer und mit dem bloßen Auge erkenn-

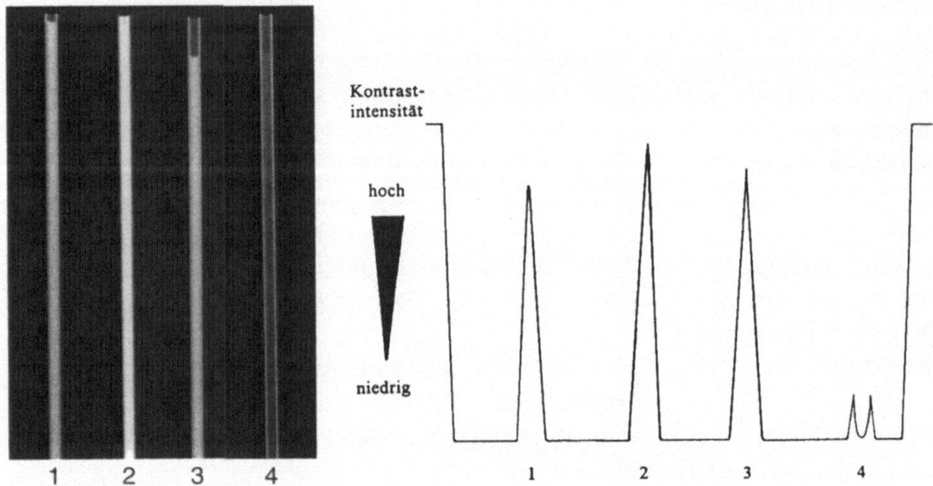

Links: Mammographische Darstellung verschiedener Kontrastmittel: Iopamidol (*1*), Bariumsulfat (*2*), L-Lysinamidotrizoat (*3*) gegen Natriumchlorid (*4*) als Vergleichswert

Rechts: Orgininalausdruck des Densitometers bei Kontrastbestimmung der mammographischen Aufnahme verschiedener Kontrastmittel (s. Abbildung links). Iopamidol (*1*), Bariumsulfat (*2*), L-Lysinamidrotrizoat (*3*) gegen Natriumchlorid (*4*) als Vergleichswert

Verdünnungsreihe Iopamidol. Verdünnungsstufen (*von links nach rechts*): 1, 1:1, 1:2, 1:3, 1:4, 1:5, 1:6, 1:7, 1:8, 0,9% NaCl, mittels Feinfocus-Blattfilm erstellte Röntgenaufnahme

barer Kontrastabstufung. Auch spielt die Aufnahmetechnik (Feinfocus-Blattfilm- bzw. Mammographie-Aufnahme) bei der Beurteilbarkeit eine große Rolle.
So läßt sich bei der densitometrischen Darstellung des mittels Feinfocus-Blattfilm-Aufnahmetechnik gewonnenen Röntgenbilds nur bis zur Verdünnungsstufe 1:6 (entspricht 8.5% Iopamidol) ein Kontrast feststellen.
Am Leuchtschirm ist mit dem bloßen Auge bereits ab der Verdünnungsstufe 1:2 (entspricht 20% Iopamidol) kein Kontrastunterschied mehr festzustellen.

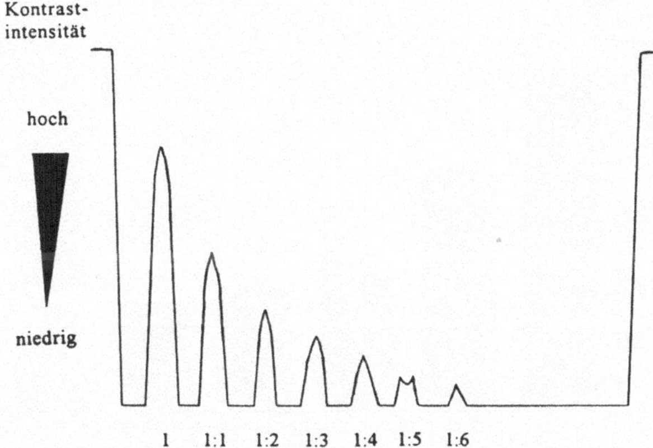

Originalausdruck des Densitometers bei Kontrastbestimmung der Röntgenaufnahme von S. 46 unten. Die Verdünnungsstufen 1:7 und 1:8 besitzen einen so geringen Kontrast, daß sie sich densitometrisch nicht mehr als Peak darstellen lassen

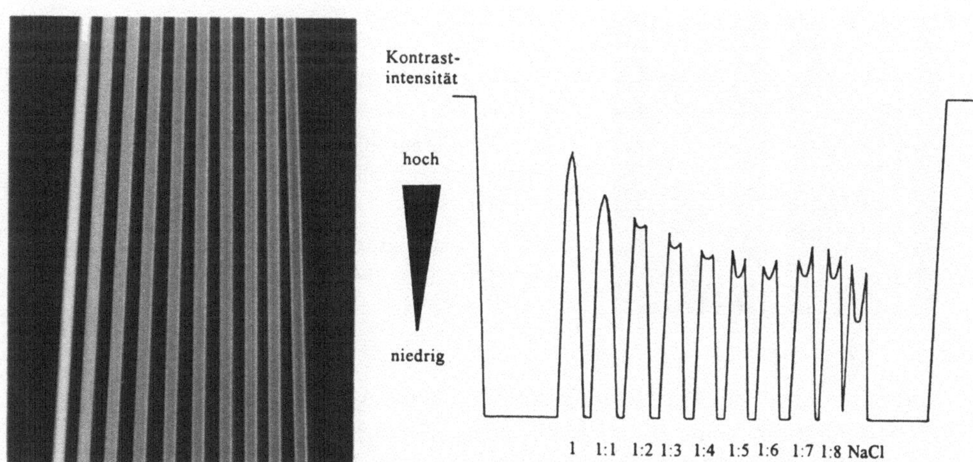

Links: Verdünnungsreihe Iopamidol. Verdünnungsstufen (*von links nach rechts*): 1, 1:1, 1:2, 1:3, 1:4, 1:5, 1:6, 1:7, 1:8, 0,9% NaCl, mittels Mammographie erstellte Röntgenaufnahme

Rechts: Originalausdruck des Densitometers bei Kontrastbestimmung der Röntgenaufnahme. Die Kontraststärke der gesamten Verdünnungsreihe läßt sich densitometrisch darstellen

Wird die Aufnahme hingegen mittels Mammographie erstellt, so ist eine densitometrische Darstellung der gesamten Verdünnungsreihe möglich. Die Beurteilung mit bloßem Auge am Leuchtschirm ergibt keine Verbesserung in der Bestimmung der Kontrastunterschiede. Wie bei der Feinfocus-Blattfilm-Röntgenaufnahme ist auch hier ab der Verdünnungsstufe 1:2 kein Helligkeitsunterschied mehr festzustellen.

Die Verdünnungsreihe läßt sich jedoch auch in mammographischer Aufnahme nicht komplett quantitativ beurteilen. Trotz sinkender Kontrastmittelkonzentra-

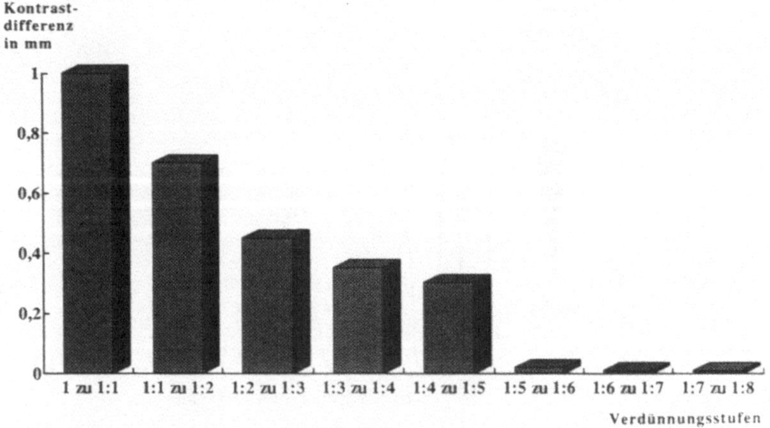

Graphische Darstellung der Helligkeitsdifferenzen entsprechend der densitometrischen Auswertung der Verdünnungsreihe in mammographischer Aufnahmetechnik

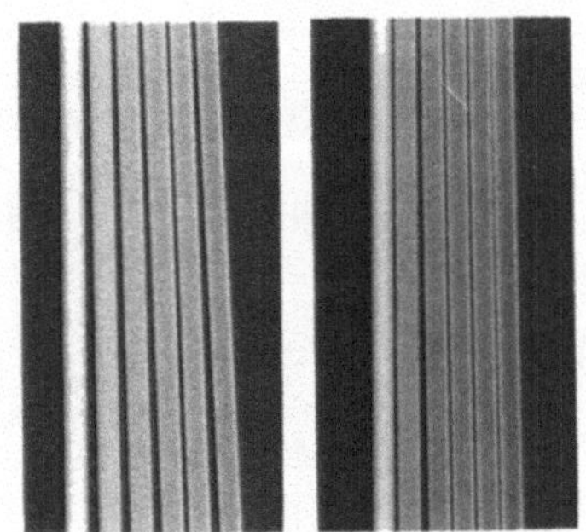

Links: Mammographische Darstellung der Verdünnungsstufen (*von links nach rechts*): 1, 1:1, 1:3, 1:5, 1:7, 0,9% NaCl

Rechts: Mammographische Darstellung der Verdünnungsstufen (*von links nach rechts*): 1, 1:2, 1:4, 1:6, 1:8, 0,9% NaCl

tion zeigt sich ab der Verdünnungsstufe 1:5 keine Abnahme des Kontrastes mehr. Es besteht somit keine Möglichkeit, eine weitere Reduktion der Konzentration mittels Densitometer quantitativ zu beurteilen.

Das menschliche Auge zeigt im Vergleich zur apparativen Bestimmung eine erheblich geringere Fähigkeit zur Differenzierung verschiedener Helligkeitsstufen. Da der direkten Beurteilung mit bloßem Auge im radiologischen Alltag große Bedeutung zukommt, muß die Bestimmung der – bei Erhalt der Aufnahmequalität – größtmöglichen Kontrastmittelverdünnung auf Untersuchungen beruhen, bei denen die Beurteilung der Kontrastintensitäten mit dem bloßen Auge erfolgt.

In den folgenden mammographischen Aufnahmen wird zur Erleichterung für das Auge nur jede zweite Verdünnungsstufe dargestellt und somit eine Vergrößerung der Helligkeitsdifferenzen erreicht.

Mit dem bloßen Auge ist bereits der Helligkeitsunterschied der Verdünnungsstufen 1:3 auf 1:5 nicht mehr zu erkennen. Abgrenzen läßt sich dagegen die Verdünnungsstufe 1:2 gegen das unverdünnte Kontrastmittel einerseits und die Verdünnung 1:4 andererseits. Dennoch ist die Kontrastmittelkonzentration der Stufe 1:2 (entspricht 20% Iopamidol) für die optimale Beurteilung im klinischen Alltag

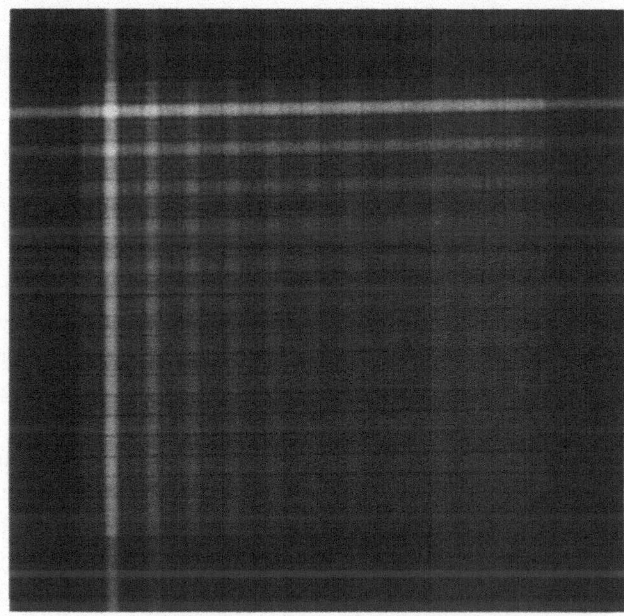

Verdünnungsreihe Iopamidol, von links nach rechts abnehmende Verdünnungsstufen (1 bis 1:10) alternierend mit 0,9% NaCl. Röntgenaufnahme in Feinfocus-Blattfilm-Aufnahmetechnik

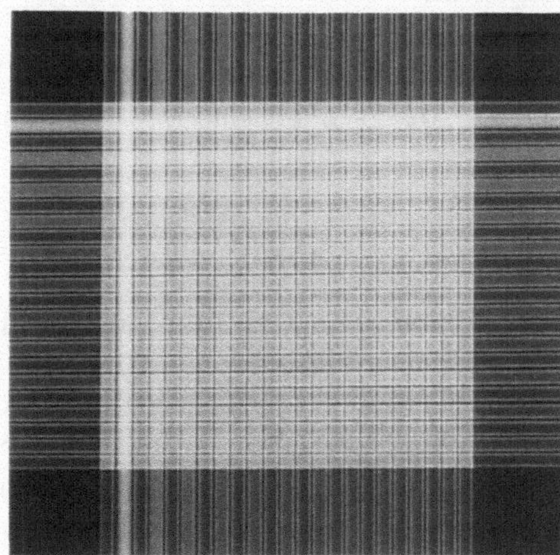

Verdünnungsreihe Iopamidol, von links nach rechts abnehmende Verdünnungsstufen (1 bis 1:10) alternierend mit 0,9% NaCl. Röntgenaufnahme in Mammographie-Aufnahmetechnik

voraussichtlich nicht ausreichend, da es – wie beispielsweise bei der Gefäßdarstellung der oberen Extremität – häufig zu Überlappungsphänomenen und anderweitigen Überlagerungen kommen kann, weshalb eine höhere Kontrastintensität gefordert ist.

Das Phänomen der Überlappung ist im folgenden schematisch dargestellt.

Zur exakteren Abgrenzbarkeit der Verdünnungsstufen untereinander wird die gesamte zehnstufige Verdünnungsreihe jeweils gegen 0.9%ige Natriumchlorid-

Lösung verglichen. Gleichzeitig wird eine einfache Überlagerung der kontrastmittelgefüllten Röhrchen durch eine zweite, um 90° zur ersten Schicht gedrehte Lage kontrastmittelgefüllter Röhrchen vorgenommen.

In-vitro-Versuchsreihe
Darstellung in DSA-Aufnahmetechnik

Die Aufnahmen der Verdünnungsreihen in DSA werden mit den Kapillarröhrchen bis zu einer Verdünnungsstufe von 1:5 (entspricht 10% Iopamidol), mit den Femoralarterien nur bis zu einer Verdünnungsstufe von 1:4 (entspricht 12% Iopamidol) durchgeführt. Die Verwendung weiterer Verdünnungsstufen im Rahmen des Versuchs ist aufgrund der lückenhaften und ungenauen Gefäßdarstellung nicht von Interesse.

Unabhängig von der Art des Gefäßes (Kapillarröhrchen oder Arterie) ergibt sich mit steigender Verdünnung eine kontinuierliche Verschlechterung der Darstellung, bereits bei der Verdünnungsstufe 1:2 (entspricht 20% Iopamidol) ist die Qualität sichtbar gemindert. Dabei spielt der unterschiedliche Durchmesser von Arterie (3–5 cm) und Kapillare (1 mm) keine Rolle. Ursache hierfür ist die Forderung, trotz des großen Gefäßes auch kleine und kleinste Gefäßveränderungen, die sich als Läsion oder Verkalkung auch in großen Gefäßen finden, darstellen zu können.

Bis zur Verdünnungsstufe 1:1 (entspricht 30% Iopamidol) sind die Gefäße für die Beurteilung mit dem bloßen Auge am Leuchtschirm in ausreichender Qualität dargestellt.

Eine Kontrastmittelverdünnung um 50% (auf 30% Iopamidol) ist in vitro für diagnostische Bestimmungen vertretbar. Es bedarf jedoch weiterer Untersuchungen, um Aussagen über in-vivo-Verhältnisse machen zu können.

Tierexperimentelle Untersuchungen
Darstellung in DSA-Aufnahmetechnik

Bei der Beurteilung der fünf mit abnehmender Kontrastmittelkonzentration in intraarterieller Subtraktionstechnik angefertigten Angiogramme der Hinterpfote eines Schäferhundes ergibt sich für die zweite Serie eine optimale Gefäßdarstellung ohne Überschwärzung oder fehlende Kontrastierung kaliberschwacher Gefäße. Dafür wurden 10 ml mit aqua dest. im Verhältnis 1:1 verdünntes Solutrast (entspricht 30% Iopamidol) verwendet. Die weiteren Kontrastmittelverdünnungsstufen liefern qualitativ ungenügende Bilder, die keine genaue Gefäßbeurteilung erlauben.

Die Abbildung auf S. 49 zeigt die abnehmende Kontrastierung der Gefäße bei fallender Kontrastmittelkonzentration.

Eine Kontrastmittelreduktion auf 30% Iopamidol scheint für die diagnostische Beurteilung vertretbar. Um klinisch fundierte Aussagen über die Gefäßdarstellung der oberen Extremität machen zu können, müssen jedoch Kontrastmittelstudien am Menschen durchgeführt werden. Diesen können die obigen Versuche als Grundlage dienen.

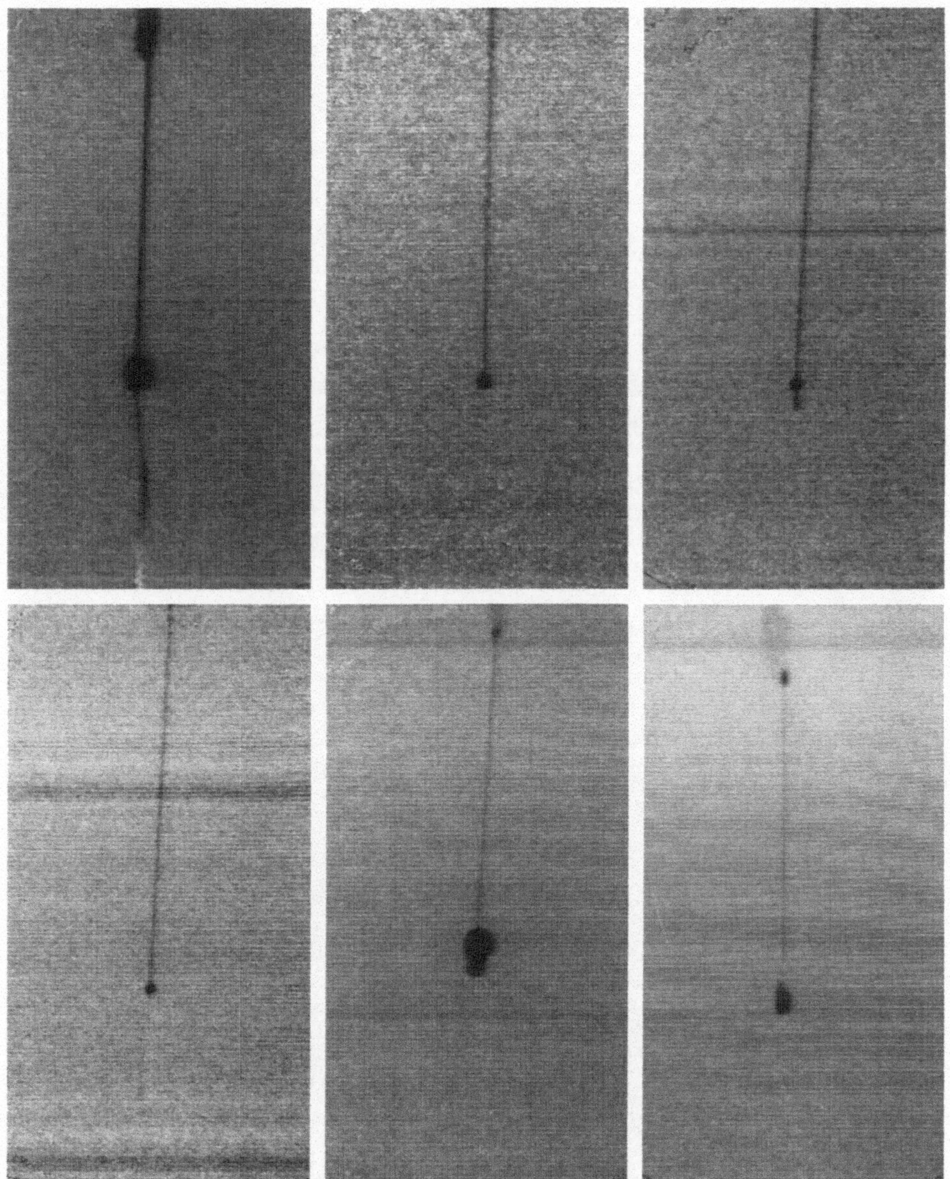

DSA-Darstellung von Kapillarröhrchen mit abnehmender Iopamidolkonzentration. *Oben links:* 60%. *Oben Mitte:* 30%. *Oben rechts:* 20%. *Unten links:* 15%. *Unten Mitte:* 12%. *Unten rechts:* 10%

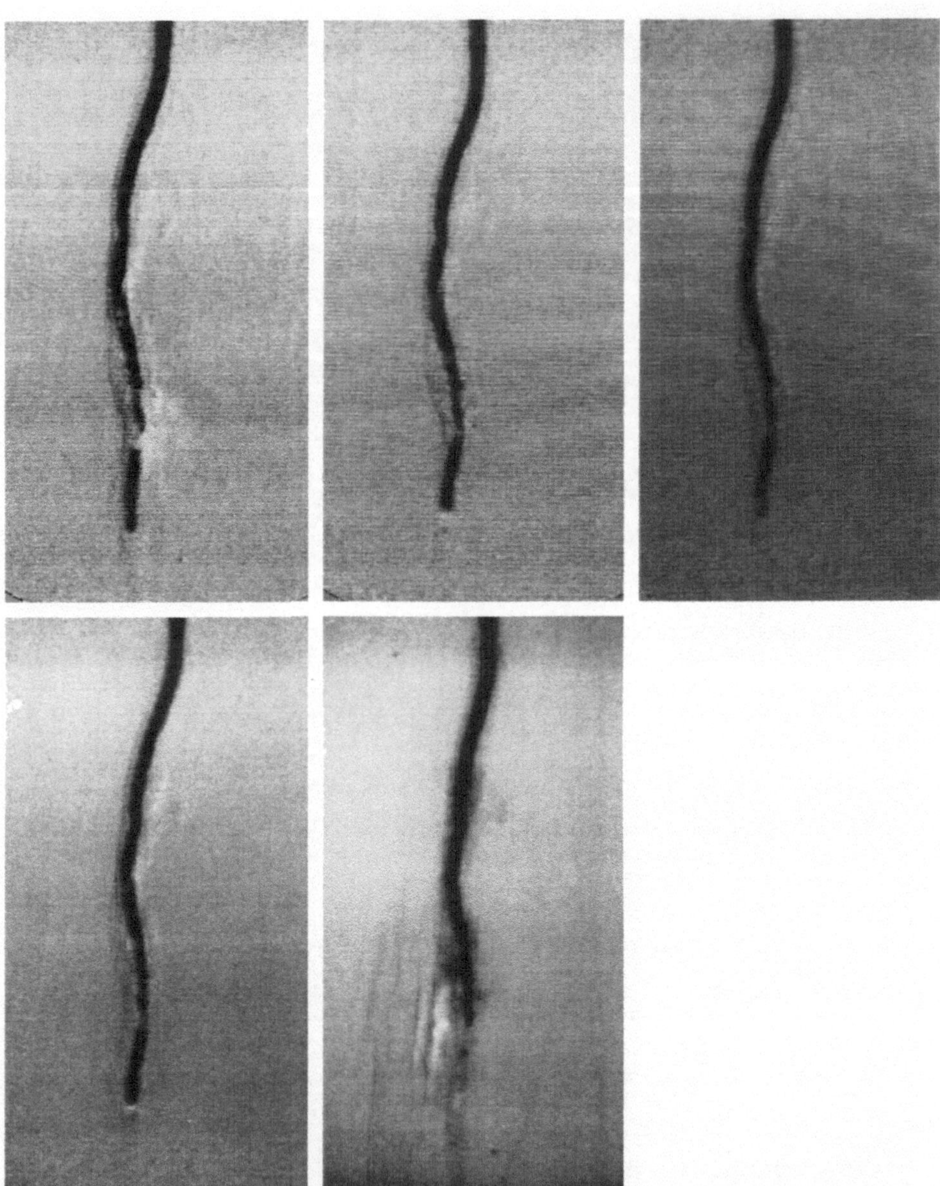

DSA-Darstellung von Femoralisarterien mit abnehmender Iopamidolkonzentration. *Oben links:* 60%. *Oben Mitte:* 30%. *Oben rechts:* 20%. *Unten links:* 15%. *Unten rechts:* 12%

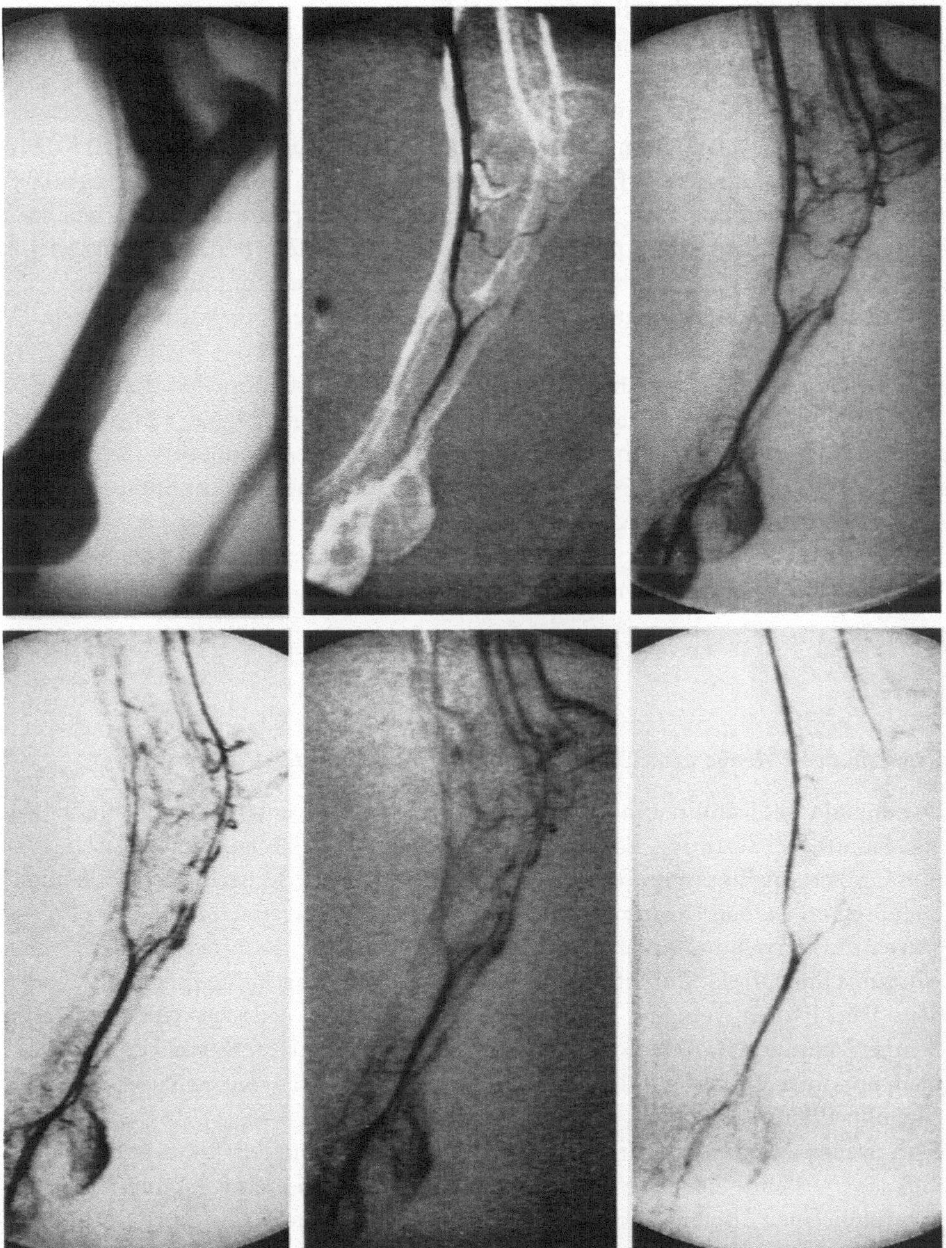

Fünf Serien abnehmender Kontrastmittelkonzentrationen bei der DSA-Darstellung der Hinterpfote eines Schäferhundes. *Oben links:* Maske. *Oben Mitte:* 1. Serie: 5 ml 50% Iopamidol. *Oben rechts:* 2. Serie: 10 ml 30% Iopamidol. *Unten links:* 3. Serie: 10 ml 24% Iopamidol. *Unten Mitte:* 4. Serie: 10 ml 18% Iopamidol. *Unten rechts:* 5. Serie: 10 ml 12% Iopamidol

Vergleich von konventioneller Angiographie und digitaler Subtraktionsangiographie (DSA)

Der Einsatz der digitalen Subtraktionsangiographie konzentrierte sich zunächst vor allem auf die Darstellung des arteriellen Systems mittels intravenöser Kontrastmittelgabe. Diesem Verfahren wurden aufgrund der geringen Patientenbelastung und der ambulanten Durchführbarkeit große Erwartungen entgegengebracht. Da die erlangte Bildqualität insgesamt jedoch unter der der konventionellen Angiographie lag, wurde eine weiterer Schritt gemacht hin zur direkten intraarteriellen Kontrastmittelinjektion über selektiv liegende Katheter [Arlart 1985].

Die Bewertung dieses Verfahrens im Vergleich zur konventionellen Blattfilmangiographie war Thema zahlreicher Veröffentlichungen der achtziger Jahre [Crummy 1982, Miller 1983, Neufang 1983]. Dabei wurde auf die besondere Anforderung der Darstellung peripherer Gefäße – insbesondere der oberen Extremität – erst in den letzten Jahren eingegangen.

Im folgenden sollen die Vor- und Nachteile der intraarteriellen DSA gegenüber der konventionellen Angiographie kurz diskutiert werden.

Vorteile

Reduktion von Menge und Konzentration des Kontrastmittels

Die digitale Bildtechnik ermöglicht eine rein technische, untersuchungsunabhängige Kontrastverstärkung. Dies erlaubt die Reduktion von Menge und Konzentration des zur Angiographie verwendeten Kontrastmittels. Je nach darzustellender Gefäßregion werden Konzentrationen von 100 bis 300 mg Jod/ml injiziert.

Durch die Verwendung nichtionischer, niederosmolarer Kontrastmittel ist eine nahezu schmerzfreie Durchführung der Brachialisangiographie möglich geworden. Der Patient verspürt ein leichtes Wärmegefühl, jedoch keine größeren Schmerzsensationen. Die dosisabhängigen Kontrastmittelnebenwirkungen nehmen ab, insbesondere treten kaum noch neurotoxische Komplikationen auf [Beduhn 1986].

Die geringe Menge der für eine Aufnahmeserie benötigten kontrastgebenden Substanz erlaubt eine problemlose Durchführung mehrerer Aufnahmeserien innerhalb einer Sitzung auch bei Patienten mit Diabetes oder eingeschränkter Nierenfunktion [Crummy 1982].

Herabsetzung des Untersuchungsrisikos

Durch die erhebliche Reduktion des Kontrastmittelvolumens und die zusätzliche Verminderung der Kontrastmittelkonzentration (auf 50% in unseren Untersuchungen) nimmt auch die Viskosität des Kontrastmittels bei der Injektion ab. Dies erlaubt den Einsatz der sog. „Mikrotechnik“: Feinnadeln zur direkten

Gefäßpunktion und dünne French-Katheter (Nr. 4 und 5) kommen zur Anwendung [Beduhn 1986].

Ein Nachteil dieser dünnen Katheter – im Vergleich zu den üblicherweise verwendeten dickeren French-Kathetern Nr. 7 – ist die aufgrund der mangelnden Drehstabilität schlechtere Manipulierbarkeit, die bei selektiver Anwendung zu verlängerter Untersuchungszeit führen kann. Ihr Vorteil liegt in der geringen Traumatisierung der Gefäßwand, die eine ambulante Durchführung der Untersuchung erlaubt [Arlart 1985].

Die Verkürzung der Untersuchungsdauer führt durch die kürzeren Katheterliegezeiten zu einer Reduktion der für die intraarterielle Untersuchung typischen Komplikationen, wie beispielsweise Thrombose und Arterienspasmus [Crummy 1982, Davis 1983, Kaufman 1983, Neufang 1983].

Unmittelbare diagnostische Bildinformation

Die sofortige Verfügbarkeit des DSA-Bildes erlaubt während der gesamten Untersuchung eine genaue Beobachtung und Dokumentation des Gefäßstatus. So

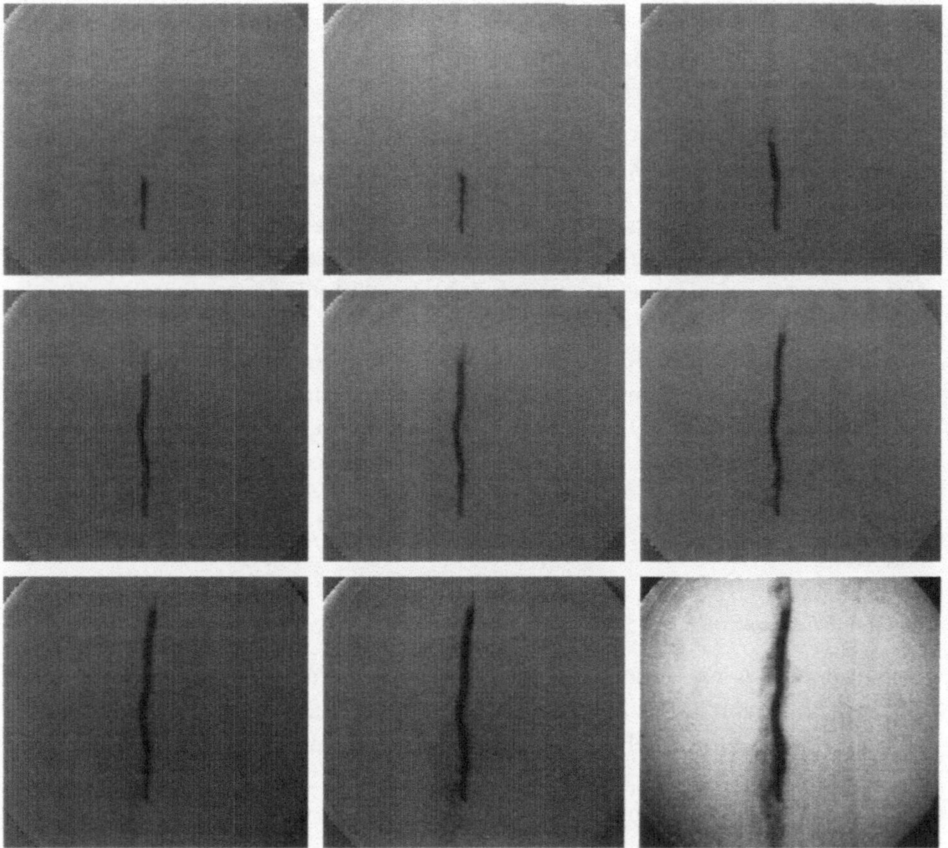

Darstellung der Kontrastmitteldynamik bei der DSA-Aufnahme einer Femoralarterie

kann beispielsweise bei Durchführung eines interventionellen Verfahrens unter angiographischer Kontrolle jeder Schritt genau überwacht und dokumentiert werden.

Durch Dokumentation der zeitlich nacheinander erfolgten Arterienkontrastierung wird die gesamte Kontrastmitteldynamik in der arteriovenösen Strombahn erfaßt. Dies kann eine genaue diagnostische Abklärung und Lokalisation von Perfusionsstörungen erleichtern [Bürsch 1983].

Kostenersparnis

Die Kosten für ein Angiogramm in DSA-Technik sind erheblich geringer als bei Durchführung der konventionellen Angiographie [Crummy 1982, Davis 1983, Neufang 1983]. Diese Reduktion ist hauptsächlich auf die um 95% gesenkten Kosten für die Bilddokumentation, aber auch auf die Kontrastmittelersparnis und die verkürzte Untersuchungszeit zurückzuführen.

Zeitersparnis

Die Probeaufnahme vor der Untersuchung, das Einlegen der Filme, der Transport zur Dunkelkammer und die Entwicklung nach der Untersuchung entfallen vollständig. Die Aufnahmen in Subtraktionstechnik sind auf dem Monitor im Untersuchungsraum sofort verfügbar.

Platzersparnis bei der Archivierung

Periphere organische Verschlußkrankheiten oder Vasospasmen machen für die optimale Darstellung kleiner Arterien, z. B. der Digitalarterien, häufig zwei Untersuchungsserien mit einer großen Zahl von Aufnahmen erforderlich. Bei der DSA wird der gesamte Untersuchungsablauf auf Magnetband gespeichert. Anschließend werden im Rahmen der Bildnachverarbeitung ausgewählte Aufnahmen mit der jeweils optimalen Kontrastierung der einzelnen Gefäße angefertigt. Nur die diagnostisch relevanten Bilder werden auf kleinformatigen Filmen archiviert.

Nachteile

Kleiner Bildausschnitt

Der in der DSA im Vergleich zur konventionellen Angiographie relativ kleine Bildausschnitt von 27 bis 33 mm Durchmesser erfordert in verschiedenen Regionen die Anfertigung mehrerer Aufnahmeserien, um das gesamte Gefäßareal abbilden zu können [Wiggli 1986].

So werden zur Darstellung von Unterarm und Hand in DSA-Technik zwei Aufnahmeserien benötigt, bei Durchführung der konventionellen Angiographie genügt eine Serie zur Abbildung des kompletten Unterarms und der Hand.

Artefaktanfälligkeit

Das Subtraktionsverfahren von Maske und aktuellem Bild ist für Störungen, beispielsweise durch Bewegung des Patienten, anfällig. Durch die Möglichkeit der Bildnachverarbeitung (Pixelshift, Varianz von Leer- und Füllbild) können diese Bewegungsartefakte jedoch teilweise eliminiert werden.

Fehlende Skelettdarstellung

Durch die Subtraktion von Knochen und Weichteilen gehen wichtige Informationen über die Beziehung der Gefäße zu den umliegenden Strukturen verloren. So fehlt bei Projektion von Gefäßtraumen auf Knochen (z. B. Hypothenar-Hammer-Syndrom), vaskularisierten Knochentumoren oder zur Darstellung hypervaskularisierter Areale an Knochenarrosionen in der DSA-Aufnahme die notwendige Skelettdarstellung.

Informationsverlust bei der Archivierung

Die Reduktion einer Filmszene auf mehrere Einzelbilder kann zu Informationsverlust führen [Seyferth 1982]. Es besteht die Möglichkeit, dieses Problem durch Speicherung auf „Floppy-discs" zu umgehen.

Geringes Ortsauflösungsvermögen

Ein grundsätzlicher Nachteil der bisher verfügbaren DSA-Anlagen ist die im Vergleich zur konventionellen Angiographie deutlich geringere Ortsauflösung. Aufgrund der digitalen Abbildung auf Matrizen mittels Informationsbildpunkten (Pixel) kann eine gewisse Mindestgröße des Einzelpixels nicht unterschritten werden. So kann niemals das Ortsauflösungsvermögen einer analogen, konventionellen Angiographie von bis zu fünf Linienpaaren/mm erreicht werden. Seit der Verwendung von 512^2- oder 1024^2-Matrizen ist es allerdings möglich, kleine Gefäße unter 1 mm Durchmesser ebenfalls scharf abzubilden. Durch Verwendung kleiner Bildverstärkerformate (Zoom-Effekt) kann man die Ortsauflösung gegenüber großen Bildverstärkern verdoppeln. Abhängig von der Wahl des Bildverstärkerformats wird dabei eine maximale Ortsauflösung von 1.9 bzw. 3.2 Linienpaaren/mm erreicht [Arlart 1989].
Zusätzlich kann durch eine Erhöhung der Strahlendosis oder der Kontrastmittelkonzentration eine Verbesserung der Kontrastauflösung und gleichzeitig auch der Ortsauflösung erreicht werden. In der Praxis bedeutet dies bei gleichbleibender Kontrastauflösung eine Verminderung der Strahlendosis auf ein Viertel bei Verwendung eines Kontrastmittels mit verdoppeltem Jodgehalt.
Voraussetzungen für eine diagnostisch gute Bildqualität bei der DSA-Untersuchung sind nach Arlart [19] eine moderne Geräteeinrichtung mit Optimierung des Signal-Rausch-Verhältnisses, die Homogenisierung des Untersuchungsfeldes bei

Zusammenfassende Darstellung von Vor- (+) und Nachteilen (−) der DSA und der konventionellen Angiographie

	DSA	Konventionelle Angiographie
Kontrastmittelkonzentration	++	−
Kontrastmittelmenge	++	−
Untersuchungsrisiko	+	−
Schmerzen	++	−
Kosten	++	−
Untersuchungszeit	+	−
Archivierung	++	−
Bildausschnitt	−	+
Anatomische Beziehung	−	++
Detailauflösung	−	++

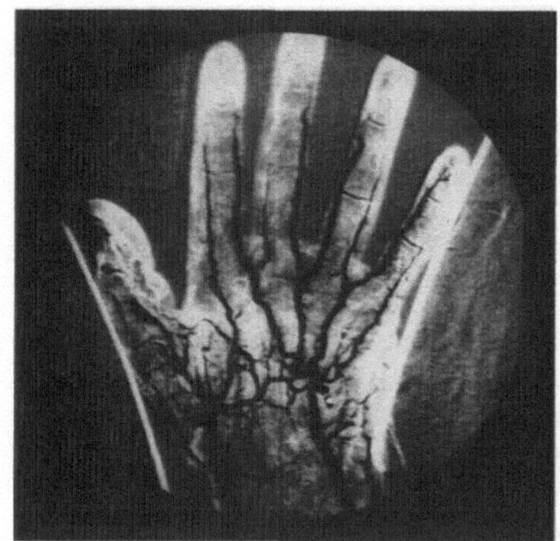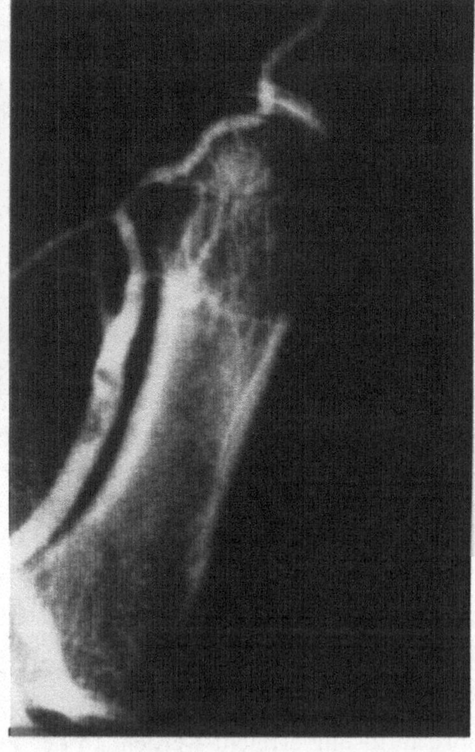

Links: Unzureichende Differenzierungsmöglichkeit mit der DSA-Technik. Die Art des Gefäßabbruchs (Spasmus?, organischer Verschluß?) ist in DSA-Technik nicht eindeutig beurteilbar

Rechts: Bessere Detailerkennbarkeit der konventionellen Technik – Umflossener Thrombus in der Arteria princeps pollicis

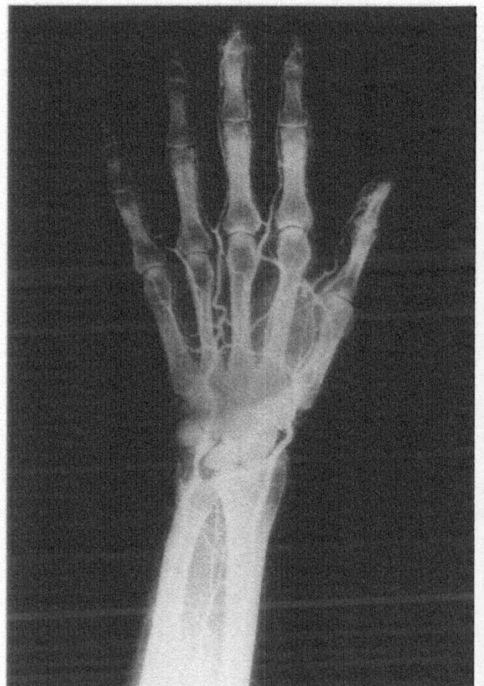

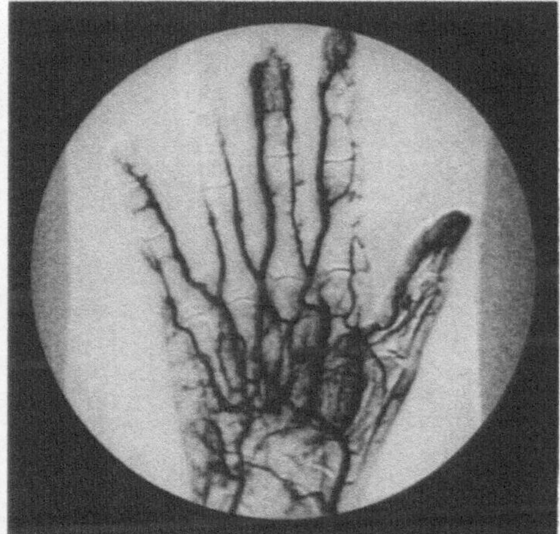

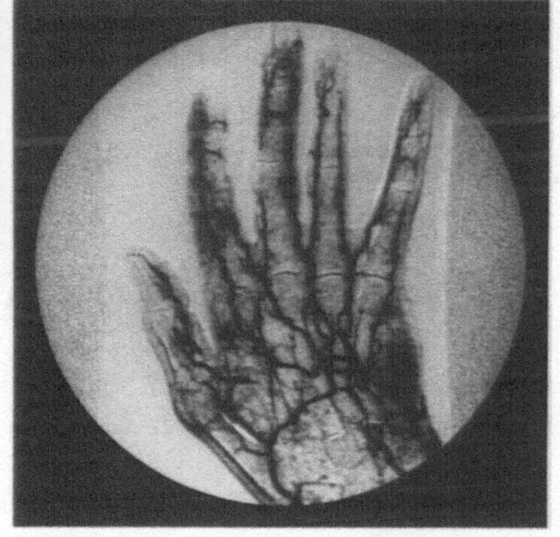

Links: 45jähriger Patient mit organischen Gefäßverschlüssen – konventionelle Technik

Oben rechts: Gleicher Patient wie Abbildung links in DSA-Technik. Gleiches Ergebnis mit beiden Untersuchungsmethoden

Unten rechts: Ausreichende Detailerkennbarkeit mit DSA-Technik – thromboembolische Gefäßverschlüsse

der DSA mittels Einblendung, Verwendung von Filterblenden und die Verwendung von Kontrastmitteln mit ausreichend hoher Jodkonzentration.
Zusätzlich kann durch die Computerverarbeitung die Konturschärfe des kontrastierten Gefäßes gegenüber der subtrahierten „leeren" Umgebung erhöht werden.

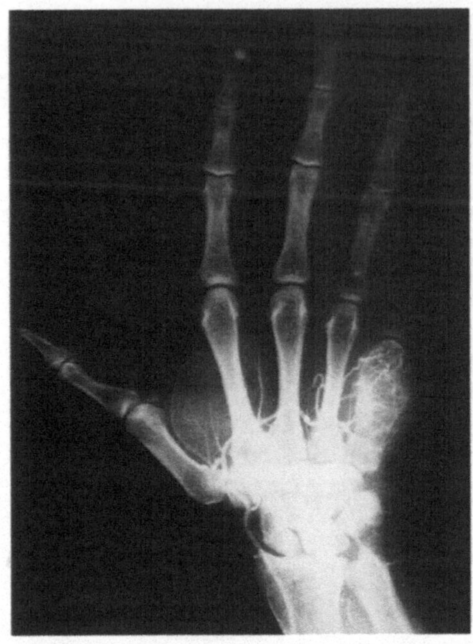

Beziehung von Gefäßen zu knöcherner Struktur. Darstellung eines vaskularisierten Knochentumors in konventioneller Technik

Intravenöse digitale Subtraktionsangiographie (i.v.-DSA)

Die intravenöse DSA eignet sich als wenig invasive Methode zur postoperativen Kontrolle nach gefäßchirurgischen Eingriffen. [Arlart 1984, Arlart, Hamann 1985]. In zahlreichen Regionen vermag sie die Gefäßmorphologie ausreichend darzustellen; periphere Gefäße mit kleinem Durchmesser entziehen sich jedoch der Beurteilung.

So ist mit den heute zur Verfügung stehenden Geräten weder nach peripherer noch nach zentralvenöser Kontrastmittelinjektion eine ausreichende Darstellung der Handarterien möglich. Nach intravenöser Kontrastmittelgabe ist eine Kontrastierung nur bis in Höhe der Hohlhandbögen erreichbar. Zur Darstellung sehr kleiner Gefäße wie der Digitalarterien ist eine höhere Kontrastmittelkonzentration erforderlich, als sie aufgrund der extremen Verdünnung des Kontrastmittelbolus durch die intravenöse Injektion erreicht werden kann [Harder 1983].

Um eine ausreichende Abbildungsqualität zu erhalten, müssen Kontrastmittel mit hohem Jodgehalt verwendet bzw. relativ große Mengen verabreicht werden, wodurch unangenehme Nebenwirkungen bei der Injektion verstärkt werden können.

Die selektive Gefäßdarstellung eines Bereiches ist bei der transvenösen DSA nicht möglich. Es kommt durch die intravenöse Kontrastmittelgabe stets zur Überlagerung gleichzeitig kontrastierter Gefäße. Durch das verminderte Ortsauflösungsvermögen der digitalen Technik wird die exakte Abgrenzung zusätzlich erschwert [Arlart 1985].

Ein bekanntes Handicap für die transvenöse DSA besteht in der verminderten, linksventrikulären Auswurfleistung vor allem bei älteren Patienten, die aufgrund der geringen Kontrastmittelkonzentration im darzustellenden arteriellen Gefäßgebiet eine ausreichende Bildqualität nicht ermöglicht. Bradykardie, wie sie z. B. bei sportlich hochaktiven Patienten zu beobachten ist, sowie Ateminsuffizienz sind für eine gute Darstellung im Angiogramm ebenfalls hinderlich [Arlart, Hamann 1985].

Im Vergleich zu anderen angiographischen Untersuchungen wird die intravenöse DSA von den Patienten als deutlich angenehmer und weniger belastend empfunden [Jenss 1984].

Ein gesicherter Vorteil ist das weniger invasive Vorgehen von der venösen Gefäßseite her. Katheter- oder Punktionskomplikationen treten äußerst selten auf und haben letztendlich keinen direkt gefährdenden Effekt auf den Patienten. Die transvenöse DSA wird daher in zahlreichen Institutionen ambulant durchgeführt [Seyferth 1982].

Untersuchungstechnik eines Handangiogramms

Derzeitige Indikationen zur Brachialisangiographie

Als invasives Untersuchungsverfahren steht die Angiographie am Ende einer langen Reihe nichtinvasiver diagnostischer Maßnahmen. Ihr gehen Anamnese, körperliche Untersuchung, Laborbestimmungen, Oszillographie, Dopplersonographie sowie zusätzliche patienten- und krankheitsabhängige Untersuchungen voraus. Für die Angiographie der oberen Extremität ergeben sich derzeit drei Hauptanwendungsbereiche:

1. *Diagnostik.* In der Diagnostik steht die Unterscheidung von primärem und sekundärem Raynaud-Syndrom und damit auch die Früherkennung von Systemerkrankungen im Mittelpunkt des Interesses. Weitere Indikationen sind die Darstellung traumatischer Gefäßläsionen, die Untersuchung angeborener vaskulärer Fehlbildungen und die Tumordiagnostik.
2. *Angioplastische Eingriffe.* Für die Planung und Durchführung von Lyse und/ oder Dilatation der Arteria subclavia, axillaris oder brachialis ist die angiographische Darstellung vor und nach dem Eingriff unabdingbar. In der Abbildung auf S. 62 ist eine circa 70%ige Stenose der Arteria brachialis mit poststenotischer Dilatation vor und nach der Durchführung der perkutanen transluminalen Angioplastie (PTA) in konventioneller Aufnahme (links) und in DSA-Aufnahme (rechts) dargestellt.
3. *Kontrolle.* Nicht nur die Kontrolle operativer Gefäßeingriffe erfolgt durch Angiographie. Auch der Erfolg konservativer Therapie, wie beispielsweise die Behandlung mit dem Schlangengift Arwin [Mühe 1986], wird mittels angiographischer Aufnahmen kontrolliert.
 Einige Erkrankungen fordern die genaue Kenntnis der topographischen Lage von Arterien zu den umgebenden Knochen; zu ihnen zählen das Hypothenar-Hammer-Syndrom, Arterientraumata oder Knochentumoren. In diesen Fällen

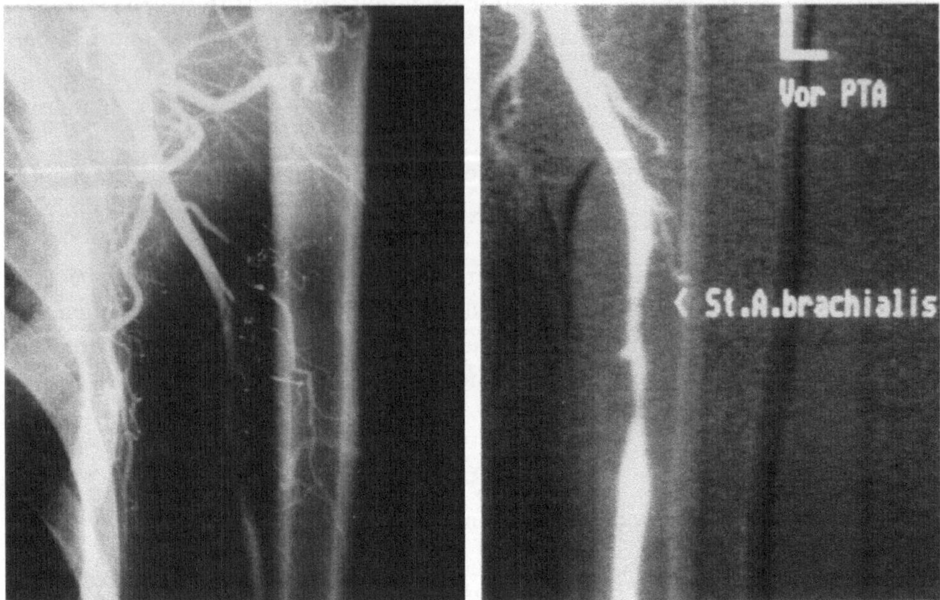

Circa 70%ige Stenose mit poststenotischer Dilatation. Konventionelle Aufnahme (*links*) und Aufnahme in DSA-Technik (*rechts*) vor perkutaner transluminaler Angioplastie (PTA). *Links:* Konventionelle Brachialisangiographie. *Rechts:* Brachialisangiographie in DSA-Technik

sollte wegen der erforderlichen Skelettdarstellung von vornherein die konventionelle Blattfilmangiographie der DSA vorgezogen werden.

Zur Diagnosestellung einer hochgradigen Stenose oder thromboembolischer Gefäßverlegung im Armbereich ist die DSA die Methode der Wahl [Mühe 1986]. Die Weite der Stenose bzw. des Gefäßlumens ist in DSA-Technik jedoch nicht eindeutig zu klären.

Zu einer Domäne der DSA entwickelte sich die Gefäßdarstellung vor und nach PTA.

Die Kontrolle nach konservativer Therapie sollte in konventioneller Blattfilm-Angiographie-Technik vorgenommen werden, da eine Neubildung oder Desobliteration kleinster Gefäße den Therapieerfolg belegen, die hierfür nötige Detailauflösung jedoch nur in konventioneller Technik erreicht wird.

Bis auf wenige Ausnahmen kann jedes Handangiogramm zuerst in intraarterieller DSA-Technik angefertigt werden. Sofern der limitierende Faktor „Detailauflösung" keine eindeutige Diagnosestellung ermöglicht, wird die Untersuchung bei liegender Nadel in der gleichen Sitzung durch ein Angiogramm in konventioneller Blattfilm-Angiographie-Technik ergänzt.

Im günstigsten Fall ist die Diagnosestellung schon nach einer DSA-Serie mit Gabe von 5 ml Kontrastmittel (zusätzlich 5 ml Kontrastmittel für die Probeinjektion) möglich.

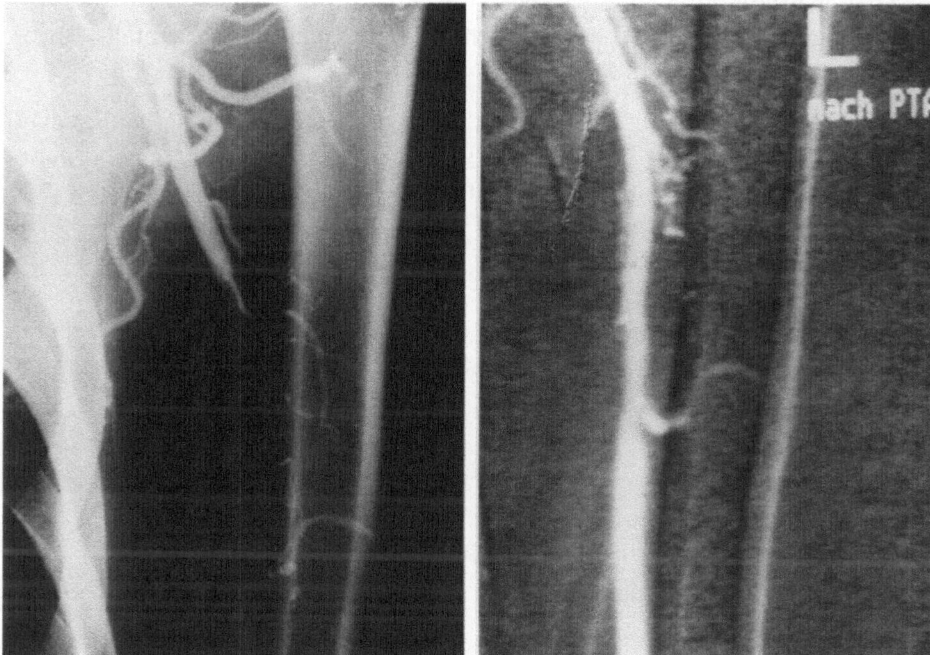

Beseitigung der Stenose durch PTA. Darstellung des guten Ergebnisses in konventioneller Aufnahme (*links*) und DSA-Technik (*rechts*). *Links:* Konventionelle Brachialisangiographie. *Rechts:* Brachialisangiographie in DSA-Technik

Durchführung und Technik eines Handangiogramms in konventioneller und in DSA-Technik

Die angiographische Darstellung in digitaler Subtraktionstechnik unterscheidet sich im Hinblick auf ihre Vorbereitung und Durchführung nicht grundsätzlich von der konventionellen Angiographie.

Vorbereitung und Prämedikation

Körperliche Untersuchung

Jede Brachialisangiographie setzt eine angiologische Untersuchung voraus. Die genaue körperliche Untersuchung sollte in den Punkten 1 bis 4 durch den Radiologen selbst durchgeführt werden. Die Ergebnisse der übrigen Untersuchungen sollten ihm spätestens zum Zeitpunkt der Angiographie vorliegen.

1. Erfassung von Hautfarbe und Temperatur der Extremität
2. Inspektion auf das Vorliegen trophischer Störungen
3. Inspektion des Zungenbändchens
4. Pulspalpation der Arteriae subclavia, axillaris, brachialis, radialis und ulnaris
5. Bilaterale Blutdruckmessung

6. Arterienauskultation auf Stenosegeräusche
7. Oszillographie, dopplersonographische Flowmessung; gegebenenfalls Rheographie und Tomographie

Bei Vorliegen einer Handischämie liefert die Routineuntersuchung häufig nicht genügend Informationen. Sie muß daher gegebenenfalls durch weitere Laborparameter und Röntgenuntersuchungen ergänzt werden.

Laboruntersuchungen

Folgende Laboruntersuchungen sind für die Angiographie der oberen Extremität von Bedeutung:

- Quick-Bestimmung
- BSG
- Glucosetoleranztest
- Serum-Protein-Elektrophorese
- Serum-Immunglobulin-Elektrophorese
- Kälteagglutinine, Kryoglobuline
- Rheumafaktor
- VDRL
- ANA

Zusätzliche Röntgenuntersuchungen

- Röntgenaufnahme der oberen Thoraxapertur bei Verdacht auf Thoracic-outlet-Syndrom
- Röntgenaufnahme von Lunge, Ösophagus und Händen bei Verdacht auf Kollagenosen

Anamnese und genaue Aufklärung des Patienten

Bei Patienten mit Handischämie können genaue anamnestische Angaben in vielen Fällen einen wesentlichen Beitrag zur Diagnosefindung leisten.
Dabei hat sich die Liste der folgenden Fragen als nützlicher Leitfaden erwiesen.
Fragen nach

- der Art der Beschwerden
- der Dauer (seit wann?) und dem Einsetzen (plötzlich?, allmählich?)
- der Lokalisation (einseitig?, beidseitig?, nur Hände?, Hände und Füße?)
- dem allgemeinen physischen und psychischen Gesundheitszustand
- früheren Erkrankungen und Unfällen
- Erkrankungen in der Familie
- der beruflichen Exposition (genaue Beschreibung der ausgeführten Tätigkeit, falls Verdacht auf chronisches Vibrationstrauma oder Hypothenar-Hammer-Syndrom besteht)

- einem den Beschwerden vorausgegangenen Trauma
- Nikotinkonsum und Einnahme ergotaminhaltiger Präparate
- Beschwerden bei der Armelevation
- Schluck-, Atem- und Gelenksbeschwerden
- frühere Untersuchungen und eventuell erfolgte Therapie

Der Patient muß vor der Untersuchung ausführlich über Technik, Risiken, Unannehmlichkeiten und Aussagekraft der Untersuchung aufgeklärt werden.
Die Mitarbeit des Patienten während der Angiographie ist von großer Bedeutung, da trotz eventueller Schmerz- und Hitzesensationen der Arm während der Aufnahmeserie nicht bewegt werden darf. Die Bereitschaft zur Mitarbeit steigt in dem Maße, in dem der Patient von der Wichtigkeit der Untersuchung für ihn überzeugt ist.

Anästhesie

Für die Durchführung der Handangiographie sollte der Patient 6 bis 10 Stunden vor dem Eingriff nüchtern bleiben, jedoch – wie bei anderen Katheterisierungen nach der Seldinger-Technik auch – nicht dehydriert sein.
In der Mehrzahl der Fälle kann die Brachialisangiographie bei präoperativer Analgesie und Sedation unter Lokalanästhesie vorgenommen werden.
Die arterielle Injektion von Kontrastmittel verursacht vorübergehende Schmerzen und Hitzesensationen im betroffenen Gefäßgebiet. Diese Symptome sind bei Injektion in die Armarterien besonders schwerwiegend. Bei dem Patienten kann es zu unkontrollierten Armbewegungen kommen, die die Untersuchung erschweren oder gar vereiteln. Die Untersuchungszeit verlängert sich, der Patient wird zunehmend ängstlich und fühlt sich unbehaglich.
Diese Faktoren zusammen mit der psychischen Stabilität des Patienten und seiner physischen Kondition muß bei der Entscheidung über die Anwendung von allgemeiner oder lokaler Anästhesie berücksichtigt werden.
Handangiographische Untersuchungen an sehr jungen oder geistig verwirrten Patienten werden in allgemeinen am besten in Vollnarkose durchgeführt. Die Prämedikation sollte in diesen Fällen dem Anästhesisten überlassen werden.

Prämedikation

Die Liste der zur Prämedikation verwendeten Pharmaka ist sehr lang.
Im folgenden soll eine der zahlreichen Möglichkeiten der medikamentösen Vorbereitung des Patienten zur Angiographie in Lokalanästhesie beschrieben werden.
Als Pharmaka werden Pethidin und Atropin verwendet [Janevski 1982]. Beide Substanzen sollten zusammen 30 bis 60 Minuten vor der Untersuchung intramuskulär injiziert werden. Pethidin wird wegen seiner analgetischen Wirkung verwendet. Es besitzt eine geringere Wirkungsstärke als Morphium, ist aber normalerweise zur Schmerzkontrolle bei der angiographischen Untersuchung ausreichend und

weist weniger Nebenwirkungen auf. Atropin hat eine starke vagolytische Wirkung. Es besitzt unangenehme Nebenwirkungen, wie beispielsweise Mundtrockenheit. Um eine ausreichende Wirkung des Pharmakons zu ermöglichen, muß zwischen Applikation und tatsächlicher Untersuchung genügend Zeit gelassen werden. Es gibt eine Vielzahl weiterer Medikamente, die aufgrund ihrer sedativen und analgetischen Wirkung zur Prämedikation in der Angiographie eingesetzt werden. Zu den am häufigsten verwendeten zählen Benzodiazepine (Valium), Morphine und Barbiturate.

Punktionsort

In der heutigen Zeit werden zur Angiographie der Arteria subclavia und der Arteria brachialis verschiedene Techniken verwendet. Es ist Aufgabe des Radiologen, den geeigneten Punktionsort in jedem Fall individuell auszuwählen.

Perkutaner transfemoraler Zugang

Die perkutane transfemorale Katheterisierung nach der Seldinger-Technik ist die bevorzugte Methode in der Angiographie der oberen Extremität.
Der Katheter wird nach Lokalanästhesie transfemoral in die abdominelle Aorta eingeführt. Sodann wird Heparin mit 10 ml Kochsalzlösung verdünnt intraarteriell durch den Katheter injiziert, um die Bildung eines fibrinösen Embolus an der Oberfläche des Katheters zu verhindern [Wallace 1972]. Zusätzlich wird der Katheter häufig mit physiologischer Kochsalzlösung gespült.
Vom lumbalen Teil der Aorta läßt sich der Katheter normalerweise ohne Führungsdraht bis in die Aorta ascendens einbringen [White 1976]. Die selektive Katheterisierung der Arteria subclavia beginnt, sobald sich die Katheterspitze im Aortenbogen befindet.
Die linke Arteria subclavia läßt sich im allgemeinen durch einfache Drehung der Katheterspitze nach links sondieren. Um in die rechte Arteria subclavia zu gelangen, muß der Katheter bis in die Aorta ascendens vorgeschoben werden.

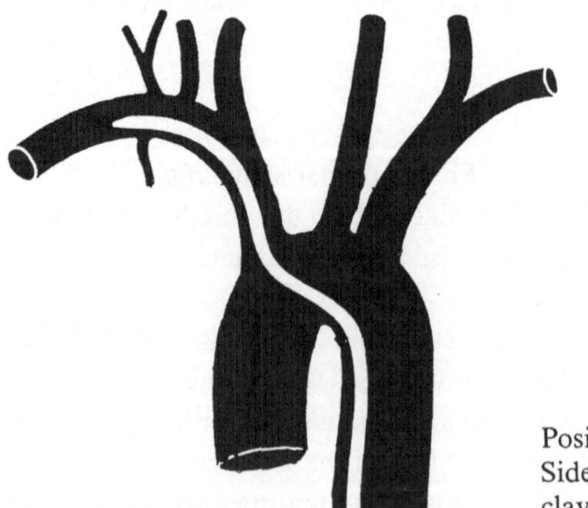

Positionierung des transfemoral eingelegten Sidewinder-Katheters in der rechten A. subclavia

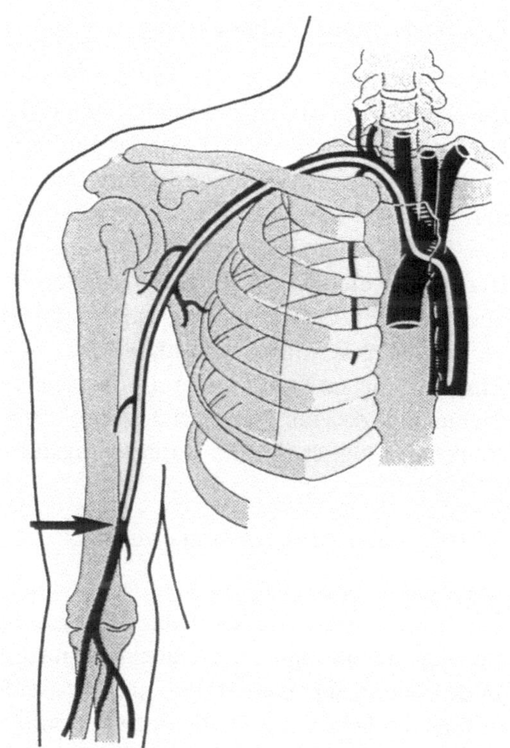

Positionierung der Katherspitze in der
distalen A. brachialis: ideale Endposition
der transfemoralen Katheterlage.
(Modifiziert nach Janevski [233])

Durch wiederholtes Zurückziehen und Drehen der Katheterspitze wird der
Abgang der Arteria anonyma sondiert. Sodann muß die Spitze in Richtung der
Arteria subclavia gedreht werden.
Zur Darstellung der Handarterien soll der Katheter – nach Ausschluß arteriosklerotischer Plaques in den Arteriae subclavia und axillaris – möglichst bis in den
distalen Teil der Arteria brachialis vorgeschoben werden. Die Spitze sollte etwas
distal des Abgangs der Arteria brachialis profunda liegen, circa 10–12 cm über der
Ellenbeuge.
Im Falle der hohen Teilung der Arteria brachialis ist der Katheter proximal der
Bifurkation zu plazieren; anderenfalls besteht die Gefahr der selektiven Kontrastmittelinjektion in eine der Unterarmarterien. Die so entstandenen Angiogramme
besitzen keine ausreichende diagnostische Aussagekraft.
Auf seinem gesamten Weg kann die Lage des Katheters mittels Fluoroskopie
kontrolliert werden. Die gewünschte Endlage des Katheters wird durch eine Test-
Injektion des Kontrastmittels beurteilt.
Liegen schwere periphere atherosklerotische Veränderungen vor und sind die
Femoralispulse an beiden Seiten vermindert, muß ein anderer Zugangsweg
gewählt werden.

Perkutaner transaxillärer Zugang

Die sogenannte retrograde axilläre Punktion mit antegrader Einführung des Katheters in die Arteria brachialis der gleichen Seite wurde 1974 von Hawkins und Hudson beschrieben [201]. Sie ist nur durchführbar, wenn die distale Arteria axillaris gut zu palpieren ist. Relativ kurze und dünne French-Katheter der Nr. 4 und 5 werden für diese Technik verwendet.

Der Vorteil liegt nicht nur in einem verminderten Risiko der arteriellen Gefäßverletzung, da die kleinen Katheter leichter vorgeschoben werden können, sondern auch in der Durchführung einer exakten Plexusanästhesie und der damit verbundenen lokalen Gefäßdilatation.

Eine Blutung am Punktionsort ist hier selbstverständlich mit größerer Konsequenz verbunden, da eine Plexusschädigung ausgelöst werden kann. Daher wird diese Punktionsmöglichkeit nur unter strengster Indikation gewählt.

Direkte Punktion der Arteria brachialis

Die direkte Punktion der Arteria brachialis kommt zur Anwendung, wenn eine femorale oder axilläre Katheterisierung aufgrund von Gefäßläsionen oder -obliterationen nicht möglich ist. Dabei wird nach Lokalanästhesie die Arteria brachialis in der Ellenbeuge medial der Aponeurose des Musculus biceps brachii mit einem Abbocath-T-18-G ohne Stichinzision punktiert.

Hauptkomplikation ist dabei die vasospastische Kontraktion der Arterie, die eine ausreichende angiographische Beurteilung der Handgefäße stört oder gar verhindert [Kuwano 1987]. Zusätzlich besteht Verletzungsgefahr für den Nervus medianus, der seitlich entlang der Punktionsstelle verläuft.

Untersuchungsablauf

Benötigte Instrumentarien

Der zügige Ablauf einer angiographischen Untersuchung ist dann am besten gewährleistet, wenn standardisiert ein Instrumentarium für jede Untersuchung zur Verfügung steht.

Die für die Angiographie notwendigen Bestandteile sind auf S. 69 oben zusammengefaßt.

Leeraufnahme (entfällt in DSA-Technik)

Bei der konventionellen Angiographie stellt die Leeraufnahme die optimale, der Konstitution des Patienten angepaßte Belichtung sicher. Diese sollte so gewählt werden, daß die Arteriae digitales propriae als kontrastärmste Gefäße genügend hell dargestellt werden.

Instrumentarien zur Durchführung einer Handangiographie

- Sterile Tupfer, sterile Abdecktücher, Kodanspray, Pflaster zur Fixation
- 5 ml 1%iges Lokalanästhetikum
- 1 Verbindungsschlauch mit Hahn
- zur direkten Punktion: 1 Abbocath-T18-G
  zur Katheterisierung: 1 dünnwandiger French-Katheter Nr. 4 oder Nr. 5
- 1 J-Draht (25′)
- 20 ml nichtionisches Kontrastmittel
- Physiologische Kochsalzlösung zur Spülung
- Heparinisierte Kochsalzlösung zur Spülung
- 20 mg Tolazolinhydrochlorid verdünnt in 20 ml NaCl
- 5 ml Protaminsulfat

Armbad

Eine wichtige Voraussetzung für die Entstehung aussagekräftiger Bilder ist die Vasodilatation enggestellter Gefäße. Dies kann durch ein warmes Armbad erfolgen. Der Patient sollte circa 10 Minuten lang beide Hände in einem für ihn angenehm warmen Handbad belassen. Nach Beendigung des Armbads muß die Hand zur Verhinderung erneuter Vasokonstriktion zugedeckt am Körper gehalten werden und die Untersuchung möglichst zügig fortschreiten.

Fixation der Hand

Der Arm des Patienten wird in Supinationsstellung mit der Handinnenfläche nach oben auf den Angiographietisch gelegt. Der zu beurteilende Teil – Unterarm oder Hand – muß im Aufnahmefeld exakt positioniert werden. Die Finger sind leicht gespreizt, sollen jedoch zur ungehinderten Blutzirkulation entspannt bleiben.

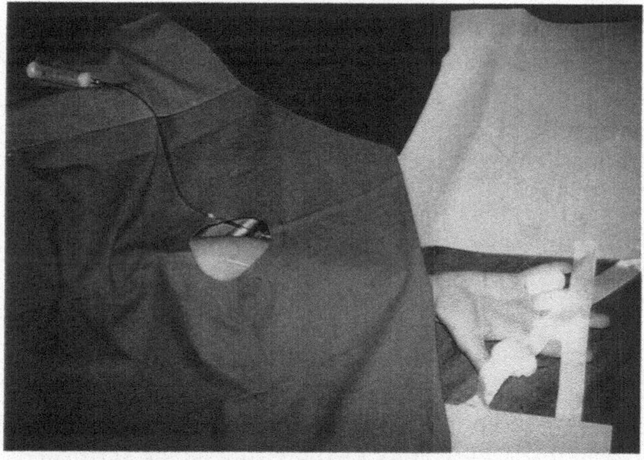

Zur Untersuchung vorbereiteter Patient. Handangiographie mittels direkter Punktion der Arteria brachialis

Um die völlige Immobilisation der Hand zu gewährleisten, werden die Fingerabstände mit Tupfern ausgepolstert und die Hand mit Pflasterstreifen fixiert. Das Aufnahmegerät wird anschließend nochmals genau plaziert.

Probeinjektion

Nach Legen eines intraarteriellen Zugangs – entweder durch direkte Punktion der Arteria brachialis oder durch transfemorale oder transaxilläre Katheterisierung – werden zur Ermittlung der Kontrastmittellaufzeit 5 ml Kontrastmittel injiziert und die Zeit bis zum Auftreten der Wärmeempfindung in den Fingerspitzen ermittelt. Sie entspricht der zur optimalen Darstellung notwendigen Verzögerung bei der folgenden Aufnahmeserie. Anschließend muß mit Kochsalzlösung gespült werden.

Vasodilatation

Die Gefäßdarstellung der Hände wird immer in Vasodilatation durchgeführt. In den meisten Fällen sind 20 mg Tolazolinhydrochlorid in 20 ml Kochsalzlösung ausreichend für die Erweiterung der Handgefäße. Eine maximale Dosis von 75 mg pro Patient sollte wegen der möglichen Nebenwirkungen in keinem Fall überschritten werden. Um einen maximalen Effekt zu produzieren, erfolgt die Injektion des Medikaments langsam über eine Periode von 120 Sekunden. Eine schnelle intraarterielle Bolusinjektion würde den Kreislauf sofort erreichen und zu systemischen Reaktionen in Form von Tachykardie, Hypotension und Kopfschmerzen führen.
Nach der intraarteriellen Injektion wird eine charakteristische Rötung der Haut beobachtet. Der Patient empfindet ein leichtes Wärmegefühl in Unterarm, Handinnenfläche und Fingern.

Röntgenaufnahme

Die Kontrastmittelapplikation erfolgt circa 10–15 Sekunden nach Beendigung der Tolazolininjektion, sobald der Patient ein Wärmegefühl in den Fingerspitzen verspürt. Normalerweise genügt die Injektion von 15 ml möglichst vorgewärmtem nichtionischem Kontrastmittel per Hand mit einem Flow von circa 5 ml pro Sekunde.
Es ist wichtig, den Patienten zum jetzigen Zeitpunkt noch einmal über diesen unangenehmen Teil der Untersuchung aufzuklären, um sich seiner Kooperation zu versichern.
Normalerweise werden die Aufnahmen in AP-Projektion durchgeführt; manchmal werden jedoch zusätzlich andere Projektionen benötigt. Für die Bilderfassung und Dokumentation der Unterarmarterien eignen sich Bildverstärkerformate zwischen 30 und 40 cm, für die Abbildung der Hand- und Fingerarterien sind aufgrund der besseren Ortsauflösung kleinere Bildverstärkerformate von 25, besser noch 17 cm Durchmesser vorzuziehen. Unter kontinuierlicher Durchleuchtung oder in frequenzieller Aufnahme (2–3 Bilder/Sekunde) wird die gesamte Kontrastmittel-

dynamik in der erfaßten Gefäßstrombahn durch den Bildverstärker gespeichert und läßt sich in jeder beliebigen interessierenden Phase darstellen und dokumentieren. Meist wird so eine optimale angiographische Darstellung der Hand mit guter Kontrastmittelfüllung der Arterien und Kapillaren erreicht.

Nach Beendigung der Aufnahmeserie muß kräftig mit heparinisierter Kochsalzlösung gespült werden, um durch Verdünnung des Kontrastmittels den Patienten von den Schmerzen zu befreien.

Angiographie-Nachsorge

Ist die Qualität der Angiogramme für die diagnostische Beurteilung ausreichend, so gilt die Angiographie als beendet.

Um die Gefahr der Nachblutung zu verringern, werden durch den Katheter bzw. die Kanüle 5 ml Protaminsulfat zur Neutralisation des Heparins injiziert.

Erfolgte die Kontrastmittelgabe per Katheter, so kann dieser nun entfernt werden. Die Punktionsstelle der Arteria femoralis bzw. axillaris wird sodann für circa 10 Minuten per Hand komprimiert. Der Druck sollte gerade ausreichen, um die Blutung zu stillen, aber nicht zu einer vollständigen Kompression der Arterie führen. Dies ist besonders bei Kindern und dünnen Patienten wichtig. Hier müssen die Pulse der Arteria tibialis posterior und der Arteria dorsalis pedis bzw. der Arteria brachialis und der Arteria radialis regelmäßig überprüft werden.

Ist die Blutung gestillt, so wird an der Punktionsstelle ein Pflasterdruckverband angelegt, der für die nächsten 5 Stunden zusätzlich mit einem Sandsäckchen beschwert wird. Dem Patienten ist für 24 Stunden strenge Bettruhe zu verordnen.

Bei direkter Punktion der Arteria brachialis wird nach Beendigung der Angiographie die Nadel entfernt. An der Punktionsstelle wird wie oben verfahren. Der Patient muß jedoch nur für 6 Stunden Bettruhe einhalten.

Befundung eines Handangiogramms

Für die Auswertung eines Handangiogramms ist folgendes Schema der Betrachtungen zu empfehlen:

- Knochenarrosionen, Akroosteolysen, Weichteil- und Gefäßverkalkungen auf dem Leerbild?
- Gesamteindruck des Gefäßbildes bei optimaler Kontrastmittelfüllung
- Verfolgung der Arteriae radialis, ulnaris und interossea anhand der fortlaufenden Bilder bis in die Hohlhand (Stenose?, Abbruch?, Elongation?)
- Beurteilung der anatomischen Verhältnisse (Versorgungstyp, Verbindung der Hohlhandbögen untereinander)
- Beurteilung von Art und Grad der Obstruktion der Arteriae digitales propriae und communes
- Beurteilung der Kollateralisation von Verschlüssen
- Beurteilung der Blutversorgung des Fingerendstromgebietes anhand eines späten Bildes
- Beurteilung des venösen Abflusses

Pharmakoangiographie

Auf dem Gebiet der Pharmakoangiographie müssen zwei Bereiche unterschieden werden. Der diagnostische Zweig der Pharmakoangiographie hat die Verbesserung der Qualität angiographischer Aufnahmen und damit eine optimierte Diagnostik zum Ziel, während sich die therapeutische Richtung mit dem gezielten Einsatz verschiedener Pharmaka zur Behandlung vaskulärer Erkrankungen befaßt.

Da zahlreiche Pharmaka in beiden Bereichen Verwendung finden, ist eine strikte Trennung nicht möglich. Im folgenden soll jedoch vor allem auf die diagnostische Pharmakoangiographie eingegangen werden. Einen Einblick in den therapeutischen Zweig gibt das Kapitel „Interventionelle Therapieverfahren".

Mit dem Einsatz vasoaktiver Substanzen in der diagnostischen Pharmakoangiographie ist die Möglichkeit der optimalen Einstellung des Blutflusses gegeben. Dies erlaubt einerseits eine qualitative Verbesserung der angiographischen Darstellung und erleichtert andererseits durch gezielten Einsatz verschiedener Substanzen die differentialdiagnostische Beurteilung.

Sowohl vasokonstriktorisch als auch vasodilatatorisch wirksame Substanzen finden dabei Verwendung. Durch einen arteriellen Katheter werden sie in das Gefäßsystem injiziert, nach anschließender Kontrastmittelgabe wird die angiographische Aufnahme erstellt.

Da die in der Pharmakoangiographie benötigten Mengen und Konzentrationen vasoaktiver Substanzen sehr gering sind, treten systemische Nebenwirkungen nur selten auf.

Von großer Bedeutung für die Qualität des Angiogramms ist die Bestimmung des optimalen zeitlichen Ablaufs von Pharmakon- und Kontrastmittelinjektion und anschließender Belichtung. Das Kontrastmittel sollte möglichst zum Zeitpunkt der maximalen Reaktion des Gefäßes auf das Pharmakon appliziert werden.

Dabei ist bei Vasodilatantien die Kontrastmittelkonzentration und -menge zu erhöhen, bei Vasokonstriktiva hingegen zu erniedrigen. Die Filmbelichtung sollte bei Vorliegen der maximalen lokalen Kontrastmittelkonzentration im darzustellenden Gebiet erfolgen.

Erste Erfahrungen im Bereich der Pharmakoangiographie machte Sgalitzer 1937 mit seinem neuen Prinzip des „Doppelinjektionsverfahrens" [453].

Im selben Jahr versuchte Ratschow allein mittels – durch vorausgegangene arterielle Kompression verursachter – reaktiver Hyperämie die Darstellung kleiner Arterien und Kollateralen zu verbessern. Er berichtete über eine deutliche Qualitätssteigerung der Angiogramme, deren Ursache er in der Zunahme des Blutflusses nach Kompression und der damit verbundenen ausreichenden Dilatation der Gefäße sah [404].

Bei ihren Untersuchungen an 35 unteren und 7 oberen Extremitätenangiogrammen fanden Kahn und Callow 1965 für die Injektion von Tolazolin und die Methode der reaktiven Hyperämie eine eindrucksvolle Verbesserung der Darstellung peripherer Gefäße, während die Applikation von Papaverin und Lidocain keine Erfolge zeigte [245].

Abrams, Boijsen und Borgstrom zählen zu den ersten Autoren, die Angiogramme mit Vasokonstriktiva erstellten. 1962 beschrieben sie den Effekt von Epinephrin bei der renalen Zirkulation [3].

Diese Arbeit bildete den Grundstock der heute modernen Pharmakoangiographie. Zahlreiche Artikel sind seitdem erschienen, die sich mit dem Einsatz verschiedener Vasodilatantien und Vasokonstriktiva in der Pharmakoangiographie beschäftigten [Hawkin 1974, Hishida 1963, Jakobs 1967, Sherry 1973].

Vasodilatativa

Für die Gefäßdarstellung der oberen Extremität ist die diagnostische Pharmakoangiographie – vor allem die Gruppe der Vasodilatatoren – von großer Bedeutung. Sie ermöglicht die genaue Darstellung von Hand- und Fingerarterien, die für zahlreiche Diagnosen unumgänglich ist. Nach Janevski liegt die Hauptursache für die schlechte Darstellung der kleinen Arterien im – durch den Vasospasmus bedingten – ungenügenden Blutfluß, der eine verminderte Kontrastmittelkonzentration in den kleinen Gefäßen verursacht [233]. Vasodilatantien sind in der Lage, diesem Gefäßspasmus entgegenzuwirken und damit die lokal vorliegende Kontrastmittelmenge zu erhöhen. Sie erweitern den Durchmesser großer und kleiner Gefäße, verbessern so die Darstellung von Gefäßen und Kollateralen und verlängern die Zirkulationsdauer des Kontrastmittels [Novelline 1982, Wilner, Kay et al. 1974]. Zusätzlich werden durch die neueren vasoaktiven Substanzen die Fließeigenschaften des Blutes verbessert, indem die Verformbarkeit der Erythrozyten gesteigert, die Aggregation von Erythrozyten und Thrombozyten hingegen gehemmt wird.

Die Erythrozytenverformbarkeit ist eine wesentliche Voraussetzung für die Passage der Erythrozyten durch die Kapillaren. Im sauren Milieu minderperfundierter Gewebszonen sind die Erythrozyten rigider; besonders hier ist daher eine Reduzierung der Viskosität durch Vasodilatativa von Nutzen.

Um eine optimale Dartellung der kleinen Gefäße der Hand zu erhalten, sollten neben der Pharmakoangiographie noch weitere Maßnahmen getroffen werden.

So sollte die Extremität warm gehalten werden, um den Kontrastmittelfluß nach distal zu den Fingern nicht durch zurückfließende Vasodilatativa zu behindern. Zeitler schlägt zusätzlich die orale Gabe eines alkoholischen Getränks in handelsüblicher Form, beispielsweise Cognac, vor, um die periphere Dilatation während der Arteriographie zu vergrößern [552].

Die in der Angiographie der oberen Extremitäten am häufigsten verwendeten vasodilatativen Substanzen sind Tolazolinhydrochlorid (Priscol) und Prostaglandin.

Aber auch andere Stoffe wie Bradykinin, Papaverin, Histamin, Phentolamin, Acetylcholin und Glukagon gehören der Gruppe der Vasodilatativa an. Nur einige dieser Substanzen sind zum klinischen Einsatz geeignet, eine noch geringere Zahl genügt den hohen Anforderungen, die die periphere Angiographie der oberen Extremität an die verwendeten Pharmaka stellt.

Im folgenden sind einige der bekanntesten Vasodilatatoren näher beschrieben.

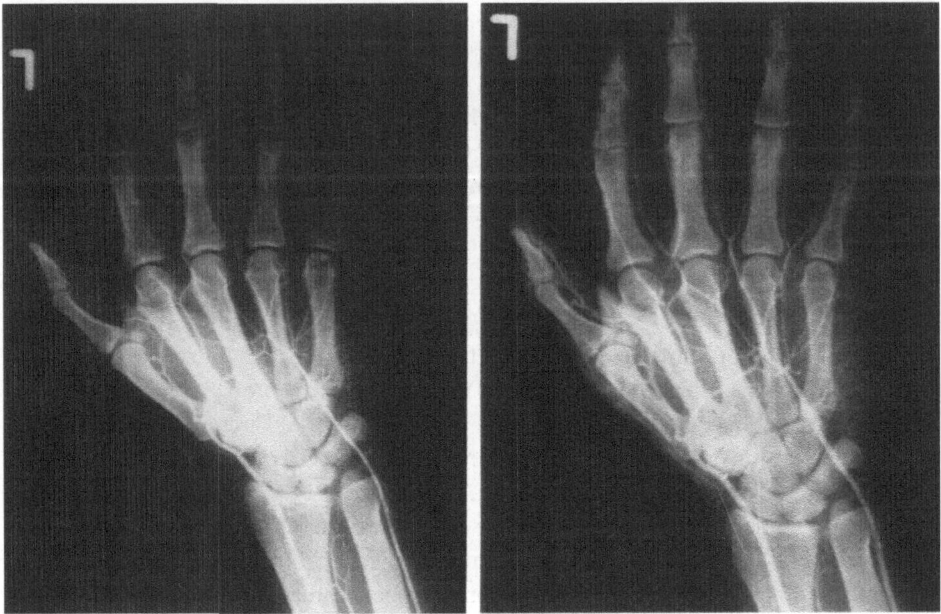

Links: Handangiogramm vor Gabe von Tolazolinhydrochlorid

Rechts: Handangiogramm nach Gabe von Tolazolinhydrochlorid

Tolazolinhydrochlorid

Tolazolinhydrochlorid (Priscol) ist ein in der peripheren Arteriographie häufig verwendeter, starker Vasodilatator. Gemäß seiner chemischen Struktur zählt es zu den Imidazol-Derivaten.

Es blockiert die alpha-adrenergen Rezeptoren und führt damit zu einer Vasodilatation. Zusätzlich besitzt es direkt dilatierende Wirkung auf die glatte Gefäßmuskulatur besonders der Arteriolen und Kapillaren und erhöht somit mittels zweier unterschiedlicher Mechanismen den peripheren Blutstrom.

Tolazolinhydrochlorid besitzt einen stimulierenden, sympathomimetischen Effekt auf das Herz, einen parasympathischen Effekt auf den Gastrointestinaltrakt, der durch Atropin behoben werden kann, und eine „histamin-ähnliche" Wirkung, die zu erhöhter Magensäureproduktion und peripherer Vasodilatation führt.

Nach Gabe von Tolazolinhydrochlorid bei der peripheren Angiographie klagen manche Patienten über Hitzegefühle, diffuse Rötung der Haut und erhöhte Schmerzen bei der Kontrastmittelinjektion [Novelline 1982]. Nebenwirkungen in Form von Übelkeit, Erbrechen, Kopfschmerzen, Tachykardie, Herzrhythmusstörungen, pectanginöser Beschwerden und Hypotension werden beschrieben, kommen jedoch vor allem bei hohen Dosen vor.

Aufgrund der in der Pharmakoangiographie üblicherweise verwendeten geringen Konzentrationen treten schwerwiegende Nebenwirkungen hier nur selten auf. Die Wirkungsdauer von Tolazolinhydrochlorid ist kurz, da die Substanz in unveränderter Form rasch über die Nieren ausgeschieden wird.

Für die angiographische Untersuchung der oberen Extremität wird eine langsame Bolusinjektion von 15–25 mg Tolazolin 30 Sekunden vor Kontrastmittelgabe empfohlen [Kadir 1982]. Die peripheren Gefäße der Hand lassen sich dann in guter Qualität darstellen. Die Abbildungen auf S. 74 zeigen die angiographische Darstellung einer Hand vor und nach Gabe von Tolazolinhydrochlorid (Priscol).
In der interventionellen Pharmakoangiographie findet Tolazolinhydrochlorid breite Anwendung in der Behandlung peripherer arterieller Gefäßspasmen, als Beispiel sind Akronekrosis und Morbus Raynaud zu nennen.

Prostaglandin

Prostaglandine sind biologisch aktive Fettsäuren, die zahlreiche pharmakologische Wirkungen zeigen und durch gewebsständige Enzyme inaktiviert werden.
Für die Brachialisangiographie findet vor allem Prostaglandin E_1 (Alprostadil, Prostavasin) Verwendung. Es besitzt eine starke und rasche, direkte dilatatorische Wirkung auf die Gefäße, die bereits kurz nach der Bolusinjektion einsetzt. Zusätzlich steigert es die Erythrozytenverformbarkeit, hemmt die Thrombozytenaktivierung und führt somit zu einer Viskositätsminderung. Der genaue Wirkungsmechanismus ist noch nicht bekannt, es wird jedoch eine Interaktion von Prostaglandin E_1 mit dem Enzym Adenylcyclase angenommen [Levy 1983, Scheffler 1990].
Prostaglandin E_1 besitzt eine relativ lange Wirkungsdauer und ermöglicht somit wiederholte angiographische Aufnahmen ohne erneute Applikation des Pharmakons.
Abgesehen von kurzen, schwachen Hitzesensationen in der untersuchten Extremität treten bei intraaterieller Infusion in geringen Dosen keine signifikanten systemischen Nebenwirkungen auf. Grund dafür ist die rasche Metabolisierung des Vasodilatans bereits in der ersten Leberpassage.
Für die zur peripheren Gefäßdarstellung optimale Vasodilatation wird die Injektion eines Bolus von 5 µg über 10–20 Sekunden empfohlen [Levy 1983].

Bradykinin

Bradykinin ist ein Polypeptid und zählt zu den wirksamsten Vasodilatatoren. Bereits in geringer Dosierung führt es durch direkte Einwirkung auf die glatte Muskulatur der Arterien zu Gefäßerweiterung sowie einer erhöhten Permeabilität der Kapillaren.
Da es durch Peptidasen und Proteasen rasch gespalten und damit inaktiviert wird, besitzt es eine sehr kurze Halbwertszeit von nur 15 Sekunden.
Bei der intravenösen Gabe von Bradykinin kann es zur Gefäßdilatation von Haut, Muskeln und Niere sowie von koronaren und zerebralen Gefäßen kommen.
1965 berichtete Eriksson über 26 periphere Angiographien, die mit Bradykinin durchgeführt wurden. Über 10 Minuten infundierte er 6–8 µg/min Bradykinin in die Femoralarterie, 10–15 Sekunden später führte er die periphere Angiographie durch. Nach Bradykiningabe beobachtete er eine vermehrte Füllung kleiner

Vasodilatativa

Pharmakon	Wirkungsort	Nebenwirkungen	Anwendung
Tolazolin-hydrochlorid	– Blockade alpha-adrenerger Rezeptoren (stark) – Direkte dilatative Wirkung auf Gefäßmuskulatur (stark) – „Histamin-artige" periphere Vasodilatation (stark)	Sympathomimetische, parasympathomimetische und „Histamin-artige" Nebenwirkungen	Periphere und viszerale Angiographie
Prostaglandin	– Interaktion mit Adenylcyclase wird angenommen	Kurze, schwache Hitzesensationen	Periphere und viszerale Angiographie
Bradykinin	– Direkte dilatative Wirkung auf Gefäßmuskulatur (stark)	Hypotonus, abdominelle Krämpfe, intensive Hautrötung, Schmerzen	Periphere und viszerale Angiographie
Papaverin	– Direkte dilatative Wirkung auf Gefäßmuskulatur (gering)	Kardiale Arrhythmien, Verminderung des kardialen Auswurfs, Hypotonus	Viszerale Angiographie
Histamin	– Direkte dilatative Wirkung auf Gefäßmuskulatur	Histamin-typische Nebenwirkungen bis zum anaphylaktischen Schock	keine
Phentolamin	– Blockade alpha-adrenerger Rezeptoren (stark) – „Histamin-artige" periphere Vasodilatation (stark)	Sympathomimetische, parasympathomimetische und „Histamin-artige" Nebenwirkungen	keine
Acetylcholin	– Physiologischer Transmitter der postganglionären parasympathischen Nervenendigungen – Vasomotorische Endplatten	Parasympathische Reaktionen	Viszerale Angiographie
Glucagon	– Direkte dilatative Wirkung auf viszerale Arterien	Übelkeit, Erbrechen	keine

Arterien und Verzweigungen, die in der Kontrollgruppe nicht sichtbar waren [137]. Für die Pharmakoangiographie wird abhängig vom darzustellenden Gebiet eine Dosis von 0.1 μg/kg oder 5 bis 10 μg empfohlen [Novelline 1982]. Nebenwirkungen sind bei dieser geringen Dosis sehr selten, dennoch kann bereits bei einer Menge von nur 1 μg systemische Hypotension auftreten. Zudem liegen Berichte über abdominelle Krämpfe, intensive Hautrötung und Schmerzauslösung durch Nervenstimulation nach intraarterieller Injektion vor.

Papaverin

Papaverin ist ein kurzwirksames, unspezifisches Gefäßmuskelrelaxans. Durch direkte Wirkung auf die glatte Muskulatur werden große und kleine Gefäße erweitert. Hohe intravenöse Dosen von 100 bis 200 mg können die atrioventrikuläre und intraventrikuläre Herzaktion beeinträchtigen, zu schweren kardialen Arrhythmien und vorübergehendem Hypotonus führen oder sich durch starke Sedation, Kopfschmerzen und Erbrechen äußern [Pallan 1993].
Hauptanwendungsgebiet ist die viszerale Angiographie. Der Einsatz von Papaverin ist jedoch auch für traumatisch bedingte Vasospasmen der Extremitäten beschrieben. So kann ein durch Trauma verursachter Vasospasmus der unteren Extremität durch Infusion von 0.01 mg/min Papaverin in die Femoralisarterie erfolgreich behandelt werden [Novelline 1982].
Für die periphere Angiographie wird eine Dosis von 0.15 μg/kg/min für 12 bis 24 Stunden empfohlen [Kadir 1982].

Histamin

Histamin gehört zur Gruppe der Amine und ist ein im Bereich der Arteriolen, Kapillaren und Venolen direkt wirksamer Vasodilatator. Es erhöht die Permeabilität der Kapillaren und führt dadurch zu Ödemen. Nebenwirkungen wie Bronchokonstriktion, vermehrte Magensaftproduktion, Quaddelbildung der Haut, Flush, Kopfschmerzen und Hypotension sind häufig. Mit einer Dosis von 0.1 bis 0.2 mg Histamin, gelöst in 20 ml physiologischer Kochsalzlösung, wurden versuchsweise brachiale Angiographien durchgeführt [Janevski 1982]. Aufgrund seiner beträchtlichen Nebenwirkungen verbot sich jedoch ein verbreiteter klinischer Einsatz von Histamin als Vasodilatator.

Vasokonstriktiva

Ein wichtiges Einsatzgebiet der Vasokonstriktiva ist die Abgrenzung von Tumorgefäßen gegen gesunde Gefäße des umgebenden Gewebes. Dabei zeigen die Gefäße des Tumors keine Reaktion auf die Applikation des Pharmakons, ihre Gefäßmuskulatur kontrahiert sich nicht. Der Tumor stellt sich durch die erhöhte Kontrastmittelmenge seiner Gefäße im Angiogramm als gut schattengebender Bereich dar, während das umliegende Gewebe aufgrund der Kontraktion seiner Gefäße nur schlecht sichtbar ist.

Vasokonstriktiva

Pharmakon	Wirkungsort	Nebenwirkungen	Anwendung
Epinephrin	– Direkte kontraktile Wirkung auf Gefäßmuskulatur	Hypertension	Viszerale Angiographie
Vasopressin	– Direkte kontraktile Wirkung auf Gefäßmuskulatur	Vasokonstriktion der Koronarien Bradykardie	Viszerale Angiographie
Angiotensin	– Direkte kontraktile Wirkung auf Gefäßmuskulatur – Indirekte Wirkung über das sympathische Nervensystem	Gefäßspasmus der Extremitäten	Tumordiagnostik an den Extremitäten, viszerale Angiographie

Ein weiteres Anwendungsgebiet ist die retrograde Pharmakoangiographie. Durch einen arteriellen Katheter injiziert, vermindert der Vasokonstriktor den antegraden Blutfluß durch das zu untersuchende Organ und verbessert somit die retrograde Gefäßdarstellung mittels Kontrastmittel [Novelline 1982].
Im folgenden sind die wichtigsten Vasokonstriktiva kurz dargestellt.
In der diagnostischen Pharmakoangiographie der oberen Extremität kommen sie auf dem Gebiet der Tumorbestimmung teilweise zur Anwendung.

Epinephrin

Epinephrin ist seiner chemischen Struktur nach ein Amin und findet als starkes Vasokonstriktivum häufig Verwendung. Es führt zur Kontraktion besonders der kleinen Arteriolen und präkapillären Sphinkter, doch auch große Arterien und Venen sprechen auf das Pharmakon an. Seine Wirkung besteht in der direkten Stimulation der alpha- und beta-adrenergen Rezeptoren. Je nach deren Verteilung in den verschiedenen Gefäßgebieten werden unterschiedliche Reaktionen beobachtet. Mittels Rezeptorenblocker können die einzelnen Wirkungen getrennt eingesetzt werden. Auch eine dosisabhängige Unterscheidung ist möglich. Sehr geringe Dosen, wie beispielsweise 0.1 µg/kg, können aufgrund der alleinigen Stimulation der beta-Rezeptoren zu einer Erhöhung des Blutdrucks führen.
Intravenöse Gabe von Epinephrin führt zu einem Anstieg von Blutdruck und peripherem Widerstand. Es kann auch zur Erhöhung des Herzminutenvolumens und zur direkten myokardialen Stimulation kommen.
Anwendung findet Epinephrin vor allem in der Angiographie der viszeralen Gefäße.

Vasopressin

Vasopressin ist ein Octapeptid, das in der Neurohypophyse gebildet wird. Es führt zur direkten Kontraktion der glatten Muskulatur in den Wänden von Arteriolen und Kapillaren. Bei den geringen Dosen, die für die diagnostische Pharmakoangiographie verwendet werden, ist mit einem Anstieg des Blutdrucks nicht zu rechnen. Größere Bolusinjektionen können jedoch zur Vasokonstriktion der Koronararterien führen und eine Bradykardie erzeugen, doch diese Nebenwirkungen wurden in der Pharmakoangiographie bislang nicht beschrieben. Seinen Einsatz hat Vasopressin vor allem bei der diagnostischen Darstellung viszeraler Arteriengebiete.

Angiotensin

Angiotensin ist das stärkste bekannte Vasokonstriktivum. Es wirkt besonders auf die präkapilläre Gefäßregion; postkapilläre Gefäße und Venen zeigen nur eine geringe Kontraktion.
Zwei verschiedene Mechanismen sind an der Vasokonstriktion beteiligt:

Zum einen die direkte Wirkung von Angiotensin auf die glatte Gefäßmuskulatur, zum anderen seine indirekte Wirkung über das sympathische Nervensystem.

Nach intravenöser Applikation tritt eine sympathische Wirkung häufig in Form von Gefäßspasmen an den Extremitäten ein; sie kann durch Gabe von Alpha-Blockern wieder aufgehoben werden.

Für den klinischen Gebrauch stehen synthetisch hergestellte Angiotensine zur Verfügung. Anwendung finden sie in der viszeralen Angiographie, aber auch im Bereich der peripheren Gefäßdarstellung. Von besonderer Bedeutung ist ihr Einsatz in der Tumordiagnostik.

Angiotensin führt im Vergleich mit Epinephrin zu einer geringeren Vasokonstriktion kleiner Tumorgefäße und erlaubt daher eine differenzierte Aussage über Art und Ausdehnung des tumorösen Gewebes.

Komplikationen der Brachialisangiographie

Die Komplikationen bei der Durchführung der Angiographie an der oberen Extremität sind stark von der gewählten Zugangstechnik abhängig [Abu Rahma 1993, Hessel 1981]. Es lassen sich allgemein lokale und systemische Zwischenfälle unterscheiden.

Lokale Komplikationen

Jede Gefäßpunktion, jedes Einführen eines Katheters oder einer Kanüle bedeutet für die Gefäßwand eine mehr oder weniger starke Traumatisierung. Diese ist abhängig von der Häufigkeit der Punktionsversuche und vom Kaliber des verwendeten Punktionsmaterials. Es besteht ein direkter Zusammenhang zwischen Größe der Punktionsstelle und Auftreten eines *lokalen Hämatoms*. Je dünner die Kanüle bzw. der Katheter bei ausgereifter Punktionstechnik ist, desto geringer ist das Risiko einer größeren Nachblutung. Besonders bei mehrfachem Katheterwechsel muß daher auf sorgfältige Blutstillung Wert gelegt werden. Der Verwendung sehr englumiger Instrumente steht die Notwendigkeit gegenüber, pro Zeiteinheit eine genügend große Kontrastmittelmenge injizieren zu können. Es muß daher bei Katheter- und Kanülendurchmesser ein Kompromiß zwischen geringstmöglicher Traumatisierung der Gefäßwand und eben noch vertretbarer Lumenweite zur Kontrastmittelinjektion gefunden werden.

Die Entstehung eines lokalen Hämatoms wird sich nie mit Sicherheit vermeiden lassen. Sorgfältige Palpation des Gefäßes, seine Fixation durch Mittel- und Zeigefinger sowie gezieltes Einstechen der Kanülenspitze in die Mitte des Gefäßes tragen zur Vermeidung von Nachblutungen bei. Auch die gewissenhafte Kompression der Punktionsstelle nach Entfernen der Nadel und die anschließende Versorgung mit Pflasterdruckverband und Sandsäckchen sind von großer Bedeutung.

Ein lokales Hämatom tritt besonders häufig bei Störung der Blutgerinnung auf. Daher muß grundsätzlich vor jeder Angiographie ein Gerinnungsstatus vorliegen.

Richtwert für die Brachialisangiographie ist dabei ein Quickwert von mindestens 40% [Wenz 1976].

Kommt es trotz Vorsichtsmaßnahmen zu größeren Nachblutungen, beispielsweise in Form eines faustgroßen Hämatoms am Punktionsort, so darf mit der operativen Behandlung nicht zu lange gewartet werden.

Besonders bei Auftreten eines *pulsierenden Hämatoms* oder einer *arteriovenösen Fistel,* welche sind durch zunehmende Schwellung, deutliches Schwirren und das typische Maschinengeräusch nachweisen läßt, muß eine sofortige chirurgische Intervention erfolgen.

Die Verletzung der Gefäßintima durch das Punktionsmaterial kann zur Thrombusbildung an der Punktionstelle führen. Zusätzlich wird durch das Abstreifen von Thrombozytenaggregaten beim Zurückziehen des Katheters das Risiko der *lokalen Thrombose* erhöht. Die Patienten klagen nach kurzem Intervall über Kältegefühl und Parästhesien in der untersuchten Extremität. Rasche Verfärbung und fehlende Pulse verstärken den Verdacht eines akuten Gefäßverschlusses. Gesichert wird die Diagnose durch Oszillographie und Dopplersonde. Tritt nach konventioneller Therapie keine Besserung ein, so muß die chirurgische Freilegung des Gefäßes angestrebt werden.

Unten wird ein Handlungsschema bei Verdacht auf postangiographische Thromboembolie angegeben.

Gelangt der Führungsdraht oder der Katheter selbst zu weit nach distal in eine Arterie kleinen Durchmessers oder wird die Arterienwand durch die Kanüle traumatisiert, kann es durch Reizung der Gefäßwand zum *Vasospasmus* kommen. Iatrogener Spasmus tritt besonders häufig bei kleinen Kindern und jungen Mädchen auf.

Klinisch manifistiert er sich durch starke Schmerzen, die durch Analgesie kaum erleichtert werden können. Kälte- und Hitzesensationen, Anschwellen der Extremität, Parästhesien, Kribbeln und Veränderung der Hautfarbe werden häufig an der betroffenen Extremität beobachtet. Bei der körperlichen Untersuchung findet man einen im Vergleich zur Gegenseite verminderen Puls [Janevski 1982].

Verhalten bei der postangiographischen Thromboembolie. (Nach Kappert [250])

Hinweis	Patient gibt Schmerzen und Kältegefühl an
Diagnose	Pulsstatus, Hauttemperatur, Oszillographie, erneute Angiographie
Therapie bis zwei Stunden	Watteverband Tieflagerung des Beines Schmerzbekämpfung (in schweren Fällen Morphium) Vasodilatation
nach 2 Stunden	Chirurgische Behandlung (Fogarty-Katheter) absolut indiziert bei Extremitätenstammarterien Fibrinolyse bei peripheren Verschlüssen

Unabhängig von der Art der Gefäßeinengung kann die periphere Zirkulation so stark reduziert sein, daß es zur Ausbildung einer *Gangrän* kommt, die Extremität in seltenen Fällen sogar amputiert werden muß.

Systemische Komplikationen

Zu den systemischen Komplikationen werden nicht nur die allgemeinen Nebenwirkungen der verwendeten Pharmaka und Kontrastmittel gezählt, sondern auch Zwischenfälle, die sich durch Manipulation mit dem Führungsdraht oder Katheter entfernt von der Punktionsstelle ereignen. Es kann zur Gefäßperforation, Ablösung arteriosklerotischer Plaques, extraluminaler Kontrastmittelinjektion sowie zur subintimalen Injektion mit Dissektion des sondierten Gefäßabschnittes kommen. Derartige Zwischenfälle sind jedoch sehr selten. Häufiger kommt es zur Bildung von Gerinnseln, wenn der Katheter längere Zeit nicht mit Heparin-Kochsalzlösung gespült wurde.
Die notwendigen therapeutischen Maßnahmen hängen von dem klinischen Erscheinungsbild der Komplikationen ab. Der dissektionsbedingte Verschluß einer größeren Arterie oder die Embolie einer Stammarterie erfordern sofortige chirurgische Behandlung.
Neurologische Komplikationen sind selten. Hier muß zwischen lokaler Schädigung, beispielsweise der Verletzung des Nervus medianus bei direkter Punktion der Arteria brachialis, und zentraler Schädigung differenziert werden. Die Ursachen der zentralen Schädigung sind vielfältig: Gefäßspasmus, Verlegung des Gefäßlumens durch den Katheter, thromboembolischer Verschluß oder Luftembolie. Als Risikofaktor ist die Arteriosklerose zu werten.
Mehr als 80% der nach Angiographie auftretenden neurologischen Komplikationen sind vorübergehend. Hierzu zählen Nervenschmerzen, Parästhesien, Lähmungen oder kortikale Ausfälle – beispielsweise Erblindung oder Aphasie – in Form von transitorischen ischämischen Attacken (TIA).
Die Tabelle auf S. 83 gibt in Anlehnung an Wenz [531] eine Übersicht über die wichtigsten lokalen und systemischen Komplikationen.
Komplikationsrate und -art differieren bei Anwendung verschiedener Untersuchungstechniken, die durch Kontrastmittelgabe induzierten Nebenwirkungen sind nicht von der Untersuchungstechnik abhängig.
Die *transfemorale Kathetertechnik* wird heute als Methode der Wahl empfohlen. Lokale Komplikationen wie Verletzungen der Intima, Pseudoanaeurysmen oder arteriovenöse Fisteln am Punktionsort, Thrombose, lokale Infektion oder Gangrän kommen vor, sind jedoch sehr selten. Kleinere Komplikationen wie beispielsweise Nachblutung an der Punktionsstelle, perivaskuläres Hämatom, Ödem oder arterielle Spasmen werden hingegen häufiger beobachtet.
Die periphere Nervenverletzung ist eine bekannte *Komplikation der transaxillären Kathetertechnik*. Die hohe Rate an neurologischen Komplikationen ist durch die anatomische Nähe von Punktionsstelle und Plexus brachialis bedingt. Je nach Verletzungsgrad kann es zur vorübergehenden Parästhesie bis hin zur kompletten Lähmung des Armes kommen.

Komplikationen bei der Angiographie der oberen Extremität

Komplikationen	Risikofaktoren
Hämatom und Nachblutung	Blutungsneigung (Quick unter 40%) Antikoagulantientherapie Hypertonus Zahlreiche Punktionsversuche Großer Kaliber von Punktionskanüle bzw. Katheter
Thrombose	Hypotonie Thromboseneigung Zahlreiche Punktionsversuche Lange Untersuchungsdauer Rauher und langer Katheter Unterlassung der Heparin-Kochsalzspülung
Kontrastmittel-paravasat	Ungenügende Kontrolle der Lage von Kanüle oder Katheterspitze Veränderung der Kanülen- oder Katheterlage durch Verschieben des Patienten über dem Filmwechsler oder selbsständigen Positionswechsel des Patienten
Dissektion Perforation	Arteriosklerose Fehlerhafte Punktion Gewaltsames Vorschieben von Führungsdraht oder Katheter ohne Fernsehkontrolle
Arteriovenöse Fistel	Fehlerhafte Punktionstechnik Gleichzeitige Verletzung von Arterie und Vene (A. und V. femoralis in der Leistenbeuge)
Aneurysma	Arteriosklerose Zahlreiche Punktionsversuche Große Kaliber von Kanülen bzw. Katheter
Schädigung eines peripheren Nerven	Kompression durch Hämatom Fehlerhaft Punktion Zahlreiche Punktionsversuche
Zentrale neurologische Ausfälle	Arteriosklerose Gefäßpasmus Verlegung des Gefäßes durch den Katheter Thromboembolischer Verschluß Luftembolie

Durch den Katheterisierungsvorgang selbst treten vereinzelt Thrombosen der Arteria axillaris mit Ischämiesymptomen der Hand, Pseudoaneurysmen und unkontrollierte Nachblutungen auf. Aufgrund der Lokalisation der Arteria axillaris und ihres kleinen Lumens ist die Blutstillung erschwert.

Bei der *direkten Punktion der Arteria brachialis* sind Thrombosen und Aneurysmabildung an der Punktionsstelle die Hauptkomplikationen [Janevski 1982]. Zusätzlich treten Blutungen, ausgedehnte Hämatome, Dissektion, Ablösung arteriosklerotischer Plaques und Gefäßspasmen auf. Auch die Entstehung einer arteriovenösen Fistel ist in der Literatur beschrieben worden.

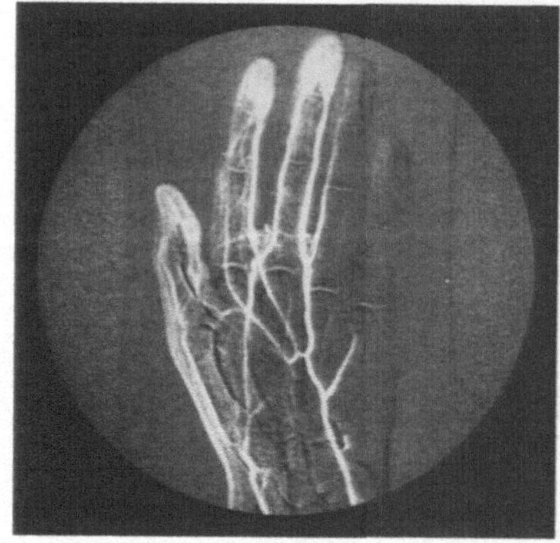 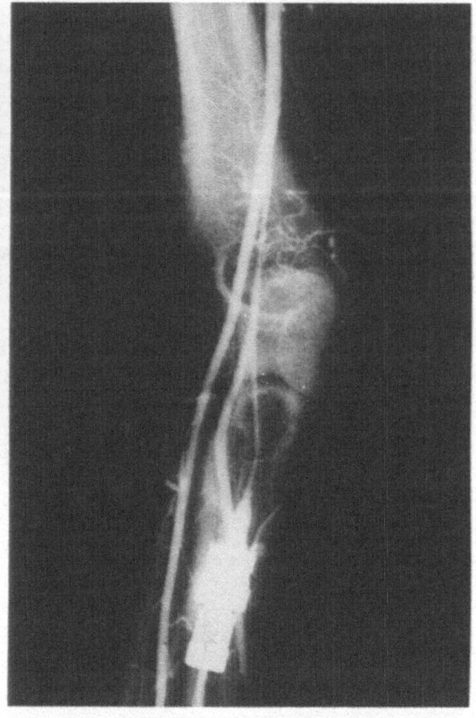

Links: Akzidentelle Infiltration des Nervus medianus bei der direkten Punktion der Arteria brachialis führt zur Aufhebung des Vasospasmus an den vom Nervus medianus innervierten Fingern. Die Vasokonstriktion der übrigen Finger bleibt bestehen

Rechts: Spasmus der Arteria radialis an der Punktionsstelle

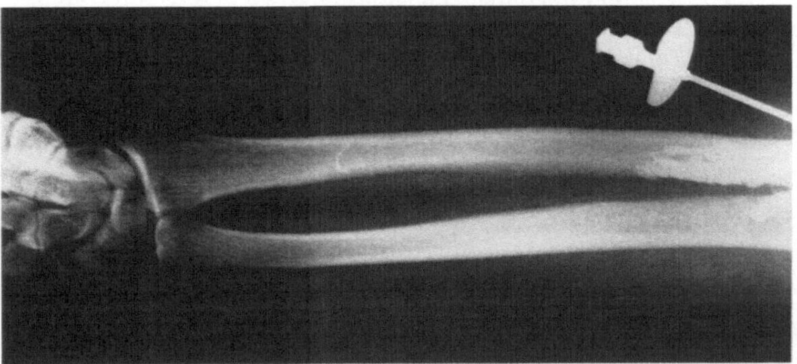

Kontrastmittelparavasat an der Punktionsstelle

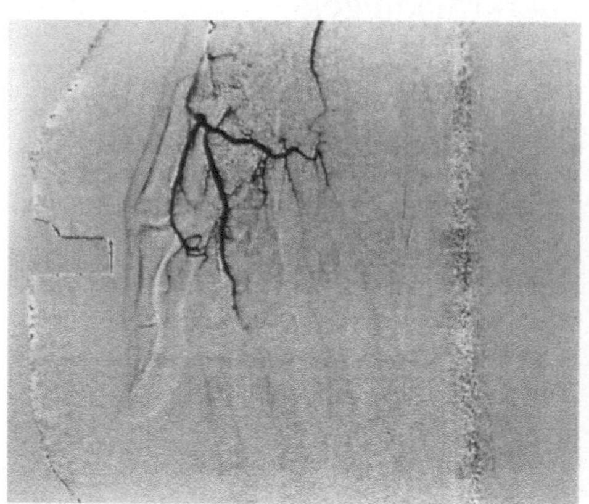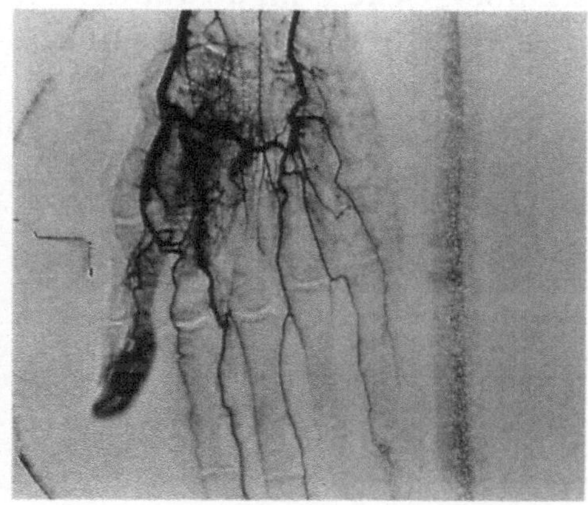

Links: Brachialis-Angiographie ohne Vasodilatans: Insuffiziente Darstellung der metacarpalen und digitalen Arterien. Scheinbare Gefäßabbrüche. Deutlich verlangsamte Kontrastmittelperfusion bis in den Hohlhandbogen, danach keine suffiziente Fingerarteriendarstellung

Rechts: Angiographie nach Gabe von Tolazolinhydrochlorid intraarteriell bei zusätzlichem Handbad. Jetzt gute Darstellung des Arcus palmaris profundus, der Aa. metacarpeae sowie der Fingerarterien mit Teilverschlüssen von D 2, D 4 und D 5

Radiologische Diagnostik der Gefäßerkrankungen

Primäre Gefäßerkrankungen

Kongenitale und erworbene vaskuläre Läsionen und Geschwülste

Die primären Gefäßerkrankungen der oberen Extremität sind differentialdiagnostisch relativ schwierig zu unterscheiden. Anders als im Bereich der unteren Extremität, in dem zu einem ganz großen Prozentsatz die Arteriosklerose und deren Folge diagnostiziert werden können, ist die differentialdiagnostische Situation der oberen Extremität weitaus schwieriger. Sei es aus statischen oder funktionellen Gründen, die die Diagnostik der unteren Extremität wesentlich mehr benötigt und die Angiographie der oberen Extremität relativ selten macht, sei es aus noch ungeklärten Mechanismen, die zur AVK der oberen Extremität führen, ist die eindeutige Diagnosestellung aus dem Röntgenbild allein relativ schlecht zu eruieren.

Insbesondere im rheumatischen Formenkreis ist die medizinische Forschung in den letzten Jahren entscheidend fortgeschritten, so daß Erkrankungen, die mit einem Raynaud-Phänomen einhergehen, heute besser differenziert werden können als bis noch vor wenigen Jahren.

Die kongenitalen vaskulären Läsionen beinhalten im wesentlichen eine Aplasie, eine Hypoplasie, eine Atresie oder kongenitale Stenosen der Aa. subclaviae. Auch Fehlanlagen der supraaortischen Abgänge, die zu einer peripheren AVK der oberen Extremität führen können, sind hier zu nennen.

Normalerweise sind angeborene Stenosen sowie Atresien der Aa. subclaviae verbunden mit anderen Mißbildungen des Herzens oder der Ausflußbahnen bzw. der Klappen.

In der Literatur werden sowohl angeborene Atresien beider Aa. subclaviae insbesondere in Kombination mit einem rechtsverlaufenden Aortenbogen (Gerber, 1967] und mit einer Atresie der linken A. carotis beschrieben. In Einzelbeschreibungen wurden auch kongenitale Atresien der linken A. subclavia, verbunden mit einem rechtsverlaufenden Aortenbogen und einer Fallot'schen Tetralogie beschrieben [Janevski, 1989]. Diese Erkrankungen gehören insgesamt jedoch in das frühe Kindesalter und die Patienten überleben ihre Erkrankung bis ins Erwachsenenalter in der Regel nicht. Hypoplasien der Supraaortaläste sind relativ seltene Befunde. In unserem eigenen Krankengut fanden wir die Hypoplasie der A. carotis mit insgesamt 5 Aortenabgängen aus dem Arcus aortae: Aa. subclavia sinistra, carotis dextra, carotis sinistra, vertebralis sinistra sowie vertebralis dextra. Der

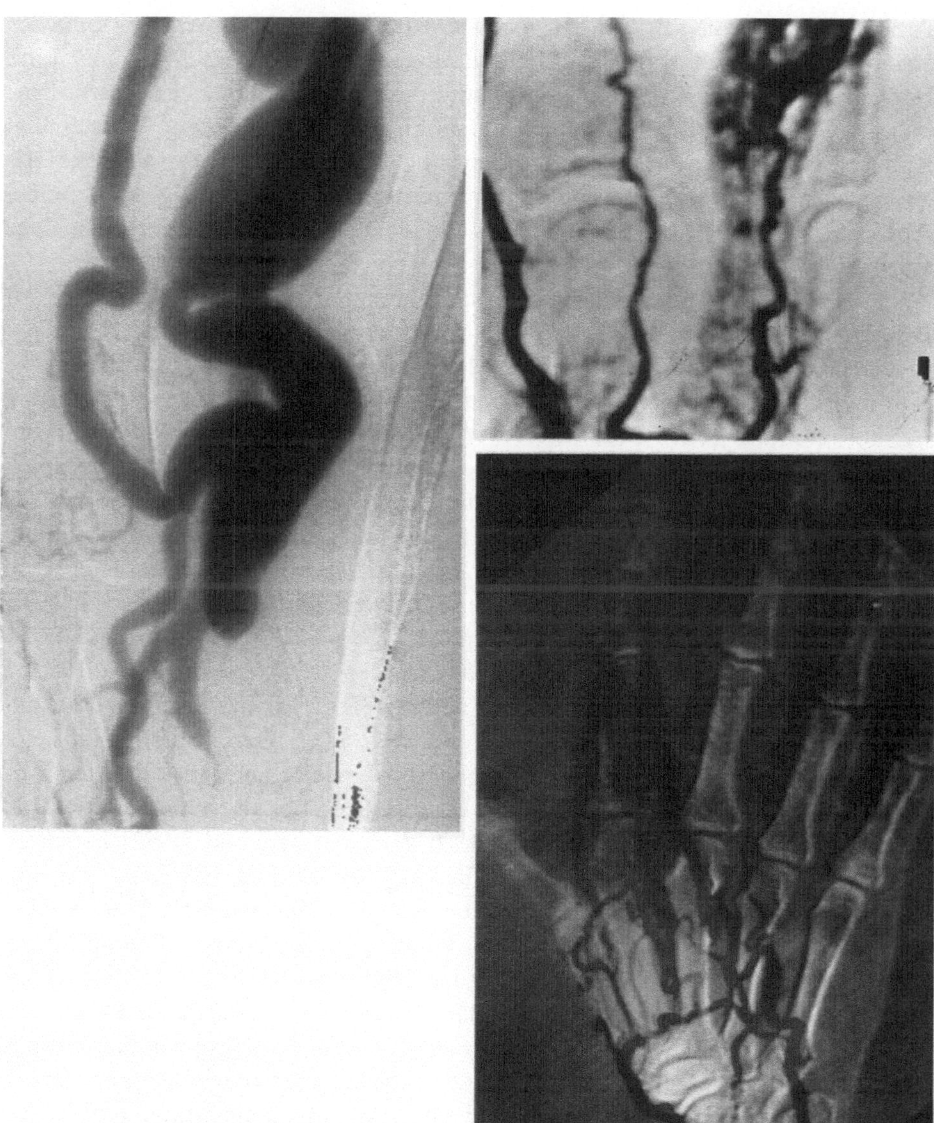

Links: 15jähriger Junge mit einem Parkes-Weber-Syndrom. Starke Aufweitung und Schlängelung der A. brachialis, radialis und ulnaris sowie a. v. Shunt mit massiv erweiterten Venen des Oberarmes.

Oben rechts: 25jährige Patientin mit bis dato schmerzlosem „Tumor" am Daumenballen, der in den letzten Wochen zu pulsieren und schmerzen begann. Angiographischer Nachweis eines Glomustumors im Bereich der Daumenspitze

Unten rechts: Angeborene a. v. Fistel im Zeigefingerbereich ohne vorhergegangenes Trauma. Seit der Kindheit besteht ein verdickter proximaler Zeigefinger mit livider Blaufärbung. Angiographischer Nachweis einer ausgedehnten a. v. Fistel im Zeigefinger-Grund- und -Mittelgliedbereich

Patient überlebte diese Erkrankung ebenfalls nur bis zum 13. Lebensjahr und wies ansonsten zusätzlich zahlreiche Fehlbildungen des Neurocraniums auf. Eine Hypoplasie der A. subclavia in Kombination mit einer vorhandenen Neurofibromatosis Recklinghausen wird nach Janevski [1982] beschrieben. Vollständige Aplasien der armzuführenden Arterien sind ebenfalls bekannt, während die Variationen der Oberarm- und Unterarmarterien relativ häufig sind, wobei Aplasien sowohl des Radius als auch der Ulna in unserem Krankengut beobachtet wurden.

Arteriovenöse Fehlbildungen, Fisteln oder Hämangiome sind in unserem Krankengut im Bereich des Arcus aortae sowie der abgehenden großen Gefäße beobachtet worden. Bei arteriellen Malformationen können sowohl direkte arterio-venöse Shunts, Erweiterung der zuführenden Arterien sowie Erweiterung der abführenden Venen beobachtet werden. Technisch sind Darstellungen von Veränderungen dieser Art in erster Linie der digitalen Subtraktionsangiographie vorbehalten und sollten insgesamt bei klinischem Verdacht von transfemoral her untersucht werden. Wichtig ist die relativ hohe und schnelle Kontrastmittelinjektion bei möglichst selektivem oder supraselektiv liegendem Katheter. Hier ist in erster Linie an penetrierende Stich- oder Schußverletzungen zu denken, in ganz seltenen Fällen auch an ein stumpfes Trauma.

Klinisch muß in erster Linie unterschieden werden zwischen streng lokalisierten Veränderungen mit pulsierender Weichteilvergrößerung oder einer generalisierten Veränderung, beispielsweise einer gesamten Seite. Der isoliert lokalisierte Typ einer arterio-venösen Fistel ist seltener im Vergleich zur generalisierten Veränderung einer gesamten Extremität. Häufiger ist hier die untere Extremität betroffen, Einzeldarstellungen sind jedoch auch bei Janevski [1982] berichtet. Der häufigste vaskuläre Tumor im Bereich der oberen Extremität ist das kavernöse Hämangiom, das im Handbereich, im Fingerbereich, jedoch auch anderen Stellen des Armes auftreten kann. Um den hohen Durchfluß im Röntgenbild festhalten zu können. werden High-flow-Katheter benötigt. Blattfilm-Angiographien eignen sich nur dann, wenn sehr schnelle Bildsequenzen (8 bzw. 16 Bilder/sec) möglich sind. Auch ist vor allen Dingen durch extreme Frühfüllungen (High-flow-Angiome] oder extreme Spätanfärbungen im Angiogramm die zeitliche Abfolge der Bilderstellung im Angiogramm mittels der Blattfilm-Angiographie nur schwierig zu diagnostizieren, so daß eine digitale Subtraktionsangiographie von großem Vorteil ist. Arterio-venöse Malformationen sind im allgemeinen im Kopfbereich deutlich häufiger als im übrigen Körperbereich. Die extracraniellen arterio-venösen Malformationen im Hals sowie im oberen Thoraxbereich werden im allgemeinen aus Ästen der A. subclavia gespeist und können aufgrund dieses „Steal-Phänomens" im Erwachsenenalter zu einer Claudicatio führen. Im Kindesalter haben wir derartige Veränderungen bisher nicht diagnostizieren können. Sie sind häufig Gegenstand eines Zufallsbefundes, der palpatorisch sowie auskultatorisch mit einer pulsierenden Weichteilschwellung verbunden ist. Erst bei größeren Veränderungen dieser Art findet sich aufgrund der Verdrängung oder Ummauerung von großen Gefäßen eine klinische Symptomatik. Nicht selten werden derartige Malformationen

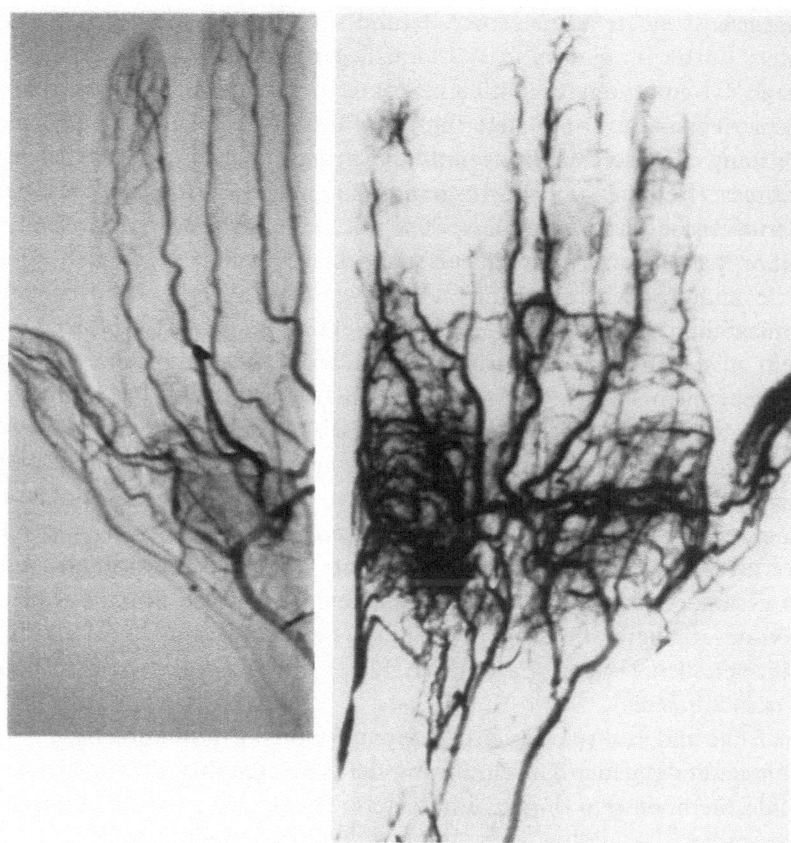

Links: 30jähriger Patient mit pulsierendem „Tumor" über dem Metacarpale II. Angiographischer Nachweis eines histologisch verifizierten Hämangioms

Rechts: 60jähriger Patient mit zunehmend pulsierendem Tumor des Hypothenars. Angiographischer Nachweis eines gut perfundierten hämangiomatösen Tumors bei zusätzlichen Verschlüssen im Dig 5-, Dig 4- sowie segmentär im Dig 2-Bereich. Histologisch ergab sich ein Hämangiom mit thromboembolischer Streuung in die Fingerarterien

auch durch Vergrößerung des Herzens im Sinne einer hypertrophischen Herzerweiterung bei hohem anfallendem venösem Rückfluß entdeckt. Im allgemeinen werden arterio-venöse Malformationen im Bereich der Hand und des Unterarmes nicht derartig hämodynamisch wirksam, daß sie cardiale Symptomatiken hervorrufen. Klinisch findet sich meist eine Weichteilschwellung, die neben der Pulsation auch eine Hautveränderung im Sinne einer dunkelbläulichen Verfärbung mit starker Venenzeichnung darstellt. Gelegentlich findet sich eine lokale Überwärmung, im Röntgenbild zeigt sich nicht selten eine knöcherne Mitbeteiligung.
Eine zweite Gruppe der arterio-venösen Malformationen sind die arteriovenösen Fisteln. Diese finden sich zwischen Arterien und Venen durch eine direkte Verbindung. Normalerweise sind derartige Veränderungen erworben, nicht selten durch Stichverletzungen oder neuerdings auch durch Angiographien mit großen Katheter-Durchmessern. Eine angeborene arterio-venöse Fistel

hingegen ist ein relativ seltener Befund. Die Pathogenese von arterio-venösen Fisteln dürfte im Embryonalstadium liegen. Hier wird eine kongenitale Fehlanlage der embryonalen Differenzierung in Venen und Arterien diskutiert, die zu einer Persistenz von Fistelöffnungen führt. Diskutiert wird auch eine Wiedereröffnung eines solchen kongenital angelegten Fehlers aufgrund eines kleineren Traumas [Neviaser, 1974]. Insgesamt kann jedoch festgehalten werden, daß arterio-venöse Fisteln zu über 90% im zerebralen Bereich vorkommen. Der Tumor besteht im wesentlichen aus einer überschießenden Kapillarbildung sowie außerordentlich dünnen arterio-venösen Wandstrukturen, die für eine Permeabilität sorgen. Der Befund eines Hämangiomes ist klinisch einigermaßen leicht zu stellen, falls er relativ oberflächlich zu liegen kommt. Klinisch sind die Zeichen uneinheitlich: Schmerzhafte und schmerzlose Hämangiome kommen vor [Newiaser, 1974]. Als radiologische Diagnostik sollte immer eine Angiographie gemacht werden, da einzig mit dieser Methode das gesamte Ausmaß der Läsion, die zuführenden und abführenden Gefäße sowie die Einbeziehung von benachbarten Strukturen differenziert werden kann. Auch hier ist wie bei den arteriovenösen Fisteln eine transfemorale Untersuchungstechnik sinnvoll, um die gesamte Umgebung der Läsion untersuchen zu können. Die digitale Subtraktionsangiographie zeigt sich auch hier als großer Vorteil, da von der früharteriellen bis zur spätvenösen Phase alle Abschnitte der Läsion beurteilt werden können.

Die frühe und exakte Diagnose dieser vaskulären Erkrankung hängt in allererster Linie an der genauen Durchführung der Angiographie, die bis heute die einzige valide Methode sein dürfte, um weitere Therapien, seien sie chirurgischer oder interventionell-radiologischer Art, beginnen zu können.

Arteriosklerose

Die Definition der WHO bezeichnet die Arteriosklerose als Prototyp degenerativer arterieller Gefäßerkrankungen, die durch eine variable Kombination von Veränderungen der Intima, bestehend in herdförmigen Ansammlungen von Lipoiden, komplexen Kohlehydraten, Blut und Blutbestandteilen, Bindegewebs- und Calcium-Ablagerungen, verbunden mit Veränderungen der Arterienmedia gekennzeichnet ist. Der wesentliche Ort des Geschehens der Arteriosklerose liegt zwischen dem Endothel und den elastischen Lamellen der Media im unmittelbaren Intimabereich der großen arteriellen Blutgefäße. Die Intima wird von den ersten elastischen Lamellen der Media als Wandspannung direkt aufgenommen und steht somit ein Leben lang unter einer relativ hohen Belastung. Sie wird mit dem vorhandenen Blutdruck gegen die Media gepreßt. Die Media wird durch Kapillaren selbst im mittleren und äußeren Drittel gespeist, während hingegen das innere Drittel lediglich durch Diffusion ernährt wird. Anders die Intima: Sie wird lediglich durch Diffusion vom Hauptblutstrom versorgt, so daß ein Teil des Kompressionsdrucks in einen Filtrationsdruck konvertiert wird. In diesen physiologischen Mechanismus des sog. „Mesenchymschwamms" der Intima, die lediglich

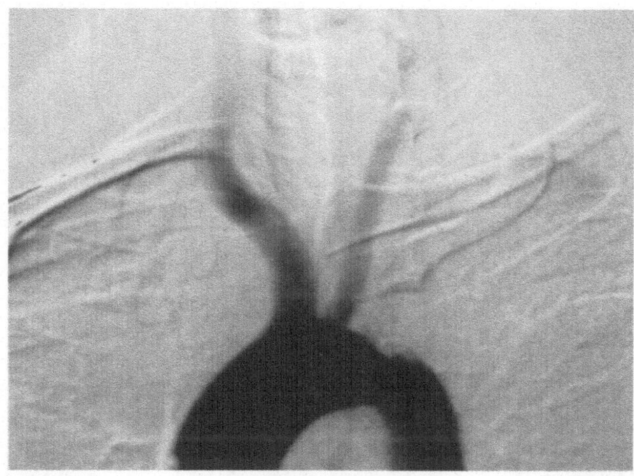

63jähriger Patient, generalisierte Arteriosklerose, Pulsverlust der linken oberen Extremität. Angiogramm des Aortenbogens mit arteriosklerotisch bedingtem Verschluß der A. subclavia sinistra

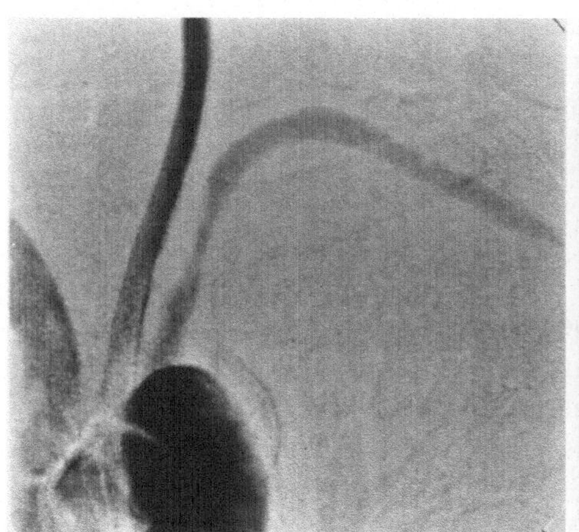 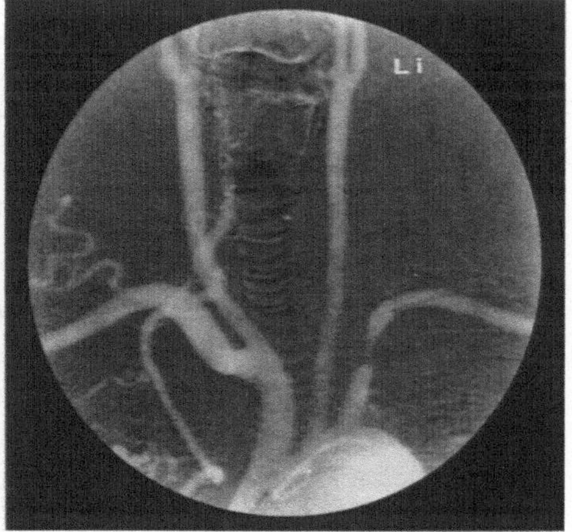

Links: Hochgradige, etwa 3 cm lange Stenose der A. subclavia sinistra mit Verschluß der A. vertebralis bei einer 70jährigen Patientin

Rechts: 73jähriger Patient mit abgeschwächtem Puls links. Angiographisch Nachweis einer kurzstreckigen Stenose der A. subclavia sinistra mit Verschluß der A. vertebralis

durch Diffusion aus dem Hauptblutstrom ernährt wird, können viele Mechanismen zur Intimaalteration angreifen.

Bei vorhandenen Hyperlipidämien kann der Mesenchymschwamm durch einen erhöhten transmuralen Diffusionsstrom in seinem Ablauf gestört werden, so daß eine gesteigerte Synthese von Kollagenen resultiert. Hierbei können eine Intimafibrose sowie eine Intimahyalinose auftreten. Eine solch geschädigte Intima kann eine gesteigerte Aggregationsneigung von Thrombozyten nach sich ziehen. Der

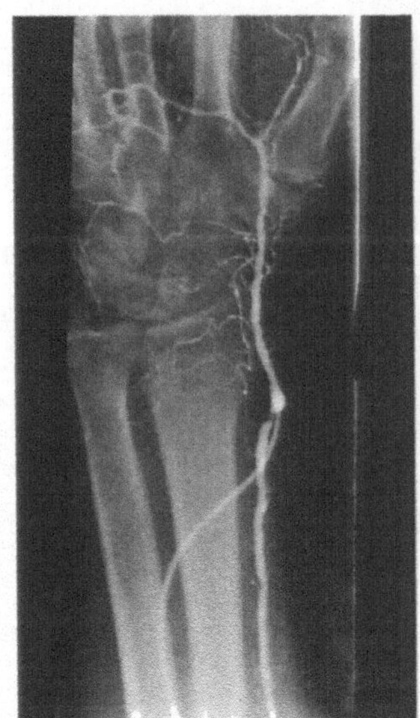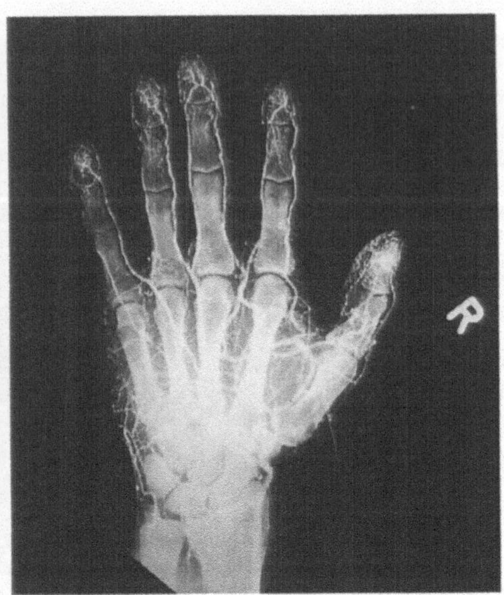

Links: 60jähriger Patient, generalisierte Arteriosklerose, Nierenarterienverschlüsse beidseits. Niereninsuffizienz bei Hämodialyse. Pulsverlust der Hand. Angiographisch Nachweis eines subtotalen Verschlusses der A. radialis mit multiplen Segmentverschlüssen im Hohlhandbogen. Die A. ulnaris ist verschlossen

Rechts: 50jähriger Patient mit Taubheitsgefühl in beiden Händen. Angiographie der Brachialis mit Darstellung eines vermehrten Kinkings der A. radialis, ulnaris mit Kaliberschwankungen im Hohlhandbereich sowie der Aa. metacarpeae und digitales propriae. Zeichen einer generalisierten Arteriosklerose

Mechanismus der atheromatösen Plaques an der Intima-Media-Grenze ist ein Endprodukt eines Gefäßumbaus. Aufgrund der Atherombildung finden sich unmittelbar unterhalb der Läsionen Zonen einer chronischen Mangelversorgung sowohl der bereits geschädigten Intima als auch der Media, die wiederum zu einem weiteren Oedem der Gefäßschicht und zu einer nachfolgenden, zusätzlichen Narbenbildung führt. Eine Störung des Kapillarhaushaltes der Vasa vasorum ist die Folge, was weiterhin das Wachstum atheromatöser Plaques begünstigt. Diese Plaques zeigen eine Neigung zu atheromatösen Intimaaufbrüchen, wobei der intramurale Druck zunimmt und in den in diesen Aufbrüchen neu gebildeten oedematösen Beeten sich neue Plaque-Rasen ansetzen, was zum Fortschreiten der Arteriosklerose von ganzen Gefäßarealen führt. Die chronische Mangelversorgung der Intima und Media, bedingt durch die Plaques, bringt notwendigerweise eine fortschreitende Vergrößerung von atheromatösen Intimaschädigungen weiterer Gefäßareale zustande, bis schließlich sogar eine Ruptur der Atherommassen mit nachfolgender Embolisation in die Kreislaufperipherie erfolgen kann. Die Atherommassen selbst haben eine hohe thromboplastische Aktivität, die unterschiedlich ausgedehnte, lange parietale Thromben produzieren, die ihrerseits zur Quelle rezidivierender arterieller Embolien sich entwickeln und den fortschreitenden arteriosklerotischen Gefäßumbau noch weiterhin begünstigen. Somit besteht

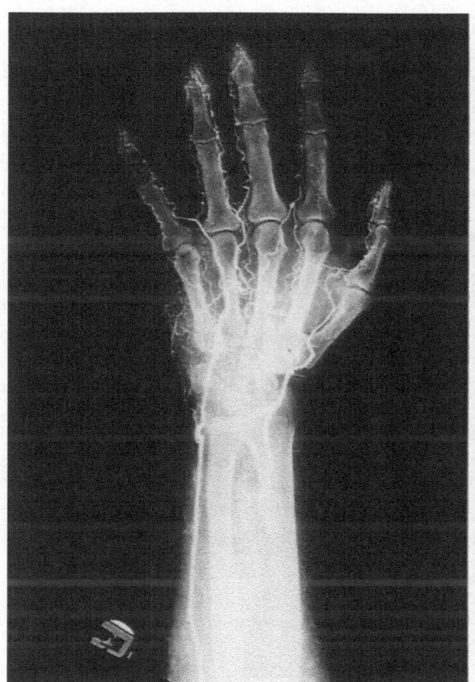 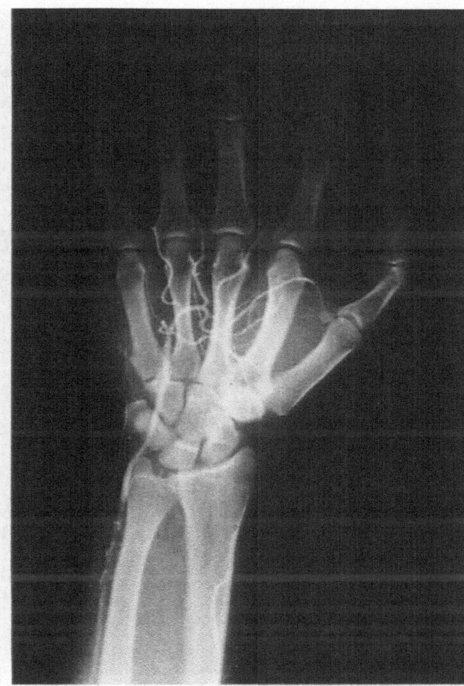

Links: 70jährige Patientin mit Taubheitsgefühl in beiden Händen. Keine typische Morgensteifigkeit. Brachialisangiographisch Nachweis von vermehrtem Kinking im Bereich der A. radialis im Hohlhandbogen sowie der A. ulnaris im Bereich der Aa. metacarpeae, der Fingerarterien mit Verschlüssen im Bereich D 2 sowie D 4 ulnarseits. Zeichen der generalisierten Arteriosklerose

Rechts: 50jähriger Patient mit terminaler Niereninsuffizienz und Taubheitsgefühl in beiden Armen. Die Brachialisangiographie zeigt einen Verschluß der A. radialis bei ulnarem Versorgungstyp. Multiple sequente Stenosen im radialen Stromverlauf, vermehrtes Kinking der Aa. metacarpeae und Segmentverschlüsse in Höhe der Grundgelenke

61jähriger Patient mit Taubheitsgefühl in beiden Armen und einer Art peripherer AVK der unteren Extremität im Stadium IIb. Es finden sich Zeichen des vermehrten Kinkings der Gefäße im Hohlhandbogen, insbesondere im ulnaren Strombereich sowie in der Daumenversorgung. Segmentstenosen, Segmentverschlüsse mit mäßiger Kollateralisation

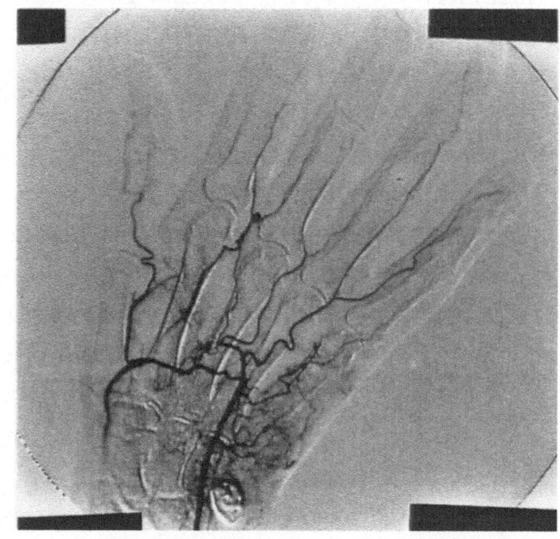

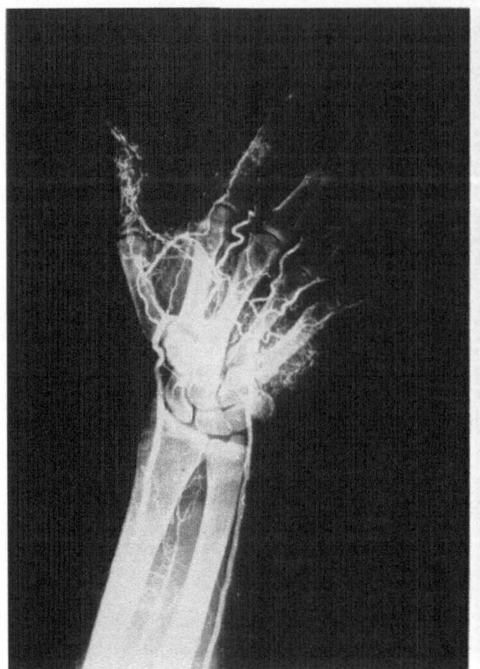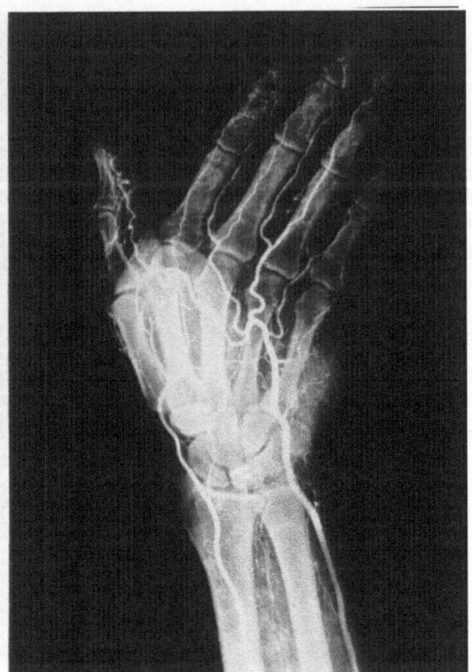

Links: 51jähriger Patient mit gelegentlich „Taubheitsgefühl" in den Händen beidseits. Angiographisch Nachweis eines deutlich vermehrten Kinkings, Kaliberschwankungen der ulnaren wie der radialen Gefäßstrecke, Kinking im Mittelhandbereich, Segmentstenosen und Segmentverschlüsse

Rechts: 63jährige Patientin mit Schwäche in den Händen, Gefühlstörungen. Angiographisch vermehrtes Kinking der radialen wie der ulnaren Strombahn bis in den Bereich des Hohlhandbogens, danach Elongation der ulnaren Strombahn, Segmentverschlüsse mit mäßiggradiger Kollateralisation von D 2 – D 5. Verschluß der A. interossea mit Segmentwiederauffüllung

ein kaskadenartiges Ausbreiten der Arteriosklerose von den ersten Anfängen der Intimaschädigung bis zu einer generalisierten arteriellen Wandschädigung. Prädilektionsorte solcher arteriosklerotischer Gefäßveränderungen sind Gefäßbifurkationen sowie Gefäßabgänge, da an diesen Lokalisationen multiple rheologische Störfaktoren zum Tragen kommen, die eine gesteigerte Thrombozytenaggregation begünstigen. Pathologisch-anatomisch finden sich Atheromflächen häufig in der Umgebung von Ursprungstrichtern der großen Gefäßabgänge, beispielsweise der viszeralen Arterie aus der Aorta abdominalis sowie der Nierenarterien. Prädilektionsorte der arteriosklerotischen Veränderungen sind vor allem auch die Innenkrümmer der großen Arterien und die Gefäßzonen, die an topographisch benachbarten immobilen Strukturen, beispielsweise an der Aorta im Bereich der Wirbelkörper lokalisiert sind. Arteriosklerotische Veränderungen finden sich im Bereich der Aorta abdominalis vornehmlich an der Bifurkation.
Relativ selten sind neben dem Aortenbogen Prädilektionsstellen im Bereich der oberen Extremität anzutreffen. Im Zuge einer generalisierten Arteriosklerose sind

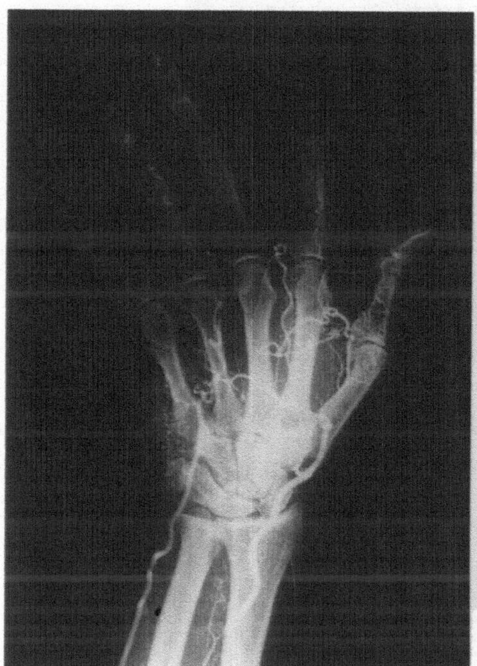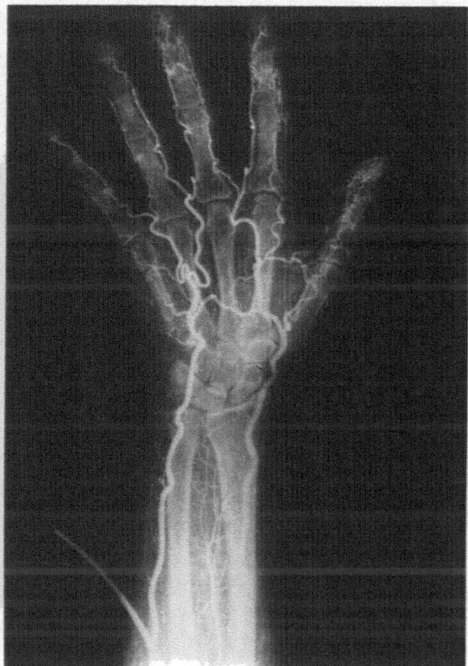

Links: 78jähriger Patient, stark geschlängelte, enggestellte Digitalarterien. Beginnende Abstoßung des Endgliedes von Dig 2. Beispiel für Überlagerung mehrerer Krankheitsbilder: Morbus Waldenström, Altersdiabetes, Arteriosklerose

Rechts: 60jährige Patientin, extreme Schlängelung der Unterarm- und Digitalarterien. Abbruch der A. digitalis propria Dig 2 radialseits

die Gefäßkalzifikationen von distal nach proximal ansteigend bereits im Nativbild gut zu erkennen. Die relativ plötzliche Stenosierung eines supraaortischen Gefäßes kann von einer intramuralen Blutung herrühren, die beispielsweise bei einer Ruptur eines kleinsten Gefäßes in die Arterienwand oder die Penetration von großen atheromatösen Plaques durch das Endothel zu einem Ulcus führt, das anschließend über die thrombotische Wandauflagerung zu einer manifesten Stenose werden kann. Die atheromatösen Ulzerationen sind von einer großen klinischen Bedeutung, da sie häufig für die Embolisation im peripheren arteriellen Bereich auch der oberen Extremität veranwortlich sind.

Die radiologische Diagnose der Arteriosklerose, häufig verbunden mit einer Hypotonie, ist im Moment der angiographischen Untersuchung meist bereits auf mehrere Gefäßareale ausgebreitet. Insgesamt können bei Übersichtsaufnahmen bereits Kalzifikationen der Arterienwand nachgewiesen werden, jedoch kann bei Fehlen der Kalzifikationen im Nativbild nicht die Arteriosklerose ausgeschlossen werden. Der Grad der Kalzifikationen, die im Übersichts-Röntgenbild bereits erkennbar sind, ist nicht zwingend mit dem klinischen Befund einer peripheren symptomatischen Verschlußkrankheit identisch. Notwendigerweise muß eine Kalzifikation der peripheren Gefäße der oberen Extremität nicht gleichbedeutend

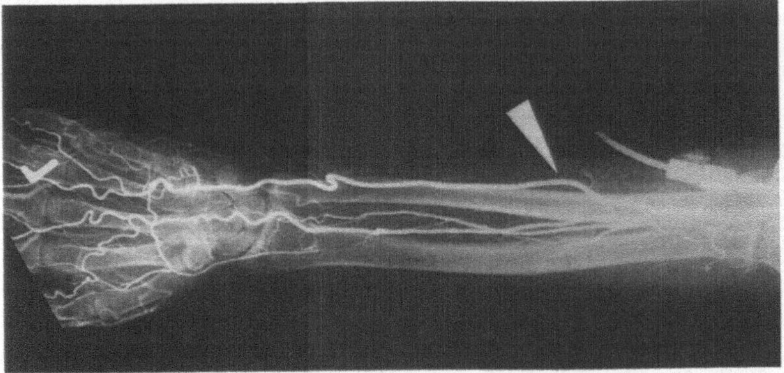

52jährige Patientin; terminale Niereninsuffizienz; Verschluß der A. radialis im proximalen und mittleren Drittel. Retrograde Auffüllung der A. radialis durch die A. ulnaris. Sicherstellung der Blutversorgung der Hand durch anatomische Variante (A. interossea anterior ist an der Versorgung von 2 1/2 Fingern beteiligt). A. ulnaris und Aa. interosseae zeigen eine langstreckige, gänsegurgelartige Konfiguration, die im Sinne eines Vasospasmus zu deuten ist

Arteriographische Zeichen der Arteriosklerose im Bereich der oberen Extremität

1. Isolierte hoch- bis mittelgradige Stenosen sind nahezu ausnahmslos im proximalen Subclavia-/Truncus brachiocephalicus-Bereich lokalisiert
2. Kurzstreckige arteriosklerotische Verschlüsse finden sich nur im proximalen Truncus brachiocephalicus-/A. subclavia-Bereich
3. Kalzifikationen der Arterien
4. Geringe periphere Stenosierungen im Kontrastbild
5. Deutliche Gefäßelongation der Unterarm- sowie Handgefäße
6. Glatt abbrechende Verschlüsse mit „korkenzieherartigen" Kollateralen, die in die Gefäßachse eingestellt sind
7. Kaliberschwankungen der Unterarm-/Hand-/Finger-Arterien
8. Segmentale Verschlüsse

mit einer Claudicatio sein. In unserem Patientengut spielt die Arteriosklerose eine entscheidende Rolle. Die Untersuchungen wurden jeweils von transfemoral über die Aortenbogen-Angiographie oder eine selektive Katheterisation des Truncus brachiocephalicus bzw. der Aa. subclaviae beidseits durchgeführt. Als Zeichen der Arteriosklerose fanden sich mehr oder weniger ausgeprägte, stenosierende Prozesse der A. subclavia, A. axillaris sowie der Oberarm- und Handarterien, wobei insbesondere die unregelmäßigen Wandstrukturen der großen Armgefäße aufgefallen waren. Eine wesentliche, signifikante zirkumskripte oder diffuse Stenosierung fanden wir im peripheren Armbereich nicht. Bei insgesamt 62 Patienten hingegen wurden isolierte Stenosierungen am Abgang der A. subclavia dextra und sinistra gefunden, die das Lumen hochgradig einengten und durch eine perkutane transluminale Angioplastie behandelt werden konnten. Exulzerierte Stenosen konnten wir im Armbereich nicht feststellen. Auffallend im Unterarm- und

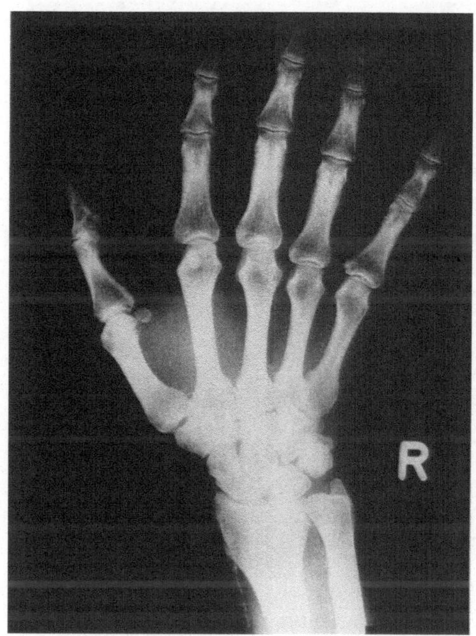

64jähriger Patient. Gefäßwandverkal-
kung. A. radialis + A. ulnaris. Generalisierte Aortensklerose

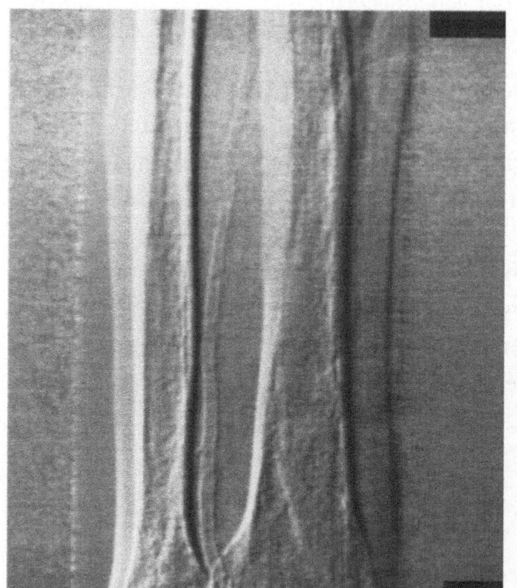

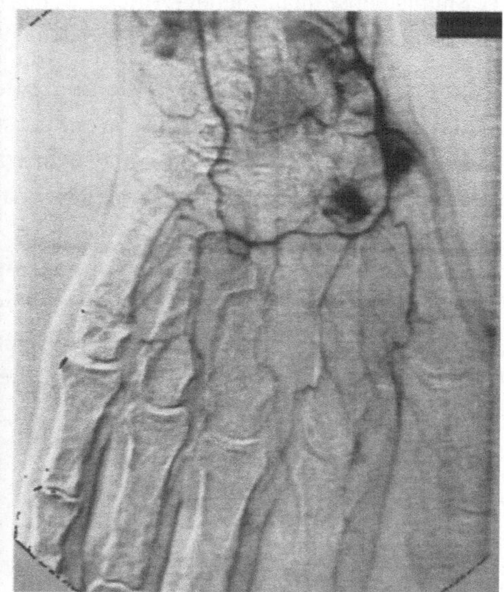

Links: 66jähriger Patient bei generalisierter schwerer Arteriosklerose, Nierenarterienver-
schlüssen beidseits, AVK beider Beine im Stadium IIb/IV sowie Claudicatio-Beschwerden
beider Hände. Digitale Subtraktionsaufnahme ohne Kontrastmittel des Unterarmes rechts
mit Nativverkalkungen der gesamten A. radialis und A. ulnaris.
Rechts: Handarteriogramm desselben Patienten. Schwerste, langstreckige Stenosen mit
Verschmächtigung der Radialis sowie Ulnaris sowie mit verfrühten a. v. Shunts im
Handwurzelbereich, pathologischen Kontrastmittelaustritten im Bereich des Arcus palmaris in die Weichteile, spindelförmige, filiforme Gefäßreste der Aa. metacarpeae und
Segmentverschlüsse der Gefäßreste im Fingerbereich. Die Hand mußte amputiert werden

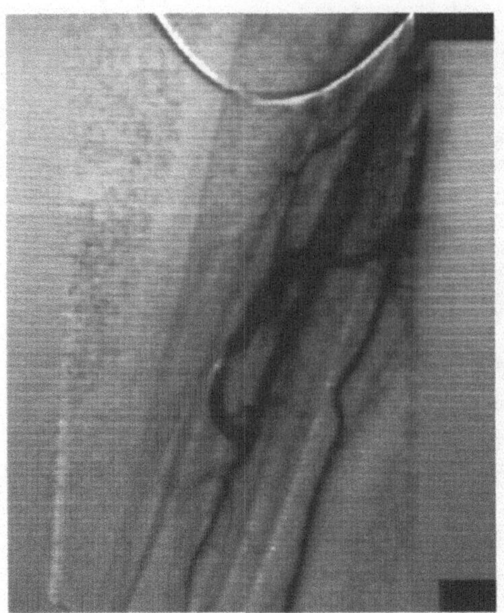

72jähriger Patient mit Hämodialyseshunt im Unterarm bei terminaler Nieren– insuffizienz. Angiographisch Nachweis einer Induration der gesamten Gefäße der A. radialis, A. ulnaris sowie der proximalen Interossea, welche im proximalen Oberarm verdämmert. Hochgradige Shuntstenose im mittleren Drittel. Zeichen der generalisierten, schweren Arteriosklerose

Handbereich sind elongierte Gefäßareale, insbesondere im distalen Radial- und Ulnarbereich sowie im Arcus palmaris superficialis. Die Elongation der Gefäße kann sich bis in den Bereich der Fingerarterien fortsetzen. Bei Verschlüssen ließen sich in fast allen Fällen korkenzieherartige Kollateralen, die in die Gefäßachse eingestellt waren, festhalten.

Die Angiographie sollte nicht von transbrachial durchgeführt werden, wenn sich Plaquebildungen in der Ellenbeuge bereits auf dem Nativbild darstellen lassen. Die Gefahr der Fragilität der Brachialis-Arterie ist im Vergleich mit den Femoralarterien deutlich höher, zusätzlich ist die Möglichkeit der Verschleppung von arteriosklerotischem Material erfahrungsgemäß höher als in den Becken-Bein-Gefäßen.

Steal-Phänomene

Das *Subclavian-Steal-Syndrom* ist dadurch gekennzeichnet, daß entweder ein Verschluß oder eine hochgradig hämodynamisch wirksame Stenose der proximalen A. subclavia im Ursprungsgebiet vorhanden ist, die zu einem Umkehrfluß der ipsilateralen A. vertebralis führt, die wiederum ein zerebrales Ischämiesyndrom bewirken. Typische Symptome können dabei eine „brachial-basiläre Insuffizienz" provozieren.

Eine manifeste Klinik muß bei einer derartigen Erkrankung nicht in jedem Falle vorliegen. Ggfs. fällt die Erkrankung auch durch eine Claudicatio der betroffenen

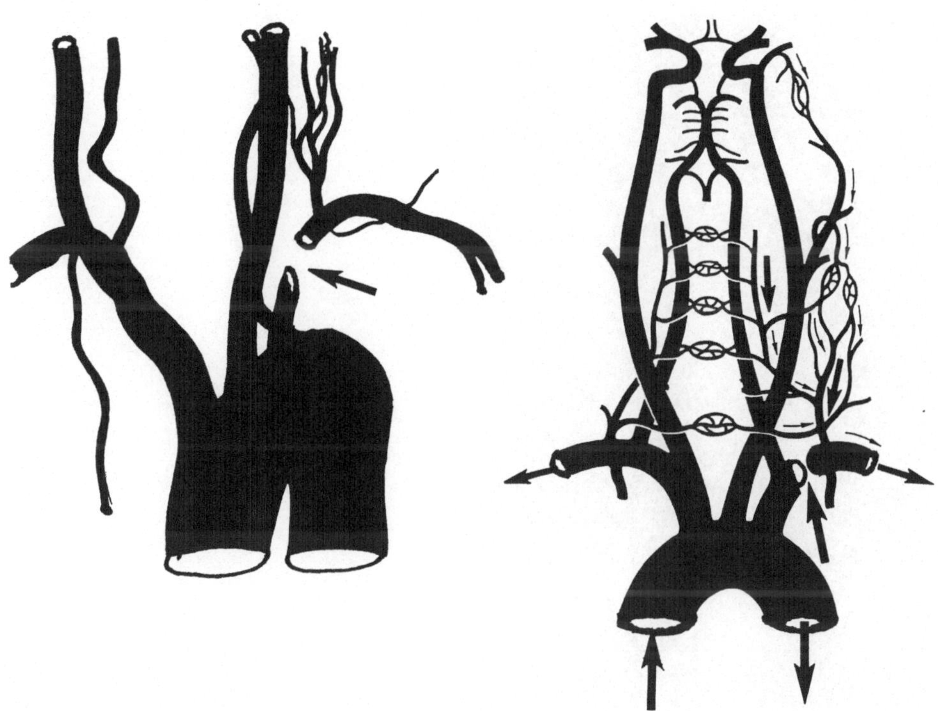

Links: Schematisierte Darstellung des Subclavian-Steal-Syndroms. Verschluß der proximalen A. subclavia sinistra (*Pfeil*) mit retrogradem Fluß in der A. vertebralis und Wiederauffüllung der subclavialen Strombahn

Rechts: Schematisierte Darstellung des thyreoidalen Steal-Phänomens bei orthograd durchströmter A. vertebralis. Der Verschluß der A. subclavia befindet sich distal des Abgangs der A. vertebralis (*Pfeil*). Über thyreoidale sowie weitere Gefäße im Halsbereich füllt sich die subclaviale Strombahn wieder auf

oberen Extremität auf, die insbesondere bei schwerer Arbeit manifest werden kann.

Der Pathomechanismus des Subclavian-Steal-Syndroms besteht in einer proximal des Abgangs der A. vertebralis gelegenen, hochgradigen Stenose, die zu einer Verminderung des Blutdruckes im distalen A. subclavia-/A. axillaris-Stromgebiet führt. Sobald der Blutdruck distal des Verschlusses oder der hochgradigen Stenose der A. subclavia unter den Druck der Vertebralarterie sinkt, beginnt ein Rückflußphänomen. Der Mechanismus wurde durch Reivich 1961 bereits beschrieben und experimentell belegt [Janevski 1982]. Experimentell konnte nachgewiesen werden, daß ein Blutdruck der A. subclavia, der 10% niedriger liegt als der Blutdruck in der A. vertebralis, zu einer Umkehr des Flusses der A. vertebralis führt. Andererseits ist es wichtig zu beobachten, daß in jedem Fall Arterien einen Stenosegrad von über 50% haben müssen, damit ein Blutdruckabfall distal der Stenose auftritt. Der Erstbeschreiber dieser Erkrankung war Luigi Contorni in einer Arbeit von 1960 (Janevski [233]). Der umgekehrte Blutfluß war jedoch bereits in früheren Jahrhunderten aufgefallen und beschrieben worden. So konnte bereits Thomas

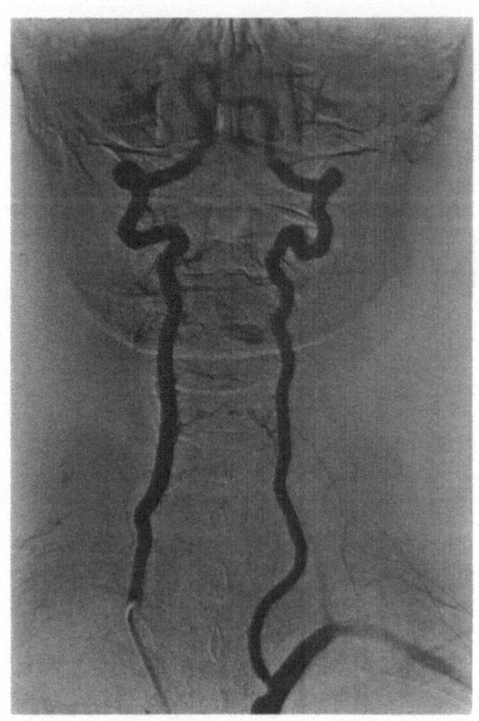

Angiographischer Nachweis eines Subclavian-Steal mit Injektion in den von transfemoral vorgeschobenen Katheter, der selektiv in der A. vertebralis dextra liegt. Kontrastmittelübertritt von der A. vertebralis dextra in die Sinistra bei hochgradiger Abgangstenose der A. subclavia sinistra (*unterer Bildrand*)

Willis, dessen Name der Circulus arteriosus der Schädelbasis trägt, nachweisen, daß Flußumkehrungen von der einen wie von der anderen Seite im Circulus arteriosus vorliegen können. Weitere Anatomen und Physiologen des 18. Jahrhunderts bemerkten erst, wie von William Hunter sowie R. Harrison beschrieben, ihnen noch unklare Flußumkehrverhältnisse im Halsbereich. Der Subclavian-Steal-Syndromkomplex sollte nach einem Vorschlag von Luigi Contorni 1973 „Harrison-Smyth's Syndrome" benannt werden, jedoch drang dieser Begriff nicht in die moderne Literatur ein [Janevski 1982]. Der Pathomechanismus des umgekehrten Flusses ist in der neueren Literatur mehrfach beschrieben worden. Außerhalb jeder Diskussion ist die Tatsache, daß ein proximaler, hochgradiger Verschluß der A. subclavia oder innominata den vertebralen Kreislauf als Kollaterale verwendet und bei einem kräftigen Gebrauch der betroffenen oberen Extremität der zerebralen Durchblutung eine mehr oder weniger große Blutmenge entzieht. Die Blutversorgung des Armes bei einem Subclavian-Steal-Syndrom geschieht jedoch nicht ausschließlich über den basilaren Kreislauf, sondern auch weitere Blutversorgungsareale aus der A. carotis externa, der A. vertebralis sowie der proximalen A. subclavia unmittelbar vor dem Verschluß werden zur Blutversorgung der betreffenden Extremität herangezogen. Auch sind die A. thyroidea inferior und die Intercostalarterien in diesen Umkehrprozeß der Blutzirkulation

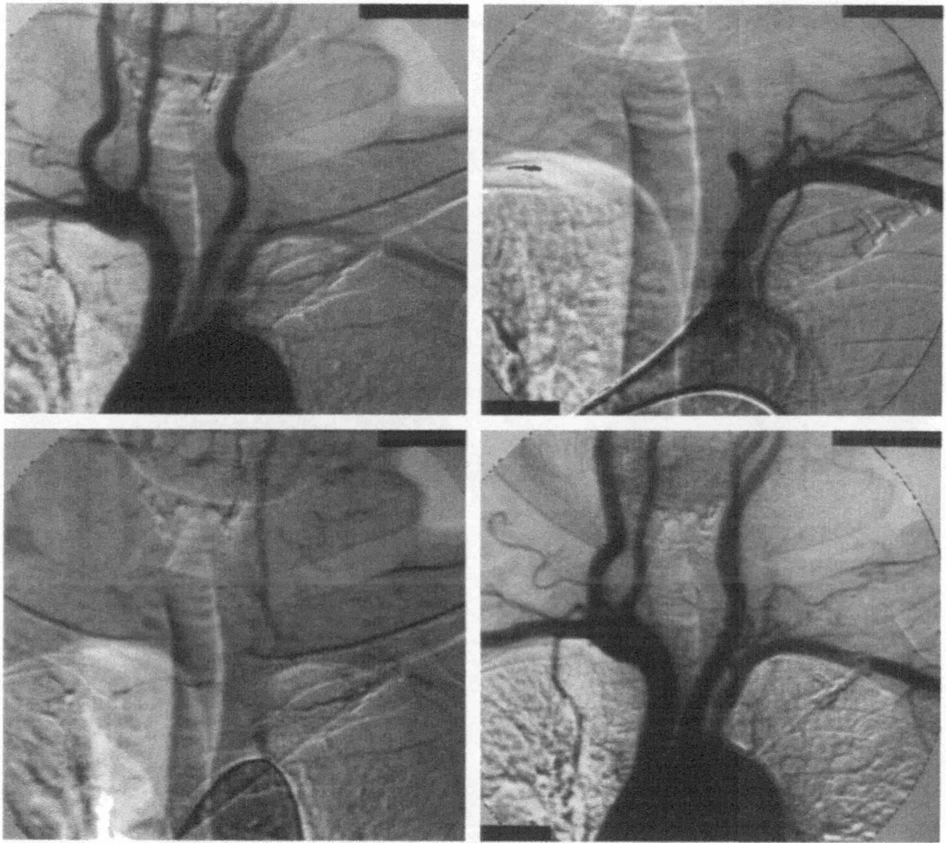

Oben links: 70jährige Patientin mit AVK der linken oberen Extremität sowie vertebro-basilärer Insuffizienz. Angiographisch hochgradige Stenose der A. subclavia sinistra.
Oben rechts: Selektives Angiogramm der A. subclavia sinistra: Hochgradige Subclavia-Stenose, keine Vertebralis-Darstellung.
Unten links: Spätarteriogramm des Aortenbogens mit Nachweis eines Subclavian-Steal mit Stromumkehr.
Unten rechts: Z. n. erfolgreicher Dilatation, keine wesentliche Reststenose der A. subclavia, orthograd durchströmte A. vertebralis

einbezogen. Sowohl angeborene als auch erworbene Formen des Subclavian-Steal's sind beschrieben. Sowohl eine Hypoplasie als auch ein angeborener Verschluß des Aortenbogens oder eine infantile Coarctatio aortae sind publiziert worden. Diese Erkrankungen sind vergleichsweise sehr selten und nur in Einzelfällen beschrieben. Der weitaus häufigere Anteil der Subclavian-Steal-Syndrome sind erworbener Natur, wobei das Subclavian-Steal-Syndrom nicht nur im primären Gefäßverschluß bzw. der Stenose zu suchen ist, sondern auch durch extravaskuläre Stenosen begründet sein kann. Bei weitem am häufigsten ist jedoch der arteriosklerotische, stenosierende Prozeß der proximalen A. subclavia oder der A. innominata. In der Literatur sind auch Fälle der Aneurysmabildung der proximalen A. subclavia, einer Arteriitis sowie von aktinischen Gefäßläsionen beschrieben

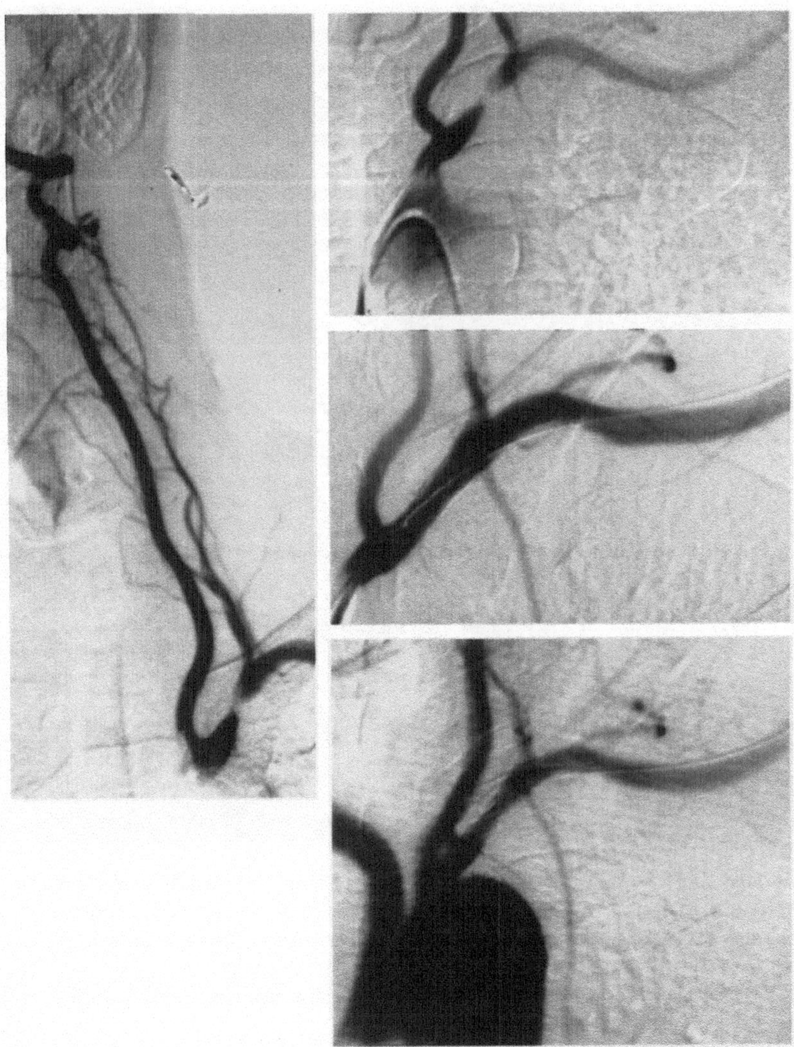

Links: 51jährige Patientin mit Zeichen der vertebrobasilären Insuffizienz sowie einer Pulslosigkeit der linken oberen Extremität. Angiographisch Nachweis einer hochgradigen Stenose der A. subclavia sowie eines Subclavian-Steal-Syndroms mit Flußumkehrung der A. vertebralis und Wiederauffüllung der A. subclavia sinistra.
Oben rechts: Ausschnittsvergrößerung der stenosierten A. subclavia mit Wiederauffüllung der retrograd durchflossenen A. vertebralis und flauer Darstellung der A. subclavia sinistra.
Mitte rechts: Z. n. Dilatation mit nur mäßigem Erfolg, danach Einlage eines 3 cm langen Palmaz-Stents in das stenosierte Segment der A. subclavia.
Unten rechts: Z. n. erfolgreicher Implantation des Palmaz-Stents mit gutem Perfusionsergebnis. Orthograd durchströmte A. vertebralis bei jetzt wieder vorhandener Flußumkehr, klinisch ebenfalls gutes Ergebnis nach 8 Monaten

worden, die ein derartiges Syndrom hervorrufen können. Traumatische, dissezierende Aneurysmata, Embolien sowie eine paraneoplastische, tumoröse Raumforderung sind ebenfalls bereits als Grund für ein Subclavian-Steal in der Literatur bekannt. In Einzelfällen ist auch die Takayasu-Arteriitis, die durch eine adventitielle entzündliche Veränderung der Arterienwand gekennzeichnet ist, für einen Subclavian-Steal verantwortlich gemacht worden.

Symptomatisch werden die Patienten mit einem Subclavian-Steal-Syndrom meistens durch zerebrale Erscheinungen oder durch Claudicatio-Beschwerden klinisch auffällig. Da nicht sämtliche Patienten mit einem Subclavian-Steal-Syndrom auch klinisch manifeste Symptome aufweisen, spielt die Flußrate bei der Klinik eine entscheidende Rolle. Auch andere Faktoren dürften hier zum Tragen kommen, insbesondere wenn der Circulus arteriosus Willisii der dorsalen Portionen nicht vollständig entwickelt ist, sondern hypoplastische Anteile aufweist. In der Literatur sind Variationen der Ausprägung des Circulus arteriosus Willisii beschrieben, so daß nur knapp die Hälfte der Population überhaupt ein Subclavian-Steal-Syndrom klinisch zeigen kann, da die übrige Bevölkerung anlagebedingt über einen nicht ausreichenden Circulus arteriosus Willisii verfügt, der nicht zum Subclavian-Steal ausreicht. Auffallend bei der klinischen Untersuchung ist ein verzögerter Puls der ipsilateralen Seite gegenüber der Gegenseite sowie ein Sistieren des Pulses bei Kompression der A. carotis communis. Beide Symptomen-Formenkreise, sowohl die neurologischen Symptome der zerebro-vaskulären Insuffizienz als auch die brachiale Insuffizienz, sind nicht miteinander auftretende klinische Zeichen, sie können einzeln auftreten, beide vorhanden sein, jedoch auch beide fehlen. Klinisch häufiger scheint das Symptom der basalen Insuffizienz zu sein. Schätzungsweise haben lediglich 50% mit einem Subclavian-Steal-Syndrom zerebrale Symptome und deutlich unter 10% mit Subclavian-Steal-Syndrom ein Brachial-Insuffizenzsyndrom. Neurologische Symptome sind ebenfalls beim Vorliegen der Erkrankung relativ uneinheitlich, da die Steal-Symptomatik wechseln kann. Die Symptomatik erstreckt sich häufig auf ein oberes Spinalsyndrom, cerebelläre Ataxie, Thalamussymptomatik sowie Ausfälle im Innenohrbereich. Zusammenfassend treten somit mehrere uneinheitliche Symptome auf, die alle mit einem Subclavian-Steal zusammenhängen können. Die intermittierenden Zeichen einer vertebro-basilären Insuffizienz beinhalten Schwindel, Kopfschmerzen, Sehstörungen, transitorische Paralysen, Ataxien sowie Mißempfindungen im Bereich des Mundes, Schluckstörungen und HWS-Gelenkbeschwerden. Die brachialen Insuffizienzsymptome hingegen sind außerordentlich selten und dann meistens gekennzeichnet durch intermittierende Schmerzsymptome der Muskulatur des Ober- und Unterarmes, die relativ plötzlich auftreten können. Die Symptome wie Schwächegefühl im Arm, Mißempfindungen, Taubheitsgefühl und Fingerbrennen können intermittierend auftreten und sind keinesfalls perseverierende oder regelmäßig wiederholbare und provozierbare Symptome.

Die Untersuchung der Wahl dieses Symptomes ist ausschließlich die Angiographie, die von transfemoral zunächst in einer Übersichtsangiographie des Aortenbogens in 45 Grad LAO durchgeführt werden sollte. Auch hier ist es von Vorteil, die digitale Subtraktionsangiographie einzusetzen, da zwar die früheren Bilder ein

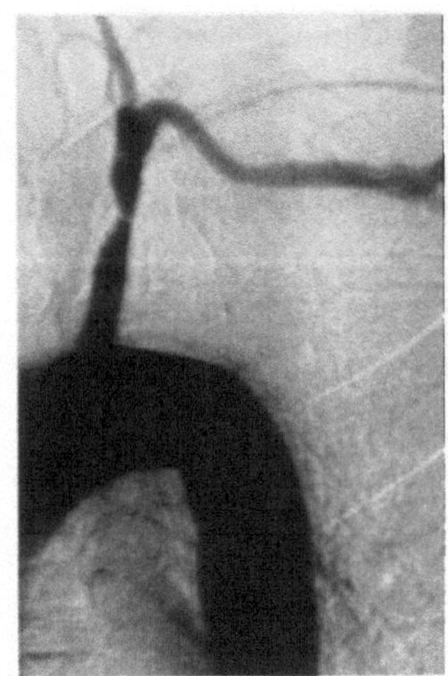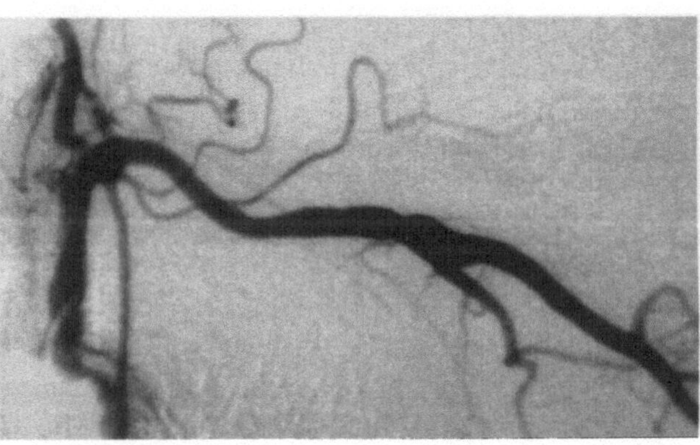

Links: Hochgradige Stenose der A. subclavia sinistra eines 51jährigen Patienten mit Subclavian-Steal-Syndrom. Zustand vor Dilatation.
Rechts: Nach Dilatation auch hier nur mäßiges Ergebnis bei erheblicher Reststenose. Danach Entschluß zur Einlage eines Palmaz-Stents (2 cm/7 mm). Nach erfolgreicher Implantation des Stents orthograde Durchströmung der A. vertebralis sinistra sowie gutes klinisches Perfusionsergebnis der A. subclavia sinistra. Aneurysmatische Erweiterung der subclavialen Aufzweigung in die A. thorakodorsalis und A. axillaris. Nach 10 Monaten gutes klinisches Ergebnis

exaktes anatomisches Ergebnis in Bezug auf die Stenosierung bzw. den Verschluß der A. subclavia erbringen können, jedoch die Steal-Symptomatik erst nach 20–30 sec eintreten kann und somit eine eindeutige Diagnostik mittels einer Blattfilm-Angiographie oft zufällig ist. Die digitale Subtraktionsangiographie hingegen kann durch ihre Auswertung auch von spätesten Phasen den Steal-Effekt eindrucksvoll dokumentieren. Eine selektive Darstellung der A. subclavia mit Hilfe eines Sidewinder-Katheters kann danach oft unterbleiben.

Sowohl bei Stenosen der proximalen Subclavia als auch kurzstreckigen Verschlüssen ist die Therapie der Wahl heute bereits die perkutane transluminale Angioplastie geworden. Lediglich bei einem nicht gelungenen Versuch der Rekanalisation bzw. Dilatation des betroffenen Subclavia-Segmentes sollte eine Operation mit Hilfe eines Bypasses erwogen werden.

Relativ seltene Begleiterkrankung des Subclavian-Steal-Syndromes ist ein beidseitiges Auftreten eines Subclavia-Verschlusses.

Auch hier ist meist die Arteriosklerose der Hauptgrund für den Gefäßverschluß. Weitere Gründe können die Arteriitis Takayasu sowie die kongenitale Stenose oder eine Coarctatio aortae sein [Janevski 1982].

Die Klinik bei einem beidseitigen Verschluß bzw. Stenosierung der Aa. subclaviae ist stets mit Erscheinungen der vertebro-basilären Insuffizienz bzw. Armsymptomen begleitet.

In sehr seltenen Fällen kann auch ein Steal-Syndrom der A. innominata vorliegen, wobei ein unterschiedlicher hämodynamischer Befund im Vergleich zum Subclavian-Steal-Syndrom vorhanden ist. Zwei hämodynamische Mechanismen stehen dabei im Vordergrund. Im ersten Fall verläuft der Blutstrom über die linke Vertebralarterie in die rechte Vertebralarterie mit einer Umkehrung des Flusses, wobei sich die rechte A. subclavia und rechte A. carotis füllt. Als weitere Möglichkeit besteht eine Blutumkehr von der linken Vertebralarterie und Carotis, die über den Circulus Willisii einen retrograden Flow des Blutstromes in der rechten Vertebralarterie und der rechten Carotis produziert. Auch hier ist die entscheidende Komponente des Funktionierens eines Steal's die volle Ausprägung des Circulus arteriosus Willisii, der bei einer Hypoplasie oder fehlenden Verbindung im dorsalen Anteil nicht funktioniert.

Ein weiteres „Steal-Phänomen" ist das „thyro-cervicale Steal-Syndrom". Bei diesem Syndrom besteht ein Verschluß oder eine segmentale, höchstgradige Stenose der A. subclavia jenseits des Abganges der A. vertebralis. Der Blutfluß durch die proximale A. subclavia füllt zunächst über die intakte A. vertebralis die Region der Schilddrüse maximal mit Blut auf. Von dort kommen bis zu kleinfingerdicke Venen in retrograder Richtung auf die A. cervicalis zu, die sie retrograd durchströmen und distal des Strömungshindernisses der A. subclavia wieder in die A. axillaris münden. Dies ist anatomisch daher möglich, weil ein ausgeprägtes arterielles Netz zwischen den Muskelästen und den spinalen Verzweigungen der Vertebralarterie sowie der Carotis und des thyro-cervicalen Truncus vorhanden ist, das als Weg oder in diesem Fall als Umleitung dient. Die meisten Patienten mit einem thyro-cervicalen Steal-Syndrom leiden an einer Arteriosklerose mit nachfolgendem Verschluß der A. subclavia. In der Geschichte sind derartige Veränderungen viele Jahrzehnte durch eine chirurgische Ligatur der A. vertebralis der betroffenen Seite therapeutisch angegangen worden. Der Blutzufluß zur oberen Extremität hängt in erster Linie vom Shunt-Volumen in der Schilddrüse ab, aber auch vom intakten Circulus arteriosus Willisii, der über den Carotis-/ Vertebralis-Kreislauf, über einen retrograden Fluß im Plexus thyro-cervicalis sowie den perispinalen Venen wieder dem Arm zufließt. In unserem Krankengut ist das thyro-cervicale Steal-Syndrom außerordentlich selten. Wir sahen es zweimal in Kombination mit einem Tumor der Schilddrüse, der eine Flußumkehr bei zusätzlichen a.v. Shunts bewirkte. Die Diagnose kann neben der klinischen Untersuchung, dem systolischen Armblutdruck beidseits sowie durch die Aortenbogen-Angiographie gestellt werden. U. E. ist eine solche Fragestellung auch ausschließlich durch eine intraarterielle digitale Subtraktionsangiographie zu stellen, da der Blutabstrom zur Extremität über den Plexus thyro-cervicalis deutlich verzögert abläuft, so daß die spätarterielle bzw. frühvenöse Phase mit der Flußumkehr nur durch diese Methode suffizient dokumentiert werden kann.

Thrombangiitis obliterans

Die Thrombangiitis, Thromboangiitis obliterans, die Bürger'sche Erkrankung oder auch Endangiitis obliterans sind Begriffe, die zum ersten Mal durch Leo Bürger 1908 beschrieben wurden. Das wesentliche Merkmal dieser Erkrankung ist

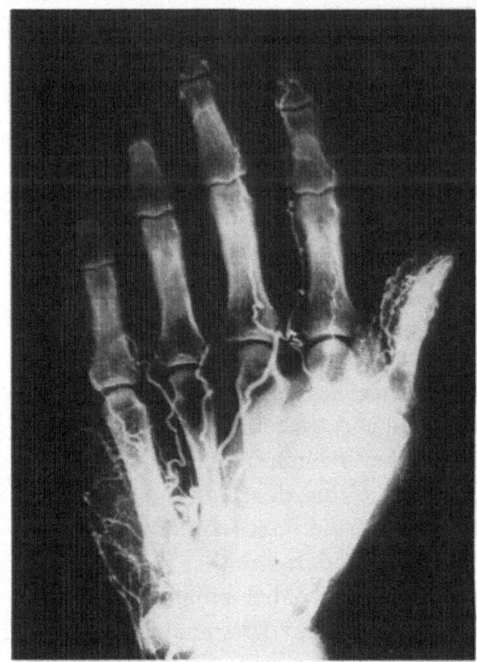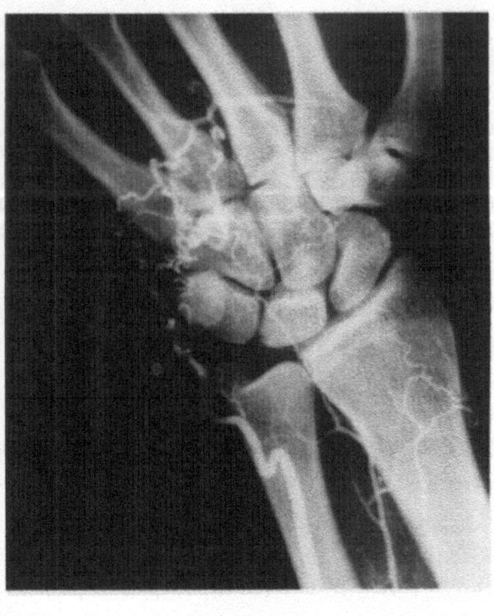

Links: 35jähriger Patient; 30 Zigaretten/d; spastisch enggestellte Digitalarterien; multiple Verschlüsse. Stenose der A. ulnaris an der Basis des Os metapale V. Fortschreiten der Erkrankung von distal nach proximal. Diagnose: Thrombangiitis obliterans im floriden Stadium

Rechts: 40jähriger Patient; Verschluß der A. radialis im mittleren Unterarmdrittel. Degenerative Veränderung der A. ulnaris mit ausgeprägtem „Kinking" und Auflösung in multiple, korkenzieherartige Gefäße. Ausgebrannte Thrombangiitis obliterans

die stets progressiv verlaufende periphere Mangeldurchblutung, die im allgemeinen in einem Gangränstadium endet. Die Erkrankung ist in den letzten 20 Jahren in der Häufigkeit angestiegen, sie ist in den ersten 50 Jahren der Angiographie als ein relativ seltenes Erscheinungsbild beschrieben worden. Die Thromboangiitis obliterans stellt eine eigenständige Erkrankung dar, die von der Arteriosklerose abzugrenzen ist. Vorzugsweise sind bei diesem progressiven Charakter der Erkrankung jüngere Patienten mit einer deutlichen Prävalenz männlicher Erkrankter gegenüber den weiblichen Patienten von 9:1 betroffen. In unserem Krankengut fanden sich vor allen Patienten zwischen 18 und 40 Jahren mit mehr oder weniger stark ausgeprägten Rauchgewohnheiten. Die thrombangiitischen Veränderungen sind nicht stets auf kleine Gefäße beschränkt, sondern können auch in großen Extremitätenarterien diagnostiziert werden. Nach der Definition von Leo Bürger ist die Thromboangiitis obliterans eine idiopathische Erkrankung, die auf eine segmental entzündliche, obliterative Veränderung der kleinen und mittleren Gefäße beschränkt ist, wobei der Befall der große Gefäße als eine Rarität anzusehen ist. Das Auftreten der Gefäßerkrankungen außerhalb der Extremitäten ist beschrieben worden, jedoch ein außerordentlich seltenes Ereignis. Im zerebra-

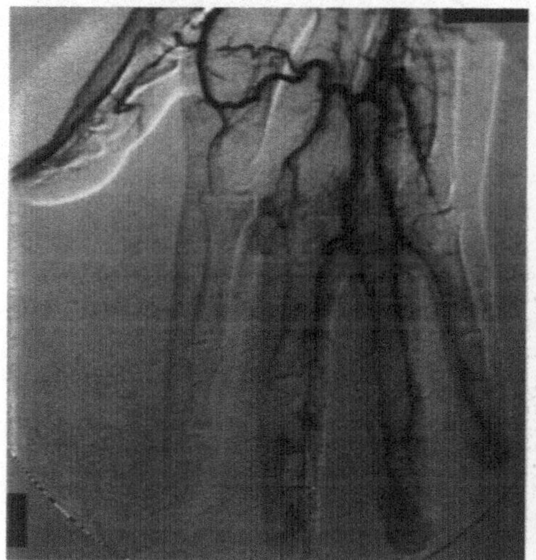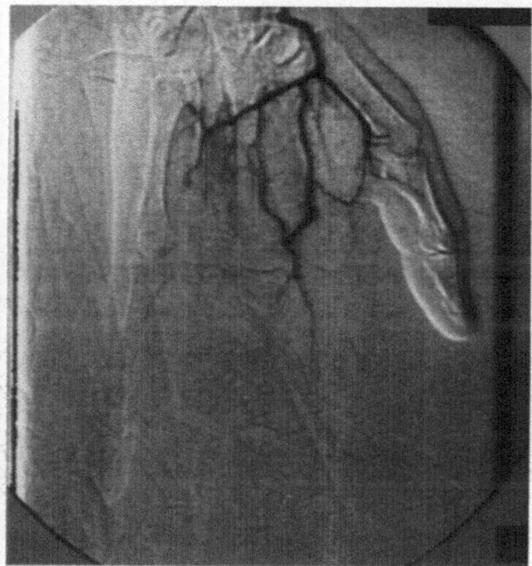

Links: 50jähriger Patient mit beidseitigen Symptomen einer Claudicatio intermittens. Brachialisangiographie der rechten Hand. Filiforme Stenosen der Fingerarterien, segmentäre und generalisierte Verschmächtigung der arteriellen Perfusion der Hand. Abbrüche der Digitales propriae II, III und V. Deutlich verzögerte Kontrastmittelpassage. Feinste Aneurysmata im Bereich D 5 radialseits sowie D 3 ulnarseits und D 1 interphalangeal.
Rechts: Arteriographie desselben Patienten (linke Hand). Segmentale, fadenförmige Stenosen im Bereich des Arcus palmaris. Verschluß der A. ulnaris. Abbrüche der Gefäße im Hohlhandbereich mit Verschmächtigung des gesamten arteriellen Bildes. Deutlich verzögerte Kontrastmittelpassage

len sowie im arteriellen Durchblutungsbereich sind Erkrankungen dieser Art bereits dokumentiert worden. Im allgemeinen beginnt die Erkrankung in den kleinen und kleinsten Gefäßen der Extremitäten, wobei die untere Extremität häufiger befallen ist als die obere Extremität mit einem Verhältnis von 6:4. Auch sämtliche Extremitäten können von dieser Erkrankung betroffen sein. Die Literatur über die Entität der Erkrankung ist nicht einheitlich, so wurde in den 50iger Jahren intensiv über die Frage diskutiert, ob die Bürger'sche Erkrankung eine eigene Entität besitzt oder im Sinne einer Früharteriosklerose mit thrombotischen Veränderungen zu werten sein wird. Mikroskopisch findet sich im akuten Stadium der Erkrankung im betroffenen Gefäßbereich ein thrombotischer Gefäßverschluß sowie eine entzündliche Veränderung aller Wandschichten der Arteriolen außer der Lamina elastica interna. In einem zweiten Stadium der Reparation zeigt sich eine Abnahme des arteriellen Wandoedems bei verbliebenem Thrombus. Im Endstadium verbleibt eine verdickte Intima und eine organisierte Lumenverlegung der Endstrombahn der Arterie, wobei die entzündlichen Veränderungen weitgehend verschwunden und durch fibröse Weichteilmassen ersetzt sind. Diese histologischen Befunde unterscheiden die Thromboangiitis obliterans eindeutig von der Arteriosklerose und der Arteriitis, bei der insgesamt mehr die Elastica interna und die Intima betroffen sind. Die Thromboangiitis obliterans kann von dem primären Morbus Raynaud, von der

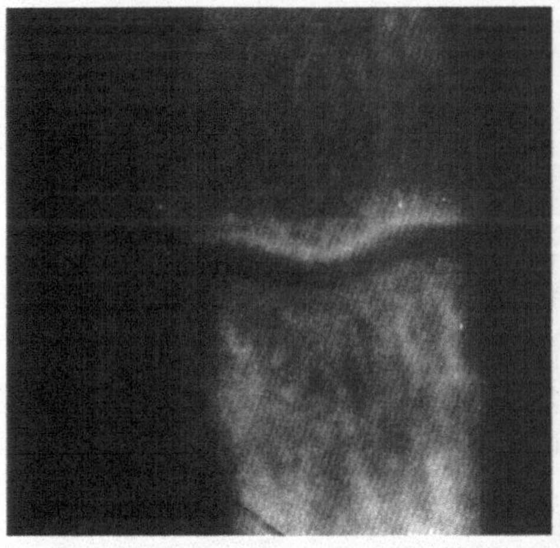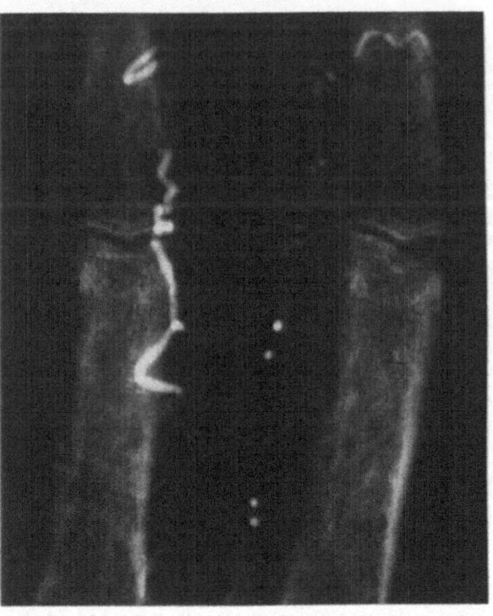

Links: Ausschnitt eines Patienten mit Thrombangiitis obliterans mit Gefäßveränderungen der kleinsten Gefäße. Filiforme Stenosen, korkenzieherartige Gefäßverläufe

Rechts: Fingerarteriogramm eines Patienten mit Thrombangiitis obliterans. Segmentverschlüsse der radialen Strombahn der Digitales propriae, korkenzieherartige Gefäßverläufe im Fingerarteriogramm, beginnende Kollateralisation, kleinste Aneurysmata der Fingergefäße

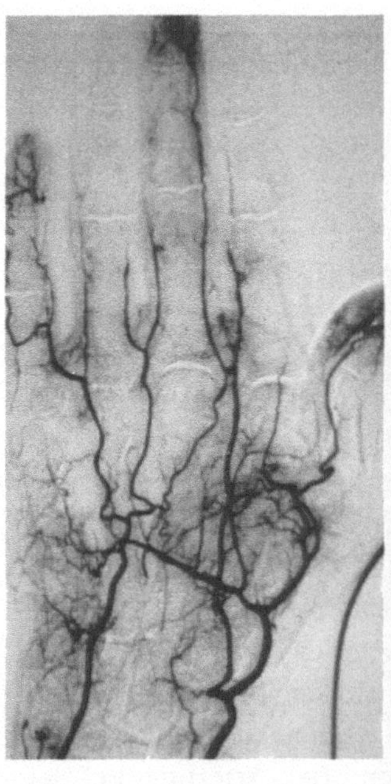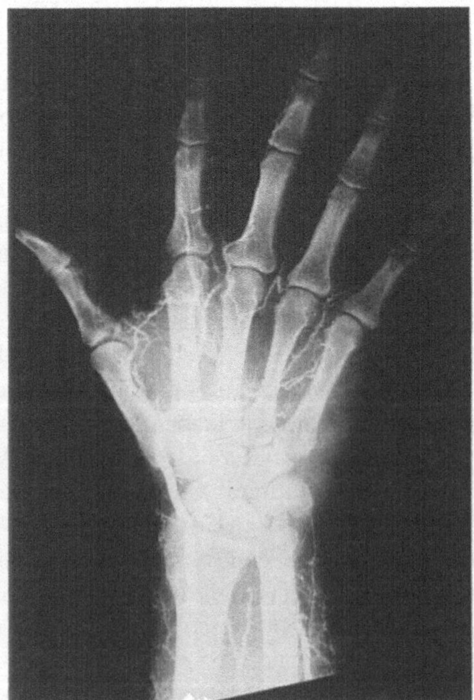

Sklerodermie oder der diffusen Vaskulitis als eigene Entität differenziert werden.

Klinisch fällt die Thromboangiitis obliterans der oberen Extremität durch eine progressive Ischämie einer oder beider Hände auf, meist in Kombination mit Kältegefühl, Blässe der Extremität, gelegentlich Zyanose sowie einer Atrophie der Haut. Klinisch kann die Erkrankung durch einen Funktionstest weiter abgegrenzt werden: Die Hand wird bei Hochheben über die Körperebene weiß und bei längerem Tieferhalten deutlich dunkelrot bis bläulich livide. Die Erkrankung schreitet im allgemeinen progressiv fort und zeigt intermittierende klinische Stadien der Ischämie an den Extremitäten und endet häufig im gangränösen Stadium. Nicht selten werden auch venöse Begleiterkrankungen mit Thrombophlebitis der oberflächlichen und tiefen Venen mit beobachtet. Die Diagnostik

Angiographische Zeichen der Thromboarteriitis obliterans

Betroffen meist junge Männer zwischen 20 und 40 Jahren

Gefäßveränderungen der kleinen und mittleren Arterien, äußerst selten der großen Arterien.

Befall der A. radialis, ulnaris, des Arcus palmaris profundus sowie der Endstrombahn in absteigender Reihenfolge.

Symptome meist beidseitig, einseitiger Befall möglich.

Akutes Stadium
- Filiforme Stenosen
- Segmentäre oder generalisierte Verschmächtigung der arteriellen Perfusion der Hand
- Abrupte Abbrüche der Gefäßstrombahn der Aa. digitales propriae mit segmentalen Okklusionen *ohne* arteriosklerotische Veränderungen
- Normalkalibrige Unterarmarterien, die sich konzentrisch verjüngen
- Partielle Eröffnung der Gefäße während der Pharmakoangiographie
- Deutlich verzögerte Kontrastmittelpassage.

Chronisches, fortgeschrittenes Stadium
- Segmentale oder generalisierte, fadenförmige Stenosen der Unterarmarterien, Hand- und Fingerarterien
- Segmentale Verschlüsse der Aa. metacarpeae und digitales propriae
- Korkenzieherartige Gefäßverläufe der Hand- und Fingerarterien
- Ausgeprägte Kollateralenbildung
- Fakultativ sackförmige, kleinste Aneurysmata der Metacarpal- und Fingergefäße.

◄ *Links:* 40jährige Patientin mit beidseitiger Symptomatik. Gefäßabbrüche der Strombahn der Aa. digitales propriae, die Unterarmgefäße sind unauffällig. Kollateralisation der Gefäßverschlüsse. Deutlich verzögerte Kontrastmittelanflutung bei der Pharmakoangiographie. Kleinste Aneurysmata im Verschlußbereich

Rechts: 25jährige Patientin mit beidseitiger Symptomatik, insbesondere morgens sowie bei Erkältung. Brachialisangiographischer Nachweis von abrupten Gefäßverschlüssen im Bereich der Aa. digitales propriae, der Aa. metacarpeae sowie der A. ulnaris. Korkenziehergefäße. Kollateralisation der Verschlüsse

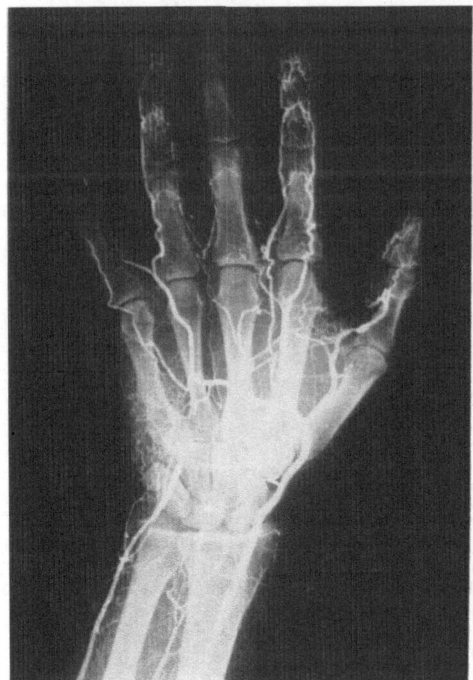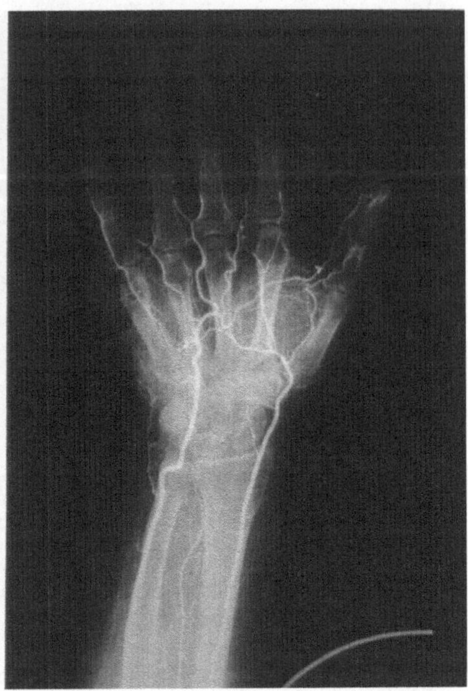

Links: 25jähriger Patient mit Verschlußsymptomatik aller vier Extremitäten. Die Brachialis-angiographie ergibt Verschlüsse im D 3-, D 4- und D 5-Bereich. Zusätzlich finden sich fadenförmige Stenosen im Unterarmbereich in Höhe des Carpus. Kollateralenbildung. Es handelt sich hierbei um ein chronisches, fortgeschrittenes Stadium der Thrombangiitis obliterans

Rechts: 25jährige Patientin mit einseitigem Befall eines Raynaud-Phänomens, gelegentlich besteht Taubheitsgefühl in der contralateralen Hand: Angiographisch Nachweis von multiplen Gefäßverschlüssen im Bereich der Fingergrundgelenke sowie fadenförmige Stenose der A. radialis bei inkomplettem Verschluß des Hohlhandbogens. Segmentale Verschlüsse der Aa. metacarpeae und digitales propriae. Angedeutete Mikroaneurysmata

dieser Erkrankung ist u. E. durch eine Brachialis-Angiographie mit Punktionsort in der Ellenbeuge durchaus suffizient zu stellen, da die großen Gefäße meist nicht in Mitleidenschaft gezogen sind und somit diagnostisch nicht wesentlich weiterhel-fen können.

Die Gabe von Tolazolin-Hydrochlorid als Pharmakoangiographikum sollte m. E. in jedem Fall durchgeführt werden, um eine differentialdiagnostische Aussage zu einer foudroyant verlaufenden Arteriosklerose stellen zu können. Die Pharmako-angiographie bei der Thrombangiitis obliterans ist zumindest teilweise positiv, was bei einer fixierten Erkrankung einer arteriosklerotischen Veränderung meist nicht der Fall ist

Einer der wesentlichen differentialdiagnostischen Punkte ist das Vorhandensein von sog. „korkenzieherartigen" Kollateralen der sog. „direkten Kollateralen". Diese treten in der Gefäßachse auf und sind von indirekten Kollateralen, die den Verschluß weiträumiger umgehen, zu unterscheiden. Das Vorhandensein von

„Korkenzieher-Kollateralen" ist in der Regel typisch für das Vorliegen einer Thrombangiitis obliterans bei primärem Gefäßsegmentverschluß. Zur Differenzierung gegenüber der Arteriosklerosis obliterans ist weiterhin die Tatsache zu nennen, daß bei der Thrombangiitis obliterans das Gefäß vor und nach dem Verschluß, der über Kollateralen überbrückt wird, ein normales Aussehen hat, während hingegen die Arteriosklerosis obliterans eine diffuse Gefäßveränderung darstellt, die auch die prä- und poststenotischen Gefäßabschnitte deutlich in das Krankheitsbild involviert und zusätzlich mehrere, nicht ausdrücklich stenosierte Gefäßabschnitte durch die Unregelmäßigkeit der Gefäßwandung auszeichnet. Trotzdem bestehen vom angiographischen Bild her nach wie vor engere Beziehungen zwischen der Thromboangiitis obliterans und der Arteriosklerosis obliterans, die sich vom Röntgenbild ohne ein eingehendes näheres Gefäßstudium des vorliegenden Befundes zumindest ähneln können.

Morbus Raynaud versus Raynaud Symptom

Die Diagnose eines Morbus Raynaud, gleichbedeutend mit einer primären Raynaud'schen Erkrankung, kann dann verwendet werden, wenn eine Verschlußerkrankung der oberen Extremität vorhanden ist *ohne* die Zeichen einer weiteren primären oder sekundären Erkrankung. Das eigenständige idiopathische Krankheitsbild, der Morbus Raynaud bzw. das primäre Raynaud'sche Phänomen oder die Raynaud'sche Krankheit, ist eine Diagnose per exclusionem. Bei einem typischen klinischen Befund der arteriellen Verschlußerkrankung der oberen Extremität müssen die infrage kommenden Grunderkrankungen ausgeschlossen werden. Die primäre Raynaud'sche Erkrankung ist sehr selten, wird im allgemeinen bei jungen, ansonsten organisch gesunden jungen Frauen beobachtet und findet sich meistens bilateral. Die Erkrankung verläuft in akuten Schüben, episodisch, symmetrisch und findet sich meistens in beiden Händen, jedoch können auch beide Füße von dieser Erkrankung betroffen sein.

Terminologie beim Raynaud-Phänomen

Primäres Raynaud-Syndrom	Sekundäres Raynaud-Syndrom
Synonyme Begriffe:	Synonyme Begriffe:
Morbus Raynaud	Sekundärer Morbus Raynaud
Raynaud'sche Erkrankung	Raynaud-Phänomen
Primärer Raynaud	Symptomatischer Raynaud
Raynaud sui generis	Raynaud'sches klinisches Bild
Genuiner Raynaud	Syndrom vom Raynaud-Typ
Echter Raynaud	Akutes Raynaud-Syndrom
Idiopathischer Raynaud	
Maladie de Raynaud benigne	Chronisches Raynaud-Syndrom
Vasomotorische Neurose	
Raynaud	
Phénomène de Raynaud idiopathique	

Folgende Erkrankungen oder pathologische Zustände sollen aufgeführt werden, die ein Raynaud-Phänomen verursachen können

1. Krankheiten der Arterien, Arteriosklerose
   Thromboangiitis obliterans
   Arteriitis
   Morbus Raynaud

2. Erkrankungen hämatologischer Natur
   Kryoglobulinämien
   Paraproteinämien
   Kälteagglutinine
   Agglutinine
   Polyzythämien
   Thrombozythämien

3. Erkrankungen des Bindegewebes
   Rheumatoide Arthritis
   „Vaskulitis"
   Polymyositis
   Lupus erythematodes
   Dermatomyositis
   Sklerodermie

4. Überempfindlichkeit gegenüber Toxinen
   Polyvinylchlorid
   Hormonelle Kontrazeptiva
   Sympathikomimetika
   Schwermetalle
   Beta-Blocker
   Ergotamine
   Methysergid

5. Mechanische Irritationen
   Traumafolge
   Vibration
   Kompression (z. B. durch Krücken oder Prothesen)
   Schultergürtelverspannungen
   Halsrippen
   Radiatio der Hände (z. B. Tumor, Dupuytren'sche Kontraktur der Hand)

6. Seltene Ursache
   Hypothyreose
   Hypotonie
   Lues

Anamnestisch können die Erkrankungen sowohl durch Kälte als auch durch ausgeprägten emotionalen Streß jeder Art ausgelöst werden. Klinischerseits kann festgehalten werden, daß die Erkrankung letztendlich meist gutartig verläuft, die schwerwiegenden Veränderungen, die klinisch attackenweise auftreten, können sich wieder vollständig zurückbilden. Nur selten ist in unserem Krankenbild ein Morbus Raynaud aufgetreten, der zu einer Akronekrose der Finger geführt hat.

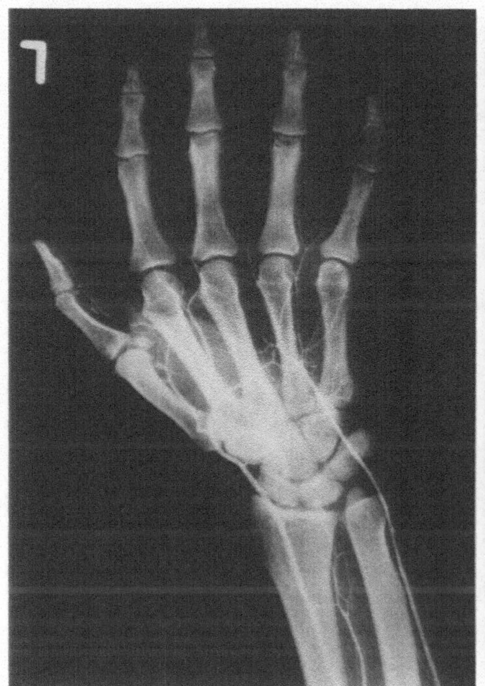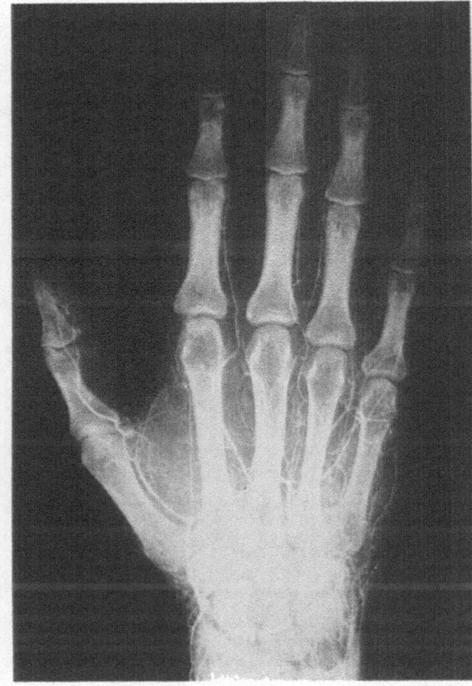

Links: Primäres Raynaud-Syndrom bei einer 23jährigen Patientin; generalisierter Vasospasmus, unauffällige Gefäßkonturen

Rechts: 22jährige Frau mit beidseitigem Raynaud-Phänomen. Angiographisch Nachweis eines Morbus Raynaud mit Fehlen von primären oder sekundären Gefäßerkrankungen. Engstellung der Hand- und Fingerarterien. Gute Reaktion auf Vasodilatation bei Pharmakoangiographie

Maurice Raynaud nahm als Erstbeschreiber dieser Erkrankung als Ursache einen lokalen Vasospasmus an, der aufgrund eines erhöhten Sympathikotonus auftreten könnte. Die Vasokonstriktion könne auch auf andere Ursache wie beispielsweise auf übersteigerten Kältereiz ausgelöst werden. Für die Annahme eines primären Raynaud muß als Ursache in der derzeitigen Forschung eine Anomalie des hypothalamischen Temperaturzentrums vorliegen, die in den sympathischen Nervenendigungen die Freisetzung eines neuralen Faktors auslöst, der peripher eine lokale Vasokonstriktion bedingen kann oder zumindest sie favorisiert. Die Erkrankung des Morbus Raynaud scheint, wie in der Beschreibung des Erstautors Maurice Raynaud selbst vermutet, eine ursächliche Dysfunktion im ZNS zu haben. Eine ganze Reihe unterschiedlicher Einzelfaktoren wie beispielsweise eine abnorme Reaktion auf Veränderungen des Gefäßinnendruckes sowie die Inkonstanz der Blut-Viskosität, die beim Morbus Raynaud erhöht ist, bewirken eine erhöhte Plasmoproteinkonzentration, einen erhöhten Fibrinogenspiegel, eine verminderte fibrinolytische Aktivität, möglicherweise eine verminderte Erythrozytenflexibilität und vermehrte Aggregation.

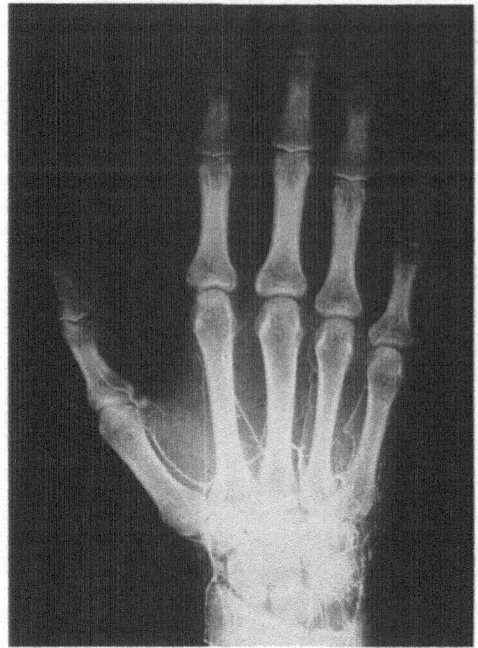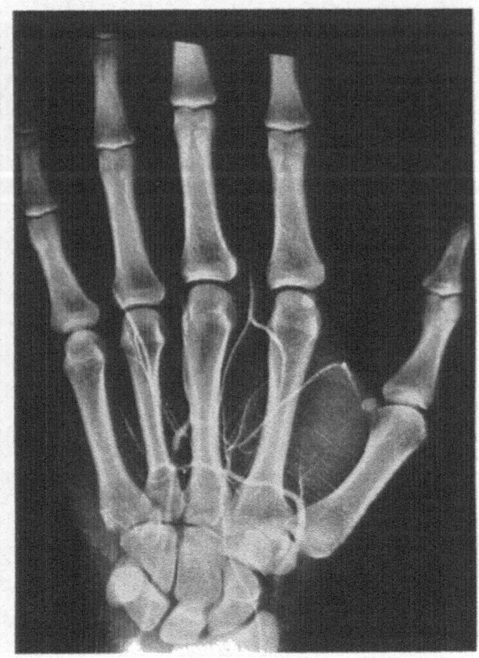

Links: 23jährige Patientin mit Raynaud-Symptomatik. Im chronischen Stadium finden sich jetzt Gefäßabbrüche im Carpalbereich bei außerordentlicher Engstellung der gesamten zuführenden Handgefäße. Gute Reaktion auf Tolazolinhydrochlorid bei insgesamt jedoch progredientem Verlauf

Rechts: 20jährige Patientin mit bilateraler Raynaud-Symptomatik. Angiographisch Engstellung der gesamten zuführenden Handgefäße ohne organische Verschlüsse. Spitzwinkliges Verdämmern der Fingerarterien

Klinische und angiographische Befunde bei Morbus Raynaud

---

1. Fehlen von primären oder sekundären Gefäßerkrankungen
2. Beteiligung der Hände oder der Füße, aller vier Extremitäten, jedoch stets bilateral
3. Fehlen von ausgedehnten Gangränen bis auf kleine Rattenbißnekrosen an den Fingerspitzen
4. Dauer der Symptome mehrere Jahre
5. Vorhandensein von Raynaud-Phänomenen meist ausgelöst durch Kälte oder durch emotionalen Streß im weitesten Sinne
6. Angiographisch:
   Engstellung der Hand- und Fingerarterien ohne wesentliche Gefäßabbrüche im Frühstadium
   Gelegentliche Gefäßabbrüche bei chronischem Verlauf
   Keine sekundären Gefäßveränderungen
   Gute Reaktion der Vasodilatation bei Pharmakoangiographie

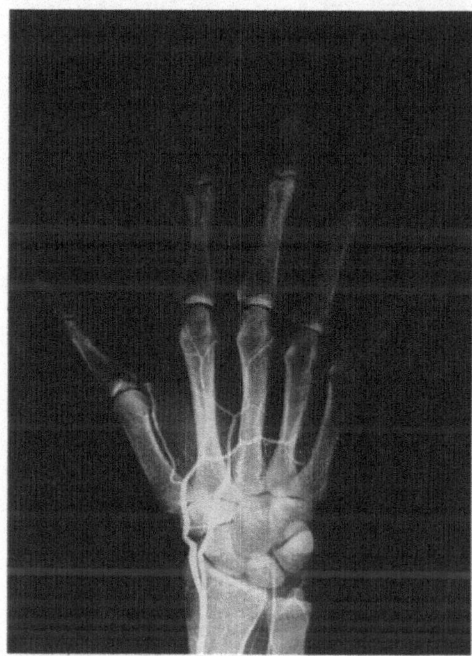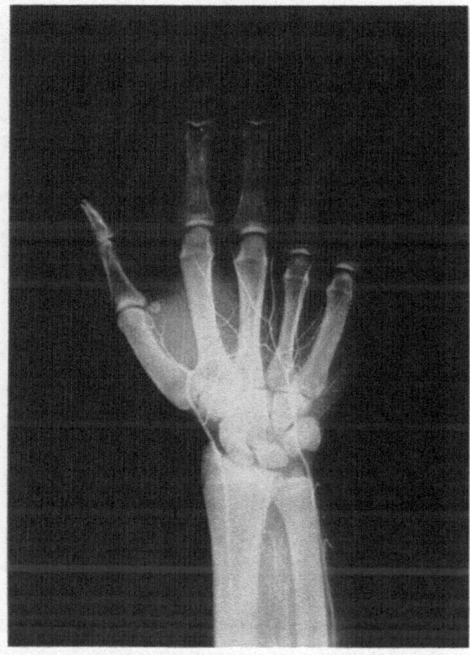

Links: 35jährige Patientin mit Raynaud-Symptomatik an allen vier Extremitäten. Keine Gefäßverschlüsse bei Verdämmern der Gefäße nach peripher. Ausgeprägte Engstellung sämtlicher Handgefäße

Rechts: 30jährige Patientin mit Kältegefühl beider Hände. Angiographisch Zeichen der ausgeprägten Engstellung sämtlicher Handgefäße, verlangsamter Kontrastmittelabstrom nach distal, gute Reaktion auf Vasodilatantien und Adalat sublingual, 20 mg

Zweifellos ist der entscheidende Stimulus, der den Morbus Raynaud auslöst, die Kälte. Die emotionellen und psychischen Gründe, die beim Morbus Raynaud betont werden, können bis dato nicht eindeutig erfaßt werden.

Arteriographisch ist zu Beginn einer Raynaud'schen Erkrankung außer einer dysharmonischen Engstellung der peripheren Arterien so gut wie kein Substrat zu finden. Erst bei Ausbildung von sekundären trophischen Störungen finden sich dann Thromben in den Aa. digitales propriae und auch bereits im Arcus palmaris. Differentialdiagnostisch ist in diesem Stadium jedoch nicht mehr eindeutig zu unterscheiden, ob eine Fingerthrombose das Endresultat eines Morbus Raynaud ist oder auf einer anderen Ursache beruht und lediglich sekundär ein Raynaud-Phänomen ausgelöst hat.

Die insgesamt außerordentlich selten vorkommende Erkrankung des Morbus Raynaud hingegen ist von diesen multiplen Gefäßveränderungen und zugrunde liegenden Erkrankungen deutlich abzugrenzen.

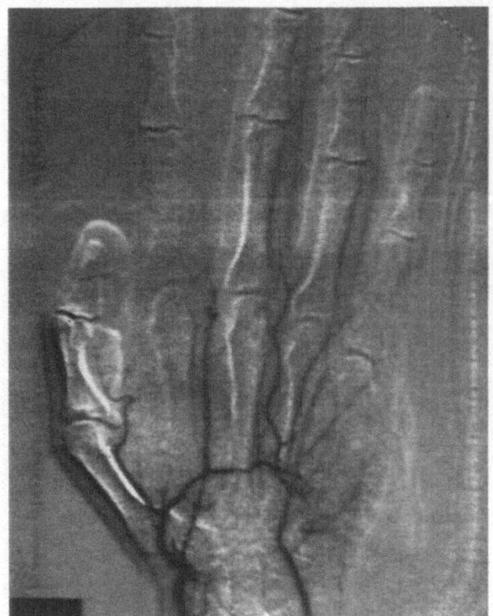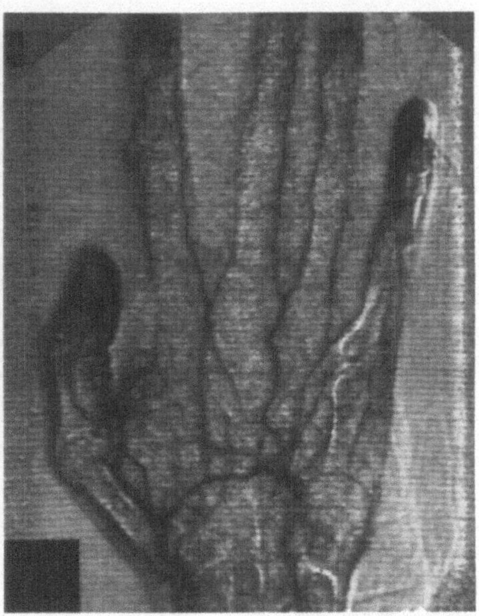

Links: 29jährige Patientin mit einseitiger Raynaud-Symptomatik. Die Brachialisangiographie der linken Hand zeigt eine Verschmächtigung der Gefäße ab dem Hohlhandbogen nach distal sowie einer Engstellung im Arcus palmaris profundus.
Rechts: Nach Pharmakoangiographie mit 0,5 ml Priscol intraarteriell deutliche Aufhellung sämtlicher metacarpalen und digitalen Fingerarterien ohne Gefäßabbrüche. Das Gefäßbild ist insgesamt deutlich verschmächtigt. Es handelt sich hier um einen Morbus Raynaud im Frühstadium

Sklerodermie

Die Sklerodermie tritt als Erkrankung des Bindegewebes zumeist in zwei Formen auf. Die lokalisierte Sklerodermie „Morphöa" ist die zirkumskripte Läsion der Haut mit Zeichen der Hypopigmentation sowie hyperpigmentierten Rändern, in denen die Haut verdickt erscheint, induriert und gegen die Unterlage nicht mehr verschieblich ist. Die lokalisierte Sklerodermie des Integumentes ist im allgemeinen nicht mit einer Gefäßveränderung, die eine „occlusive disease" auslösen kann, verbunden.
Anders hingegen die diffuse Sklerodermie, auch progressive Systemsklerose oder Skleroderma progressiva genannt, die aufgrund ihres Ausbreitungsmodus mehrere Teile des menschlichen Körpers beeinträchtigen kann. Insbesondere Gesicht und Hände sind von der Erkrankung beeinträchtigt. Die Veränderungen finden sich nicht nur im Integument, sondern auch im Subcutangewebe, den Skelettmuskeln sowie den Viszeralorganen, hier insbesondere betreffend den Oesophagus, die Lunge, den Dünndarm, die Milz, Niere, Pankreas, Herz, Schilddrüse, das gesamte Nervensystem und die Knorpelbedeckung der Gelenke. Die Erkrankung ist im wesentlichen im Erwachsenenalter vorkommend, dort besteht eine Prädominanz der weiblichen Patienten von etwa 80%. Die Erkrankung verläuft auch mit Hilfe

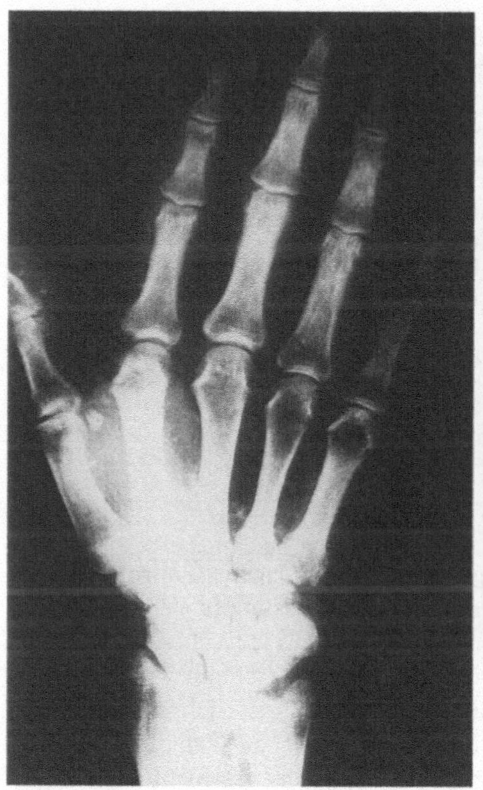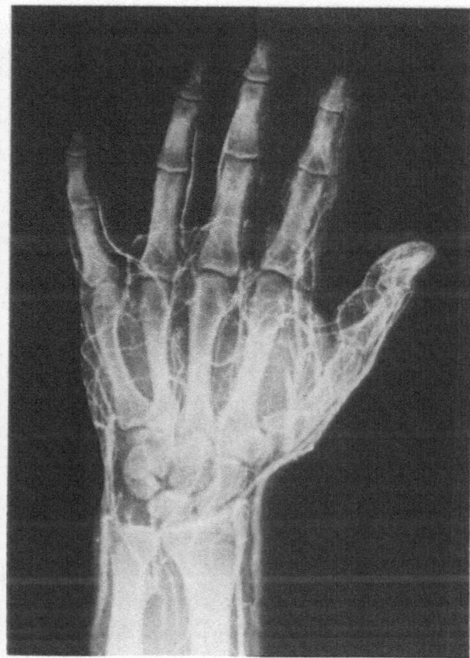

Links: 48jähriger Patient; histologisch gesichertes Sharp-Syndrom. Weichteilverkalkungen vor allem in der Pulpa des Daumens sowie der Weichteile im Metacarpalbereich

Rechts: 18jähriger Patient; klinisch verifizierte Sklerodermie. Multiple, großteils schlecht kollateralisierte Verschlüsse der Aa. digitales propriae, spastische Engstellung dieser Arterien

der modernen Therapie im allgemeinen sehr ungünstig, so daß die Fünfjahresüberlebenszeit nur wenig mehr als 50% beträgt.

Die Erkrankung betrifft insbesondere die Akren, den Unterarm und den Oberarm in absteigender Reihe, was für die Beurteilung der Durchblutung der oberen Extremität von besonderer Bedeutung ist.

Die Ätiologie der Erkrankung ist insgesamt ungeklärt. Es finden sich häufig ausgedehnte Gefäßveränderungen, die diffus sind, viele Organe des menschlichen Körpers befallen. Die Sklerodermie ist eine primäre Gefäßerkrankung, die sich im Endstromgebiet der Mikrogefäße abspielt. Es spricht vieles dafür, daß sich die Erkrankung in der Endstrombahn des Kapillarbettes hauptsächlich manifestiert und von dort die klinischen Konsequenzen der arteriellen Verschlußerkrankung produziert. Pathologisch-anatomisch finden sich an den betroffenen Gefäßsegmenten konzentrische Verdickungen der Intima der kleinen Arterien sowie der Arteriolen, die die Verlegung des Lumens letztendlich begründen. Pathologischerseits findet sich eine oedematöse Veränderung der Endstrombahn mit Infiltration

Angiographische Gefäßveränderungen bei Sklerodermie

---

 1. Symptome beidseits
 2. Vorwiegend betroffen sind kleine Arterien und Kapillaren
 3. 95% der Digitalarterien zeigen einen pathologischen Befund
 4. Im Frühstadium funktionelle spastische Engstellung
 5. Im Frühstadium gute Reaktion auf Vasodilatatoren intraarteriell (Tolazolin-Hydro-chlorid)
 6. Im fortgeschrittenen Stadium deutliche Kontrastmittel-Perfusionsverlangsamung
 7. Schwere, generalisierte arterielle Gefäßrarefizierung
 8. Multiple segmentale Stenosen
 9. Im späten Stadium Okklusionen ulnar, palmar, digital in absteigender Reihenfolge
10. Außerordentlich spärliche bis fehlende Kollateralisation, wobei die Kollateralen ebenfalls deutliche Erkrankungszeichen aufweisen
11. Die A. radialis ist häufig vom Krankheitsbild ausgenommen
12. Mögliches verfrühtes Shunting im Handwurzel- und Arcus palmaris-Bereich

---

der Intima und Proliferation des Bindegewebes. Die kollagenen, normalerweise elastischen Fasern werden sklerotisch und fibrotisch. Vaskuläre Veränderungen finden sich in jedem angiographisch erkennbaren Teil des menschlichen Körpers und wurden insgesamt sehr intensiv durchforscht. Die Verschlußerkrankung der oberen Extremität ist besonders eindrucksvoll. Hier findet sich pathologisch-anatomisch eine Hypertrophie der Tunica media, die das Gefäßlumen nicht konzentrisch, sondern irregulär einengt. Die Einengung ist nicht segmentär, sondern meist diffus und betrifft vom Unterarm an meist die gesamte distale Extremität. Die Diagnose wird neben der klinischen Untersuchung hauptsächlich durch Hautbiopsien gestellt, wobei die perivaskulären Infiltrationen der Elastica bestimmt werden können. Je länger die Erkrankung der Sklerodermie fortschreitet, desto schlechter wird die Durchblutung der Endstrombahn durch Verlegung des arteriellen Kapillarbettes. Gelegentlich finden sich bei einer histologisch weitgehenden Verschlußsituation der Kapillaren Gefäßneubildungen im Sinne von Teleangiektasien. Veränderungen des Intestinums finden sich insbesondere im Bereich des Oesophagus, die sich durch eine Wandstarre, klinisch gekennzeichnet durch massive Schluckstörungen, manifestieren. Die Muskelschichten sowie die dazwischen liegenden elastischen Fasern sind derart verhärtet, daß eine Peristaltik nicht mehr möglich ist und somit eine rohrförmige, radiologisch eindrucksvolle Struktur im Oesophagus diagnostiziert werden kann. Die Veränderungen der Lunge sind korrespondierend den übrigen Befunden der Endstrombahn, wobei auch hier die Intima der Arteriolen verändert ist. Die Nierengefäße sind ebenfalls in das Krankheitsbild einbezogen. Es findet sich auch hier, ähnlich wie in den übrigen Gefäßabschnitten, eine Hypertrophie der Intima der Gefäße mit einer nachfolgenden Verschlußsituation der Endstrombahn sowie der Glomeruli, klinisch manifest durch eine Einschränkung der Nierenfunktion sowie von multiplen Infarkten. Häufig sind die renalen Symptome das Ende der Erkrankung, da sich relativ rasch eine Urämie ausprägen kann, die nur durch eine Dialyse temporär aufgefangen werden kann. Je größer die Gefäße im menschlichen

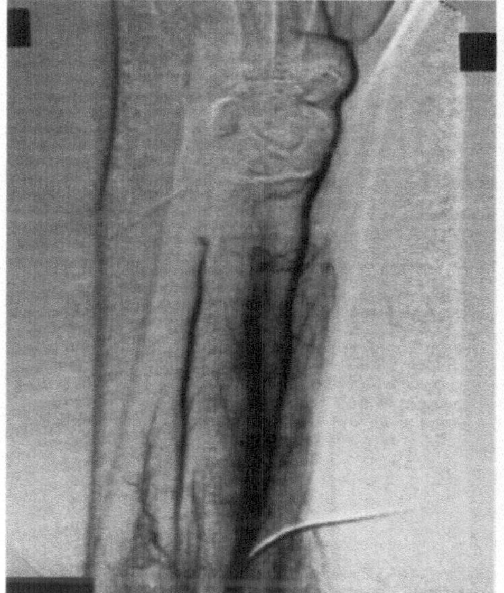
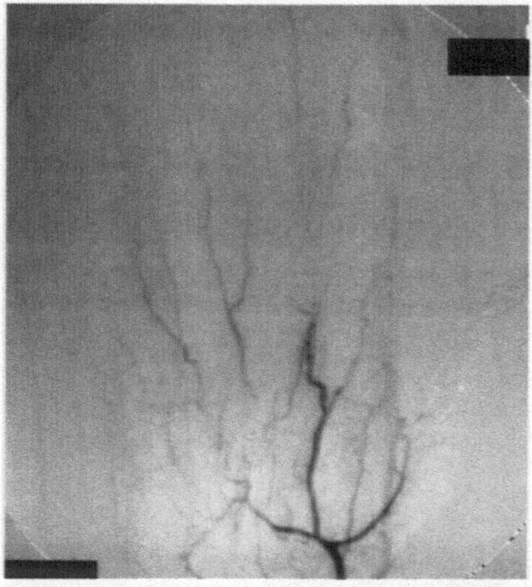
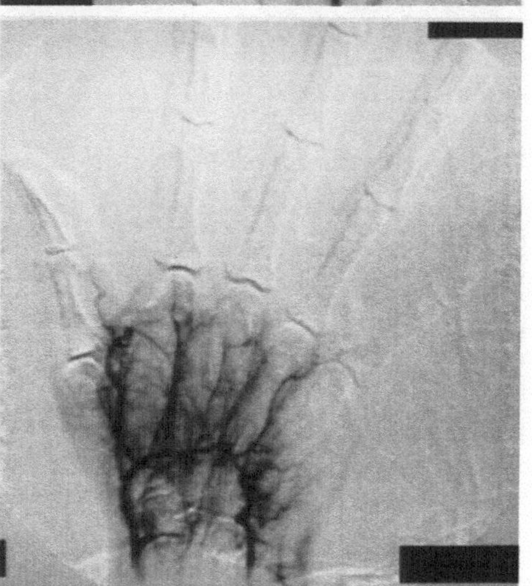

Links: 50jährige Patientin mit gesicherter Sklerodermie. Verschluß der A. ulnaris sowie Verdämmern der A. interossea. Deutlich verlangsamter Kontrastmittelabstrom nach peripher.

Oben rechts: Dieselbe Patientin wie zuvor. Generalisierte, schwere arterielle Gefäßrarefizierung sämtlicher distal des Arcus palmaris gelegenen Gefäßabschnitte. Multiple segmentale Stenosen. Occlusionen ulnar, palmar und digital. Die A. radialis ist typischerweise vom Krankheitsbild ausgenommen. Verfrühtes Shunting im Unterarmbereich.

Unten rechts: Derselbe Patient wie zuvor: Die linke Hand zeigt noch verstärkt ausgeprägte Verschlußsituation. Es findet sich eine schwerste Arteriosklerose. Spärliche bis fehlende Kollateralen. Verfrühtes Shunting im Arcus palmaris-Bereich

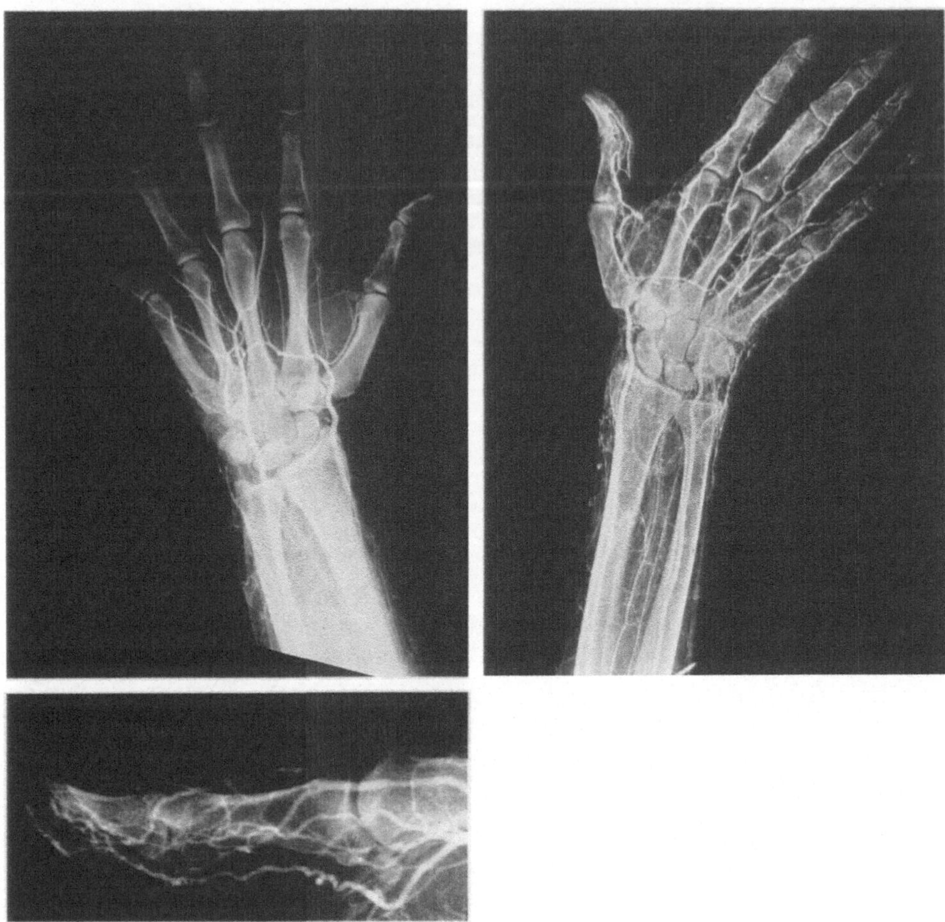

Oben links: 50jähriger Patient mit gesicherter Sklerodermie. Sämtliche kleine Arterien und Kapillaren sind betroffen und weitestgehend verschlossen. Deutliche Kontrastmittelperfusionsverlangsamung bei generalisierter Gefäßrarefizierung. Multiple Gefäßstenosen. Spärliche Kollateralen

Unten links: Daumen-Angiogramm eines 35jährigen Patienten mit gesicherter Sklerodermie. Vasospastische Engstellung der Gefäße im Endgliedbereich, dort mäßig ausprägte Gefäßrarefizierung. Gute Reaktion auf Vasodilatation mit Tolazolinhydrochlorid. Gefäßstenosen und Segmentverschlüsse im distalen Endstrombereich. Der Befund steht klinisch im Frühstadium, ebenso angiographisch

Rechts: 52jährige Patientin mit gesicherter Sklerodermie. Spastische Engstellung der Fingerarterien mit multiplen segmentalen Stenosen. Rarefizierung der Gefäße von Dig 3–5. Spärliche Kollateralen. Verdämmern der Interossea

Körper, desto weniger ist ein Befall durch Sklerodermie nachzuweisen oder klinisch apparent. Histologisch wurden Veränderungen im Bereich der Vasa vasorum in den Gefäßwänden beschrieben, wobei die Aorta, die Carotiden sowie die Hirngefäße betroffen sein können, die Coronarien hingegen sind meist von der Erkrankung ausgespart. Die klinischen Zeichen der Verschlußsymptomatik im

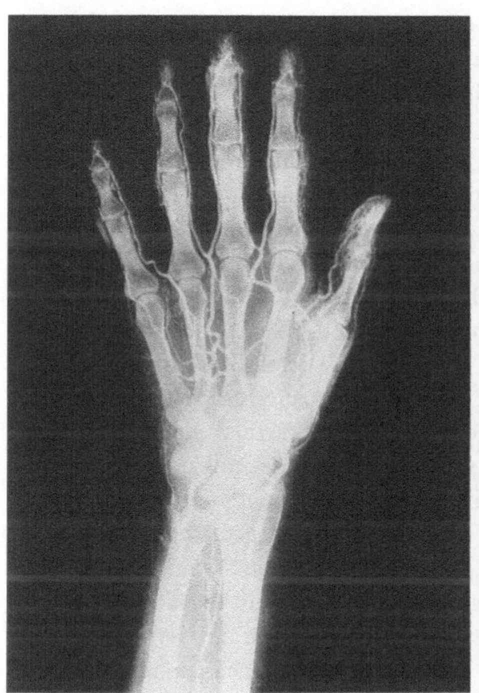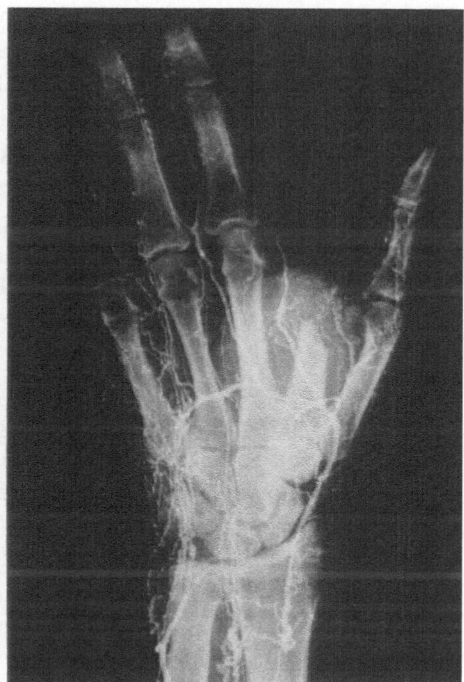

Links: Sklerodermie im fortgeschrittenen klinischen Stadium mit Raynaud-Symptomatik. Stenosen der digitalen Gefäße bei mäßiger Kollateralisation bei Segmentverschlüssen. Zusätzliche Zeichen der Arteriosklerose bei erhaltener Ulnarstrombahn und unauffälligem radialem Gefäßbild

Rechts: 45jähriger Waldarbeiter bei Z. n. Amputation des II. Strahles aufgrund eines Traumas. Zusätzliche Erkrankung einer Morphöa im Kopfbereich sowie einer mäßig ausgeprägten Sklerodermie beider Hände. Zeichen der Gefäßrarefizierung, segmentäre Gefäßverschlüsse bei Gefäßrarefizierung, Ulnaristeilverschluß mit Segmentstenosen der A. radialis

Bereich der oberen Extremität sind einem Raynaud'schen Phänomen vergleichbar: Die Patienten empfinden eine außerordentlich schmerzhafte Bewegungseinschränkung der Hand, die kühl und zyanotisch erscheint. Es finden sich zumeist bei fortgeschrittenen Erkrankungen Ulzerationen im Bereich der Fingerspitzen („Rattenbißnekrosen"]. Auffallend ist als untrügliches diagnostisches Zeichen eine atrophische, dünne und indurierte Haut, die zu dem darunterliegenden Fettgewebe nicht verschieblich erscheint.

Die angiographischen Zeichen sind meist relativ typisch. Die Symptome sind meist beidseits. Betroffen sind vor allem kleine Arterien und Kapillaren, die einen relativ scharfen Abbruch mit vollständigen Verschlüssen der distalen Gefäßstrombahn aufweisen. Die Aa. digitales propriae sind zu 95% davon betroffen.

In einem relativ frühen Stadium zeigen sich in erster Linie funktionelle spastische Engstellungen der Gefäße, die jedoch auf Gabe von Tolazolin-Hydrochlorid i. a. relativ gut reagieren. Im fortgeschrittenen Stadium findet sich ein deutlich verzögerter KM-Einstrom, eine arterielle, generalisierte Rarefizierung der Gefäße mit multiplen, anfangs segmentalen Stenosen, die später zu Okklusionen führen. Die Befunde finden sich zunächst ulnar, dann palmar und danach digital in absteigender Reihenfolge. Die Kollateralen sind insgesamt außerordentlich spärlich. Die A. radialis ist häufig von der Erkrankung ausgenommen.

Bei einer vorliegenden Sklerodermie ist sowohl die transfemorale als auch die transbrachiale Untersuchungsmethode mit Hilfe einer digitalen Subtraktionsangiographie möglich, die transbrachiale Arteriographie wegen des geringeren Aufwandes und Risikos sogar eher zu empfehlen. In jedem Fall ist unserer Erfahrung nach die Gabe von Tolazolin-Hydrochlorid i. a. in einer höheren Dosierung als bei anderen Erkrankungen sinnvoll, da das sklerodermische Erkrankungsbild der „occlusive disease" der Hand je nach Stadium nur relativ langsam und verzögert sich beeinflussen läßt. In unserem Krankengut wurden in sämtlichen Arteriogrammen bei Vorliegen einer Sklerodermie Gefäßverschlüsse gefunden. Eine manifeste Sklerodermie ohne Gefäßveränderungen ist in unserem Krankengut und auch nach der Literatur nicht zu beobachten gewesen. Die Läsionen finden sich am häufigsten in den Aa. digitales propriae, wobei eine Exacerbation der Verschlußsituation insbesondere im ulnaren Stromgebiet, also in den Fingern Dig 3 bis Dig 5 vorherrschend war. In unserem Krankengut waren beide Hände in etwa symmetrisch vom angiographischen Bild her betroffen. Es ist in mehreren Fällen mit Sklerodermie eine weitgehende Avaskularisation der Finger diagnostiziert worden, welche sich lediglich durch eine intraarterielle Pharmakoangiographie weiter abklären ließ. Auch unter der Anwendung einer intraarteriellen digitalen Subtraktionsangiographie der Hand ist die Verzögerung des Kontrastmittelanstroms ohne Priscol so stark, daß ein Delay von über 30 sec vom Kontrasmittel-Applikationsort der Ellenbeuge bis zum Arcus palmaris vorliegen kann. Auch sahen wir relativ häufig verfrühte venöse Füllungen im Handwurzel- und im Arcus palmaris-Bereich, die jedoch kein spezifisches Zeichen für eine Sklerodermie u. E. sind und auch bei anderen Erkrankungen auftreten können.

Rheumatoide Gefäßveränderungen

Die rheumatoide Arthritis ist gekennzeichnet als eine systemische Erkrankung mit progressivem Verlauf unter Einbeziehung der synovialen Membran sämtlicher Gelenke, des Knochens, der Weichteile, des Knorpels sowie der Blutgefäße. Die Arterien sind in die Erkrankung in etwa 10% mit einbezogen, wobei insbesondere der Befall der Armarterien vor demjenigen der unteren Extremitäten vorherrschend ist. Es besteht eine Prädominanz männlich:weiblich von 7:3. Die arteriographischen Zeichen sind insgesamt nicht einheitlich und vor allem nicht spezifisch für diese Erkrankung. Insbesondere sind Gefäßspasmen mit Streckung und generalisierter Engstellung der betroffenen Gefäßsegmente dominierend, auch finden sich multiple funktionelle Spasmen mit starker Reaktion auf Vasodilatatoren, werden sie nun intraarteriell oder sublingual oder i. v. gegeben. In unserem Krankengut sind insbesondere die nach peripher verdämmernden Gefäße in etwa

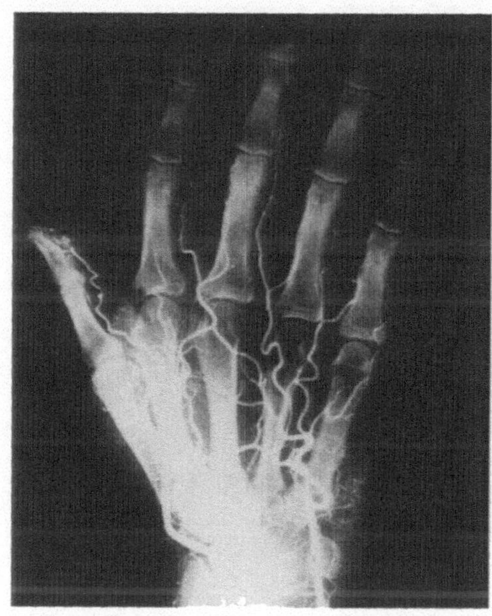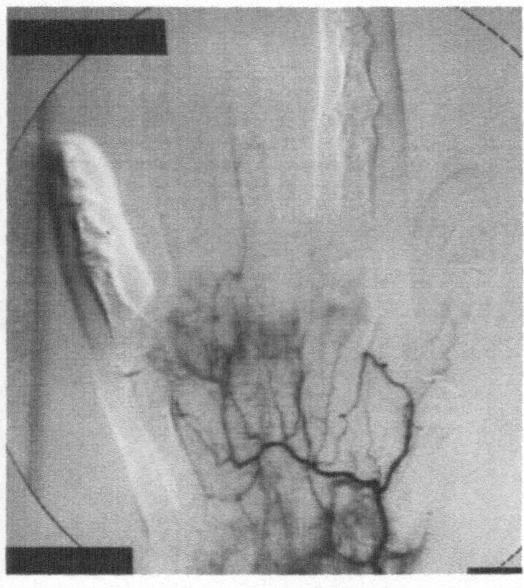

Links: 41jährige Patientin. PCP seit 4 Jahren bekannt. Subchondrale Knochencysten im Metacarpo-Phalangealgelenk von Dig 1. Periartikuläre Osteoporose, multiple Fingerarterienverschlüsse (Teilverlust des Endgliedes von Dig 3, traumatisch bedingt)

Rechts: 66jährige Patientin mit bekannter rheumatoider Arthritis. Sekundäres Raynaud-Phänomen. Angiographisch auffallend gestreckte Gefäße ohne Zeichen der Elongation distal des Arcus palmaris. Multiple, peripher verdämmernde Gefäße, Gefäßstenosen vor den multiplen Abbrüchen. Hypervaskularisation mit kleinsten Gefäßen im Bereich der rheumatoid veränderten Grundgelenke

Angiographische Kriterien bei rheumatoider Arthritis

1. Im Frühstadium finden sich häufig meist gestreckte und mäßiggradig elongierte Gefäße
2. Die Streckung geht in 80% einher mit einer Engstellung der Gefäßprovinz
3. Ausgeprägte Vasospasmen mit prompter Reaktion auf Vasodilatatoren
4. Im fortgeschrittenen Stadium finden sich multiple, peripher verdämmernde Gefäße
5. Im Endstadium abrupte Gefäßverschlüsse mit Gefäßstenosen unmittelbar vor dem Verschluß
6. Mäßiggradige Kollateralenbildung über Gefäßprovinzen des Rete miraculosum oder der Aa. arcuatae
7. Häufig Zeichen der Hypervaskularisation im Bereich der rheumatoid veränderten Gelenke

50%, in weiteren 50% okkludierte Gefäßsegmente vorherrschend, die zumeist unmittelbar vor dem Verschluß erheblich eingeengt sind. Häufig finden sich die Gefäßverschlüsse in der Nähe der knöchernen Destruktionen, insbesondere im Gelenkbereich, in dem beispielsweise wuchernder Pannus vorhanden ist und somit die Gefäße abdrängt und stenosiert. Diese Nähe der Gefäßläsionen zu den

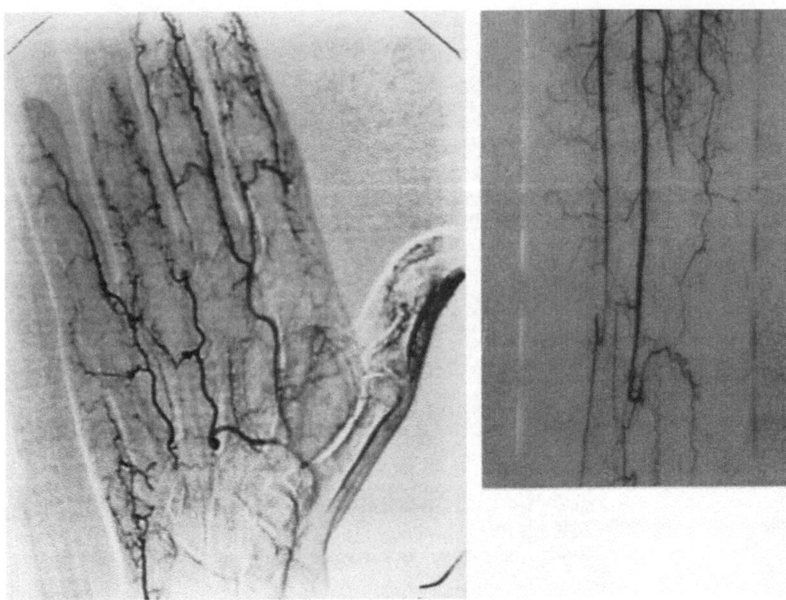

Links: 53jährige Patientin im fortgeschrittenen klinischen Stadium der PCP. Hypervaskularisation im Bereich der rheumatoid veränderten PIP- und DIP-Gelenke sowie kurzstreckige Verschlüsse im Grundgelenksbereich, die mäßiggradig kollateralisiert sind. Typische Gefäßverschlüsse nach rheumatoiden Veränderungen in den Grund-, Mittel- und Endgelenken

Rechts: Unterarm einer 25jährigen Patientin mit akutem Schub einer rheumatoiden Arthritis sowie einem Raynaud-Phänomen: Verschlüsse im Bereich der A. radialis, interossea sowie ulnaris bei mäßiggradiger Kollateralisation. Gefäßkollateralen distal. Engstellung der großen Gefäße

rheumatoid veränderten Gelenken scheint ein pathognomones Zeichen für die Erkrankung im Angiogramm zu sein. Diese Erkrankungen werden im allgemeinen nur im Erwachsenenalter beobachtet, im Kindesalter sind sie in unserem Krankengut bisher nicht vorgekommen. Auch in der Literatur ist beispielsweise ein M. Still mit Gefäßveränderungen bisher nicht dokumentiert. Klinisch ist die juvenile rheumatoide Arthritis nicht mit einer vaskulitischen Veränderung einhergehend, so daß eine Diagnostik durch eine Brachialis-Angiographie meist unterbleibt.

Lupus erythematodes

Die Erkrankung des systemischen Lupus erythematodes (LE) ist unklarer Ätiologie und betrifft vor allem das Bindegewebe des gesamten menschlichen Organismus. Es spricht in neueren Forschungen sehr vieles dafür, daß es sich dabei um eine Erkrankung des autoimmunen Formenkreises handelt. Die Erkrankung tritt häufig im jüngeren Lebensalter zwischen 20 und 50 Jahren auf sowie mit einer Prädominanz der weiblichen Patienten von etwa 70%. Die hauptsächlichen

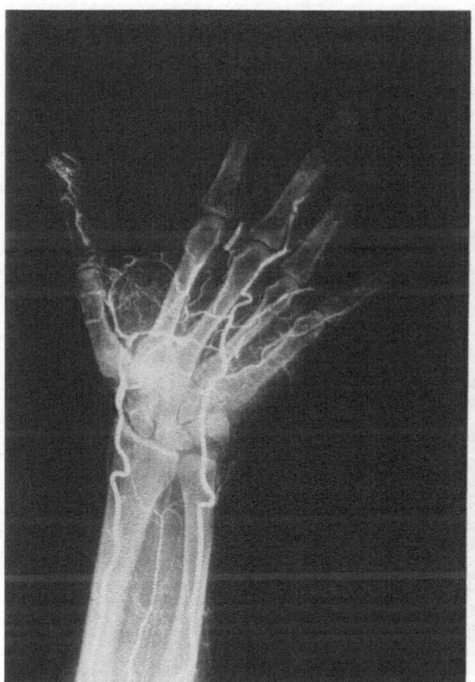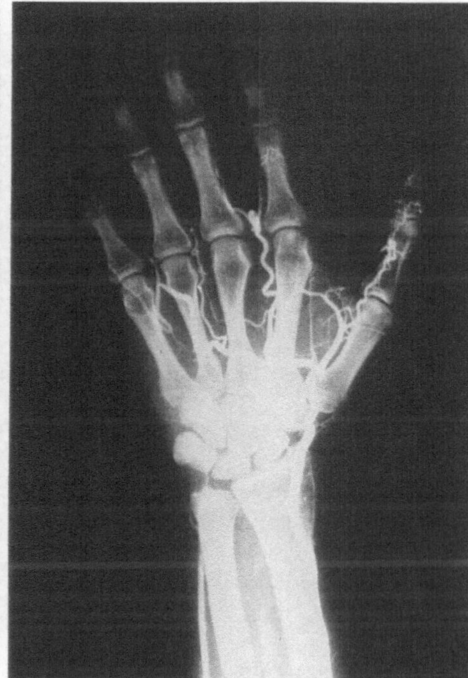

Links: 52jährige Patientin mit Zeichen einer primär chronischen Polyarthritis und einer Claudicatio beider Unterarme sowie beider Hände. Das Angiogramm zeigt multiple, peripher verdämmernde Gefäße mit reperfundierten Gefäßteilen im Bereich des Grundgelenkes, mäßiggradige Kollateralen

Rechts: 50jähriger Patient mit Polyarthritis. Die Claudicatio-Beschwerden der beiden oberen Extremitäten können durch Gefäßverschlüsse und vorgeschaltete Stenosen erklärt werden. Mäßiggradige Kollateralbildungen, peripher im Fingerbereich verdämmernde Gefäße

Angiographische Kriterien bei Lupus erythematodes (LE)

1. Einbeziehung der kleinen Arterien und Arteriolen
2. Unspezifisches angiographisches Bild
3. Etwa 25% der Patienten mit LE zeigen ein Raynaud-Phänomen
4. Im Frühstadium vorherrschend funktionell spastische Engstellung mit Rarefizierung der Gefäße
5. Gute Reaktion auf intraarterielle Vasodilatatoren
6. Im fortgeschrittenen Stadium finden sich multiple segmentale Stenosen, im Endstadium Verschlüsse. Spontane Thrombosen größerer Arterien
7. Selten aneurysmatische Erweiterung der kleinen Arterien im Sinne von Mikroaneurysmen

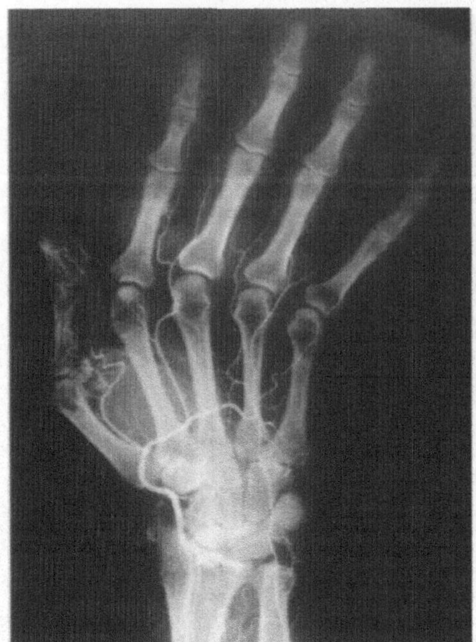 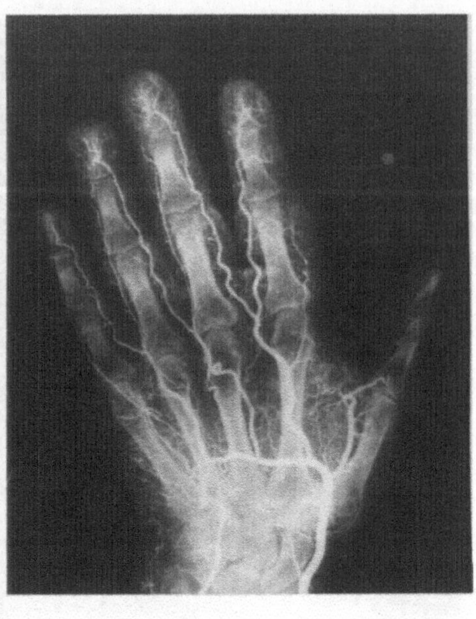

Links: 37jährige Patientin, SLE mit Herz-, Nieren-, Gelenk- und Gefäßbeteiligung, seit 13 Jahren bekannt. Fingerkuppennekrosen Dig 3, 4. Gefäßabbrüche Dig 2, 3, 4, 5. Enggestellte Aa. digitales propriae

Rechts: 52jährige Patientin, SLE seit einem Jahr bekannt. Raynaud-Symptomatik. Ulnarisstenose; multiple unspezifische Digitalarterienverschlüsse, teilweise kollateralisiert

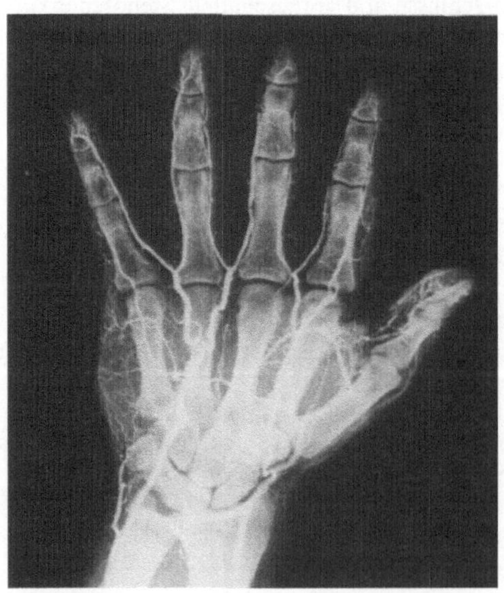

34jähriger Patient; SLE mit Komplexnephritis. Raynaud-Symptomatik mit Fingerkuppennekrosen seit 1 1/2 Jahren. Multiple, unspezifische Digitalarterienverschlüsse, teilweise kollateralisiert

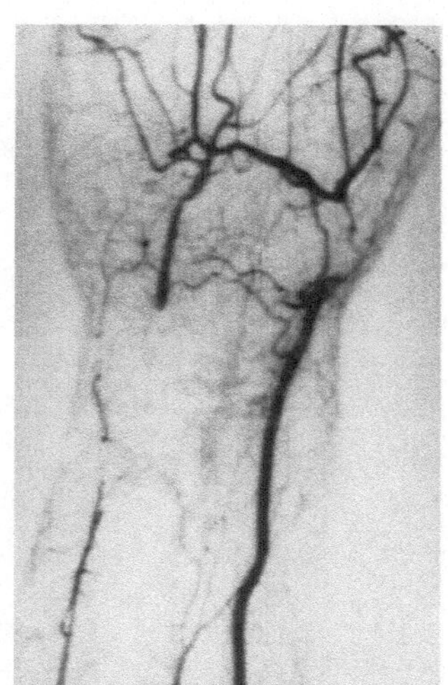

Gesicherter SLE mit Raynaud-Symptomatik. Verschlüsse der distalen A. radialis sowie langstreckiger Verschluß der A. ulnaris mit vorgeschalteten Stenosen

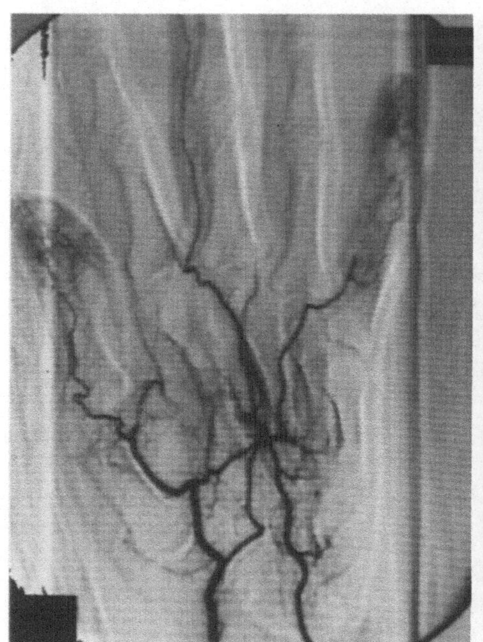

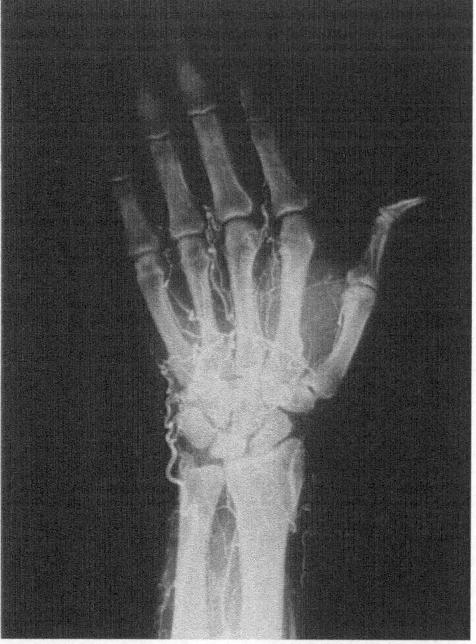

Links: 40jähriger Patient mit gesichertem SLE, Nieren- und Lungenveränderungen bekannt. Raynaud-Symptomatik. Gefäßverschlüsse Dig 2 und 4, Teilverschlüsse Dig 3 und 5 bei insgesamt ansonsten offenen Gefäßen

Rechts: 50jähriger Patient mit gesichertem SLE. Verschlüsse im Hohlhandbogen sowie Digitalarterienbereich ohne wesentliche Kollateralisation

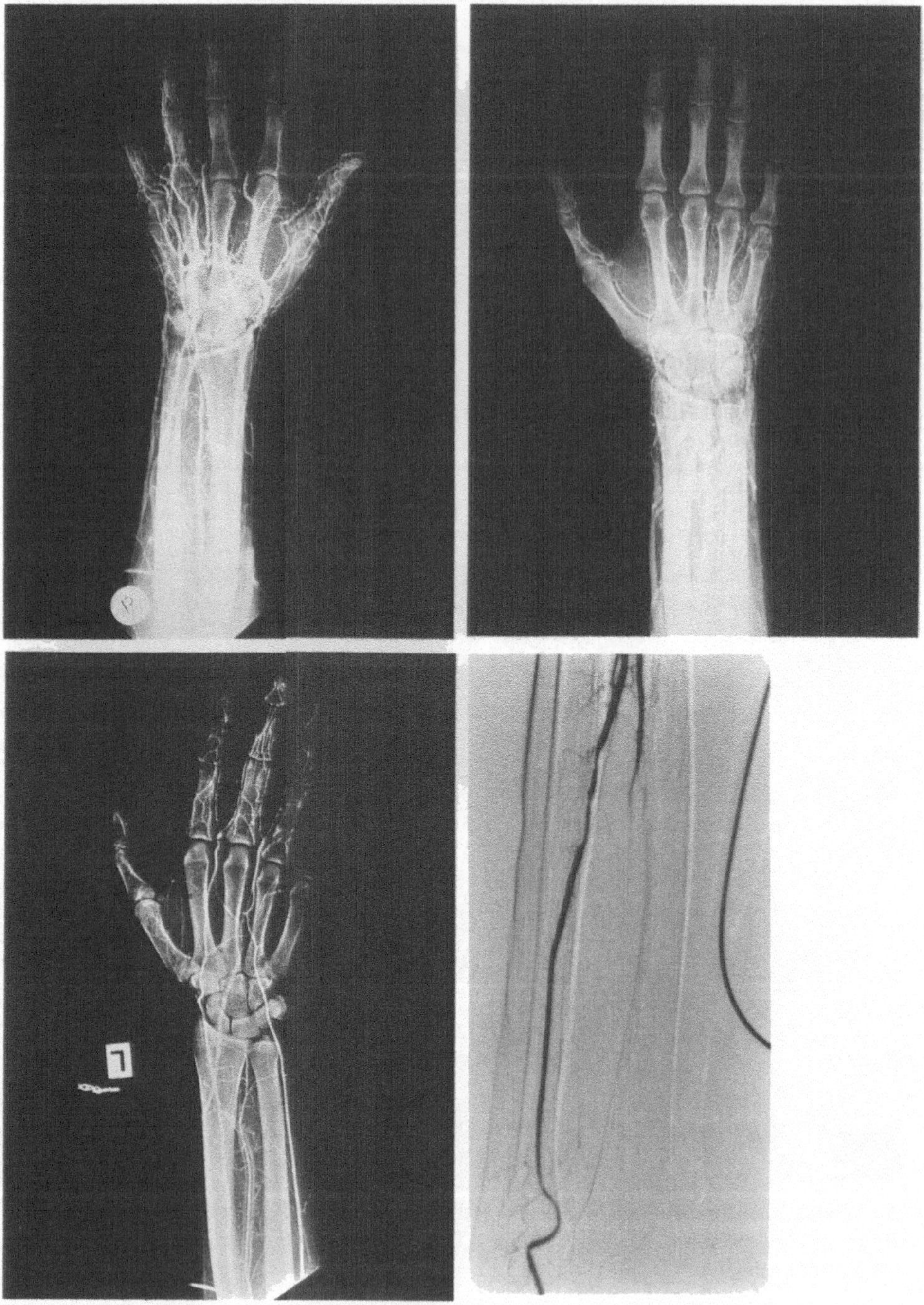

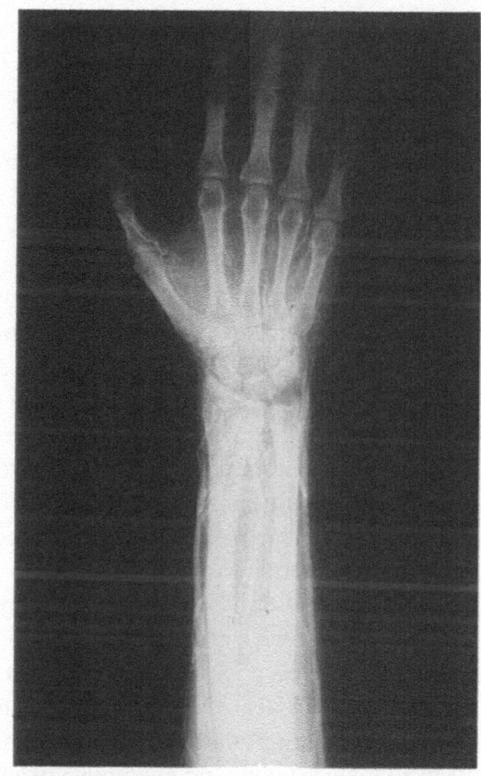

35jährige Patientin mit SLE. Vasospastisches Gefäßbild der gesamten Hand mit langstreckigen Stenosierungen im Unterarmbereich. Funktionell spastische Engstellung der Gefäße, die sich mäßig auf Tolazolin-Hydrochlorid erweitern

◄ *Oben links:* Gesicherter SLE mit schwerer Nephritis. Zeichen eines Raynaud-Syndroms. Die Brachialisangiographie zeigt multiple Stenosierungen im Bereich des Hohlhandbogens sowie im Fingerarterienbereich von D 2, D 3 und D 5, teilweise auch D 4. Korkenziehergefäße in D 1. Insgesamt unspezifisches Verschlußbild

Oben rechts: 35jähriger Patient mit Raynaud-Symptomatik und gesichertem Lupus erythematodes. Unspezifische Gefäßverschlüsse im Fingerarterienbereich sowie Stenosierungen im Unterarmabschnitt

Unten links: 63jähriger Patient mit gesichertem SLE. Stenosierungen im Unterarmbereich, insbesondere der ulnaren Strombahn mit Vasospastik. Gefäßabbrüche im Fingerarterienbereich bei insgesamt rarefiziertem Gefäßbild

Unten rechts: 30jähriger Patient mit gesichertem SLE. Zeichen der Verschlußsymptomatik in beiden Händen. Angiographischer Nachweis von Verschlüssen der A. radialis mit deutlich verspäteter Kontrastmittelanflutung. Langstreckige Stenosierung der A. ulnaris

Erkrankungs-Prädilektionsstellen befinden sich im Bereich der Haut sowie des Darmes, verbunden mit den klinischen Zeichen von Polyarthritis, Lymphknoten-Vergrößerungen, cutane Veränderungen im Bereich des Gesichtes, pleurale und pericardiale Veränderungen sowie einer Glomerulonephritis, häufig begleitet von Fieberattacken. Eine typische pathognomone Veränderung ist das Schmetterlingserythem im Bereich der Nase und des Os zygomaticum. In etwa ähnlicher Inzidenz wie bei der Sklerodermie findet sich die Erkrankung des LE im Bereich der Niere, wo sie zu einer Glomerulonephritis mit terminaler Niereninsuffizienz führen kann. Das hauptsächliche pathologische-anatomische Substrat besteht in einer fibrinoiden Nekrose der Kollagenfasern im Bereich der kleinen Gefäße sowie der Arteriolen. Die Erkrankung kann segmental, jedoch häufiger ubiquitär die Gefäßregionen betreffen. Bedingt durch die Verdickung der Elastikafasern werden die Arterien allgemein konzentrisch eingeengt, kleinere Mikroaneurysmen sind jedoch auch durchaus möglich. Die arteriellen Kriterien sind nicht eindeutig auf die Erkrankung spezifisch. Betroffen sind ähnlich wie bei der Sklerodermie kleinere Arterien und Arteriolen. Nur jeder 5. der Patienten mit einem LE hat eine manifeste Claudicatio im Sinne eines Raynaud-Phänomens. Im Frühstadium finden sich meist spastische Engstellungen der Gefäße im radialen sowie ulnaren Stromgebiet sowie distal des Arcus palmaris. Die Reaktion auf intraarterielle Gabe von Vasodilatoren ist sehr gut. In einem späteren Stadium werden aus spastischen Engstellungen der Gefäße meist segmentale Stenosen und Verschlüsse mit Auftreten von spontanen Thrombosen auch größerer Gefäßabschnitte. Kleine Mikroaneurysmata sind ebenfalls vorhanden.
Die Angiographie sollte zweckmäßigerweise in digitaler Subtraktionsangiographietechnik von transbrachial erfolgen, da die Diagnose somit suffizient gestellt werden kann. Eine zentrale Darstellung ist meist ohne diagnostischen Wert, da die großen Gefäße im allgemeinen nicht makroskopisch befallen sind.

Fibromuskuläre Hyperplasie

Die fibromuskuläre Hyperplasie oder Dysplasie ist unterteilt in drei Subtypen, die intimale, die mediale sowie die adventitiale Hyperplasie, abhängig vom Teil der Arterienwand, die in die Erkrankung einbezogen ist. Sie ist gekennzeichnet durch einen Befall von mehreren Gefäßsegmenten. Die Einbeziehung der medialen Hyperplasie ist die häufigste, die intimale Hyperplasie die seltenste Form. Die Inzidenz der fibromuskulären Dysplasie ist relativ selten, es besteht eine Prädominanz bei Frauen im Verhältnis 2:1. Die hauptsächliche Lokalisation der fibromuskulären Hyperplasie sowie der damit verbundenen Aneurysmata ist im Bereich der A. carotis interna, der Nierenarterien, der Viszeralarterien sowie der Extremitätenarterien.
Es findet sich im allgemeinen eine Verschlußsymptomatik der Hand, häufig verbunden mit isolierten Segmentthrombosen im Bereich des Arcus palmaris. Typisch für die Gefäße des Unterarmes sowie der Hand sind höhergradige, kurzstreckige Stenosen sowie kleine Aneurysmata im proximalen, radialen und

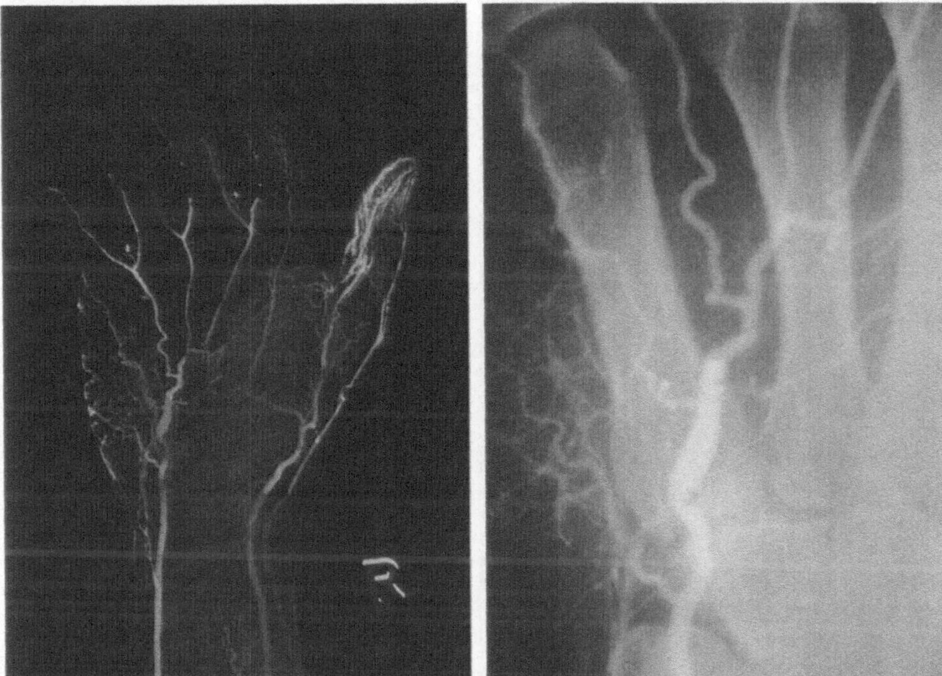

Links: 34jähriger Patient mit Raynaud-Symptomatik. Die Brachialisangiographie zeigt häufig kurzstreckige Stenosen insbesondere im ulnaren Strombereich mit kleinsten Segmentthrombosen in der Endstrombahn. Mikro- und Makroaneurysmata der distalen A. ulnaris und Perlschnurgefäße

Rechts: Vergrößerungsausschnitt des ulnaren Stromgebietes desselben Patienten wie Abbildung links. Hier sind die Aneurysmata des ulnaren Stromgebietes gut zu erkennen

Angiographische Kriterien der fibromuskulären Hyperplasie

1. Häufig kurzstreckige Stenosen
2. Kleine Segmentthrombosen in der Endstrombahn
3. Mikroaneurysmata der distalen A. radialis und ulnaris
4. „Perlschnur"-Gefäßabschnitte der Aa. radialis und ulnaris im proximalen Unterarm

ulnaren Anteil. Sehr häufig finden sich ein Kinking der Unterarmarterien sowie Segmentverschlüsse im Bereich der Aa. digitales propriae. Die Diagnostik sollte insgesamt eher von transfemoral durchgeführt werden, da eine Vielzahl der Befunde sich im Oberarm bzw. der Ellenbeuge und im Unterarm befinden, die von transbrachial nicht in jedem Fall erreicht werden können.
Wir fanden in unserem Krankengut zwei Patienten mit einer fibromuskulären Dysplasie. Bei beiden Patienten waren zusätzlich aneurysmatische Erweiterungen der A. carotis interna sowie der Intrazerebralgefäße bekannt.

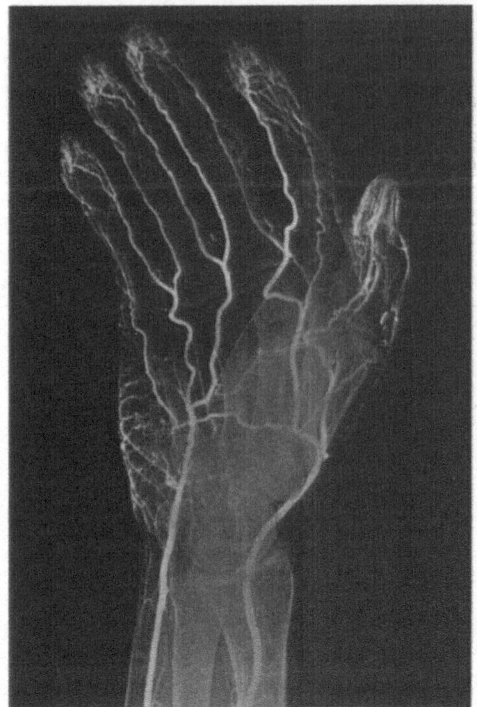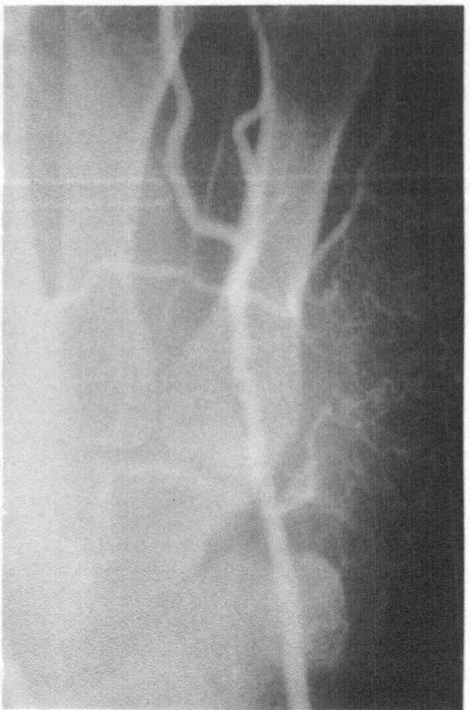

Links: Derselbe Patient wie Abbildungen S. 131. Die linke Hand zeigt einen nahezu identischen Befund wie rechts. Auch hier finden sich Segmentstenosen mit Perlschnurgefäßen besonders im ulnaren Strombereich. Kleinste Endgliedthrombosen im D 2-Bereich

Rechts: Die Ausschnittsvergrößerung des vorigen Bildes zeigt die aneurysmatische, perlschnurartige Konfiguration des ulnaren Stromgebietes

Links: 58jähriger Patient mit Raynaud-Phänomen unklarer Genese. Angiographisch Zeichen von kurzstreckigen Stenosen, Mikroaneurysmata der distalen Radialis sowie Ulnaris. Perlschnurgefäßabschnitte

Oben rechts: Derselbe Patient wie Abbildung links. Linke Hand: Angiographisch findet sich ein identisches Zeichen wie auf der rechten Gegenseite

Unten rechts: 49jähriger Patient mit Raynaud-Symptomatik unklarer Genese. Angiographisch kurzstreckige Stenosierungen im Bereich der distalen Radialis und Ulnaris mit Mikroaneurysmata sowie Perlschnurgefäßen im radialen Strombereich. Mikroembolien in D 2 und D 4 sowie andeutungsweise in D 5

Riesenzellarteriitis

Die Arteriitis temporalis, gekennzeichnet durch heftige Kopfschmerzen, gerötete und schmerzhafte Schläfenregionen sowie verbunden mit Zeichen der Amaurosis, ist eine bereits sehr lange diagnostizierte Erkrankung, die im Altertum bereits

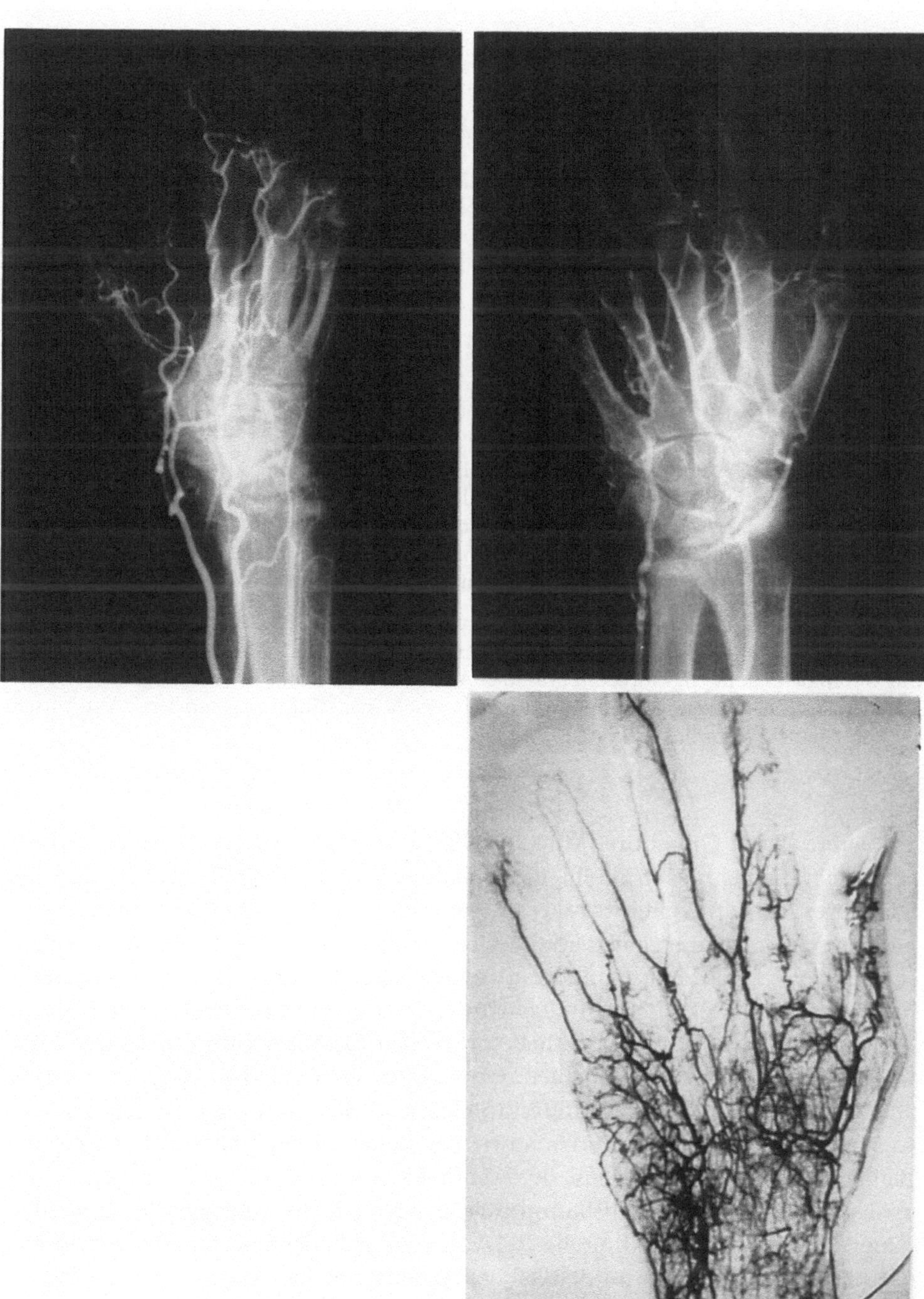

bekannt war und in die neuere Literatur durch Hutchinson 1890 wieder Eingang gefunden hat. Die allgemeinen klinischen Symptome wie Anämie, Sturzsenkung der BKS, Gewichtsverlust sowie kontinuierliches Fieber wurden als eine Systemerkrankung mit spezieller Manifestation der Schläfenregionen gedeutet. Die erste pathologisch-anatomische Diagnostik mit der Namensgebung „Giant cell arterii-

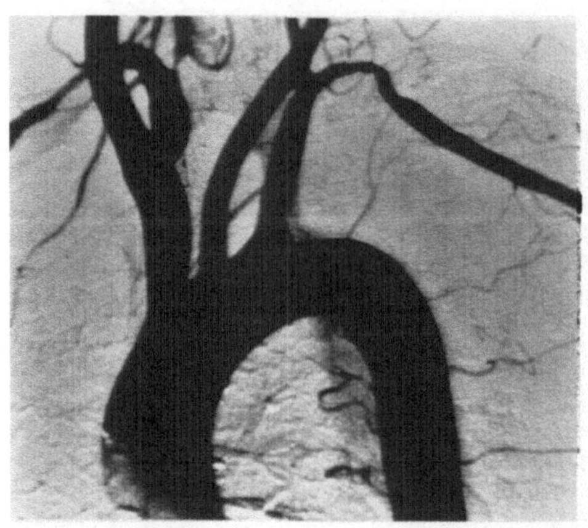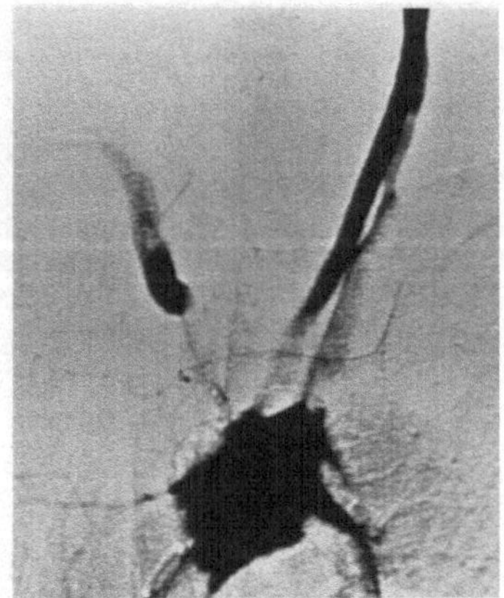

Links: 65jährige Patientin mit Claudicatio-Beschwerden beider Arme sowie zerebraler Symptomatik im Sinne einer TIA. Angiographisch finden sich längerstreckige Stenosierungen nach Abgang der A. subclavia sinistra, aneurysmatische Erweiterung der A. subclavia dextra, Elongation mit leichter Stenosierung im Aortenbogenbereich. Autoptisch bestätigte sich der auch im Temporalisbereich bioptisch gesicherte Befund einer Riesenzellarteriitis

Rechts: 40jährige Patientin mit schwerer Symptomatik der Claudicatio in der oberen Extremität sowie ausgeprägten TIA's. Angiographisch findet sich bei der Aortenbogenangiographie eine hochgradige Stenose des Aortenbogens distal des Abgangs der A. subclavia. Sämtliche Abgänge der Supraaortalis erscheinen filiform stenosiert. Autoptisch Befund einer Riesenzellarteriitis

tis" wurde durch Gillmoore [Mickley 1992] zum ersten Mal beschrieben, jedoch liegt nicht immer das Vollbild der klassischen Symptomatik vor, so daß die Diagnose Schwierigkeiten bereitet. Beispielsweise können hauptsächliche Symptome wie Kopfschmerzen oder klinisch auffällige Temporalarterien völlig fehlen, so daß die Diagnostik zumindest zeitverzögert gestellt wird. Die Riesenzellarteriitis ist eine relativ selten gestellte Diagnose, die insgesamt jedoch nicht sehr selten ist. Grundsätzlich können sämtliche arteriellen Gefäßprovinzen betroffen sein, wobei sie im Carotisstromgebiet der Carotis interna sowie Carotis externa auftreten können. Seltene Manifestationen sind Stenosen oder Verschlüsse der Coronarien, der Visceralarterien sowie der Beinarterien, während hingegen die Beteiligung des Aortenbogens, der A. brachiocephalica, der Aa. subclaviae und axillares bei der Diagnostik autoptisch in mehr als 50% nachgewiesen werden kann. Eine wesentliche klinische Relevanz durch fehlenden Puls sowie typische Claudicatiobeschwerden im Bereich der Armarterien ist jedoch so selten, daß sie nur bei etwa 10% der manifest Erkrankten zu diagnostizieren ist. Häufig tritt die Erkrankung in Kombination mit der Polymyalgia rheumatica auf, die aufgrund ihres eindrucksvolleren klinischen Bildes die Riesenzellarteriitis diagnostisch in den Hintergrund stellt.

Angiographisch ist der Befund relativ spezifisch: Es liegen meistens symmetrische, relativ glatte oder leicht gewellte Stenosen vor, die insgesamt im Vergleich zu den übrigen Erkrankungen der Hand langstreckig sind. Die Verschlüsse der Unterarm-

Angiographische Kriterien der Riesenzellarteriitis

---

1. Beidseitiger Befall, glatte Stenosen
2. Leicht gewellte, langstreckige Stenose
3. Kurzstreckige, spitz zulaufende Okklusionen
4. Gehäuft poststenotische Dilatationen
5. Meist Patienten jenseits des 50. Lebensjahres
6. Massive BSG-Beschleunigung

---

sowie der Fingerarterien sind kurzstreckig, spitz zulaufend mit poststenotischen Zeichen der Dilatation.

Patienten, die jenseits des 50. Lebensjahres stehen und das Zeichen einer ausgeprägten BSG-Erhöhung aufweisen, dürften mit hoher Wahrscheinlichkeit unter einer Riesenzellarteriitis leiden. Die klassische Symptomkonstellation muß nicht stets auftreten, so daß eine Diagnostik radiologisch durch eine Brachialis-Angiographie gesichert werden kann. Die klinische Diagnostik kann durch eine Probebiopsie gesichert werden. Die Therapie ist in der Literatur uneinheitlich angegeben: Sie reicht von der Bypass-Operation bis zur konservativen Therapie mit Prednisolon, wobei intraarterielle, dilative Vorgehensmaßnahmen mit Kathetertechniken nicht berichtet wurden. Diskutiert wird eine vollständige Ausschälung der Intima durch eine Endarterektomie.

Die klassische Symptomenkonstellation (prominente Temporalarterie, Kopfschmerzen, Myalgie, Fieber, Krankheitsgefühl, Sehstörungen, Anämie und Gewichtsabnahme) kann nur partiell auftreten oder gar völlig fehlen.

Toxische Schädigung der Armgefäße

Bei chronischer Exposition verschiedener Toxine sind Gefäßverschlüsse oder spastische Gefäßveränderungen im Bereich der oberen Extremität beschrieben und teilweise als Berufserkrankungen anerkannt. Die angiographischen Kriterien sind nicht eindeutig spezifisch, sondern nur im Zusammenhang mit der Anamnese bzw. den laborchemischen Ergebnissen zu stellen. Als wichtigste Erkrankung sind die Bleiintoxikation, die Arsenintoxikation und die Ergotamin-Alkaloide zu nennen.

1. *Bleiintoxikation:* Es gibt im gewerblichen Leben mehrere Gelegenheiten, kleine Mengen von Blei aufzunehmen. Die tägliche Zufuhr von 1 mg per os kann chronische Vergiftungserscheinungen auslösen. Hauptsächlich sind die Bleiverbindungen in Anstreichfarben wie Mennige, Bleiweiß oder Chromgelb enthalten. Maler, Lackierer, Schriftsetzer, Akkumulatorenarbeiter sowie Hüttenarbeiter sind daher anamnestisch festzuhalten, da Bleiintoxikation bei diesen Berufsgruppen als eine Berufserkrankung gilt. Zusätzlich wird Tetraäthylblei als Antiklopfmittel den Motorentreibstoffen zugesetzt, die ja wegen ihrer guten Lipoidlöslichkeit percutan aufgenommen werden können. Das ubiquitär

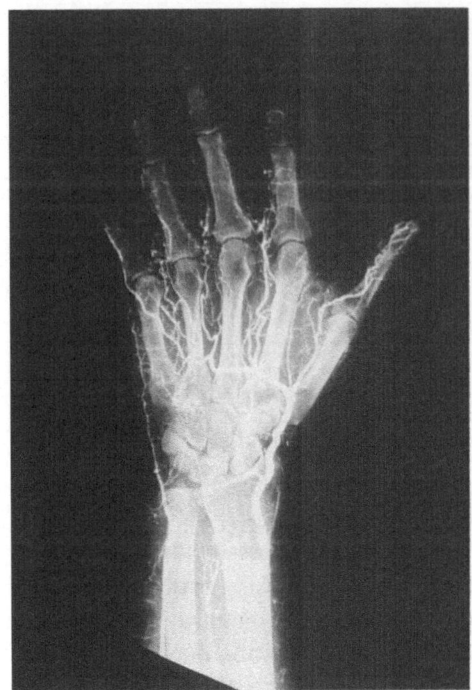 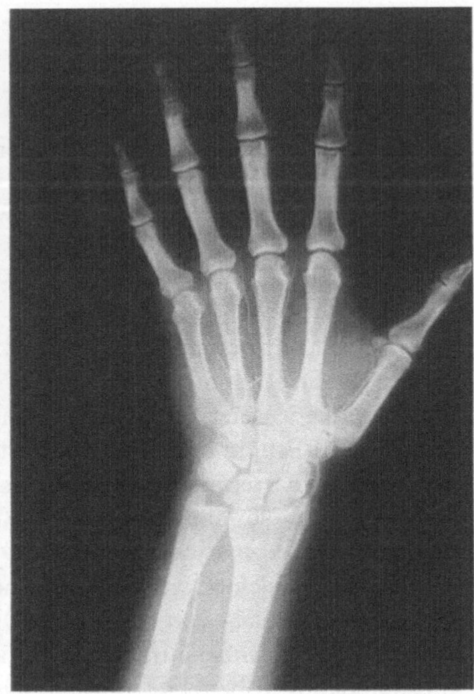

Links: 43jähriger Betriebszugehöriger einer bleiverarbeitenden Fabrik. Symmetrisch an beiden Armen und Händen Zeichen der AVK. Graugelbe Hautfarbe. Glomerulonephritis. Das Angiogramm zeigt eine Engstellung der peripheren Aa. digitales propriae bei weitgehend unauffälligen großen Gefäßen, erst ab dem Arcus palmaris zeigen sich pathologische Gefäßveränderungen. Die Bleiintoxikation wurde auch hämatologisch eindeutig nachgewiesen

Rechts: 52jährige Patientin mit Ergotaminintoxikation. Symmetrischer Befall aller vier Extremitäten mit Zeichen der AVK. Brachialisangiographie: Hochgradiger Gefäßspasmus sämtlicher Gefäße mit Engstellung, teils filiformen Stenosen insbesondere distal des Arcus palmaris. Nur schlechte Reaktion auf Vasodilatantien. Keine Kollateralisation der Gefäßabbrüche. Verdämmern kleiner bis kleinster Fingergefäße

vorhandene Blei kann somit auch bei exponierten Arbeitern der Autoindustrie, den Tankwarten oder auch den Autofahrern, die extrem lange einer Bleigaswolke ausgesetzt sind, zu Vergiftungserscheinungen führen. Blei wird zunächst durch den Magen-Darm-Kanal aufgenommen, kann jedoch auch von Wundflächen und der Haut aus resorbiert werden. Blei wird vornehmlich in der Nähe von Calcium abgelagert, so werden über 90% des retinierten Bleis in den Knochen deponiert. Eine akute Vergiftung ist relativ selten und fällt meist durch gastro-intestinale Symptome, eine schnell auftretende Anämie sowie eine toxische Veränderung der Leber, der Nieren und des ZNS auf. Anders hingegen die chronischen Vergiftungen. Hier ist neben den charakteristischen Symptomen wie Müdigkeit, Kopfschmerzen, Appetitlosigkeit, Obstipation und Blässe der Haut das typische „Bleikolorit" vorhanden, das eine blasse, graugelbliche Hautfarbe zeigt, zusammen mit dem gleichzeitigen Auftreten einer subikteri-

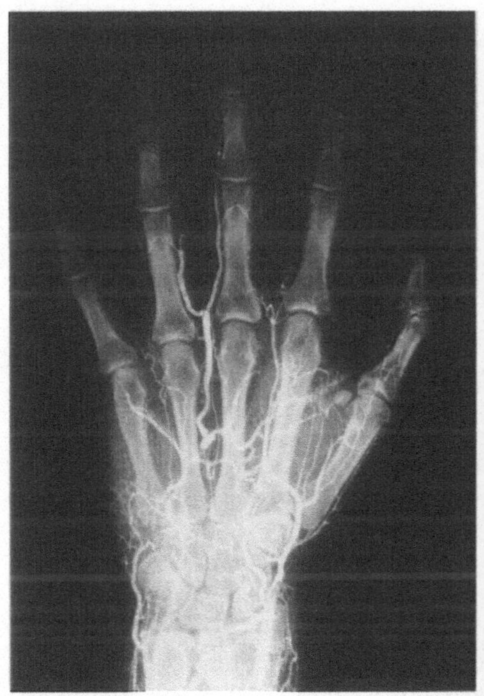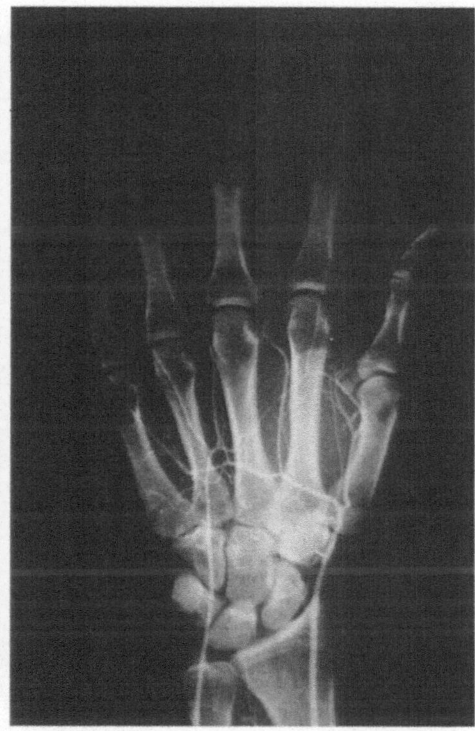

Links: 50jähriger Patient mit Verdacht auf chronische Arsenintoxikation (Gärtner). AVK aller vier Extremitäten. Die Brachialisangiographie zeigt Verschlüsse im Fingerbereich, wobei die großen Gefäße wie A. radialis und A. ulnaris sowie A. interossea unauffällig erscheinen. Langstreckige filiforme Stenosen distal des Arcuc palmaris. Keine Kollateralisation, Verdämmern der Fingergefäße

Rechts: 51jähriger Dentalarbeiter, der 20 Jahre mit Amalgamverbindungen hantierte. Hauptsächlich an der rechten Hand Zeichen des Raynaud-Phänomens der Finger 2–5 unter Aussparung des Daumens. Angiographisch Zeichen des Verschlusses der Aa. digitales propriae 2, 3, 4, 5 mit vorgeschalteten, längerstreckigen aneurysmatischen Erweiterungen der Aa. metacarpeae bei nur geringer Kollateralisation. Hämatologisch konnte eine Amalgamablagerung gesichert werden

schen Verfärbung, einer Porphyrinämie und einem Spasmus der Hautgefäße. Die Porphyrinämie kommt durch die Hemmung von Enzymen der Porphyrinsynthese zustande, die sich laborchemisch als Delta-Amino-Lävulinsäure-Dehydrokinaseaktivität in den Erythrozyten messen läßt. Neben den spastischen Obstipationen des Viszeralbereiches („Bleikolik") sowie einer akuten Glomerulonephritis können die Gehirngefäße befallen sein. Das Krankheitsbild des befallenen Gehirns ist als Encephalopathia saturnina bekannt.
Die obere Extremität ist vornehmlich von den Gefäßverschlüssen im Sinne einer arteriellen Verschlußerkrankung betroffen. Klinisch kommt es dabei zu einem Raynaud-Phänomen. Angiographische Zeichen der Bleivergiftung sind eine ausgeprägte Engstellung mit Zeichen der Rarefizierung sämtlicher Handgefäße distal des Arcus palmaris. Im akuten Stadium ist keine wesentliche

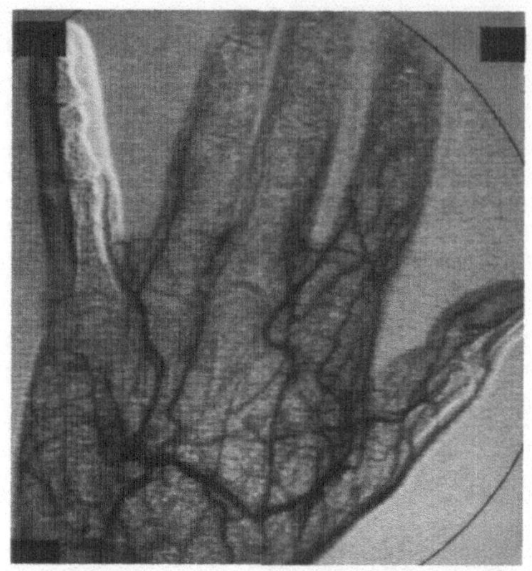

40jähriger Chemiefacharbeiter, häufiger Umgang mit Amalgam und Quecksilber. Raynaud-Phänomen, Verschlüsse von D 2–D 5 im Fingerbereich bei vorgeschalteten Stenosen

Angiographische Kriterien beim Vorliegen einer chronischen Ergotaminintoxikation

1. Betroffen sind meist kleine Arterien sowie Arteriolen
2. Betroffenheit der mittleren Gefäße ist selten, an den großen Gefäßen kein Befall bisher nachgewiesen
3. Symmetrischer Befall sämtlicher Extremitäten
4. Im Frühstadium spastische, teils filiforme Stenosen distal des Arcus palmaris
5. Reaktion auf Vasodilatatoren
6. Im fortgeschrittenen Stadium langstreckige, filiforme, spastische Stenosierungen
7. Im späten Stadium Sequenz mehrerer spastischer Stenosen
8. Segmentale Gefäßabbrüche ohne Kollateralisation
9. Verdämmern kleiner peripherer Fingergefäße
10. Keine primären Gefäßveränderungen im Sinne von Arteriosklerosen oder fibromuskulären Dysplasien. Im Endstadium schlechte Reaktion auf Vasodilatatoren

Veränderung an den Gefäßen zu erkennen, während hingegen im chronischen Stadium neben den Gefäßrarefizierungen Engstellungen, kleinste Gefäßabbrüche der Aa. digitales propriae mit Verdämmern des Gefäßlumens auffallend sind. Auf Vasodilatantien findet sich im allgemeinen ein relativ guter dilativer Effekt der Arterien.

2. *Arsenintoxikation:* Die akuten toxischen oder schwerwiegenden Wirkungen von Arsen nach oraler Aufnahme beruhen auf dem kapillarlähmenden Effekt des Toxins mit folgenden Symptomen: Zumeist findet sich eine schwere Gastroenteritis mit Erbrechen und massiven Diarrhoen, gefolgt von Hypoviskosität des Blutes, Störung des Elektrolythaushaltes und subsequentem Kreislaufversagen.

Die chronische Vergiftung findet sich häufig als eine Hautmanifestation im Sinne einer Hypokeratose und einer Hyperpigmentierung (Melanose) mit

Veränderungen der Fingerspitzen und der Fingernägel. Entzündliche Veränderungen der Schleimhaut, des Auges, der Nase, des Mundes, des Magen-Darm-Kanals sowie eine Polyneuritis sind möglich. Die früher verwendeten Medikamente bei Kachexie, Sklerose, Rachitis und Lues sind heute weitgehend verlassen, so daß die Erkrankung insgesamt seltener wird.

An den Armarterien finden sich multiple Gefäßveränderungen insbesondere der Arterien der Endstrombahn. Ähnlich wie bei der Vergiftung durch Blei zeigen sich auch hier enggestellte Gefäße, die nur zögernd auf eine Pharmako-Angiographie Reaktion zeigen. Gefäßverdämmerungen sowie feine Gefäßabbrüche der Endstrombahn unmittelbar unter den Fingerkuppen lassen sich beobachten. Die großen Gefäße sind hiervon nicht betroffen.

3. *Ergotaminintoxikation:* Ergotamin gehört zu der Gruppe der Secale-Alkaloide, die diesen Stoff im Pilz Claviceps purpurea enthält. Ergotamine verursachen einen sympathikolytischen Effekt (Adrenalinumkehr). Ergotamin hat eine begrenzte Anwendung als Sympathikolytikum gefunden und wird in kleinen, wirksamen Dosen wegen seiner konstriktorischen Wirkung auf die Kapillargefäße verwendet. Es handelt sich somit um eine kontinuierliche Vasokonstriktion insbesondere der kleinen und kleinsten Gefäße der Hand und der Finger. Eine chronische Zufuhr von Ergotaminen kann eine ständige Vasokonstriktion der Akren hervorrufen und letztere ernsthaft schädigen, im Extremfall sogar das Gewebe gangränös verändern. Diese Schädigung scheint nicht allein die Dauererregung der glatten Muskulatur, sondern auch noch eine Endothelverquellung mit Thrombenbildung im akralen Bereich zu verursachen.

Gefäßveränderungen bei Lues

Die luetische Infektion manifestiert sich hauptsächlich im anatomischen Substrat in drei Formen: Die meningitische Lues (Meningoencephalitis und Meningomyelitis luica), die vaskuläre Lues (Endarteriitis luica) und die gummöse Lues (mit syphilitischen Granulationsgeschwülsten). Je nach Verlaufsform und Lokalisation treten verschiedenste, z. T. wechselnde klinische Erscheinungsbilder zutage. Neben Kopfschmerzen können sämtliche Hirnnervenschädigungen auftreten, Extremitätenlähmungen vorhanden sein sowie fokale und generalisierte Krampfanfälle vorkommen. Die spinale Symptomatik mit Zeichen der schlaffen, spastischen, sensiblen und motorischen Bilder ist heute eher selten geworden. Im Bereich der oberen Extremität findet sich bei der Lues ein Bild der Thrombangiitis obliterans. In unserem Krankheitsgut sind bei klarer laboranalytischer Diagnosestellung zwar periphere Durchblutungsstörungen der oberen Extremität vorgekommen, sie wurden jedoch nicht eindeutig definiert. Im Zuge der Zunahme der luetischen Erkrankungen sollte jedoch bei der Diagnose der peripheren Verschlußkrankheit insbesondere der oberen Extremität die Lues nicht außer acht gelassen werden. Spezifische Kriterien, die von den Kriterien der Thrombangiitis obliterans unterschiedlich wären, ergeben sich bei dem Vorliegen einer luetischen Arteriitis der kleinen und kleinsten Gefäße nicht, das angiographische Bild ist unspezifisch.

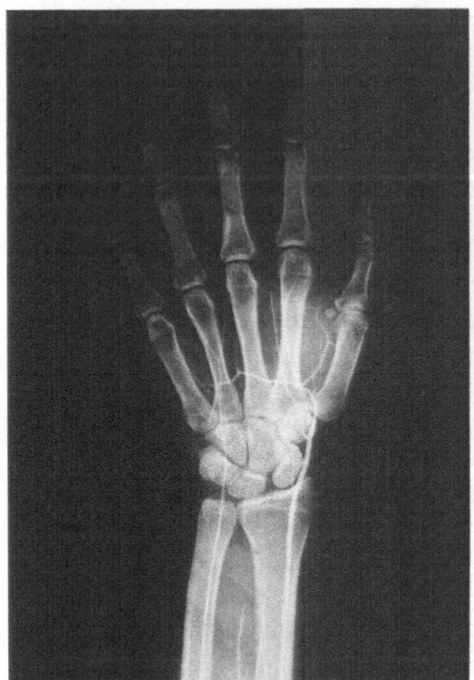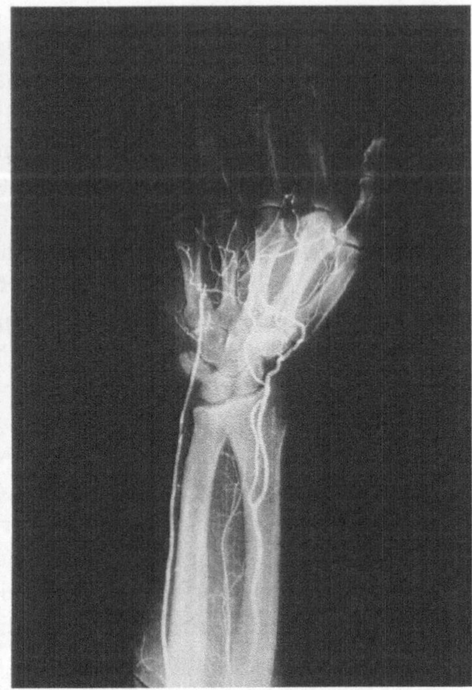

Links: 51jährige Patientin mit nachgewiesener Neurolues. Raynaud-Phänomen beider Hände. Die Arteriographie zeigt unspezifische Gefäßabbrüche im Bereich der Aa. digitales propriae bei vorheriger Engstellung im Arcus palmaris profundus. Keine spezifischen sonstigen Kriterien. Die Neurolues konnte auch bioptisch gesichert werden

Rechts: 60jährige Patientin mit auffallender Neurolues und Raynaud-Phänomen beider Unterarme. Die Brachialisangiographie zeigt unspezifische Gefäßabbrüche im Digitalis propria-Bereich bei weitgehend unauffälligen Gefäßverhältnissen der A. radialis, ulnaris und interossea. Keine Reaktion auf Vasodilatantien

Im Bereich des Aortenbogens sowie der abgehenden großen Hirngefäße muß bei bekannter Lues nach einer dilativen Arteriopathie geforscht werden. Aneurysmata im Bereich des Aortenbogens oder der Aorta thoracica descendens sind beschrieben worden.

Panarteriitis nodosa

Unter den Kollagenosen ist die systemische Sklerose die Erkrankung, die die typischste Gefäßmorphologie aufweist, was von den übrigen Bindegewebserkrankungen nicht mit derselben Sicherheit gesagt werden kann. Eine Wegener'sche Granulomatose zeigt beispielsweise ebenfalls eine Gefäßengstellung mit segmentalen Verschlüssen der Digitalarterien, läßt jedoch kein typisches Schema erkennen. Die morphologische Struktur der Gefäße kann in den späteren Verläufen sowohl einer Thrombangiitis obliterans als auch einer systemischen Sklerose entsprechen.

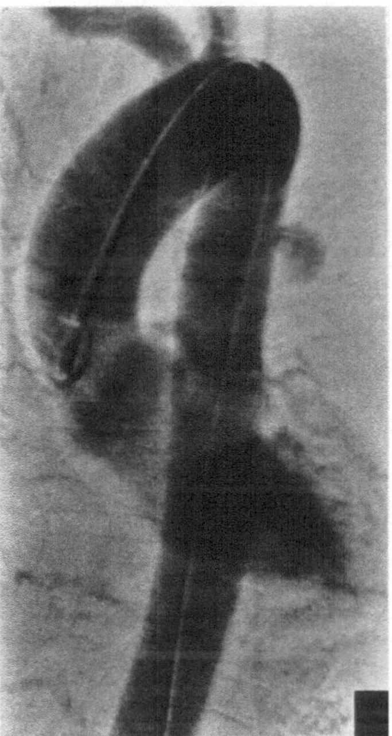

Dieselbe Patientin wie Abbildung rechts S. 140.
Bei zusätzlich aufgetretenem Thoraxschmerz Angio-
graphie und Nachweis eines Aneurysmas der Aorta
thoracica unmittelbar distal des Aortenbogens.
Langstreckige Stenosierung des Abgangs der
A. subclavia sinistra

Typische angiographische Kriterien beim Vorliegen der Panarteriitis nodosa

1. Relative Engstellung distal des Arcus palmaris sowie der Aa. metacarpeae und digitales propriae
2. Multiple bis disseminierte Mikroaneurysmata im Bereich des Arcus palmaris, des Arcus ulnaris und der Aa. digitales propriae
3. Selten Befall der A. radialis und ulnaris. Vereinzelt hochgradige filiforme Stenosen nach den Aneurysmata, entsprechend den Teilthrombosierungen der Gefäßwand durch die Mikroaneurysmen
4. Wenig kollateralisierte Verschlüsse der kleinsten Arterien im Fingerkuppenbereich aufgrund thromboembolischer Streuung aus den Mikroaneurysmata
5. Kein wesentliches Ansprechen auf Vasodilatantien
6. Stark schmerzhafte Angiographie mit Schmerzsensationen in den Fingerspitzen

Eine Ausnahme dieser Erkrankungen macht die Panarteriitis nosoda mit einem relativ typischen Krankheitsbild. Pathophysiologisch liegt eine Verbreiterung der Elastica interna vor, die nach Organisation und oedematöser Rückbildung kleine Gefäßlücken im unmittelbaren intimalen und subintimalen Gewebe eröffnet und somit das charakteristische Bild von multiplen kleinen bis kleinsten Aneurysmata bietet, die im Arcus palmaris sowie in den Aa. metacarpeae und digitales propriae gefunden werden können.

Das Bild ist pathognomon für diese Erkrankung und findet sich lediglich teilweise in den Endstadien der Endangitis obliterans wieder. Die Panarteriitis nodosa findet so in den frühen wie in den mittleren Stadien der kollagenösen Erkrankun-

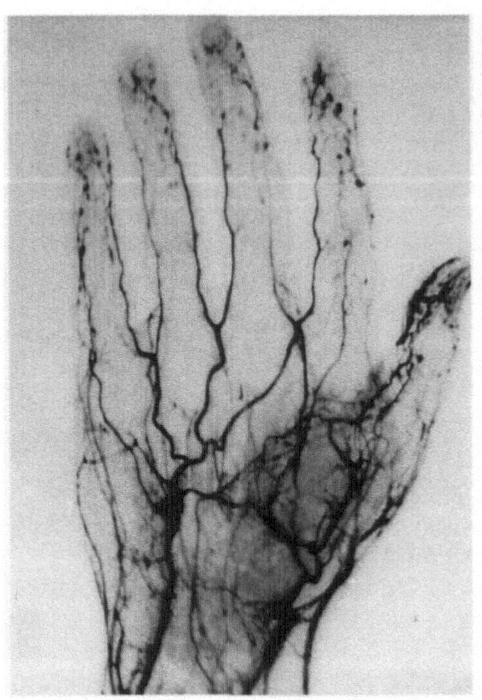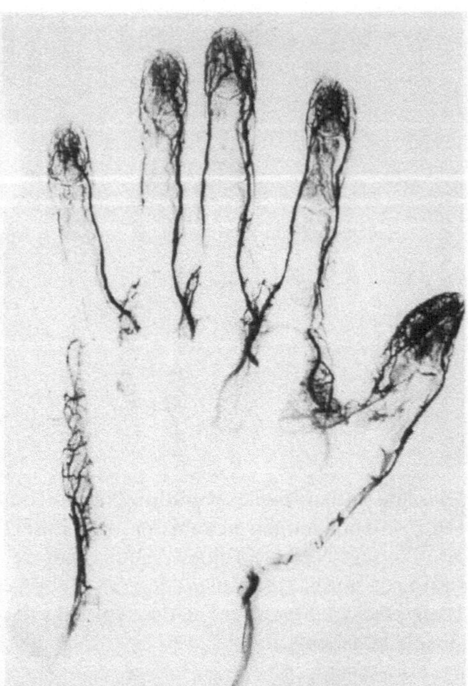

Links: 50jährige Patientin. Mikroaneurysmata der Digitalarterien bei Periarteriitis nodosa. Multiple, disseminierte Mikroaneurysmata zeigen sich vom Carpus bis in den Bereich der Fingerspitzen. Die A. radialis und ulnaris sind indessen relativ selten betroffen. Eine generalisierte Erweiterung der distalen A. ulnaris vor der dichotomen Aufzweigung ist hier ebenfalls zu erkennen

Rechts: 50jähriger Patient mit disseminierten Mikroaneurysmata des Rete miraculosum sämtlicher 5 Endglieder. Der Befund konnte bioptisch gesichert werden

gen ein angiographisches Korrelat und kann aus dem Röntgenbild suffizient diagnostiziert werden.

Angiographisch sollte die Erkrankung mit einem transbrachialen Zugang unter digitaler Subtraktionsdiagnostik durchgeführt werden. Der transfemorale Zugang dürfte bei Nichtbefall der großen Gefäße keinen Vorteil erbringen.

In unserem Krankengut waren drei Patienten mit einer Panarteriitis nodosa gefunden worden, von denen zwei mit Endoxan i. v. sowie mit Cortisonderivaten behandelt wurden. Die behandelten Patienten verloren ihre Symptomatik in den Händen völlig, sowohl was die knötchenförmige Verdickung der Endstrombahn anging als auch die Claudicatio. Ein gangränöses Stadium trat in den uns bekannten Fällen nicht ein.

Ein Patient mit einer manifesten Panarteriitis nodosa, der einen ausgeprägten Fingerarterienbefall mit vielen Aneurysmata aufwies, erkrankte gleichzeitig an einer akuten myeloischen Leukämie. Das gleichzeitige Auftreten dieser beiden Erkrankungen läßt vermuten, daß eine Panarteriitis nodosa zumindest radiologisch kein einheitliches Krankheitsbild, sondern gelegentlich ein Symptom sein kann.

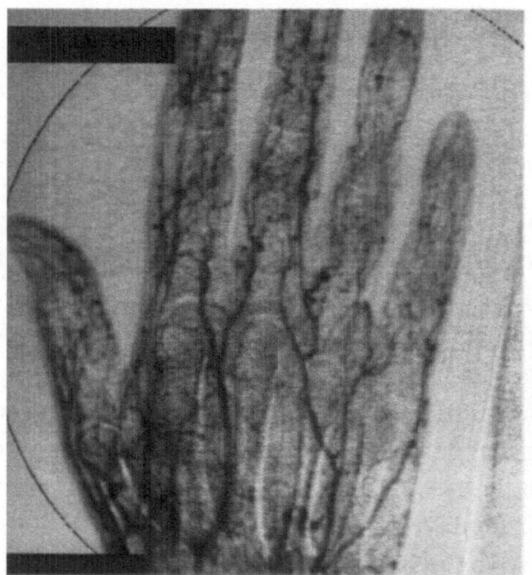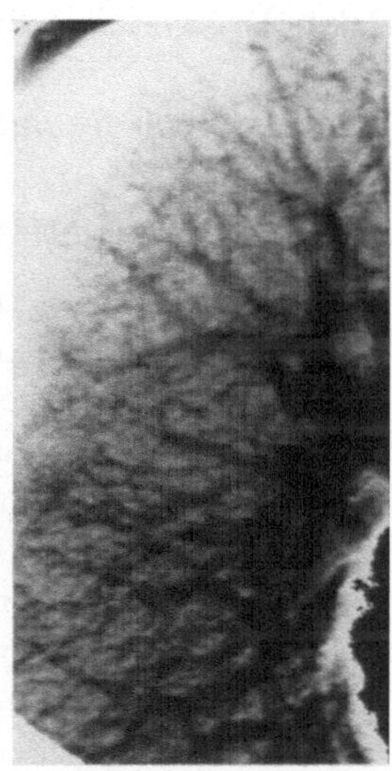

Links: 43jährige Patientin mit schwerem Bronchialasthma, Sturzsenkung, zerebraler Symptomatik im Sinne einer TIA. Die Brachialisangiographie zeigt multiple Mikroaneurysmata sämtlicher Finger sowie im Bereich des ulnaren und radialen Stromgebietes bei radialem Versorgungstyp. Die Diagnose lautete primär Periarteriitis nodosa in Unkenntnis des Lungenbefundes.
Rechts: Pulmonalisangiogramm derselben Patientin wie links. Es finden sich multiple Aneurysmata im Endstrombereich beider Lungen. Zusammen mit dem peripheren Brachialisangiogramm-Befund konnte die Diagnose eines Churg-Strauss gesichert werden

Churg-Strauss-Syndrom

Das Churg-Strauss-Syndrom ist eine Sonderform der Angiitis mit typischen pathologisch-anatomischen Strukturen. Die Inzidenz ist 10:1 männlich:weiblich, wobei das jüngere Alter zwischen 30 und 50 vorherrschend ist. Häufig liegt bei der Erkrankung ein Bronchialasthma vor, das später von vaskulitischen Veränderungen insbesondere der oberen Extremität begleitet wird. Sämtliche Patienten, die wir gesehen haben, hatten ein heftiges Bronchialasthma mit vorausgehenden Dyspnoe-Episoden, die nach ungefähr 3–6 Monaten von einer Vaskulitis begleitet wurden. Hauttests sowie IgE-RAST zeigen eine typische Konfiguration. In unserem Krankengut fanden wir bei 50% der Patienten eine allergische Rhinitis sowie eine Eosinophilie des peripheren Blutes mit eosinophilen Infiltraten im perivaskulären Gewebe. Eine akute Vaskulitis Churg-Strauss ist eine lebensbedrohliche Erkrankung, die jedoch relativ effektiv durch eine schnell einsetzende, adäquate Therapie behandelt werden kann. Ein Zusammenhang zwischen einer allergischen Angiitis mit einer zusätzlichen Granulomatose ist zum jetzigen Diskussionsstand die Basis der Krankheits-Entität. Die derzeitige Therapie besteht in der Gabe von Hydrocortison und Cyclophosphamid.

Sekundäre Gefäßveränderungen

Diagnostik der traumatischen Gefäßerkrankungen der oberen Extremität

Arterielle Gefäßläsionen

Die Arterien der oberen Extremität sind häufig Verletzungen ausgesetzt. Es ist für die Prognostik der Erkrankung außerordentlich wichtig, möglichst früh zu einer exakten Diagnose zu gelangen, um nicht die Extremität zu gefährden. Häufig sind arterielle Gefäßverletzungen mit ausgedehnten Knochen- und Weichteiltraumen kombiniert. In unserem Krankengut sind weit über 50% aller arterieller Gefäßverletzungen durch ein stumpfes Trauma hervorgerufen. In erster Linie sind Gefäßverschlüsse, arterio-venöse Fisteln, Gefäßverlagerungen und Aneurysmata zu beobachten, auch finden sich arterielle Embolien nach Traumafolgen.
Anders als bei den stumpfen Verletzungen sind die scharfen Verletzungsfolgen: Hier erkennt man neben den pulsierenden Blutungen, die meistens angiographisch nicht nachgewiesen werden müssen, diffuser Austritt von Kontrastmittel in die Weichteile.
Eine Gefäßkontusion zeigt fast immer eine Engstellung des betroffenen Gefäßsegmentes, bedingt durch einen arteriellen Vasospasmus oder einen Totalverschluß des arteriellen Lumens.
Nach Gefäßkontusionen sind ausgedehnte Hämorrhagien aufgrund eines massiven Hämatoms eher die Ausnahme als die Regel. Klinisch imponieren in den allermeisten Fällen die Zeichen einer Ischämie mit einer Blässe, Pulslosigkeit sowie den neurologischen Symptomen der Parästhesie oder, in gravierenden Fällen, der Paralyse. Aufgrund des stumpfen Traumas findet sich meist ein Oedem sowie eine diffuse Hämorrhagie des betroffenen Segmentes, so daß eine lokale Kompression der Arterie oder deren Verlagerung aus ihren normalen anatomischen Grenzen vorliegen kann. Ein isoliertes Hämatom produziert meist eine segmentär begrenzte Engstellung des arteriellen Gefäßes, zeigt jedoch meist ein offenes, frei durchgängiges Gefäßsystem der distal gelegenen Gefäßprovinzen. Als natürliche Tamponade bringt das umgebende Weichteilgewebe die Blutung zum Stillstand, so daß sich sekundär eine Engstellung des arteriellen Hauptgefäßes ergibt. Bei ausgedehnten Blutungen, bedingt durch eine direkte Gefäßverletzung der Hauptarterie, ist das umgebende Hämatom meist wesentlich größer als bei Verletzungen von kleineren Arterien, führt dann zu einem Gefäßverschluß mit einer Art „Pseudo-Kapsel" im

Gefäßverletzungen (Traumafolgen)

---

1. Gefäßverschlüsse
2. Arterio-venöse Fisteln
3. Aneurysmata
4. Gefäßverlagerungen
5. Arterielle Embolien
6. Arterielle Spasmen

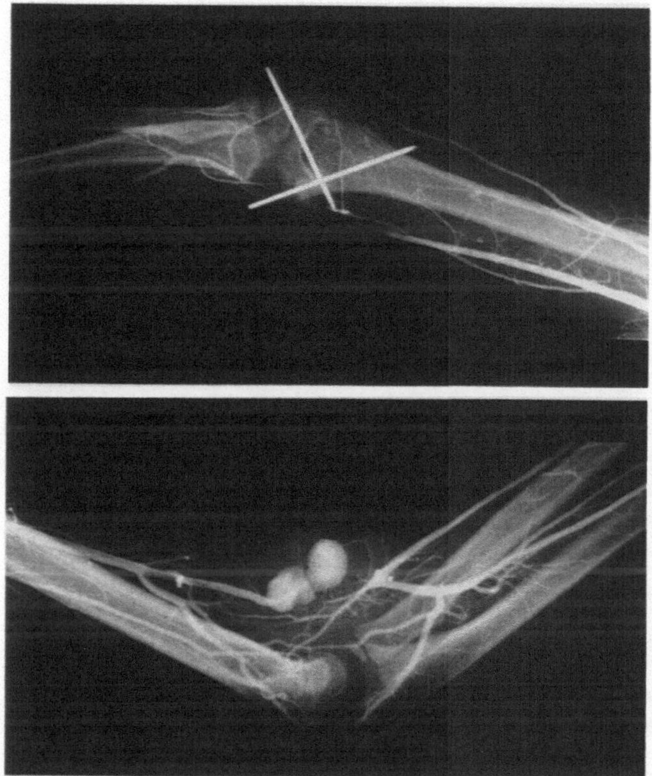

Oben: Z. n. Fraktur des Olecranons mit Spickdrahtosteosynthese. Postoperativ Verlust des Radialispulses. Angiographisch Verschluß der A. brachialis. Insuffiziente Perfusion des Vorarmes

Unten: 30jähriger Patient mit Trauma am Reck beim Turnen. Sofortige Schwellung und Schmerzen im Ellenbogengelenk mit Taubheitsgefühl im rechten Arm. Angiographisch Nachweis von zwei Aneurysmata der A. brachialis im Ellenbogengelenk mit begleitendem großem Hämatom

Weichteilgewebe. Das Hämatom wird danach im Stadium der Retraktion und der weiteren Organisation zentralseits eine Höhlenbildung ergeben, die mit dem arteriellen Lumen in Verbindung steht. Hier bildet sich also ein sog. „falsches Aneurysma" aus, das die eigentliche, primär sicher kleinere Gefäßläsion mißdeutet.

Aufgrund einer Ruptur eines derartigen falschen Aneurysmas kann eine dünne Begleitvene arrodiert werden und zu einer arterio-venösen Fistelbildung führen. Das Pseudoaneurysma oder das arterio-venöse Fistelsystem sollte in jedem Fall einer Angiographie zugeführt werden. Die klinische Untersuchung ergibt meist zuvor neben dem ausgedehnten Hämatom ein systolisches Preß-Strahl-Geräusch, das dann auf eine arterielle Verletzung hinweist. Erfahrungsgemäß sind arterio-venöse Fisteln dann besonders gut zu auskultieren, wenn die Fistelöffnung relativ groß ist.

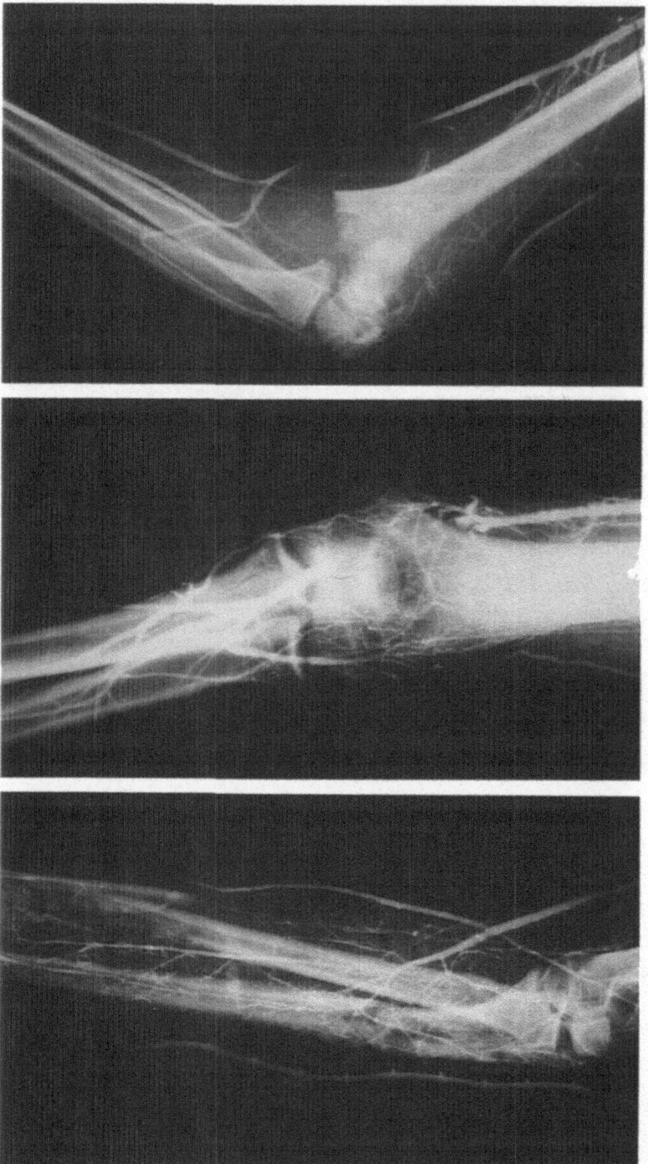

Oben: Z. n. Fahrradtrauma eines 20jährigen Studenten. Ellenbogenluxationsfraktur mit ausgedehntem Hämatom im Ellenbogenbereich sowie Abriß der A. brachialis

Mitte: Z. n. Fahrradsturz-Trauma mit Radialispulsverlust. Angiographischer Nachweis des Verschlusses der A. brachialis oberhalb des Ellenbogengelenkes

Unten: Motorradsturz eines 30jährigen mit drittgradig offener Unterarmfraktur und Verlust des Radialispulses. Angiographie mit Abbruch der A. brachialis sowie der A. radialis im Frakturbereich. Verschluß der A. ulnaris bei schlechter Kollateralisation

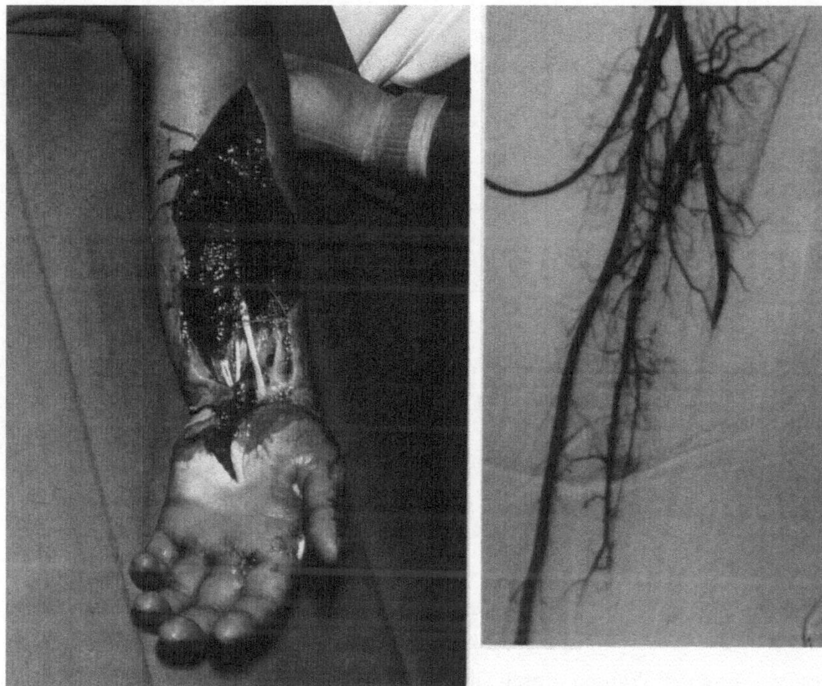

Links: Quetschtrauma des Unterarms mit großem Weichteildefekt

Rechts: Angiographie des Segmentes. Verschluß der A. ulnaris und interossea, durchgängige A. radialis

Das posttraumatische, falsche Aneurysma kann relativ früh nach Stunden, jedoch auch in seltenen Fällen sehr spät im Zeitraum von mehreren Wochen nach dem Trauma auftreten.

Ein weiterer wichtiger Verletzungsmechanismus ist die „intimale Einrollung". Diese Veränderungen finden sich nach einem stumpfen Trauma meistens im Bereich von großen Gelenken. Bei Überdehnung, Luxation oder Subluxation bzw. Zerreißung von Gelenken zeigt sich ein Einriß der Intima im Gefäßlumen bei insgesamt noch intakter Media und Adventitia. Die Folge dieser Zerreißung der Intima ist ein Stop des Blutstromes, bedingt durch ein Dissecat, das das Lumen verlegt. Diese Erkrankung tritt im allgemeinen unmittelbar nach dem Trauma auf, kann jedoch auch nach eigenen Beobachtungen durchaus Stunden später durch Pulslosigkeit der Extremität bemerkt werden, während unmittelbar nach dem Unfall der Puls durchaus noch getastet werden konnte. Die völlige Zerreißung einer Arterie ist aufgrund eines direkten oder indirekten Traumas sowie durch ein ausgedehntes, großes Hämatom zu erkennen, wobei bei der Untersuchung eine Pulsation des Hämatoms palpatorisch wie auskultatorisch erkennbar ist. Aneurysmata nach traumatischen Veränderungen sind in falsche und echte Aneurysmata zu unterteilen, wobei die falschen Aneurysmata nach einer penetrierenden Verletzung des Gefäßes entstehen, wesentlich weniger häufig nach einem stumpfen

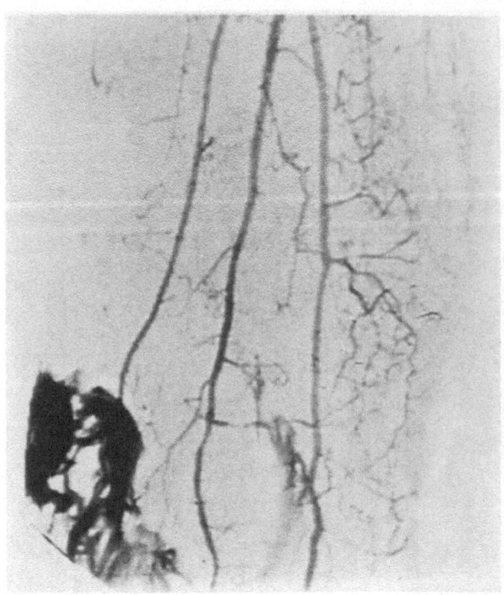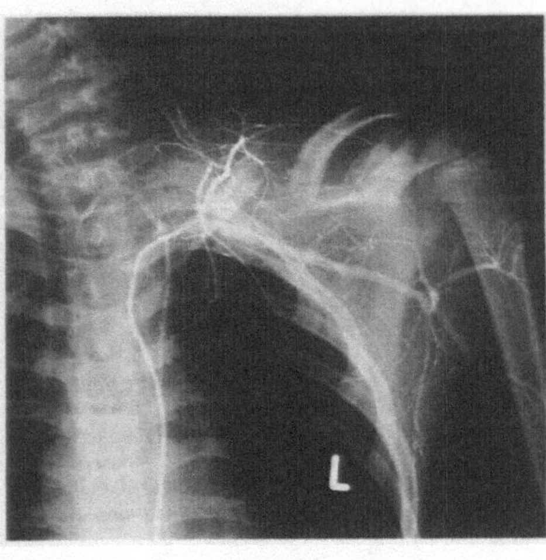

Links: Fraktur des Unterarms bei Autounfall. Stark blutende Wunde im Radialisbereich. Brachialisangiographie mit Nachweis von Kontrastmittelaustritt der A. radialis, die verschmächtigt erscheint. Durchgängige A. ulnaris und A. interossea

Rechts: Direktes Trauma durch einen Schlag auf die Schultergegend. Nicht tastbarer Axillarispuls. Ausgedehnte Weichteileinblutung im supraclaviculären Bereich. Angiographisch ausgespannte Anteile der abgehenden Gefäße aus der A. subclavia sinistra. Stenose der distalen Subclavia sowie Axillaris. Fraktur der Clavicula

Trauma. Die falschen Aneurysmata finden sich nach Traumata ubiquitär, zeigen jedoch insbesondere im Bereich der oberen Extremität eine Prävalenz in der Cubitalbeuge sowie im Handgelenk.

Die traumatischen arteriellen Gefäßverletzungen der oberen Extremität sind prinzipiell als geschlossen oder offen anzusehen, wobei die offenen arteriellen Verletzungen meist durch eine schwerste Hämorrhagie mit ausgeprägter distaler Ischämie, Paralyse, Empfindungsstörung sowie Blutlosigkeit imponieren. Die geschlossenen arteriellen Verletzungen sind meist verbunden mit erheblichen knöchernen Begleiterkrankungen. Verletzungen der A. innominata oder der A. subclavia sind relativ selten, wenn man die Verletzungshäufigkeit an den peripheren Arterien vergleicht. Durch die geschützte Lage der A. subclavia und innominata durch den Thorax und den gesamten Schultergürtel sind direkte Traumata ohne massive Begleitverletzungen nicht möglich. Knöcherne Strukturen wie Clavicula, Humerus, Sternum und Rippen müssen zunächst traumatisch überwunden werden, um die A. subclavia direkt zu schädigen. Andererseits ist die Verletzung der die Arterien umgebenden knöchernen Strukturen auch dafür verantwortlich, daß durch Knochenfragmente die Arterien verletzt werden. Die A. innominata verläuft hinter dem rechten Sterno-Clavicular-Gelenk und kann somit nahezu ausschließlich durch eine retrosternal verlagerte Clavicula eingeengt werden. Dieser Verletzungmechanismus ist im Vergleich mit einer AC-Gelenk-

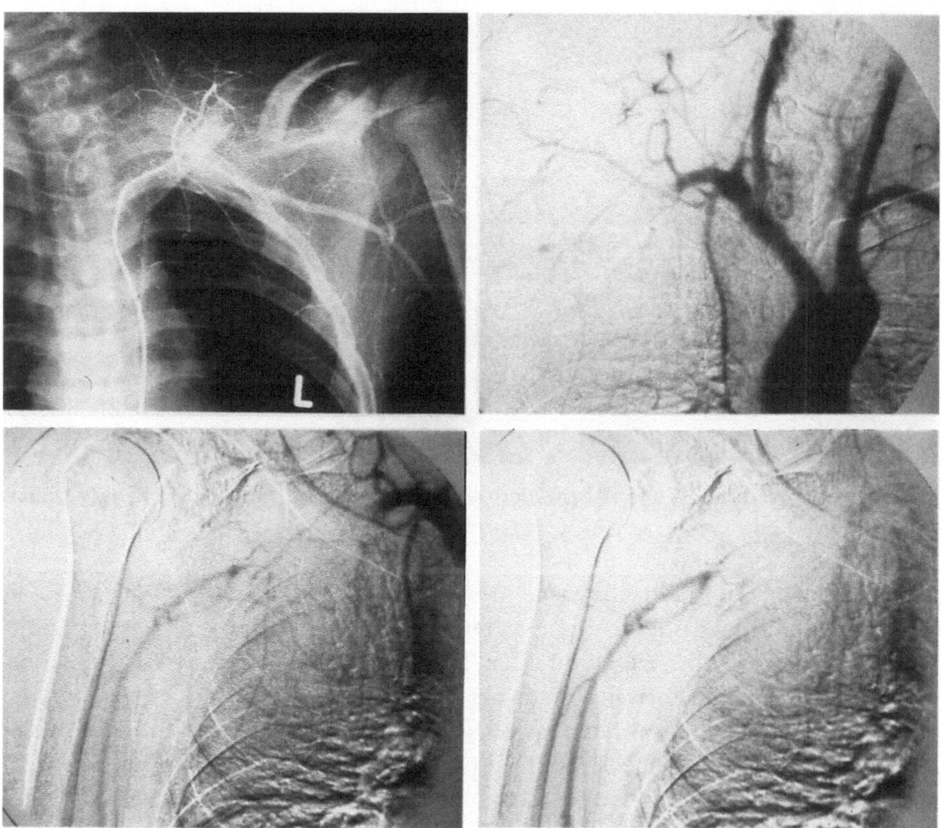

Oben links: Derselbe Patient wie Abbildung rechts S. 148. Spätarterielle Phase mit Kontrastmittelpersistenz oberhalb der Subclavia im Sinne einer arteriellen Verletzung

Oben rechts: Verkehrsunfall mit pulsloser Extremität rechts. Aortenbogenangiographie mit Verschluß der A. subclavia dextra. Keine Kollateralen. Die A. thoracica interna ist noch durchgängig

Unten links: Derselbe Patient wie Abbildung oben rechts. Über spärlichste Kollateralen Wiederauffüllung der A. axillaris

Unten rechts: Derselbe Patient wie zuvor: In einer späteren Phase freie Durchgängigkeit der A. axillaris nach distal

Sprengung außerordentlich selten. Im Vergleich zu diesem Verletzungsmechanismus sind die Gefäßläsionen an den Carotiden dann wieder wesentlich häufiger. Anders die A. subclavia, die zwischen dem mittleren Drittel der Clavicula und dem ersten Rippenansatz in die Axillarregion mündet. Im Bereich des costoclavicularen Raumes ist die A. subclavia unmittelbar der V. subclavia sowie dem Plexus brachialis benachbart. Bei neurologisch verifizierten Veränderungen des Plexus brachialis kann eine Begleitverletzung der Vene sowie der Arterie vorliegen. Meist sind die Verletzungen der Gefäße in diesem Bereich vollständige Zerreißungen der Arteria und Vena subclavia, weniger häufig Verschlüsse aufgrund einer Kompression von außen, einer Thrombose, einer arterio-venösen Fistel oder eines

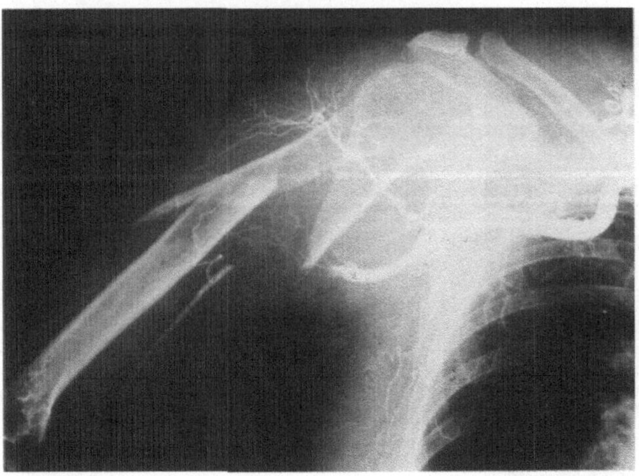

PKW-Unfall. Verschluß und Abriß der A. axillaris dextra. Intimaeinrollung, großes Hämatom

Aneurysmas. Beim Verdacht einer arteriellen Gefäßverletzung aufgrund einer Fraktur des mittleren oder proximalen Drittels der Clavicula ist eine Angiographie immer indiziert, da bei diesen direkten Traumata eine Gefäßverletzung deutlich höhere Wahrscheinlichkeit hat. Auch bei in völliger Fehlstellung oder Dislokation verheilenden Claviculafrakturen ist gelegentlich an eine arterielle Einengung der Subclavia zu denken. Die laterale Claviculafraktur hingegen ist als normale, typische Fraktur in der Regel nicht mit einer Gefäßläsion der A. subclavia verbunden.

Wesentlich häufiger ist die Gefäßverletzung der oberen Extremität bei vorliegenden Frakturen des Humerus im Kopfbereich bzw. einer Luxation oder Luxationsfraktur. Insbesondere bei anteriorer Dislokation des Humeruskopfes sind Gefäßverletzungen der A. subclavia zu erwarten. Neben der A. axillaris sind häufig auch die Hauptäste wie die A. circumflexa capitis humeri in das Verletzungsgeschehen einbezogen. Bei Schulterluxationen, die in über 90% anteriore Luxationen sind, können im allgemeinen keine Gefäßverletzungen der A. axillaris beobachtet werden.

Die posterioren Luxationen zeigen ebenfalls keine gehäufte Verletzung der A. axillaris.

In unserem Krankengut sind Verletzungen der A. axillaris durch einfache Humerusfrakturen ohne wesentliche Dislokation oder Humeruskopf-Trümmerfrakturen im allgemeinen außerordentlich selten. Wir sahen in unserem Krankengut nur einen Fall mit einer Humeruskopf-Trümmerfraktur und einer begleitenden Gefäßverletzung, wobei weitere schwerwiegende Traumata des Thorax vorhanden waren, so daß eine eindeutige Zuordnung der Ursache des Gefäßverschlusses nicht eruiert werden konnte. Die Verletzungsmöglichkeit der Axillaris aufgrund einer massiv dislozierten Mehrfragmentfraktur des Humeruskopfes ist jedoch denkbar und sollte bei geringem Verdacht auch immer angiographisch kontrolliert werden.

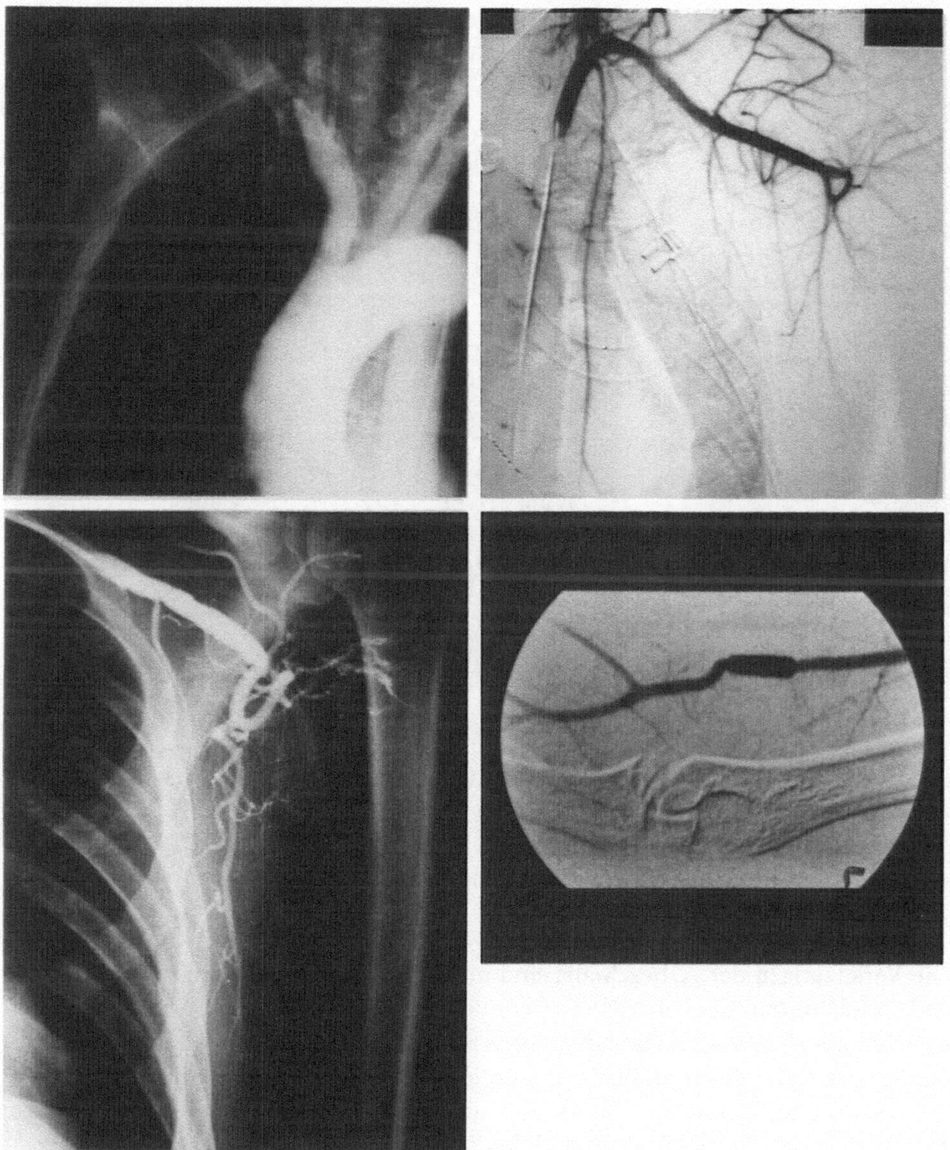

Oben links: PKW-Unfall eines 30jährigen Autofahrers. Angiographisch Verschluß der A. subclavia dextra unmittelbar nach Abgang der A. carotis communis dextra

Oben rechts: 25jähriger Turner mit Sturz auf den Barren. Pulslose Extremität links. Angiographisch Nachweis eines traumatischen Verschlusses der A. axillaris sinistra

Unten links: Überstreckungstrauma eines 51jährigen Bauarbeiters. Großes Hämatom mit Weichteilverletzung. Pulslose Extremität links. Angiographie: Verschluß bei schlechter Kollateralisation der A. axillaris sinistra

Unten rechts: 20jährige Patientin mit Stichverletzung in die A. brachialis mit Veneninterponat

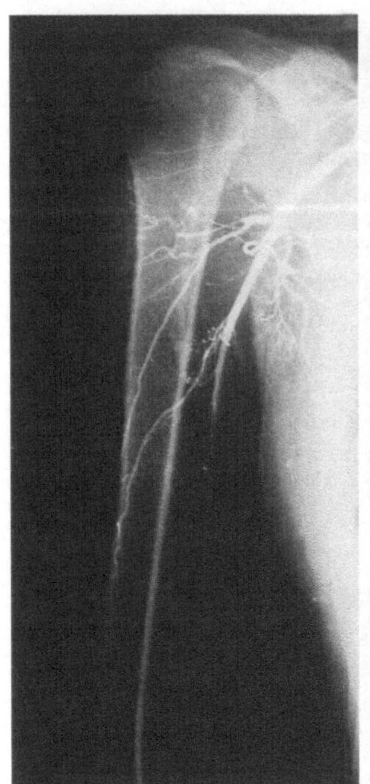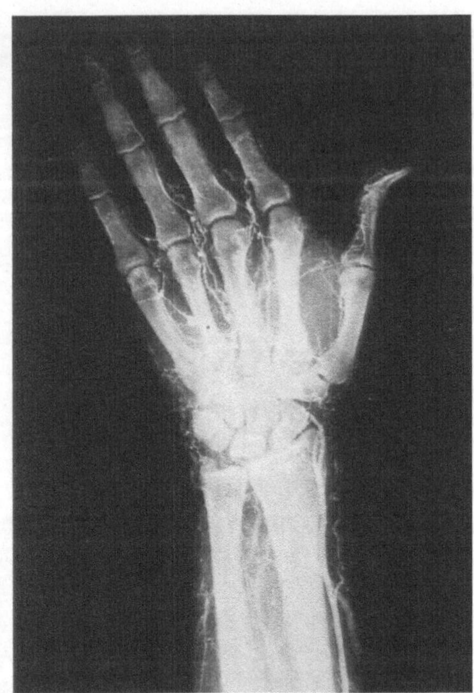

Links: 53jährige Patientin mit Quetschtrauma des Oberarmes. Knöcherne Läsionen sind nicht vorhanden. Große Weichteilwunde im distalen Oberarmbereich. Pulsstatus mit nur schwach tastbaren Gefäßen. Angiographisch Verschluß der proximalen A. brachialis bei guter Kollateralisation über die A. circumflexa humeri

Rechts: Multiple thromboembolische Verschlüsse im Bereich der A. ulnaris, teilweise der A. radialis, des Hohlhandbogens sowie der Fingerarterien

Die Verletzungen der A. brachialis sind im Vergleich mit den übrigen arteriellen Gefäßabschnitten der oberen Extremität häufig. Im oberen Anteil ist die A. brachialis dem descendierenden Humerus am nächsten und verläuft bis in den Bereich des Condylus medialis knapp unterhalb der Beugemuskulatur. Aufgrund des relativ oberflächlichen Verlaufes können Stichverletzungen sowie stumpfe Traumata relativ häufig die A. brachialis direkt oder indirekt erreichen. Normalerweise sind Frakturen des Humerus, seien sie als Humeruskopffrakturen oder nicht dislozierte Humerusschaftfrakturen, nicht für eine Gefäßläsion verantwortlich, jedoch können außerordentlich schwere Traumata durch starke Dislokation sowie Achsabweichung der Frakturen im Schaft- und Kopfbereich durchaus Gefäßverletzungen hervorrufen. Häufig sind in diesem Bereich Gefäßverschlüsse, weniger häufig Gefäßstenosen aufgrund von traumatischen Veränderungen zu sehen. Die distale A. brachialis verläuft im medialen Epicondylusbereich und ist bei Ellenbogenfrakturen relativ häufig in das Verletzungsgeschehen mit einbezogen. Die supracondylären Frakturen sind sehr häufig, ganz besonders im Kindesalter. Oft sind bei diesen Frakturen die distalen Fragmente nach dorsal luxiert, da mit der Hand bzw. dem Unterarm die Stürze reflektorisch abgefangen werden. Bei diesen

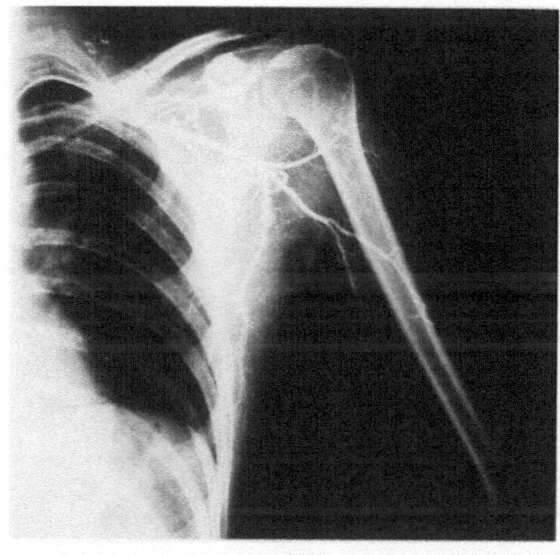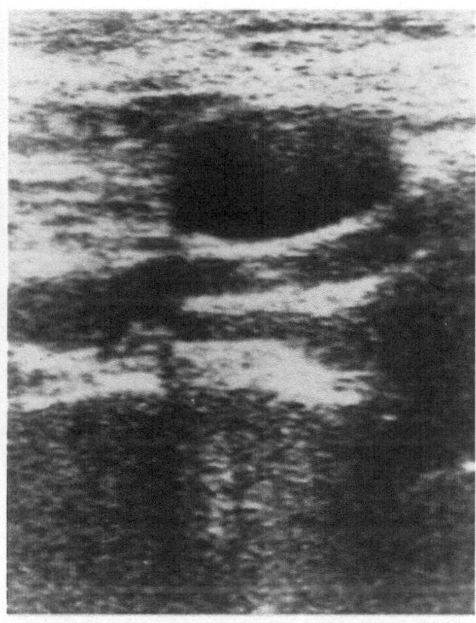

Links: Direktes Weichteiltrauma im Oberarm. Angiographisch Nachweis eines Verschlusses der A. axillaris bei mäßiger Kollateralisation

Rechts: 50jähriger Patient mit pulsierendem „Tumor" der Ellenbeuge nach Katheterangiographie (Herzkatheter). Pulsierendes Aneurysma der A. brachialis im Ultraschall. Eine Angiographie ist in diesem Fall nicht erforderlich

Verletzungsmechanismen kann die A. brachialis bei supracondylären geraden oder schrägen Frakturen hinter das distale Ende des proximalen Fragmentes geraten, so daß das Gefäß zwischen zwei Knochenfragmente zu liegen kommt und aufgrund einer Kompression oder einer direkten Gefäßläsion zu einer Ischämie der distalen Extremität führen kann. Diese Ischämie kann, falls die Arterie nicht direkt verletzt ist, bei Distraktion und Retraktion der Fragmente gelegentlich wieder behoben werden.
Ein häufiger Verletzungsmechanismus ist die Ellenbogenluxation oder Luxationsfraktur. Diese Verletzung ist in der Literatur häufig mit Verletzungen der begleitenden Arterien verbunden. Meist handelt es sich dabei um geschlossene Frakturen, während offene Ellenbogenfrakturen meist mit einem Abriß der Arterie verbunden sind. In unserem Krankengut fanden wir bei 52 Ellenbogenluxationen lediglich zwei Zerreißungen der A. brachialis, die durch einen venösen Bypass überbrückt werden konnten. Die arterielle Kollateralisation im Oberarm bedingt jedoch keine sofortige, die Extremität bedrohende Ischämie aufgrund einer ausgedehnten Kollateralisation.
Falls die Gefäßläsion deutlich proximal des Ellenbogens zu liegen kommt, sahen wir in unserem Krankengut mehrere Fälle, bei denen der fehlende Brachialispuls in der Ellenbeuge erst angiographisch als ein vollständiger Verschluß mit guter Kollateralisation aufgefallen war. Ein distaler Radialispuls war in einem Fall trotz

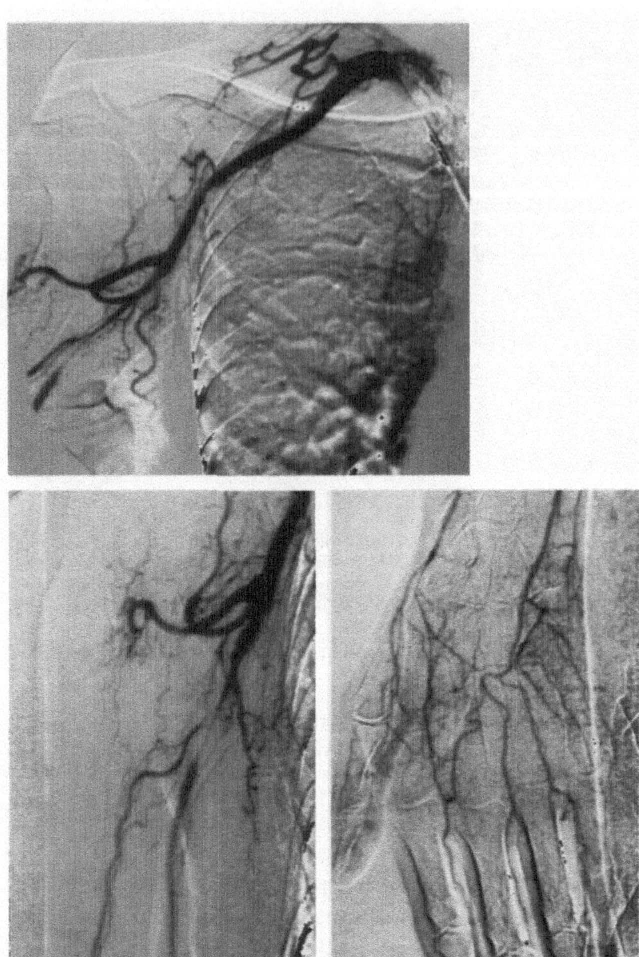

Oben: Direktes Trauma einer Skifahrerin mit Stockdurchspießung der A. axillaris mit großem Hämatom. Fraglich tastbare A. brachialis. Die Angiographie zeigt einen 5 cm langen, filiformen Stenosebereich der A. axillaris am Übergang zur A. brachialis. Zögernde Wiederauffüllung der distalen A. brachialis.

Unten links: Langstreckige, hochgradige Stenose der A. axillaris/brachialis. Zögernder Weitertransport des Kontrastmittels in der distalen A. brachialis, die schließlich verdämmert.

Unten rechts: Multiple Verschlüsse der Fingerarterien distal der Grundgelenke aufgrund einer thromboembolischen Streuung. Insgesamt verschmächtigtes Gefäßbild der gesamten Hand aufgrund eines zwischenzeitlich eingetretenen Schocks

Angiographische Kriterien traumatischer Gefäßläsionen

1. Kontrastmittelaustritt in die Weichteile
2. „Intimaeinrollung" mit meist spitzwinkligem, glattem Abbruch des Gefäßes
3. Scharfbegrenzte, kurzstreckige Gefäßläsionen
4. A.-v.-Fisteln
5. Im Falle einer Thrombose typische, zerklüftete Oberfläche der präoccludierten Gefäßstrombahn
6. Gefäßabbrüche häufig unmittelbar neben/proximal der Knochenläsionen
7. Langstreckige Stenosen (Compartment-Stenosen nach Weichteileinblutungen)
8. Aneurysmata (meist asymmetrische „falsche" Aneurysmata)
9. Gefäßspasmen

eines Brachialisverschlusses aufgrund einer ausgedehnten Kollateralisation palpatorisch zu diagnostizieren. Sämtliche Verletzungen der A. brachialis sind jedoch möglichst umgehend chirurgisch zu versorgen. Bei schwersten Armverletzungen können insbesondere bei posteriorer Dislokation von Knochenfragmenten nicht nur die Hauptarterie, sondern auch die ausgedehnten Kollateralen geschädigt werden, was zu einer Verschärfung der Situation beiträgt. Bei einem kurzstreckigen Verschluß der A. brachialis im Ellenbogenbereich können zwei vordere und zwei hintere Kollateralbündel so suffizient sein, daß sie den distalen Flow des Armes zumindest für die Zeit der Rekonvaleszenz aufrecht erhalten. In mehreren Fällen ist ein Verschluß der A. brachialis erst nach Rehabilitationsmaßnahmen aufgefallen, als die Patienten ihrer manuellen Arbeit wieder nachgehen wollten. Insgesamt kann gesagt werden, daß eine Verletzung der distalen A. brachialis eine deutlich bessere Prognose aufweist als die Verletzungen der A. subclavia, A. axillaris oder der proximalen A. brachialis. Insgesamt muß jedoch gesagt werden, daß bei auch nur geringem Verdachtsmoment einer demarkierten Ischämie in jedem Fall eine transfemorale, selektive Angiographie der oberen Extremität durchgeführt werden und in Kenntnis des Befundes dem Chirurgen zur Revaskularisation ohne zeitliche Verzögerung zugeführt werden sollte.

Angiographisches Vorgehen und Ergebnisse

Der Wert der Angiographie bei Verletzungen der oberen Extremität ist unbestritten und sollte ohne Zeitverzögerung durchgeführt werden. In allen Fällen, in denen eine klinische Diagnose nicht mit Sicherheit gestellt werden kann, ob es sich um eine Thrombose, eine Gefäßeröffnung, eine Intima-Einrollung oder lediglich um einen Gefäßspasmus handelt, ist die Angiographie indiziert. Die Untersuchung der Extremität sollte bis auf wenige Ausnahmen von transfemoral durchgeführt werden. In den Händen von erfahrenen Radiologen ist die Katheterisierung der A. subclavia sinistra technisch einfach und kann in der Regel durch einen geraden F 5-Katheter und einen J-Draht durchgeführt werden, bei der Katheterisierung der rechten A. subclavia wird in der Regel ein „Sidewinder"-Katheter notwendig, der im Aortenbogen zunächst gewendet werden muß, um dann im Rückzug in den

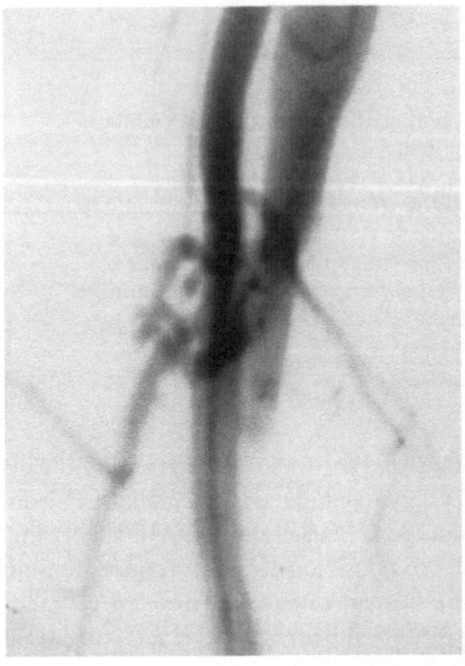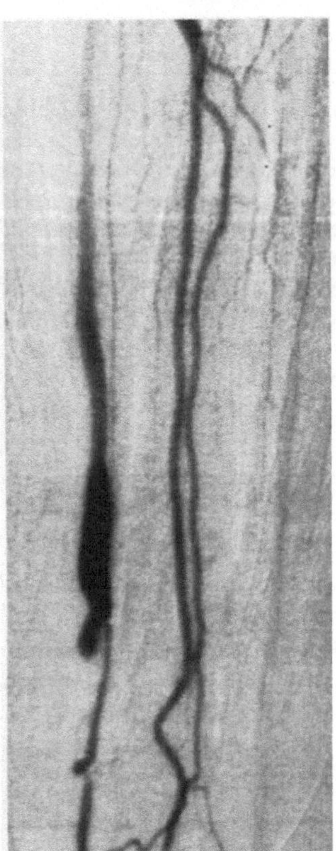

Links: Z. n. Herzkatheter-Untersuchung mit transbrachialem Punktionsort rechts. Pulsierende Raumforderung oberhalb des Ellenbogens mit deutlichem Schwirren sowie auskultatorisch faßbarem Rauschen. Angiographisch Nachweis einer ausgedehnten arteriovenösen Fistel der A. brachialis

Rechts: Unterarmtrauma einer 50jährigen Patientin. Tastbarer, schwirrender Befund im Unterarmbereich. Angiographisch Nachweis einer Fistel zwischen der A. radialis und der V. brachiocephalica, die A. ulnaris sowie interossea sind frei durchgängig. Die proximale, vor der a. v. Fistel liegende A. radialis ist hochgradig verschmächtigt

Truncus brachiocephalicus zu fallen. Je nach Höhe der Verletzung sollte die Katheterspitze deutlich proximal der Läsion zu liegen kommen, um Begleitverletzungen mit erfassen zu können. Falls der Verdacht auf eine Beteiligung der proximalen A. subclavia besteht, sollte die Untersuchung zunächst als eine Aortenbogen-Angiographie mittels eines Pigtail-Katheters begonnen werden. Bei Verletzungen der A. brachialis sowie der distalen Gefäßregionen sollte die Lage des Katheters in jedem Fall distal des Abganges der A. vertebralis im axillaren Stromgebiet liegen, um eine unnötige Komplikation des Abschwemmens von Material nach zerebral zu vermeiden.
Eine digitale Subtraktionsangiographie ist mit geringem Kontrastmittelverbrauch und guter Diagnostik in jedem Fall vorzuziehen, jedoch sahen wir gute Erfolge mit exzellenter Bilddarstellung auch in der konventionellen Blattfilmtechnik, die

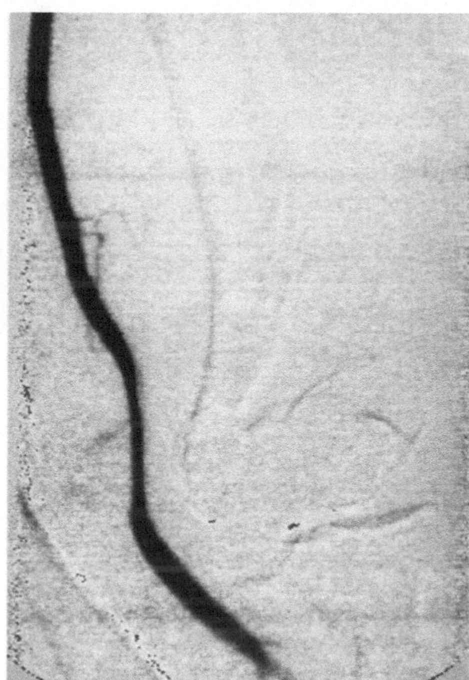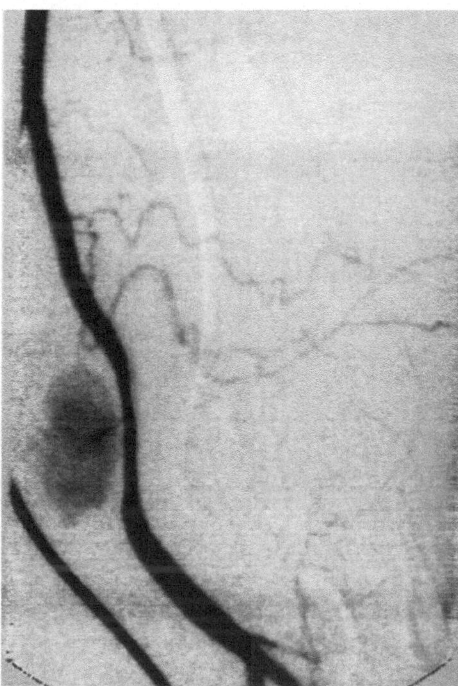

Links: 84jährige Patientin nach transbrachialer Herzkatheteruntersuchung mit einem F 8-Punktionsbesteck. Schwellung im Ellenbogenbereich ohne Zeichen der Pulsation. Angiographie: Ca. 5 cm lange, hochgradige Stenosierung der A. brachialis mit Verlagerung aus der Gefäßachse. Das Frühbild zeigt keinen eindeutigen Nachweis eines Kontrastmittelaustritts. *Rechts:* Das arteriographische Spätbild zeigt einen Kontrastmittelaustritt in ein falsches Aneurysma mit subsequenter Verdrängung und Stenosierung der A. brachialis

insbesondere die Begleitverletzungen von knöchernen Fragmenten oder knöchernen Dislokationen im Frakturbereich in der Zuordnung zum verletzten Gefäß noch deutlicher dokumentieren konnten. Die Angiographie erlaubt die Lokalisation der arteriellen Verletzung und dokumentiert insbesondere die Situation der Kollateralen, was für die Therapie von entscheidender Bedeutung sein dürfte. Die Arteriographie ist auch in jedem Fall bei arteriellen Verletzungen indiziert, bei denen nur kleine Areale aufgrund einer beispielsweise vorliegenden Stichverletzung im arteriellen Stromgebiet betroffen sein können. Im Fall von arteriovenösen Fisteln ist insbesondere im digitalen Subtraktionsangiogramm eine frühe Füllung der venösen Phase zu erkennen, häufig bereits bei der Probeinjektion durch verfrühten venösen Abstrom. Meist ist die begleitende Vene bereits recht kräftig dargestellt, bei chronischen Verläufen, die mehrere Stunden andauerten, bereits deutlich erweitert.

Im Fall von vollständigen Gefäßzerreißungen zeigt die Arterie einen Verschluß mit glattem Abbruch des Arteriogramms. Die Kollateralen, die die distalen Gefäßabschnitte wieder auffüllen, können in der Regel gut dargestellt werden. In Fällen einer arteriellen Thrombose zeigt sich angiographisch ein Verschluß des Blut-

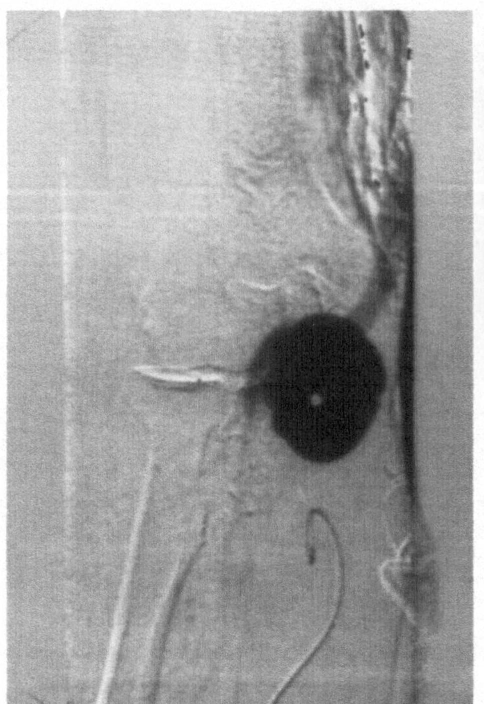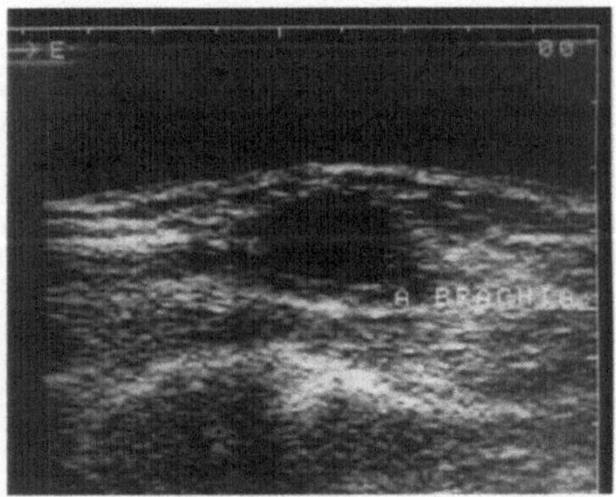

Links: Z. n. einfacher Punktion der V. brachiocephalica mittels einer Verweilkanüle. Danach wachsender, teils pulsierender, großer Tumor der Ellenbeuge. Angiographie mit Nachweis eines arteriellen, traumatisch bedingten Aneurysmas der A. brachialis

Rechts: Derselbe Patient wie auf dem Vorbefund. Ultraschalluntersuchung mittels eines 3,5 MHz-Schallkopfes mit Wasser/Kunststoffvorlaufstrecke. Aussackung um die A. brachialis nach ventral im Sinne eines falschen Aneurysmas

stroms. Der Abbruch des Gefäßes ist meist nicht glatt, sondern zerklüftet. Gelegentlich wird in einem solchen Fall auch ein konvexbogiger oder polypoider Füllungsdefekt der Kontrastmittelsäule beobachtet.

In Fällen einer akuten Blutung in das umliegende Weichteilgewebe findet sich ein Kontrastmittelaustritt. Bei längerer Blutung kann dieses Zeichen jedoch fehlen, so daß sich hier lediglich eine Kompression des proximalen Gefäßabschnittes vor der Gefäßeröffnung darstellen läßt, bedingt durch die Hämorrhagie, das umgebende Gewebe sowie eine Gefäßverlagerung aufgrund der ausgeprägten Hämorrhagie. Im Falle einer Pseudoaneurysmabildung findet sich ein extraluminaler Sack von Kontrastmittel, der sich erst in der spätvenösen Phase langsam entleert. Je nach Größe des Pseudoaneurysmas können begleitende Gefäße wie Kollateralen, aber auch venöse Strukturen verlagert sein.

Die Beurteilung von arteriellen Verletzungen des Armes und der Hand aufgrund angiographischer Kriterien ist gelegentlich schwierig. Trotzdem ist die Arteriographie die wertvollste Diagnostik von posttraumatischen Veränderungen an den Gefäßen. Insbesondere kann sie den Grad und den Ort der arteriellen Verletzung beurteilen und kann gelegentlich sogar nicht vermutete Gefäßläsionen diagnostizieren wie beispielsweise kurzstreckige Brachialisverschlüsse, die sehr gut kollateralisiert sind und klinisch nicht bemerkt wurden. Insbesondere sollten zwei Erkrankungen Berücksichtigung finden, die typischerweise sich im Angiogramm darstellen, das Hypothenar-Hammer-Syndrom sowie das Thenar-Hammer-Syndrom. Diese Syndrome finden sich häufig bei Patienten, die bei ihrer Arbeit spezielle Handbewegungen durchführen, beispielsweise ihren Hypothenar als Hammer benützen in der Schreinerei, Tischlerei, Bildhauerei u. ä. Die konstante Belastung des Hypothenar oder Thenar schädigt die distale ulnare oder radiale Arterie sowie den Arcus palmaris superficialis durch direktes Trauma gegen die darunterliegenden Carpalknochen. Als ein chronisches Trauma resultiert hier eine Thrombose des betroffenen Gefäßabschnittes mit einer nachfolgenden distalen Ischämie.

Das Hypothenar-Hammer-Syndrom

Die Verschlußsymptomatik des 4. und 5. Fingers kann durch ein chronisches Trauma aufgrund eines Verschlusses der distalen Ulna als Hypothenar-Hammer-Syndrom begründet sein. Dieses klinische Bild kann mehrere Abstufungen der digitalen Ischämie beinhalten und ist als ein chronisch-traumatischer Schaden der ulnaren Gefäßstrombahn im Hypothenar definiert. Hauptsächlich sind ulnar-arterielle Gefäßveränderungen auf ein stumpfes Trauma der Handinnenfläche zurückzuführen, wobei die chronische Verletzung sowohl einen Gefäßspasmus, ein Aneurysma, eine Thrombose oder einen vollständigen Verschluß der A. ulnaris bewirken kann. Meist sind diese Verletzungsmechanismen nicht einem einzigen Mechanismus zuzuordnen, sondern es finden sich mehrere Gründe für einen Gefäßverschluß. Kleinere Traumata zeigen sich häufig als Gefäßspasmen, die reversibel sind, während hingegen eine lokale Thrombose der A. ulnaris meist nur dann auftritt, wenn die Intima des Gefäßes deutliche Alterationen zeigt. Bei einer Verletzung der Media im Sinne eines größeren vorliegenden Traumas kann sich auch ein echtes Aneurysma entwickeln.
Der arterielle Spasmus kann durchaus pharmako-angiographisch untersucht werden, so daß nach Gabe von Tolazolin-Hydrochlorid eine Besserung des Zustandes zu sehen ist. Thrombose, Gefäßverschluß oder Aneurysma hingegen sind Veränderungen, die perseverieren. Die Ulnararterie sowie der Ulnarnerv passieren gebündelt und begrenzt medialseits durch das Os pisiforme, dorsalseits durch das Ligamentum carpale transversum, an der Volarseite durch das Ligamentum carpale. In diesem Tunnel liegt die arterielle Bifurkation der tiefen und oberflächlichen arteriellen Abgänge der A. ulnaris. Durch das Penetrieren des hypothenaren Muskelgewebes werden die ulnaren tiefen Abgänge zum Arcus palmaris profundus, während hingegen der oberflächlich abgehende ulnare Anteil des Gefäßes zum Arcus palmaris superficialis wird, wobei die oberflächlich abgehenden Äste die palmare Aponeurosis in Form des oberflächlichen Arcus palmaris bilden. In diesen wenigen Millimetern der Aufzweigung des Arcus palmaris superficialis und profundus kann die Arterie sowohl akut als auch

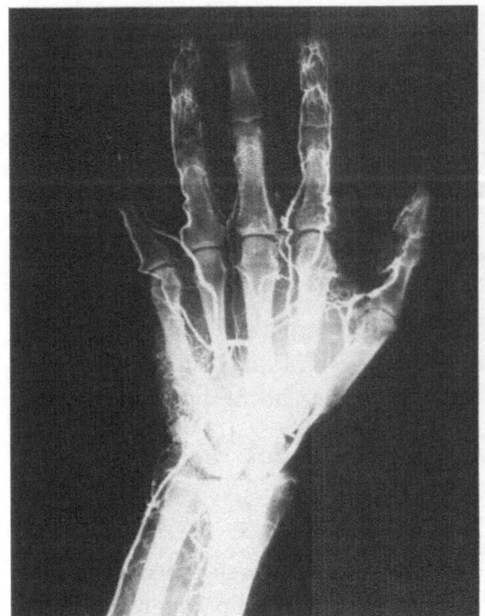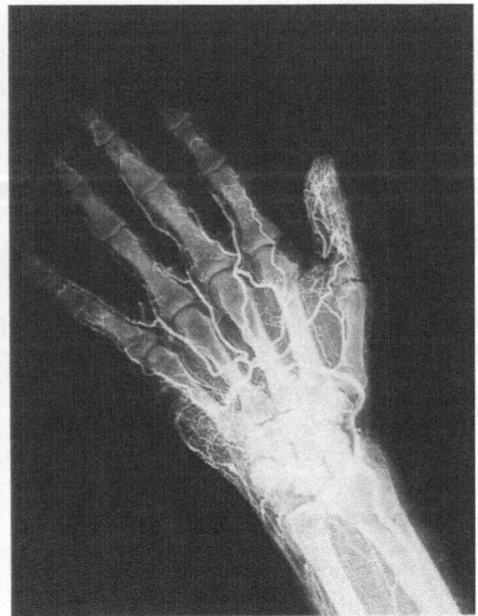

Links: Hypothenar-Hammer-Syndrom bei einem 45jährigen Automechaniker: Abbruch der A. ulnaris mit dem Hamulus ossis hamati, aneurysmatische Ausweitung der Arterie vor dem Verschluß, multiple Fingerarterienverschlüsse

Rechts: 50jähriger Tischlermeister mit plötzlich aufgetretener Raynaud-Symptomatik. Angiographisch Nachweis eines ulnaren Gefäßverschlusses am Hamulus ossis hamati mit subsequenter thromboembolischer Streuung in die Fingerarterien

chronisch traumatisch verändert werden, da diese Abgangsstruktur sehr oberflächlich an der Handinnenfläche liegt und nur durch Haut, Unterhautfettgewebe und den kurzen M. palmaris parvus belegt wird. Dorsal der A. ulnaris liegt lediglich das Os metacarpale, wobei kein Weichteilgewebe zwischen Knochen und Arterien mehr zu liegen kommen. Der Hamulus ossis hamati liegt hier unmittelbar an der Ulnararterie an und kann durch eine Verletzung die Arterie unmittelbar schädigen. Hauptsächlich werden anatomisch die Finger durch den oberflächlichen Arcus palmaris ulnaris versorgt. Eine vornehmlich radiale Versorgung der Hand sowie ein inkompletter ulnarer Arcus palmaris kann somit zu einer digitalen Ischämie führen, auch wenn das Trauma im Bereich des Hypothenar nur gering war. Somit ist das Fehlen von ischämischen Symptomen nach Verschluß der ulnaren Gefäßstrombahn oder des oberflächlichen Arcus palmaris superficialis im allgemeinen abhängig von der anatomischen Gegebenheit des vollständigen Schlusses des Arcus palmaris und der Anzahl der Kollateralen, die von der Radialarterie ausgehen.

Ein nicht vollständiger Arcus palmaris profundus, der nur wenige Kollateralen aufweist, hat somit insgesamt eine schlechtere Prognose.

Unserem Krankengut nach waren die vornehmlichen Zeichen des Hypothenar-Hammer-Syndroms in erster Linie starke Schmerzen, die meist akut verliefen, eine

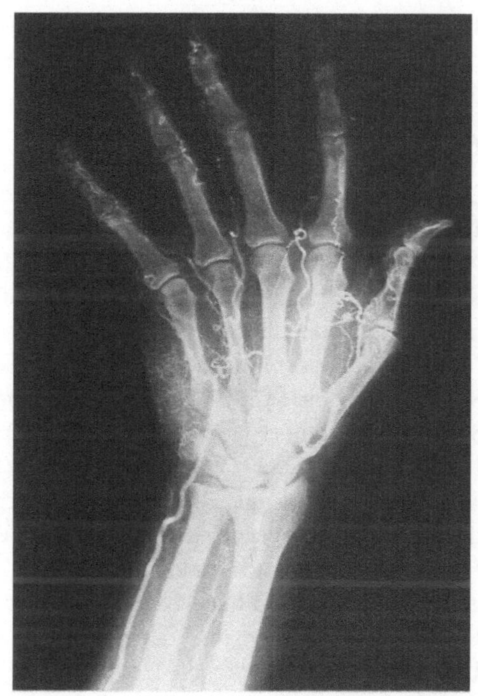

52jähriger Steinmetz. Raynaud-Symptomatik in den Fingern 2–5. Angiographisch Nachweis eines Verschlusses der A. ulnaris mit Schwellung über dem Hypothenar. Thromboembolische, distale Streuung mit digitalen Arterienverschlüssen

Verhärtung der Hypothenar-Muskulatur sowie Parästhesiestörungen der Finger 3 bis 5. Die Beschwerden korrespondierten auch einem Ausfall des N. ulnaris in den Abschnitten Dig 3 bis Dig 5. Bei der akuten arteriellen ulnaren Verschlußsymptomatik herrschen folgende Symptome vor: Ischämie, Taubheitsgefühl, Mißempfindungen, kalte Extremitäten Dig 3 bis Dig 5, Steifheitsgefühl, Blässe des Fingers, Schmerzen insbesondere bei Bewegung und Rattenbißnekrosen im Bereich der Fingerspitzen.

Das typische Raynaud-Phänomen kann durch Kälte-Exposition der Hand verschlimmert werden. Bei einem vorbestehenden Radialverschluß und zusätzlich auftretendem Hypothenar-Hammer-Syndrom sind die klinischen Befunde dementsprechend gravierender. Bei der klinischen Untersuchung sollte in jedem Fall auf ein chronisches Trauma im Sinne einer beruflichen Belastung des Hypothenars geforscht werden. Daneben kann auch bereits ein einmaliges Geschehen, wie z. B. ein mit aller Härte ausgeführter Schlag bei einem Karateken, eine derartige Erkrankung manifest werden lassen. Hierbei ist der positive Allen-Test außerordentlich hilfreich (positiver Allen-Test: Kompression der A. ulnaris und radialis im Handgelenkbereich bei Öffnen und Schließen der Hand des Patienten: Im Falle einer Gefäßläsion zeigen sich Zeichen der Ischämie im Bereich der Haut der Handinnenfläche sowie der Finger, die sofort verschwinden, wenn die Strombahn der betreffenden Seite wieder freigegeben wird). Falls die Beschwerden im Ulnarisgebiet bei Radialiskompression anhalten, kann von einem positiven Test ausgegangen werden. In jedem Fall ist bei dieser Erkrankung die Brachialis-Angiographie indiziert, um den Ort des Gefäßverschlusses, den distalen Anteil der durchströmten Gefäßprovinzen zu beurteilen sowie Gefäßspasmen oder gar aufgetretene palmare Aneurysmata zu diagnostizieren.

Thenar-Hammer-Syndrom

Das Thenar-Hammer-Syndrom ist gekennzeichnet durch eine Ischämie des Thenars nach einem Verschluß der A. radialis und des tiefen Arcus palmaris. Ähnlich wie im Hypothenar-Hammer-Syndrom verhält sich auch hier die Kausalität: Häufiges stumpfes Trauma auf den Thenar lassen ähnliche Symptome radialseits entstehen wie ulnarseits bei Hypothenar-Syndrom, gleichwohl die Innenfläche der Hand weniger als „Hammer" verwendet wird. Das Thenar-Syndrom ist bei Janevski bereits beschrieben und dort dem Hypothenar-Hammer-Syndrom korreliert worden [232]. Der Ort des Verschlusses liegt zwischen dem I. und II. Strahl der Ossa metacarpalia I/II. Die Pathophysiologie des Thenar-Syndroms ist wie folgt: Die Thenar-Versorgung der Hand wird im allgemeinen von der Radialarterie gespeist. Die Perfusion der Finger geschieht sowohl vom tiefen Hohlhandbogen und seiner abgehenden Äste des oberflächlichen Hohlhandbogens. Der tiefe Hohlhandbogen liegt in der Muskulatur, bedeckt von Haut und Unterhautfettgewebe und dem darunter liegenden Os metacarpale I und II. Am Übergang von Metacarpale I zu Metacarpale II ist die Arterie nur bedeckt durch den M. flexor pollicis brevis und durch subcutanes Fettgewebe und kann ohne weiteres gegen die Basis des Os metacarpale II gedrückt werden. Hier liegt die Hauptlokalisation der arteriellen Verschlüsse. Bei Patienten, die einem chronischen Trauma in diesem Fall unterliegen (z. B. Lastwagenfahrer, Arbeiter an heftig vibrierendem Gerät) können Verschlüsse oft an dieser Stelle diagnostiziert werden. Wenn der Arcus palmaris profundus das Os metacarpale II verlassen hat, findet sich im allgemeinen kein Verschluß mehr, so daß ein Thenar-Hammer-Syndrom distal dieser Verzweigungsstelle nicht beobachtet wurde. Die klinischen Veränderungen sind korrespondierend den Veränderungen beim Hypothenar-Hammer-Syndrom in etwa gleich, obwohl eine Symptomatik in erster Linie auf den Daumen und auf Dig 2 beschränkt ist.

Zusammenfassend läßt sich sagen, daß das akute wie chronische Trauma Gefäßläsionen wie Intima-Gefäßeinrollung, mediale und adventitielle Gefäßaussackung im Sinne eines Aneurysmas, Gefäßspasmen sowie Thrombosen und Gefäßverlagerungen aufgrund von Hämatomen bewirken kann. Jedes Gefäßtrauma kann Pseudoaneurysmen hervorrufen, intimale Gefäßeinrollungen produzieren und das Gefäß partiell oder total verschließen. Ein zusätzliches Trauma einer benachbarten Vene eröffnet die Möglichkeit einer arterio-venösen Fistel.

Die auftretende Klinik bei einem Trauma der oberen Extremität ist relativ einfach zu diagnostizieren: Die pulslose distale Extremität mit vorgeschaltetem Hämatom im Bereich der traumatisierten Weichteile oder der Frakturen, verbunden mit einer kühlen, blassen sowie schmerzhaften Extremität entspricht einem akuten arteriellen Verschluß-Geschehen. Klinische Untersuchungen führen nicht weiter, daher besteht in jedem Falle die Indikation zu einer Angiographie. Auch die distal noch vorhandenen Pulse können nicht eine Gefäßläsion proximalseits endgültig aus-

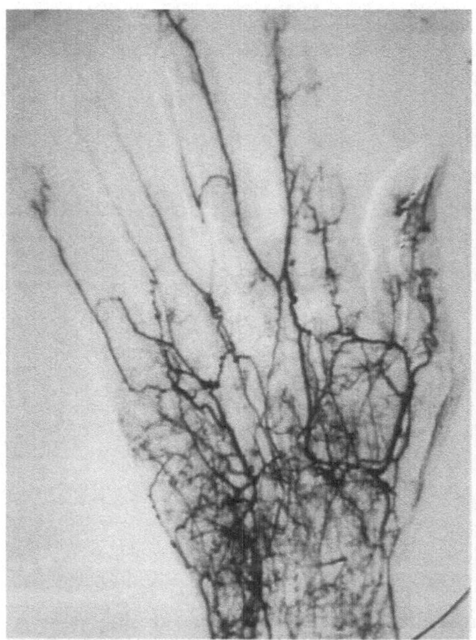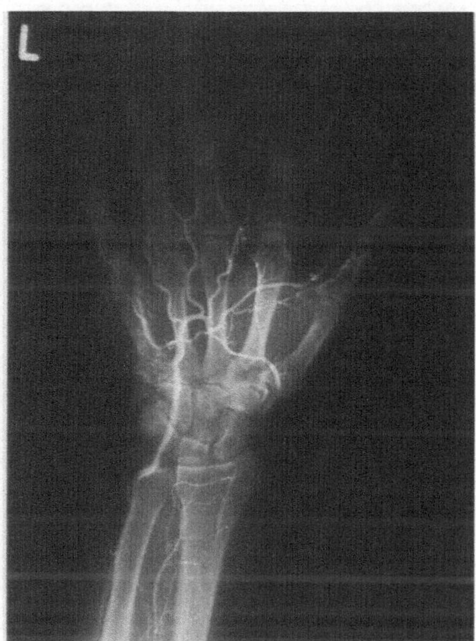

Links: 45jähriger Dachdeckermeister. Nach Tragen eines Balkens an der Innenseite des Unterarmes und der Hand Schmerzen in D 2 bis D 5. Angiographisch kurzstreckiger Verschluß der A. radialis. Ein direktes Trauma ist nicht erinnerlich

Rechts: Kunstschreinerin. Der Daumenballen wird häufig als Hypomochlion verwendet. Angiographie: Verschluß der A. radialis im Thenarbereich mit spärlicher Wiederauffüllung über die ulnare Gefäßstrombahn

schließen, so daß auch hier eine Angiographie notwendig ist. Bevor eine chirurgische Intervention erfolgen sollte, ist eine Angiographie in jedem Fall indiziert, da beispielsweise Pseudoaneurysmata oder lokale Thrombosen den Gefäßchirurgen täuschen können.

Eine Besonderheit hierbei stellt das chronische Trauma des Thenar- und Hypothenar-Verschlußsyndromes dar. Hier ist in erster Linie eine chronische Schädigung durch eine genaue Anamnese zu eruieren. Bestimmte Berufs- oder Sportgruppen können hierbei bereits die Diagnose in die richtige Richtung lenken. Bei einem Hypothenar-Hammer-Syndrom sind dann die Konsequenzen für die Fingerdurchblutung besonders schwerwiegend, wenn der Arcus palmaris nicht vollständig geschlossen ist. Analoges gilt für den Thenar-Hammer-Komplex. Die Ischämie trifft im wesentlichen gehäufter den Patienten mit einem inkompletten arteriellen Hohlhandbogen als den mit einem geschlossenen palmaren Hohlhandsystem. Falls es sich bei dem Patienten um einen inkompletten Hohlhandbogen handelt und ein Thenar- oder Hypothenar-Hammer-Syndrom vorliegt, muß die Durchblutung jeden einzelnen Fingers angiographisch selektiv geprüft werden, um die Prognose genauer eingrenzen zu können.

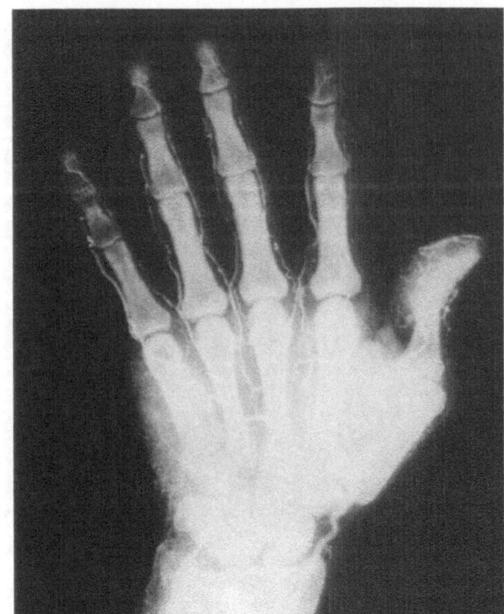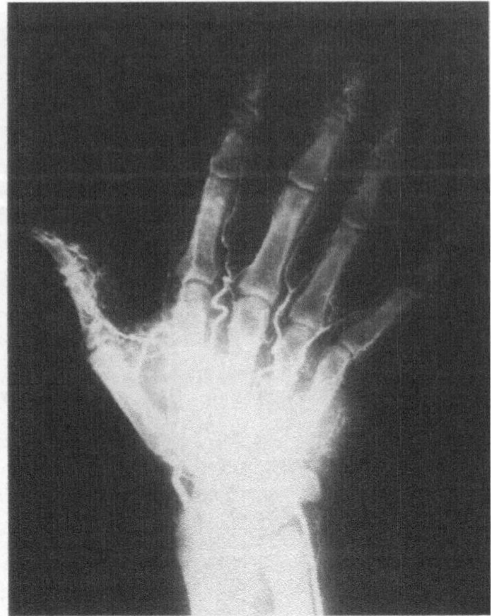

Links: 50jähriger Patient, arbeitet mit Motorsäge seit 25 Jahren. Spastische Engstellung, Kaliberschwankungen und Schlängelung der Digitalarterien, Gefäßabbrüche.
Rechts: 53jähriger Patient, Waldarbeiter, identischer Befund. (Zum Zweck der besseren Erkennbarkeit der Digitalarterien wurden die Arterien der Hohlhand überbelichtet)

Vibrations-Läsionen

Aufgrund beruflich bedingter Vibrations-Exposition wie beispielsweise Schreiner, Straßenarbeiter an Vibrationsmaschinen, Sägearbeiter oder Lastwagenfahrer, kann es zu einem Raynaud-Syndrom kommen, das mehr oder minder stark ausgeprägt chronisch oder auch relativ akut auftreten kann. Bei einer vorliegenden Anamnese ist in jedem Fall eine Angiographie indiziert. Wie bei den bereits besprochenen Läsionen des Thenar- sowie Hypothenar-Kompressionssyndroms treten ähnliche angiographische Zeichen auf. Es finden sich insbesondere im Bereich der Handwurzel Gefäßveränderungen an den knöchernen Strukturen benachbarten Gefäßverläufen des arteriellen Stromgebietes. So ist in erster Linie in Höhe des Ramulus ossis hamati sowie des Os naviculare eine erhöhte Anfälligkeit für Gefäßläsionen zu erkennen. Es kommt bei chronischen Vibrationstraumen meist zu Gefäßverschlüssen, die relativ scharf abbrechen, deren Hauptlokalisationsort die Handwurzel und die Aa. metacarpeae sind sowie im Bereich der Grund-, Mittel- und Endgelenke. Dieser Mechanismus dürfte am ehesten auf die chronischen direkten Mikrotraumen zurückzuführen sein, die durch das Festhalten an vibrierenden Maschinen und das dadurch notwendige kräftige Umgreifen besonders im Gelenkbereich auftreten.
Gelegentlich können auch vorgeschaltete Thrombosen beobachtet werden.
Gefäßverlagerungen werden so gut wie nie beobachtet, arterielle Spasmen traten in keiner der von uns untersuchten Risikogruppen mit einer Raynaud-Symptomatik

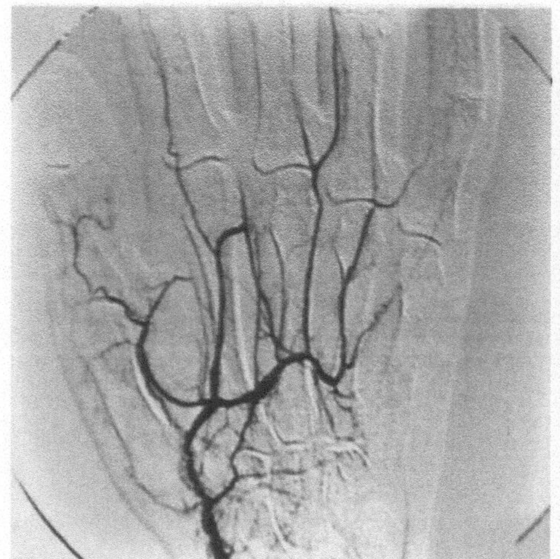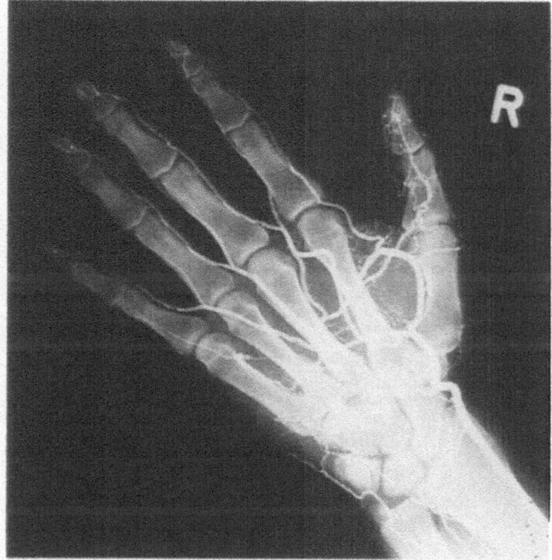

Links: 50jähriger Motorsägenarbeiter. Angiographische Engstellung der distalen Gefäße, Abbruch der A. ulnaris. Im Bereich der Handwurzel Gefäßstenosen der Radialis sowie der Ulnaris

Rechts: 38jähriger Fabrikarbeiter mit AVK der rechten Hand. Seit 10 Jahren Betätigung einer vibrierenden Maschine. Angiographisch Nachweis eines Verschlusses der A. ulnaris, einer Stenose der A. radialis im Carpusbereich sowie multiplen Gefäßverschlüssen im Fingerbereich als Folge einer thromboembolischen Streuung

Gefäßverletzung bei chronischem Vibrationstrauma

1. Gefäßverschlüsse (in Höhe des Os hamatum sowie Os naviculare)
2. Mikroaneurysmata
3. Arterielle Thrombosen
4. Gefäßverschlüsse relativ häufig in Gelenknähe der Grund-, Mittel- und Endgelenke
5. Keine Gefäßspasmen oder Gefäßverlagerungen
6. Gute Reaktion auf Pharmakoangiographie

auf. Unspezifisch ist die Angiographie hingegen bei relativ akut aufgetretenen Raynaud-Symptomatiken solcher Patienten, da aufgrund einer anatomischen Perfusionsvariante bei Verschluß eines Gefäßes bereits eine erhebliche Claudicatio vorliegen, in anderen anatomischen Varianten jedoch noch lange kompensiert werden kann. Somit sind die angiographischen Zeichen eines Vibrationstraumas nicht spezifisch genug, um sicher diesen Mechanismus bestätigen oder ausschließen zu können.

Ganz besonders bei jahrzehntelang andauernden Vibrationstraumata sind die angiographischen Zeichen nicht von denen eines Hypothenar- oder Thenar-Hammer-Syndroms abzugrenzen, wenn auch der gesamtangiographische Aspekt ein deutlicher dramatischeres und vielfältigeres Bild zeigt. Die Verletzungsmechanismen sind hierbei neben den Veränderungen der Handwurzel meist multipler Natur.

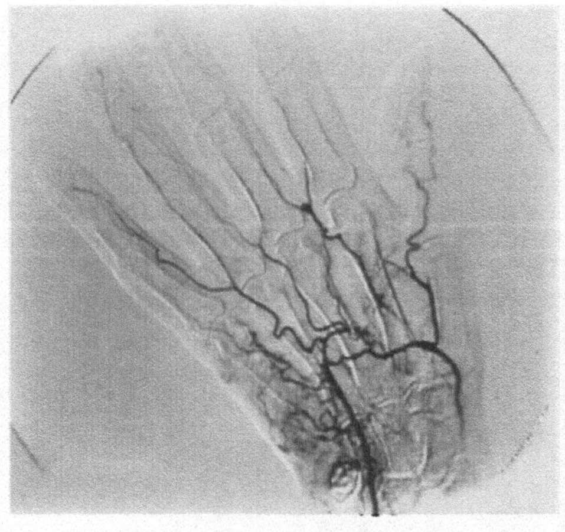 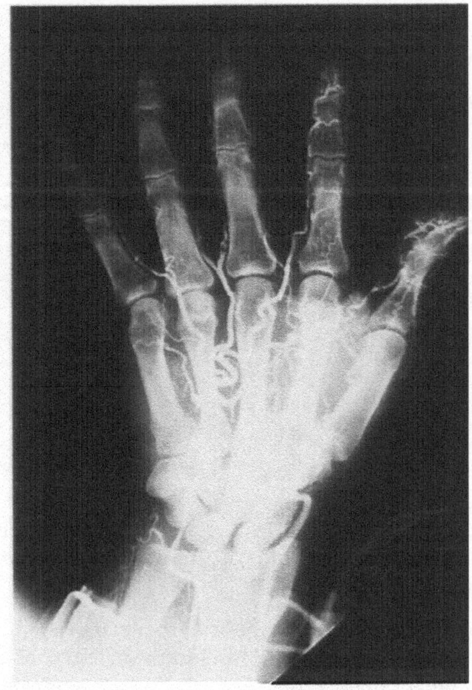

Links: 52jähriger Bildhauer mit Raynaud-Phänomen rechts. Angiographisch Nachweis von leichten Stenosen im ulnaren Stromgebiet bei Verschluß der A. radialis im Carpusbereich. Multiple Stenosierungen der Aa. metacarpeae mit subsequenten Verschlüssen der Finger-arterien

Rechts: 50jähriger Bauer. Raynaud-Symptomatik der linken Hand. Patient ist Linkshänder und Waldarbeiter. Stenosen und Verschlüsse des radialen sowie ulnaren Stromgebietes. Zeichen der zusätzlichen Arteriosklerose mit Gefäßelongation im Carpusbereich sowie Verschlüsse der Aa. digitales propriae als Folge von subsequenten Thromboembolien

Arterielle Embolie

Die Mehrzahl der Publikationen über akute emboliebedingte Gefäßverschlüsse betreffen in der Regel Hirngefäße, Viszeralgefäße, die Aortenbifurkation oder Nierengefäße. Häufig wird auch über die Gefäßsituation nach peripherer Embo-lisation in den unteren Extremitäten und deren Therapie berichtet. Genuine Publikationen über arterielle Embolien der oberen Extremität hingegen sind insgesamt sehr selten. In einer Zusammenstellung von Janevski [233] sind nur 9 Arbeiten genannt, die sich ausdrücklich mit diesem Problem der Emboli-sation in die obere Extremität beschäftigen. Von den beschriebenen Emboli-sationen im Bereich der oberen Extremität sind wiederum weit über die Hälfte im Bereich der A. brachialis lokalisiert, nur Einzelarbeiten beschäftigen sich mit der Embolisation im distalen Hand- und Fingerbereich. Insgesamt muß eine Unterteilung der Embolien der oberen Extremität in drei Kategorien vorgenom-men werden:

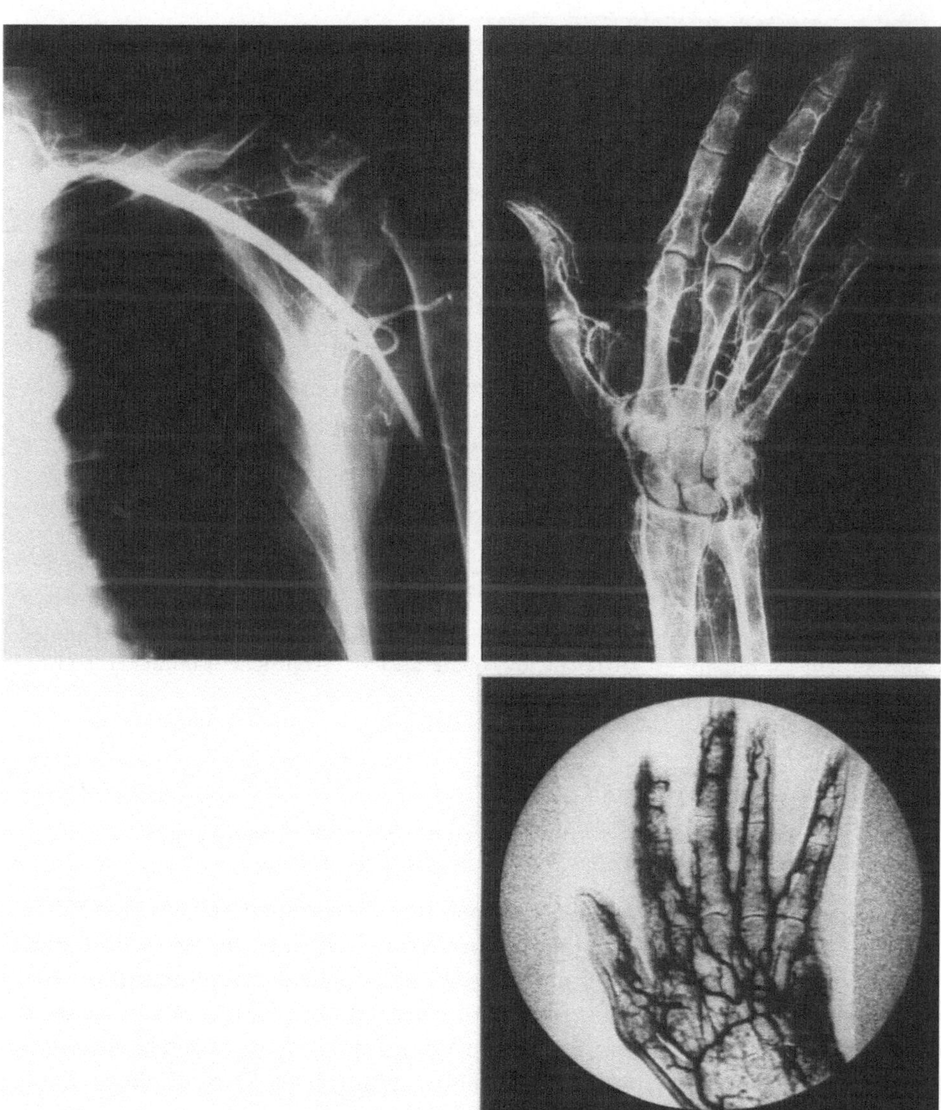

Links: 51jähriger Patient mit abgeschwächtem Puls links und Raynaud-Symptomatik. Dopplersonographisch verminderter Puls der A. axillaris, brachialis und radialis links. Angiographie: Hochgradige Stenose der A. subclavia mit thrombotischen Auflagerungen im Stenosebereich.
Oben rechts: Gleicher Patient wie vorherige Abbildung. Multiple thromboembolische Verschlüsse aller Fingerarterien durch proximal gelegene, ulzerierte Plaques in der A. subclavia.
Unten rechts: Gleicher Patient wie vorherige Abbildung. Aufnahme in DSA-Technik mit demselben Ergebnis der multiplen embolischen Streuherde

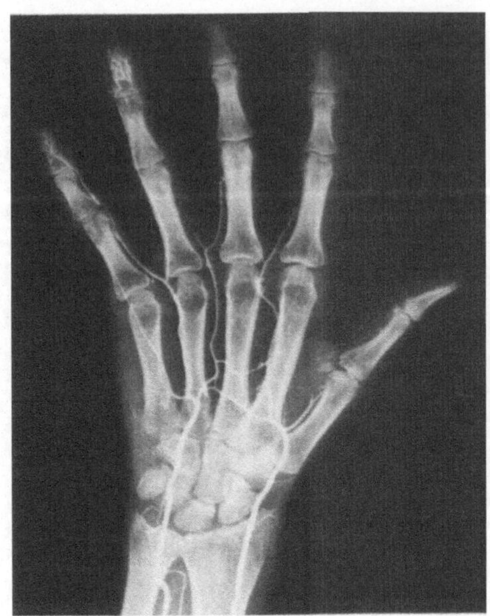

46jährige Patientin. Multiple thromboembolische Verschlüsse aus unbekannter Streuquelle, nur an Dig 5 radialseits ausreichend kollateralisiert. Abbrüche sämtlicher sonstiger Aa. digitales propriae

1. Embolien aus dem Herzen,
2. Embolien aus vorgeschalteten, erkrankten Gefäßarealen,
3. Embolien unklarer Ätiologie (z. B. Hyperkoagulabilität).

Embolien der peripheren Gefäße stammen zum allergrößten Teil aus dem Herzen, näherhin aus dem erkrankten linken Vorhof und Ventrikel. In den meisten Fällen liegt eine cardiale Grunderkrankung der nachfolgenden Embolisation in die Peripherie zugrunde. In erster Linie sind hierbei murale Thrombi zu nennen, die wiederum am häufigsten aus dem linken Vorhof resultieren, dessen Kontraktilität in Vorhofflattern oder Vorhofflimmern übergegangen ist. Mehr als die Hälfte der gesamten Embolisationen sind nach der Literatur auf diesen Mechanismus zurückzuführen. Weitere hauptsächliche Quelle von peripheren Embolisationen sind die rheumatischen Erkrankungen des Herzens, hierbei in erster Linie die Mitralstenose mit über 1/3 der Fälle. Als weiterer Hauptfaktor kann der Myocardinfarkt angenommen werden, insbesondere dann, wenn er vor der embolischen Streuung nur kurz zurückliegt. In unserem Krankengut waren 20% der Fälle mit peripherer Embolisation in die obere Extremität begründet mit einem vorausgegangenen Infarkt und einem muralen Thrombus, der echosonographisch nachgewiesen werden konnte. Die periphere Embolisation kann als Hinweis dafür genannt werden, daß beispielsweise vorausgegangene „stille Infarkte" erst klinisch abgeklärt werden, so daß Wirkung und Ursache in dieser Reihenfolge zum Tragen kamen. Die rheumatoiden Herzerkrankungen sind im Vergleich zur früheren Literatur deutlich zurückgegangen. Nach Janevski sind die peripheren arteriellen

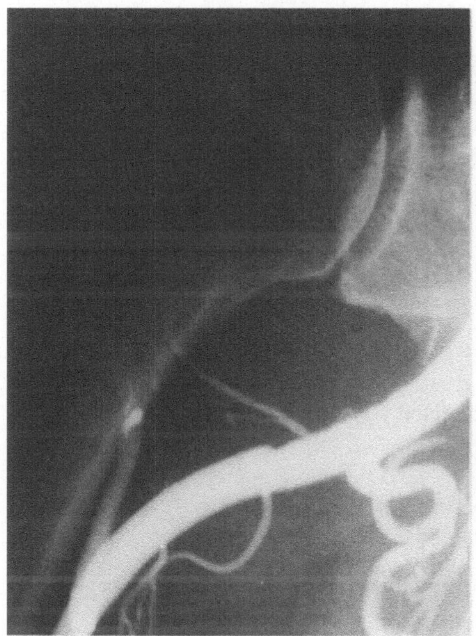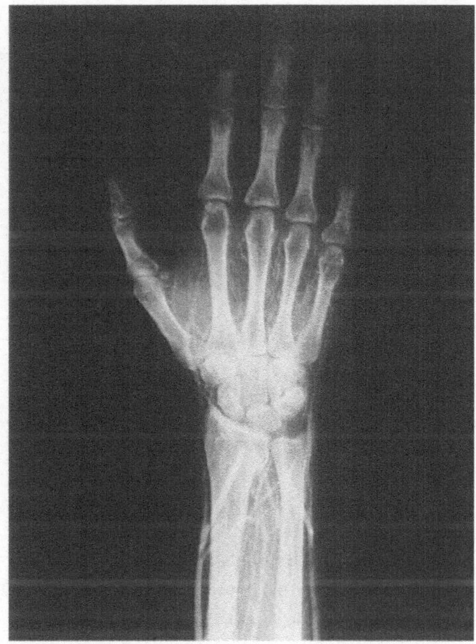

Links: 40jähriger Patient mit Raynaud-Symptomatik der rechten Hand. Transfemorale Brachialisangiographie mit „Stufe" der A. subclavia dextra/A. axillaris-Übergang. Dieser Befund dürfte als Streuquelle für eine periphere Embolisation der oberen Extremität infrage kommen.
Rechts: Derselbe Patient wie vorherige Abbildung. Multiple thromboembolische Verschlüsse im ulnaren sowie radialen Gefäßstromgebiet, Verschluß des Hohlhandbogens mit Streuung bis nach peripher

Embolien der oberen Extremität bei Frauen häufiger, allein aufgrund des häufigeren Auftretens der rheumatoiden Herzerkrankungen bei Frauen. In unserem Krankengut sind die rheumatoiden Herzerkrankungen zwischenzeitlich seltener geworden, so daß eindeutig von der arteriosklerotischen Herzerkrankung mit subsequenten Infarzierungen als Hauptgrund für periphere Embolien ausgegangen werden muß. Auch weniger häufige Erkrankungen wie bakterielle Endocarditiden, Herzaneurysmata, Tumoren des Herzens, Aortenstenosen und Z. n. Herzoperationen mit Klappenersatz können für cardiale Embolien sprechen [233].
Aber auch Erkrankungen der vorgeschalteten Gefäßregionen distal der Aortenklappe bis zum Abgang der A. subclavia sinistra können als Grund für periphere Embolisationen vermutet werden. In dieser Gruppe sollte in allererster Linie die schwere, exulzerierende arteriosklerotische Gefäßveränderung der Supraaortaläste stehen, des weiteren kommen arteriosklerotische Plaquebildungen, aneurysmatische Erweiterungen, Gefäßverletzungen und das Thorax-Auslaß-Syndrom aufgrund einer chronischen Stenosierung der A. subclavia zum Tragen. Postoperative Veränderungen aufgrund von Herzoperationen sowie Gefäßoperationen an den Supraaortalästen sind ebenfalls Möglichkeiten der peripheren Streuung.

Embolien nach ihrer Herkunft

1. Embolien aus dem Herzen
   a) Muraler Thrombus des linken Vorhofs
   b) Vorhofflattern oder -Flimmern
   c) Rheumatische Herzerkrankung
   d) Mitralstenosen
   e) Myocardinfarkt
   f) Akute oder subakute bakterielle Endocarditis
   g) Ventrikuläres Aneurysma
   h) Atriales Myxom
   i) Hypertrophe Aortenstenose
   j) Operativer Klappenersatz

2. Genuine Gefäßerkrankungen der vorgeschalteten Gefäßstrombahn
   a) Ulzeröse Gefäßveränderungen
   b) Plaques
   c) Echte oder falsche Aneurysmata
   d) Gefäßveränderungen nach Trauma
   e) Thorax-Auslaß-Syndrom
   f) Z. n. transbrachialer Angiographie (transbrachiale interventionelle Radiologie)
   g) Bakterielle Embolie (Septikämie)
   h) Streuherd in der arteriellen Gefäßwand
   i) Mykotisches Aneurysma
   j) Vorgeschalteter, infiltrativ wachsender maligner Tumor
   k) Paraneoplasie

3. Embolie unklarer Genese
   a) Antikonzeptiva/Rauchen
   b) Z. n. Blutgasanalysen transbrachial, transradial oder transulnar

Neuerdings muß auch vermehrt die Anamnese nach vorangegangenen transbrachialen Kathetertechniken durchforscht werden, da wir mehr als 20 Fälle von peripheren Embolisationen nach transbrachialen Arteriographien bzw. Dilatationen am Herzen als Grund für periphere Embolisationen vorgefunden haben. Die transradiale Punktion zur Blutgasanalyse ist in unserem Krankengut ebenfalls bereits in zwei Fällen dokumentiert worden. Des weiteren können Verschlüsse aufgrund von bakteriellen Embolien vorkommen, beispielsweise bei Septikämien oder bei vorhandenen bakteriellen Streuungsherden in den arteriellen Gefäßwänden, etwa bei mykotischen Aneurysmen. Außerordentlich selten sind Embolien aufgrund von vorgeschalteten Tumoren der Gefäßstrombahn, wie wir ebenfalls beobachten konnten.

Die letztere Kategorie dürfte eher im Sinne einer paraneoplastischen Embolie gedeutet werden, obwohl wir in zwei Fällen eine direkte Infiltration der A. brachialis bzw. Axillaris als thrombogene Streuung für die Handarterien nachweisen konnten. Auch sind Antikonzeptiva sowie gleichzeitiges Rauchen in unserem Krankengut als Grund für Embolisationen in den Hand- und Fingerarterien diagnostiziert worden, die nachweislich keine Herzerkrankung oder proximale Gefäßerkrankungen aufwiesen.

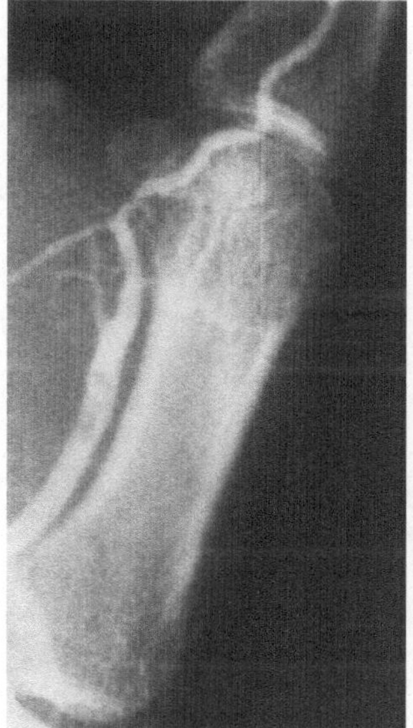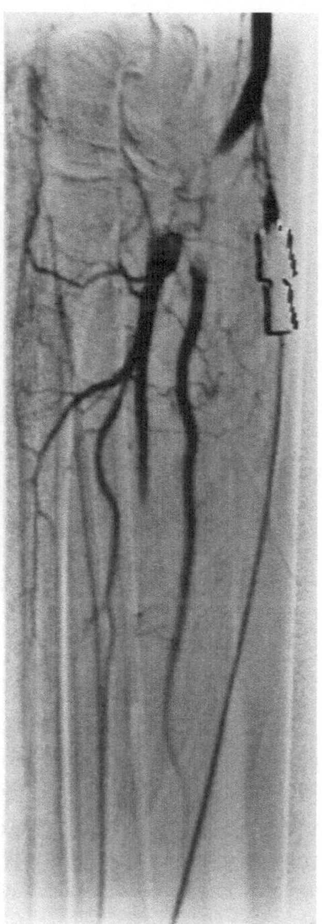

Links: Mikroembolus im Bereich der A. digiti pollicis

Rechts: Thromboembolischer Verschluß einer
70jährigen Patientin in der A. brachialis unmittelbar
an der Radialis/Ulnaris-Gabelung. Arrhythmia
absoluta bekannt

Klinisch imponieren die akuten arteriellen Embolisationen der oberen Extremitäten je nach Ausdehnung und Lage des Embolisates. Embolien im Bereich der
A. subclavia oder der A. axillaris mit Verschluß in diesem zentralen Stromgebiet
verursachen eine ausgeprägte Ischämie mit Funktionslosigkeit, Blässe, Parästhesie
sowie starken Schmerzen, an deren Ende die Gangrän steht. In solchen Fällen ist
insbesondere die Kollateralisation von entscheidender Bedeutung. Teile des
Embolus können nach distal streuen und die Kollateralen zusätzlich schädigen, so
daß die Prognose für die Therapie noch eingeschränkter wird. Falls der Embolus in
der A. subclavia vor dem Abgang der A. vertebralis zu liegen kommt, ist mit
schwerwiegenden Symptomen zerebrovasculärer Ischämie sowie zerebellären
Symptomen zu rechnen. Embolisationen in die Carotiden bzw. den Truncus
brachiocephalicus können mit subsequenter Embolisation nach zerebral den Tod
des Patienten hervorrufen. Je kleiner die Embolie in den distalen Anteilen der
Brachialarterie verlagert wird, desto weniger besteht die Gefahr des Verlustes der
Extremität, bedingt durch die insgesamt gute Kollateralisation im Oberarm- und
Unterarmbereich.

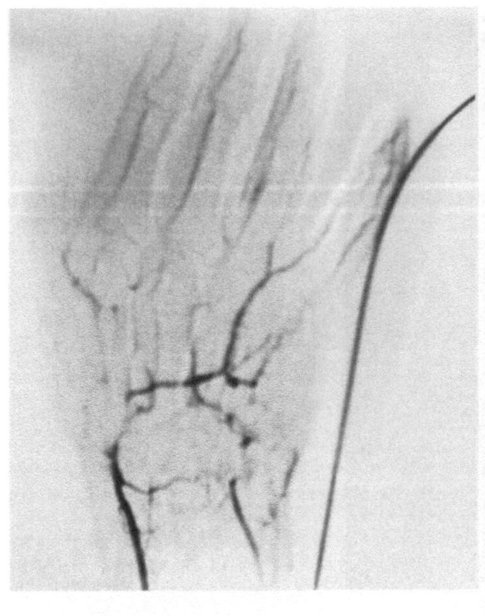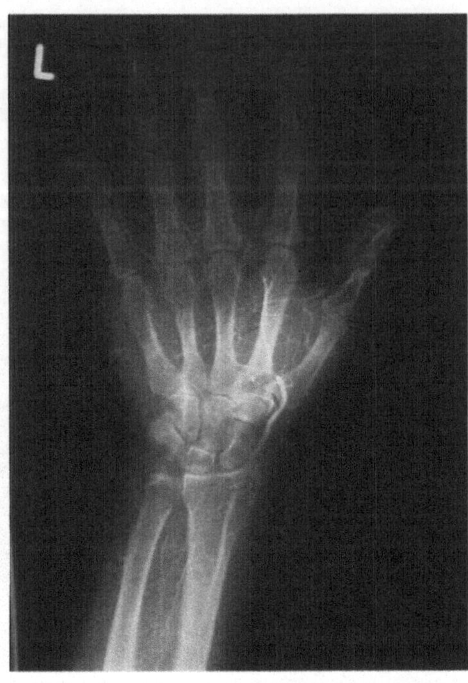

Links: 70jährige Patientin mit Arrhythmia absoluta und Raynaud-Phänomen. Thromboembolischer Verschluß der A. radialis sowie ulnaris mit Teilverschluß des Hohlhandbogens sowie der Aa. digitales propriae

Rechts: 50jähriger Patient mit bekannter Thrombose im Bereich des linken Vorhofes (angiocardiographisch bestätigt). Periphere AVK links. Angiographischer Nachweis multipler thromboembolischer Partikel im Unterarm-, Handwurzel- sowie Fingerbereich

Die periphere arterielle Embolisation ist klinisch relativ leicht zu vermuten, da die typischen Zeichen der Kälte, Pulslosigkeit, Blässe der Extremität verbunden mit Parästhesien relativ rasch aus voller Gesundheit heraus auftreten können.
Unseres Erachtens ist in jedem Falle eine Angiographie erforderlich, um die arterielle Embolie von anderen Erkrankungen zu differenzieren, beispielsweise von der auftretenden Thrombose, von der Thrombophlebitis, von Vasospasmen oder von akuten primären Gefäßläsionen.
Auch bei der Frage einer akuten Thromboembolie der oberen Extremität ist u. E. die Indikation in jedem Falle gegeben. Je nach vorhandener Klinik sollte die Art des Zugangs gewählt werden: Falls sich klinisch ein eindeutiger Puls in der A. brachialis zeigt und das Verschlußhindernis distalseits aufgetreten ist, kann eine transbrachiale Angiographie erfolgen. Problematisch ist diese Angiographiemethode dann, wenn versucht wird, retrograd den Fluß bis in den Bereich des Abgangs der A. subclavia darzustellen und weitere Embolien sich dort befinden. Durch ein solches Vorgehen können weitere Thrombosen abgelöst werden. Die Aussage der distalen Gefäßverschlüsse ist hingegen bei intakter A. brachialis durchaus der gängige diagnostische Weg.

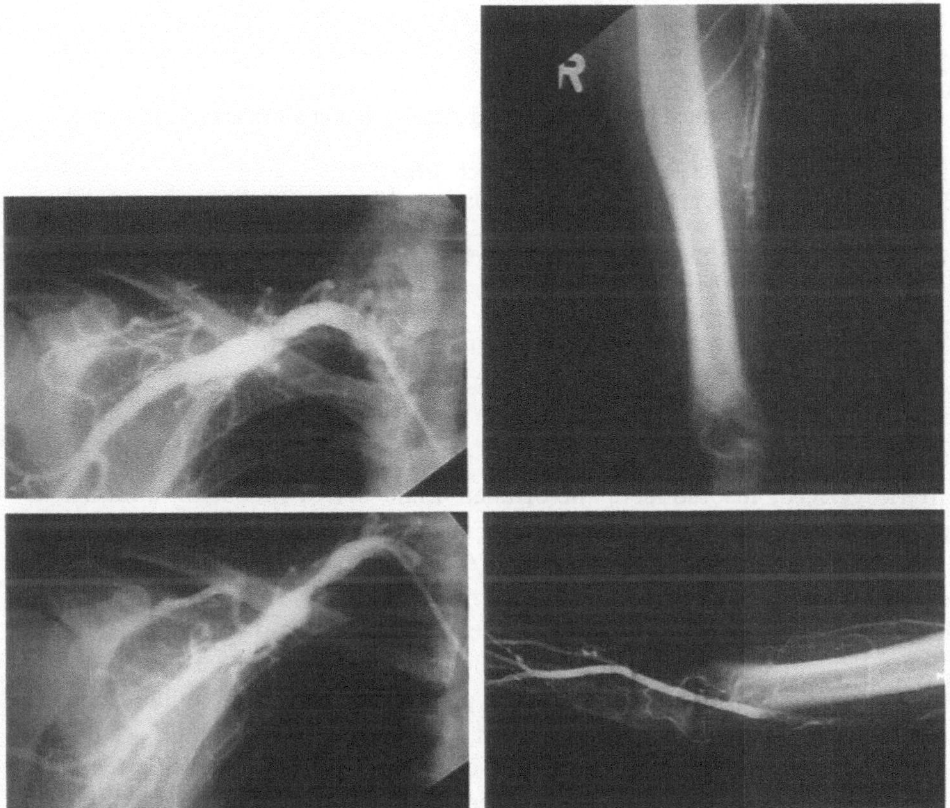

Oben links: 39jährige Patientin mit akutem costoclaviculärem Syndrom und Pulslosigkeit der rechten Extremität. Angiographischer Nachweis eines Aneurysmas der A. subclavia als Streuquelle für die Massenembolie.
Oben rechts: Völliger Verschluß der A. brachialis im proximalen Drittel.
Unten links: Z. n. Heparinisierung und Marcumarisierung der Patientin. Nach zwei Monaten deutliche Befundverbesserung. Die Reangiographie zeigt nach wie vor ein Aneurysma der A. subclavia dextra ohne derzeitige thrombotische Wandauflagerungen.
Unten rechts: Nach erfolgter Massenembolie Therapie mit Heparinisierung und Marcumarisierung für zwei Monate mit vollständiger Wiederherstellung der arteriellen Strombahn des Oberarms, des Unterarm sowie der Hand. Restitutio ad integrum

U. E. sollte jedoch bei einem nicht vollständig geklärten Hindernis der transfemorale Weg mit Darstellung des Stromgebietes vom Arcus aortae bis in den Bereich der Fingerarterien unter digitaler Subtraktionsangiographie intraarteriell vorgenommen werden. Die gesamte Strombahn ist zweifelsfrei dokumentiert. Neben den geringen Risiken einer transfemoralen Angiographie ist das Risiko einer Verschleppung der Embolie, bedingt durch eine retrograde transbrachiale Gegenstromangiographie minimiert.
Der Angiographie vorgeschaltet ist in jedem Falle neben der klinischen Untersuchung auch eine dopplersonographische Druckmessung, die in der Regel jedoch nicht die Genauigkeit einer Angiographie beinhaltet.

Radiologische Zeichen des thromboembolischen Verschlusses

---

1. Abbruch des Gefäßes
   a) Im proximalen Anteil relativ scharf begrenzt mit glatter Oberfläche
   b) Im distalen Anteil „Kuppelzeichen"
2. Geringe Kollateralisation bei frischen Verschlüssen
3. Zerklüftete Formation des distalen Embolus nach Wiederauffüllung des Stammgefäßes über Kollateralen
4. Bei umschlossenen Thromben „Kuppelzeichen" des distalen Embolus bei zerklüfteter proximaler embolisierter Gefäßstrecke
5. Kombinierter Vasospasmus
6. Bifurkationsverschluß bzw. Stenosen (reitender Thrombus)

In unserem Krankengut waren 72% der Embolien in der Region der Brachial-arterie gelegen, insbesondere im distalen Ende der A. brachialis unmittelbar proximal des Ellenbogengelenkes. In 4 Fällen sahen wir eine Embolisation der A. brachialis unter Einbeziehung aller drei Unterarmarterien. In 5 Fällen gelang es uns, die Fingerarterien darzustellen, in denen frisch umspülte Embolien zu diagnostizieren waren. Ätiologisch litten die Patienten hauptsächlich unter Erkrankungen des rheumatischen Formenkreises oder an einer arteriosklero-tisch bedingten Herzerkrankung. Als typisches Zeichen eines Embolus finden wir radiologischerseits einen plötzlichen Abbruch der Kontrastmittelsäule mit einem horizontalen Verschluß. In 20% der Fälle fanden wir die Zeichen einer konkaven „Kuppel", die den Beginn des Embolus aufwies. Typisches Zeichen eines Embolus, der das gesamte Stromgebiet verlegt, ist die geringe Kollaterali-sation, korrespondierend dem plötzlichen Auftreten der Erkrankung. Je proxi-maler der Embolus in der A. brachialis zu liegen kommt, desto besser gelingt es, mit Hilfe von digitalen Subtraktionstechniken das distale Ende des Embolus nach Wiederauffüllung der distalen Gefäßstrombahn zu lokalisieren. Das distale Ende des Embolus bestand meistens aus einem gerundeten Kontrastmitteldefekt, der den Embolus selbst darstellt. Die Länge des Embolus ist somit angiogra-phisch leicht zu bestimmen. In nahezu allen Fällen konnten wir eine geringe Konvexität des proximalen, in allen Fällen jedoch eine kuppelförmige Konvexi-tät des distalen Embolus nachweisen.

Einfacher ist die Diagnostik dann, wenn der Embolus nur partiell das Lumen verlegt und durch Kontrastmittel imbibiert und in seiner gesamten Kontur abgebildet werden kann. In der Hälfte unserer Fälle fanden wir neben der arteriellen Embolie einen Vasospasmus, der die Differentialdiagnose vom Rönt-genbild her erschwerte, da sowohl proximal als auch distal der vermuteten Embolisation bereits filiforme Gefäßabschnitte zu sehen waren, die die Größe des Embolus nicht letztlich sichern konnten. Bei nicht vollständig das Lumen verlegender Embolie findet sich meistens ein relativ scharf definierter Füllungsde-fekt mit rundlichen Konturen im distalen Anteil. Nicht selten findet sich der Embolus an einer Bifurkation, die durch den Embolus vollständig verlegt werden kann, jedoch auch teilweise eine weitere Perfusion ermöglicht, so daß die Länge des

Differenzierung zwischen embolischen und thrombotischen Verschlüssen

1. Embolie:
   a) Abrupte Blockierung der Gefäßstrecke
   b) Querverlaufende Blockierung des Gefäßes, selten konkave Blockierung
   c) Konkave distale Begrenzung des Embolus
   d) Fehlende Kollateralen

2. Arterielle Thrombose:
   a) Irreguläre proximale Verschlußstrecke
   b) Zerklüfteter Anfang der Verschlußstrecke
   c) Häufig Plaquebildungen vor dem Verschluß, innerhalb des Verschlusses sowie distal
   d) Kinking der Gefäße
   e) Mäßige bis gute Kollateralisation

Embolus eindeutig sichtbar wird. Insgesamt konnte dieses Phänomen jedoch nur selten beobachtet werden.

Radiologischerseits kann zwischen einer Thromboembolie und einem thrombotischen Verschluß unterschieden werden. Bei thromboembolischen Verschlüssen findet sich in den meisten Fällen ein relativ scharf abgegrenzter Füllungsdefekt, der gelegentlich von feinen Kontrastmittelstraßen umgeben ist und somit die Größe des Embolus nachweist. In solchen Fällen sind Kollateralkreisläufe so gut wie nie präsent oder bei bereits länger bestehenden thromboembolischen Verschlüssen nur gering ausgeprägt. Eine akute arterielle Thrombose hingegen ist meist auf eine arteriosklerotische Plaquebildung aufgesetzt. Das betroffene Gefäßsegment zeigt insgesamt meist eine unregelmäßige Wand, bedingt durch die Arteriosklerose. Am Ort des thrombotischen Verschlusses findet sich in der Regel ein irregulärer Verschlußanfang im angiographischen Bild. Häufig sind im verschlossenen Segment und distalseits weitere Plaquebildungen erkennbar, die den eigentlichen Grund für die arterielle Thrombose im Sinne eines vorgeschalteten stenosierten oder verschlossenen Segmentes zeigen.

Das „Thoracic-outlet-Compression"-Syndrom

Der Begriff des „Thoracic-outlet-Compression"-Syndrom wurde erstmals durch Rob und Standeven 1958 geprägt. Das Syndrom beinhaltet eine Fülle von arteriellen und venösen Gefäßstenosen oder Verschlüssen der A. subclavia, der V. subclavia im anatomischen Gebiet der Scalenus-Lücke, des Costo-Clavicular-Bereiches sowie am Durchtritt des M. pectoralis minor.

Zusätzlich ergeben sich bei dieser Erkrankung mehrere neurovaskuläre Symptome, die mit einer Kompression des Plexus brachialis einhergehen. Synonyme für diese Erkrankung sind das Hyperabduktions-Syndrom, das Pectoralis minor-Syndrom, das Cervical-Brachial-Kompressionssyndrom oder das Costo-Clavicular-Syndrom. In der älteren Literatur wird es auch als Scalenus-anticus-Syndrom bezeichnet.

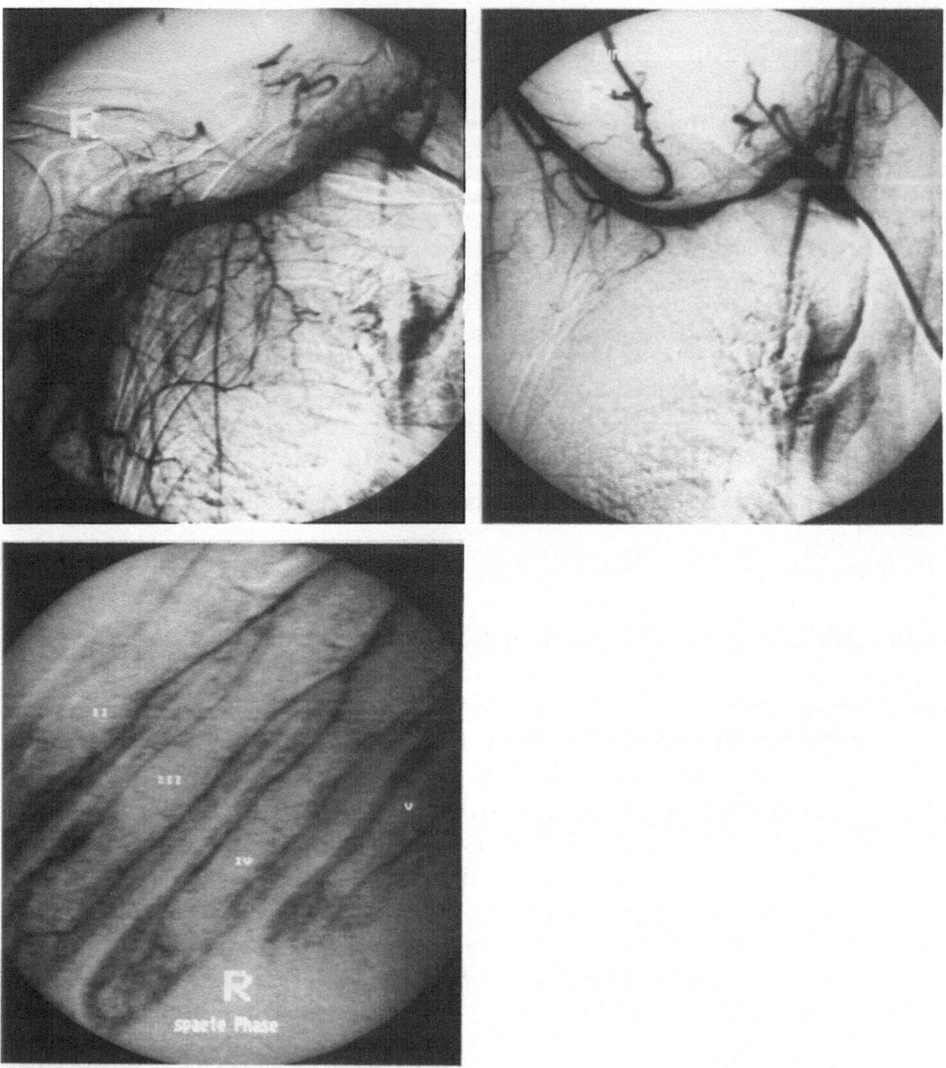

Oben links: Verdacht auf costoclaviculäres Syndrom bei Pulsabschwächung in Elevation. In Normallage unauffällige Angiographie der A. subclavia.
Rechts: Nach Elevation des rechten Armes deutliche, spindelförmige Einengung des Lumens der A. subclavia im Sinne eines costoclaviculären Syndroms.
Unten links: Multiple thromboembolische Verschlüsse im Bereich der Dig 2 und 4

Die Syndrome sind insgesamt nicht einheitlich und klinisch nur schwierig zu differenzieren. Inwieweit die Kompression beim Thoracic-outlet-Syndrom auch die neurovaskulären Veränderungen inzidiert, ist nicht eindeutig geklärt. Es wird insgesamt vermehrt im Erwachsenenalter eine weiblichen Prädominanz von 5:1 gefunden, wobei insgesamt die Erkrankung im späteren Erwachsenenalter auftritt sowie gehäuft in etwa 80% linksseitig. Die Erkrankung ist gekennzeichnet durch das Durchtreten der A. subclavia, der V. subclavia sowie des Plexus cervicalis

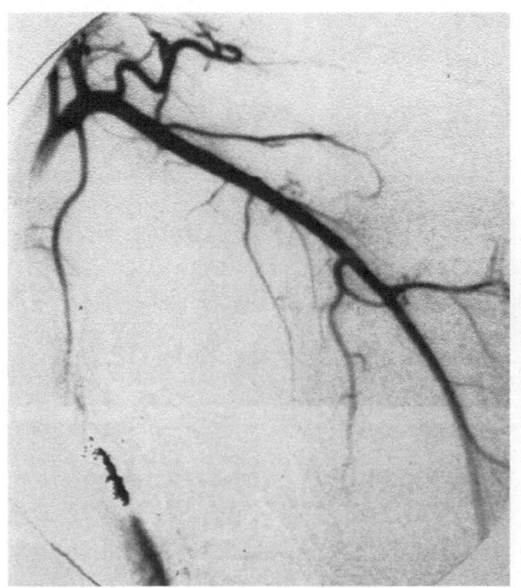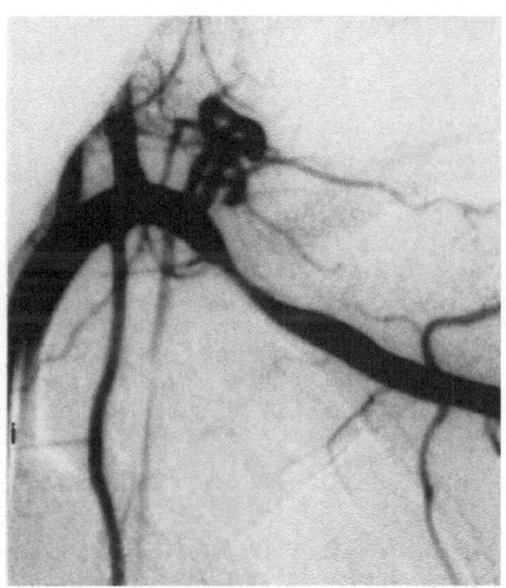

Links: 24jährige Patientin mit Verdacht auf costoclaviculäres Syndrom. Normalangiographie in Ruhestellung des Armes ohne pathologischen Befund. Keine Stenose der A. subclavia.
Rechts: Nach Elevation des linken Armes hochgradige, spindelförmige Einengung der A. subclavia auf eine Länge von etwa 3 cm im Sinne eines costoclaviculären Syndroms

durch die Scalenus-Muskellücke. Im Normalfall passiert die A. subclavia die hintere Scalenus-Lücke durch den M. scalenus anterior. Es existieren insgesamt jedoch drei Durchgänge, wovon der erste in der Scalenus-Lücke zwischen dem anterioren und mittleren M. scalenus und der Basis der 1. Rippe liegt. Der Plexus brachialis sowie die A. subclavia passieren diese Muskelgruppe, während hingegen die V. subclavia über die 1. Rippe nach zentral verläuft. Als weitere Enge verlaufen die Gefäße in den costo-claviculären Raum. Hierbei ist die Clavicula sowie der M. subclavius cranial begrenzend, wobei die Gefäße auf der 1. Rippe zu liegen kommen. Als dritte Enge stellen sich die Gefäße im Bereich der Axilla zwischen dem M. pectoralis minor und der Thoraxwand lateralseits dar.

Der Zusammenhang eines costo-claviculären Engesyndromes wurde zum ersten Mal bereits 1953 durch Hilton beschrieben [Janevski, 1982]. Er beschrieb eine Exostose der 1. Rippe, gangränöse Fingerveränderungen sowie ein Fehlen des Radialispulses. Damals wurde jedoch der falsche Schluß gezogen, daß es sich bei den gangränösen Fingerveränderungen um eine Kompression des Ulnarnerven gehandelt habe. Der Patient wurde damals chirurgischerseits nicht therapiert und es erfolgte eine Autoamputation seiner Finger.

Weitere Berichte ähnlicher Patienten wurden 1891 durch Coote [Janevski, 233] beschrieben. Hier wurden jedoch die richtigen chirurgischen Konsequenzen gezogen und die aneurysmale Dilatation der A. subclavia richtig gedeutet. Die Cervicalrippe wurde reseziert und der Radialispuls wurde wieder normal.

1980 wurde durch Poland über einen Patienten berichtet, der an einem fusiformen Aneurysma der rechten A. subclavia, kombiniert mit einer Cervicalrippe litt.

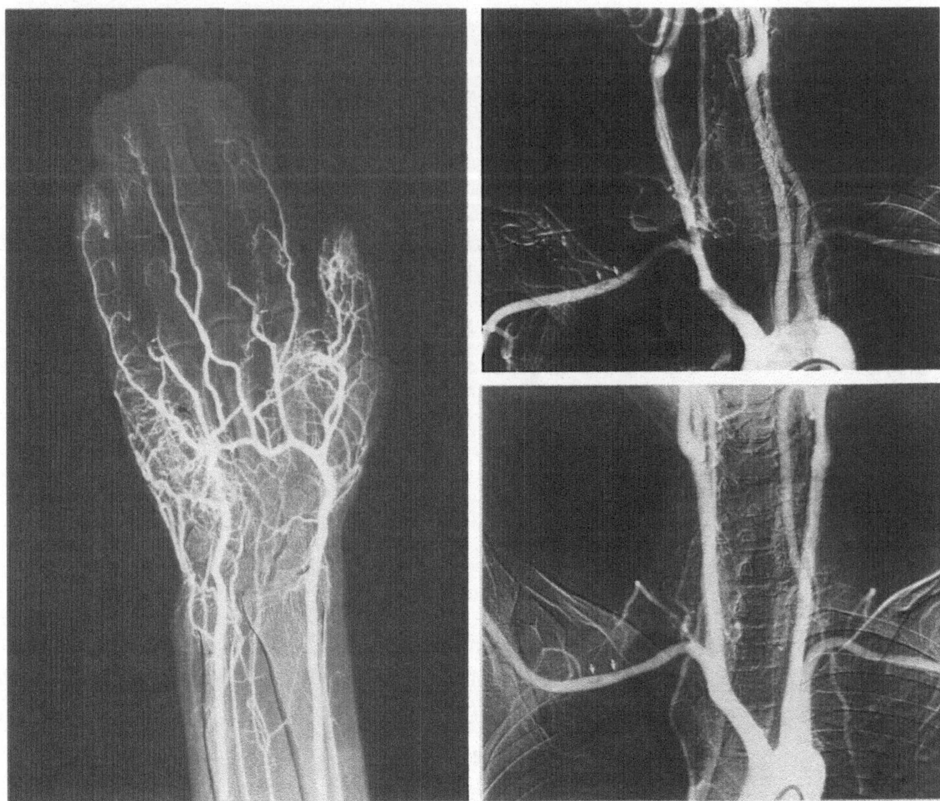

Links: Thoracic-outlet-Kompressionssyndrom: 44jähriger Patient mit peripherer Raynaud-Symptomatik rechts. Das Brachialis-Angiographiebild zeigt multiple Abbrüche der Digiti 2–5 bei ansonsten guter Gefäßsituation.
Oben rechts: Aortenbogenangiographie mit Nachweis von thrombotischen Auflagerungen auf der A. subclavia dextra.
Unten rechts: In Elevation zusätzliche Zeichen einer Kompression sowie einer thrombotischen Auflagerung im Lumen der A. subclavia dextra auf eine Länge von etwa 1 cm als typische Streuquelle eines Morbus embolicus

Die Behandlung des Aneurysmas bestand in der digitalen Kompression für mehr als 96 Stunden. Die Untersuchung danach ergab, das das Aneurysma thrombosierte.

Weitere experimentelle Untersuchungen wurden durch Hallsted 1909 durchgeführt, der die poststenotische Dilatation der A. subclavia auch im Tierversuch als Mechanismus der Erweiterung, bedingt durch Halsrippen, erklären konnte. Historischerseits wurde lange die Frage erörtert, aufgrund welcher Mechanismen die poststenotische Dilatation eintritt. So postulierte 1913 Todt, daß poststenotische Dilatationen nach mechanischen Hindernissen trophischen Charakter haben und aufgrund einer Paralyse der sympathischen Fasern der Gefäßwand entstünden. Telford und Stafford sowie Telford und Mottershead vermuteten die Ätiologie von poststenotischen Dilatationen in der Paralyse von vasomotorischen

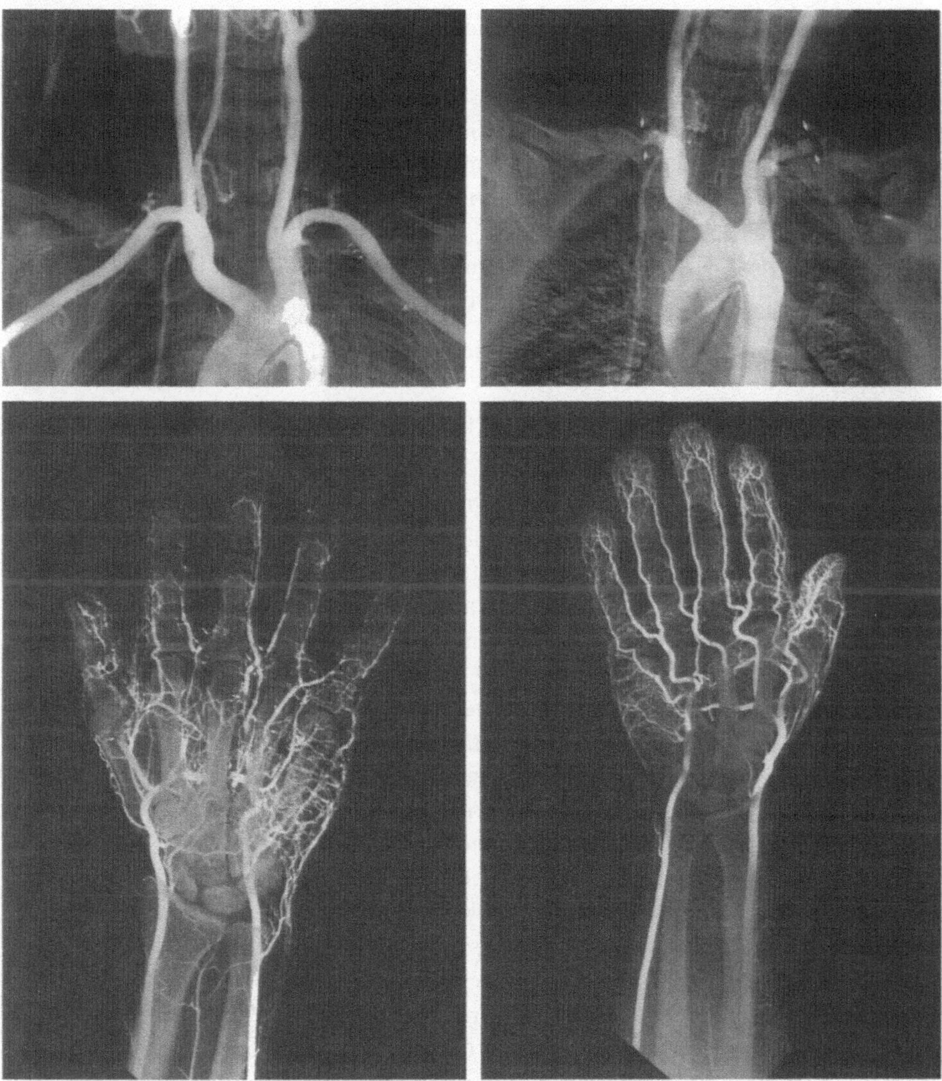

Oben links: 34jähriger Patient mit Pulsverlust bei Elevation beider Arme. Die Aorten-
bogenangiographie zeigt eine leichte thrombotische Auflagerung der A. subclavia sinistra in
Normalstellung beider Arme.
Oben rechts: Aortenbogenangiographie in Elevation. Verschluß beider Aa. subclaviae
unmittelbar nach Abgang aus dem Truncus brachiocephalicus bzw. dem Aortenbogen.
Unten links: Angiographie der rechten Hand mit Nachweis von multiplen thromboembolischen Verschlüssen des radialen und ulnaren Stromgebietes sowie im Bereich sämtlicher
Aa. digitales propriae.
Unten rechts: Angiographie der linken Hand. Auch hier finden sich vereinzelt thrombo-
embolische Veränderungen im Bereich des ulnares Stromgebietes, jedoch deutlich weniger
ausgeprägt als auf der rechten Gegenseite

Innervationen. Es wurde damals auch diskutiert, ob die poststenotische Dilatation bzw. das poststenotische Aneurysma aufgrund von trophischen Veränderungen, bedingt durch die Schädigung der Vasa vasorum der Gefäßwand begründet seien. Es fand sich jedoch kein mikroskopischer Beweis für diese Theorie. Erst Wollmann konnte 1954 zeigen, daß die poststenotischen Dilatationen am ehesten auf Turbulenzen und Vibrationen des permanenten Blutflusses zurückzuführen sind [Janevski, 233].

Patienten mit einem „Thoracic-outlet-Compression"-Syndrom können insgesamt in zwei große Gruppen unterschieden werden:

1. Dauernde arterielle oder venöse Kompression mit permanenten Gefäßveränderungen,
2. transiente arterielle oder venöse Kompressionen, die von der Lagerung der Extremität abhängig sind.

Für die permanenten Gefäßveränderungen eines „Thoracic-outlet-Compression"-Syndroms ist in erster Linie das Vorhandensein einer Halsrippe oder eines Halsrippenstummels, der ventralseits mit der 1. Rippe artikuliert, erforderlich. Dieser Befund findet sich nicht selten auch beidseitig und kann auch ohne Artikulation mit der 1. Rippe zu einem Kompressionssyndrom führen. Die eigentliche Kompression der Arterie ist dadurch begründet, daß die fibröse Verbindung zwischen der Cervicalrippe und der 1. Rippe relativ hart ist und somit ein Hindernis für den Gefäßdurchtritt darstellt. Umgekehrt ist der Schluß nicht gestattet, daß alle Halsrippen ein Thorax-Auslaß-Kompressions-Syndrom begründen. Auch sind nur kleine Stummelrippen von C 7 nicht immer in der Lage, die Gefäße derart einzuengen. Extreme Deformitäten der Processus transversi von C 7 sowie erhebliche Deformitäten der Clavicula können ebenfalls ein Thorax-Auslaß-Kompressions-Syndrom verursachen, insbesondere dann, wenn knöcherne oder kartilaginäre Tumoren einerseits, andererseits auch überschießende Callusbildungen nach Frakturen den costo-claviculären Raum deutlich einengen. Ein akutes Kompressionssyndrom kann auch durch eine Fraktur der Clavicula oder eine Fraktur der 1. Rippe verursacht werden, die jedoch meist Folge eines schweren, direkten Thoraxtraumas sind. In der Literatur werden auch andere Gründe für ein Kompressionssyndrom angegeben wie ausgeprägte Skoliose der BWS, Schulteranomalien, Mammae permagnae, ausgeprägte muskulöse Hypertrophie, Hypertrophie des Ligamentum costo-coracoideum sowie Überdehnungsverletzungen. Seltene Einengungsmechanismen können auch durch Muskelhypertrophie der begleitenden Scalenus-Muskulatur, des M. omohyoideus oder eine aberrierende Insertion der Scalenus-Sehnen sein. Gelegentlich wird auch der kleinste Scalenus-Muskel (M. scalenus minimus oder M. alpinus) als möglicher Grund für ein Kompressionssyndrom der A. subclavia genannt. Dieser Befund ist jedoch nicht eindeutig bestätigt, da in relativ hohen Zahlen des Autopsiegutes dieser Muskel zwar gefunden wird, zeitlebens die Patienten jedoch nicht unter einem Kompressionssyndrom gelitten haben.

Der größere Anteil des Thorax-Auslaß-Syndroms besteht in Patienten, deren Ischämie-Syndrom sich lediglich in bestimmten Bewegungen, insbesondere bei der

Elevation, provozieren läßt. Es ist angiographisch von größter Bedeutung, die bei der klinischen Untersuchung gefundene Verschlußposition des Armes auch auf dem Angiographietisch nachzustellen, um somit den Befund auch visualisieren zu können. Die Angiographie muß demnach von einem Assistenten in der Position durchgeführt werden, in der beispielsweise gerade der Pulsverlust des Radialis- oder Brachialis-Pulses auftritt. Die Symptome der Pulslosigkeit, der Blässe sowie der Schmerzen treten dabei relativ rasch ein und verbleiben auch nach Normalisierung der Armposition und Wiedereinsetzen des Radialis- und Brachialis-Pulses. Die chronische arterielle Kompression bringt bei statischen wie bei transitorischen Kompressionssyndromen auf die Dauer eine irreversible Gefäßschädigung der poststenotischen Gefäßstrecke zustande.

Es finden sich angiograpisch häufig die Zeichen einer Thrombose im Gefäßlumen, ganz besonders im Bereich des poststenotisch dilativen Segmentes, des weiteren finden sich lokale Verkalkungen im dilatierten Stromgebiet. Meist zeigt sich unmittelbar nach der komprimierten Gefäßstrecke ein Gefäßaneurysma, das m. E. am ehesten einem fusiformen Aneurysma entspricht. Häufig findet sich in Kombination mit diesem Auslaßsyndrom eine periphere Embolisation von thrombotischen Partikeln aus dem betroffenen, dilatierten poststenotischen Segment. Falls sich bereits eine aneurysmatische poststenotische Dilatation in Normalstellung im Angiogramm findet, kann von einer hämodynamisch ausgeprägten Läsion ausgegangen werden. Meistens sind die aneurysmatischen Erweiterungen, die sich im Angiogramm zeigen, bereits von einer thrombotischen Schicht ausgekleidet, so daß das Aneurysma in Wirklichkeit meist bedeutend größer ist, als das lediglich durchströmte Lumen. Diese Untersuchungen konnten wir in unserem Krankengut mittels Sonographie eindrucksvoll bestätigen. Die aus diesem Aneurysma abgehenden Embolien können ohne weiteres ein Raynaud-Phänomen verursachen, dessen Herkunft angiographisch diagnostiziert werden kann. Janevski bezeichnet diese Situation als Asphyxia manus et digitorum und stellt die dauernde Mikro-Embolisation in die Durchblutung der Finger dar, die sich additionell zu einem völligen Verschluß der A. brachialis und damit dem Verlust der Extremität entwickeln kann. Lemmens nannte 1977 diesen Befund auch Digitus moriens or dying digit, der häufig in einer Amputation von Fingerendgliedern oder gar der Hand endet [292].

Eine Stenosemöglichkeit von Arterien und Venen im Axillarisbereich ist der Eintritt der Arteria und Vena axillaris durch den M. pectoralis minor und die laterale Thoraxwand, die ein Kompressionssyndrom hervorrufen können. In dieser anatomischen Region können sowohl überschießende Callusbildungen nach Rippenfrakturen, Tumoren oder Hämatome Ursache für die Kompression von Arterien und Venen im Sinne eines *Thorax-Auslaß-Syndroms,* aber auch eines *Thorax-Einlaß-Syndroms* werden. Auch findet man insbesondere bei jüngeren Patienten in extremer Hyperabduktion ein Kompressionssyndrom der Vena und Arteria axillaris, bedingt durch die Pectoralis minor-Sehne. Meist ist jedoch dieses extreme Hyperabduktionssyndrom bei Jugendlichen nicht pathognomon für Erkrankungen eines Thorax-Auslaß-Syndroms. An dieser Enge ist die arterielle Kompression oft klinisch führend durch Pulslosigkeit der Extremität, verbunden

Synonyme des Thorax-Auslaß-Syndroms

1. „Thoracic-outlet-compressions"-Syndrom
2. Hyperabduktionssyndrom
3. Pectoralis minor-Syndrom
4. Cervical-Brachial-Kompressionssyndrom
5. Costo-Claviculär-Syndrom
6. Scalenus-Anticus-Syndrom (historisch)

---

mit Schmerzen und Blässe der Hand. Selbst eine venöse Kompression oder Thrombosierung dieser Region fällt primär nicht klinisch ins Gewicht, da eine ausgeprägte Kollateralisation erst eine späte klinische Manifestation bewirkt.

Beim thorakalen Auslaß-Syndrom sollten in erster Linie neben der klinischen Untersuchung auch Thoraxuntersuchungen durchgeführt werden, um beispielsweise die Symptomatik eines Kompressionssyndromes, bedingt durch einen Pancoast-Tumor, ausschließen zu können. Zusätzlich können insbesondere in der oberen Wirbelsäule und den Rippen auch Abnormalitäten der Cervicalrippen, elongierte C 7-Processus transversi und Deformitäten der Clavicula ausgeschlossen bzw. diagnostiziert werden. Auch knöcherne Tumoren, überschießende Callusbildungen, Exostosen-Erkrankungen sowie kongenitale Veränderungen können leicht ausgeschlossen werden. Selbst wenn diese genannten anatomischen Zeichen fehlen, kann jedoch ein Thorax-Auslaß-Syndrom nicht verifiziert oder negiert werden. Wichtig bei der Diagnostik eines Thorax-Auslaß-Syndroms sind auch Aufnahmen der HWS in 4 Eb. zur Diagnostik der Arthritis, der Arthrosis oder von Frakturen. Insbesondere die Cervical-Arthritis und begleitende radikuläre Symptome können Zeichen eines Thorax-Auslaß-Syndroms vortäuschen und müssen daher unterschieden werden. Auch Nucleus-pulposus-Herniationen im unteren Halswirbelbereich müssen in die Überlegungen einbezogen werden. Differentialdiagnostisch kann durchaus neben der tumorösen Raumforderung auch ein Carpaltunnel-Syndrom, eine ausgeprägte Bursitis deltoidea oder eine Tendinitis vorliegen. Selbstverständlich können viele der genannten Differentialdiagnosen per Anamnese oder durch einfache Untersuchungen ausgeschlossen werden. Eine komplexe transfemorale Untersuchung des Aortenbogens sowie der selektiven Supraaortaläste sollte jedoch erst dann durchgeführt werden, wenn sämtliche unbelastenden Untersuchungen vorher keinen wesentlichen pathologischen Befund gezeigt haben oder ein Thorax-Auslaß-Syndrom wahrscheinlich machen, dessen Ausmaß lediglich durch die Angiographie bestätigt werden muß. Zum jetzigen Zeitpunkt ist die Angiographie die wertvollste Methode der Diagnostik einer derartigen Erkrankung. Die Schnittbild-Diagnostik durch die Computer-Tomographie kann lediglich im Tumorbereich hilfreich sein, nicht jedoch den gesamten Gefäßverlauf abbilden.

Neue Wege scheinen sich in der MR-Angiographie anzudeuten, jedoch sind mit funktionellen Veränderungen bis dato noch keine Arbeiten in dieser Richtung publiziert worden.

Die Untersuchung beim Thorax-Auslaß-Kompressions-Syndrom sollte zweckmäßigerweise mittels einer transfemoralen, arteriellen Angiographie durchgeführt werden. Die Untersuchungen mittels einer intravenösen digitalen Subtraktions-Angiographie (DSA) lassen in der Regel durch die verzögerte Kontrastmittelanflutung, den mangelnden Kontrast sowie die Bewegungsartefakte Fragen offen. Des weiteren sind insbesondere in der Operationsvorbereitung die anatomischen Strukturen durch eine digitale Subtraktions-Angiographie nicht in dem Maße zu erhalten wie durch eine arterielle digitale Angiographie. Die konventionelle Arteriographie zeigt bei diesen Erkrankungen ebenfalls hervorragende Ergebnisse, insbesondere durch die gut räumlich nachvollziehbaren Verhältnisse der anatomischen Lage der Gefäße, jedoch ist durch den hohen Kontrastmittelverbrauch und die erhöhte Strahlung diese Methode nur bedingt empfehlenswert.

Nicht-vaskuläre Tumoren

Die Angiographie der oberen Extremität spielt in der Diagnostik von Tumoren nicht-vaskulärer Herkunft eine bedeutende Rolle. An den Extremitäten sind viele Geschwülste mit ausgeprägter Gefäßneubildung kombiniert wie maligne mesenchymale Tumoren, Metastasen von Schilddrüsenkarzinomen oder Hypernephromen. Diese Diagnosen werden im allgemeinen mittels der Klinik, von Ultraschalluntersuchungen, Nativröntgenbildern oder Szintigraphien diagnostiziert. Der Einsatz der Schnittbilder wie der Computer-Tomographie oder der MRT ergibt weitere Kriterien der Ausdehnung der Erkrankung bzw. der Malignitätszeichen. Die Vaskularisierung des Befundes läßt sich auch mit der Computer-Tomographie bei intravenöser Kontrastmittelgabe recht gut analysieren, jedoch sind der Schnittbildtechnik Grenzen gesetzt durch die nicht optimale plane Abbildungsqualität. Erst in Rekonstruktionsschnitten kann das Ausmaß einer Läsion suffizient beurteilt werden. Anders die MRT: Hier scheinen in Zukunft durch die Protonen, die T1- und T2-Wichtung sehr gute Parenchymdarstellungen möglich zu werden, die noch durch die MR-Angiographie verbessert werden können. In der Gesamtausdehnung ist jedoch ein derartiger Befund nur begrenzt zu diagnostizieren. Nach wie vor erscheint bei raumfordernden Prozessen im Bereich des Armes die Angiographie eine der wesentlichen Stützen der Diagnostik und Operationsvorbereitungen zu sein.

1. *Lipom:* Relativ häufige Geschwulst im Bereich der Axilla, der Innenseite des Oberarmes und der Ellenbeuge sind Lipome, die sowohl sonographisch, computertomographisch wie auch kernspintomographisch gut abgebildet werden können. Angiographisch zeigen sich Zeichen einer Gefäßausspannung ohne typische Veränderungen im Sinne von Malignitätskriterien mit Gefäßneubildungen und Gefäßpooling. Falls die Gefäßversorgung eines solchen Lipoms angiographisch Malignitätskriterien erbringt, sollte an eine maligne Variante des Liposarkoms gedacht werden, welche sich im Oberarmbereich sehr selten diagnostizieren läßt. Insbesondere zur Abgrenzung von weiteren Oberarm-

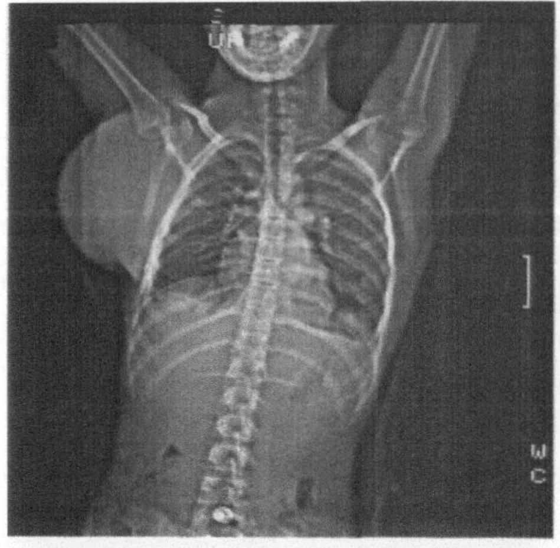

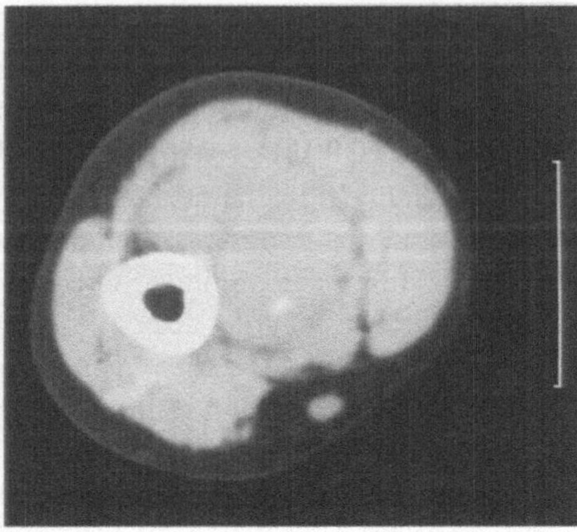

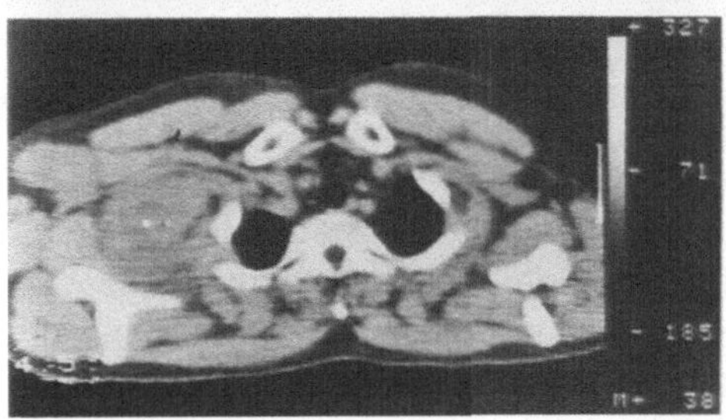

Oben links: Faustgroßes Lipom der rechten Axilla mit Verdrängung der arteriellen Gefäße und subsequentem Raynaud-Phänomen bei einem 20jährigen psychiatrischen Patienten

Rechts: 60jähriger Patient mit Zeichen der Claudicatio intermittens des rechten Armes bei besonderer Haltung der Extremität. Tumorgefühl mit tastbarem großem Knoten an der Innenseite des Oberarmes. CT: Großer Tumor mit der kontrastierten A. brachialis, die von Tumormassen umschlossen ist. Histologisch ergab sich ein Neurinom

Unten links: 25jährige Patientin mit Schmerzen in der Axilla, Raynaud-Phänomen und Tumorverdacht bei der Palpation. Die CT-Untersuchung zeigte eine Raumforderung in der Axilla mit Verdrängung der A. axillaris. Histologisch ergab sich ein Neurinom

strukturen ist die Angiographie nach wie vor eine der wichtigsten indizierten Untersuchungsmethoden.

2. *Neurinom:* In unserem Krankheitsgut fanden wir mehrere Neurinome, die durch Kompression der arteriellen und venösen Blutversorgung Zeichen eines Raynaud-Phänomens bewirkten. Schnittbild-Techniken sowie Ultraschall-Techniken ergaben bereits eine Größenausdehnung des Tumors, jedoch nicht eindeutig dessen Blutversorgung, die nur durch die Angiographie von transfemoral erreicht werden konnte. Auch hier lassen sich die Zeichen der Gutartigkeit von Gefäßstrukturen als wesentliches Kriterium zur Differenzierung gegenüber dem Neurosarkom einsetzen. In unserem Krankengut ist ein Neurosarkom nicht beobachtet worden.

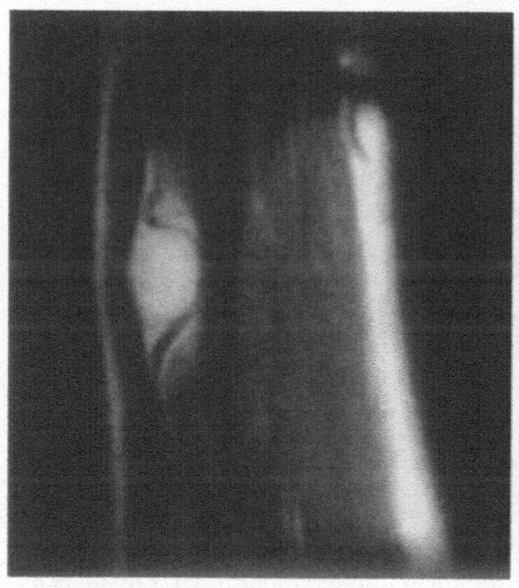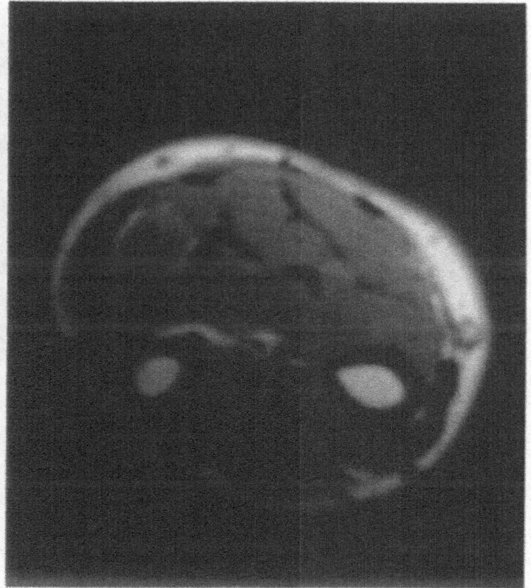

Links: 56jähriger Patient mit tastbarem Tumor im Unterarm. MR-Bild mit Nachweis eines pflaumengroßen Tumors und einer peripheren AVK der Hand. Das MR-Bild zeigt einen pflaumengroßen Tumor, der von der stenosierten A. radialis umflossen wird. SME Slice 8/10, Echo 2/2, TR 2580 msec und TE 60–160 msec.
Rechts: MSSE-Transversalserie desselben Patienten nach Gabe von Gadolinium. Positives Enhancement des Tumors. Histologisch Neurinom. Keine Infiltration in die A. radialis

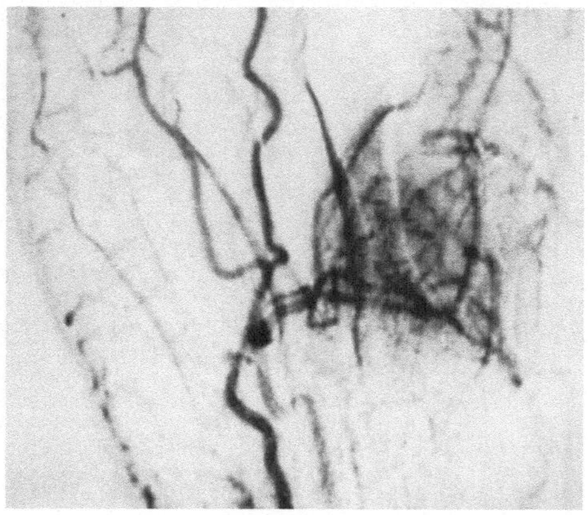

32jährige Patientin mit Schmerzen und Sensibilitätsgefühl der Finger 3 und 4, teilweise auch 5. Parästhesien. Tastbarer kleiner Tumor am Handrücken. Histologisch ergab sich ein Riesenzelltumor

3. *Riesenzelltumor:* In unserem Krankengut fanden sich bei der Angiographie Riesenzelltumoren, die sich als Osteolyse und Aufballonierung des Humerusschaftes bei gleichzeitiger pathologischer Gefäßversorgung zeigten. Auch hier war die Diagnostik der Ausdehnung von Tumorgefäßen für die Operationsplanung von entscheidender Bedeutung.

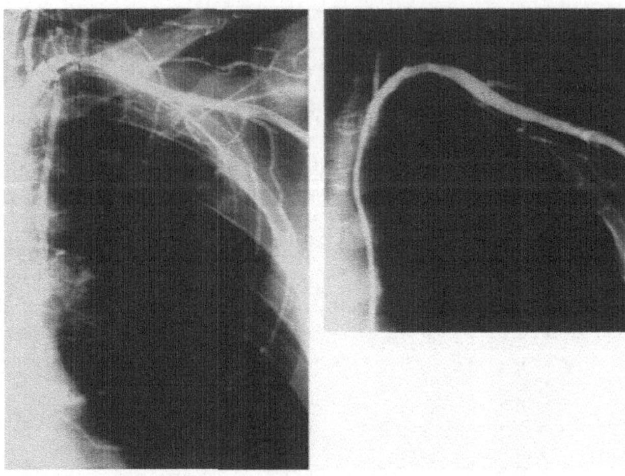

40jähriger Mann bei bekanntem Morbus Hodgkin und Claudicatio intermittens der linken oberen Extremität. Die Angiographie zeigt eine höhergradige Stenose der proximalen A. subclavia aufgrund von umgebenden Hodgkin-Lymphomen (histologisch gesichert)

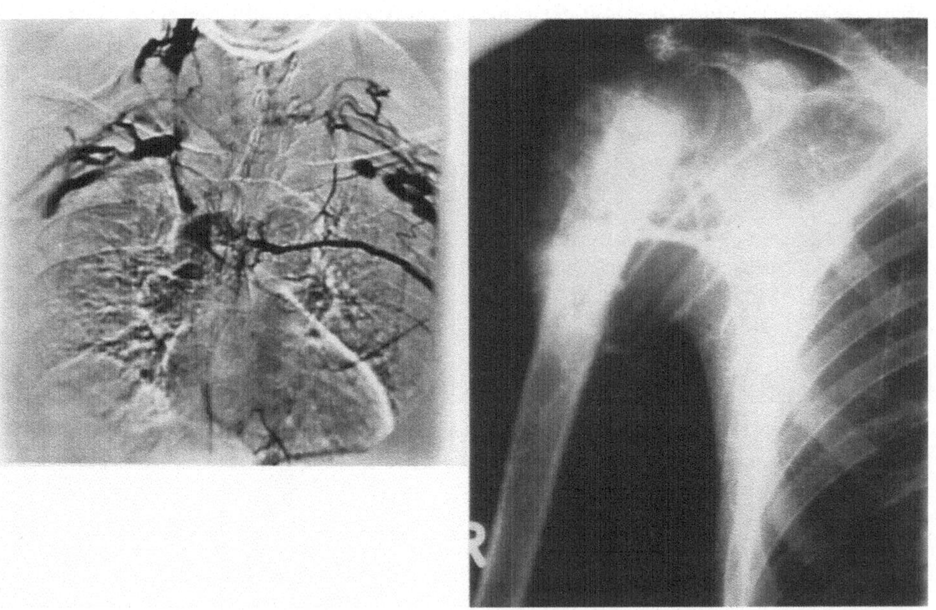

Links: Derselbe Patient wie Abbildung oben bei Neuauftreten eines Paget-von Schroetter-Syndroms mit massiver oberer Einflußstauung. Die transbrachial durchgeführte Phlebographie von beiden Seiten ergibt einen völligen Verschluß der Aa. subclaviae beidseits, der V. anonyma sowie der V. cava superior. Thromboembolischer Verschluß der proximalen V. jugularis rechts

Rechts: 25jähriger Patient mit einem metastasierenden Osteosarkom des Schultergelenkes rechts. Kalte rechte Extremität. Die Angiographie zeigt eine Destruktion des gesamten rechten Schultergelenks mit ausgedehnten Weichteilmetastasen, pathologischen Gefäßarealen sowie einer relativ dünnlumigen A. brachialis nach distal. Ein Großteil des Blutvolumens fließt in den großen Weichteiltumor

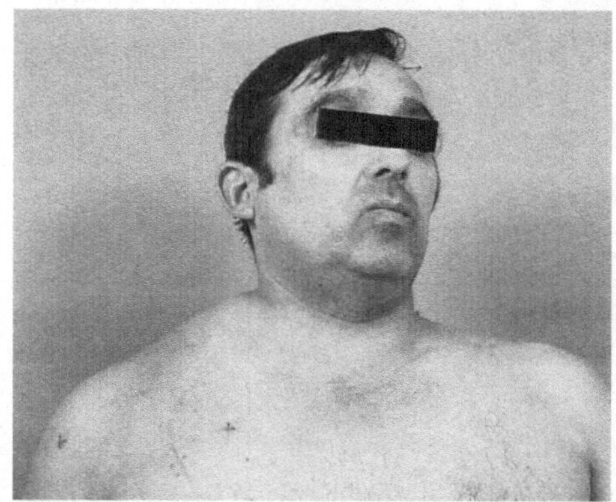

42jähriger Patient mit rasch angewachse-
nem Weichteiltumor der rechten Schul-
ter. Derber, großer Tumor. Schweres
Krankheitsgefühl, Sturzsenkung

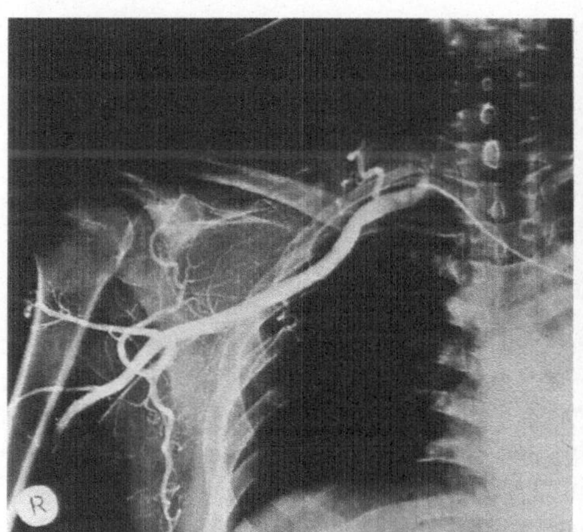

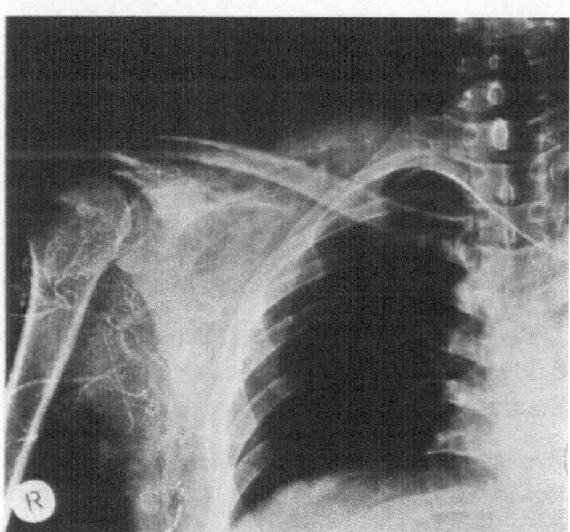

Links: Die Angiographie desselben Patienten: Verdrängung der A. subclavia dextra nach
caudal sowie pathologische Gefäße im gesamten Schultergürtelbereich mit Gefäßneoplasien, Gefäßelongationen sowie Gefäßabbrüchen

Rechts: Das spätarterielle Bild desselben Patienten zeigt multiple lacunäre Kontrastmittel-
pesistenzen im Sinne eines malignen Tumors. Die Histologie ergab ein ausgedehntes
Weichteilsarkom

4. *Morbus Hodgkin:* Die granulomatösen Veränderungen finden sich häufig an der
   Innenseite und der Ellenbeuge des Humerus, relativ häufig auch im mediastinalen Bereich unmittelbar am Abgang des Truncus brachiocephalicus bzw. der
   A. subclavia sinistra mit korrespondierenden, meist großbogigen Einengungen
   der Gefäßstrombahn. Von der Gefäßarchitektur waren die Morbus Hodgkin-
   Lymphome nicht maligne, sondern zeigten in der Hauptsache ausgespannte,
   teils langstreckig stenosierte Gefäße bei gestörter Dichotomie. In mehreren
   Fällen konnte gezeigt werden, daß die pathologische Lymphomdarstellung an
   die Grenzen der Ultraschalldiagnostik bzw. des Computer-Tomogramms
   reicht. Ein typisch spezifisches malignes Gefäßmuster fand sich dabei in keinen
   Fall.

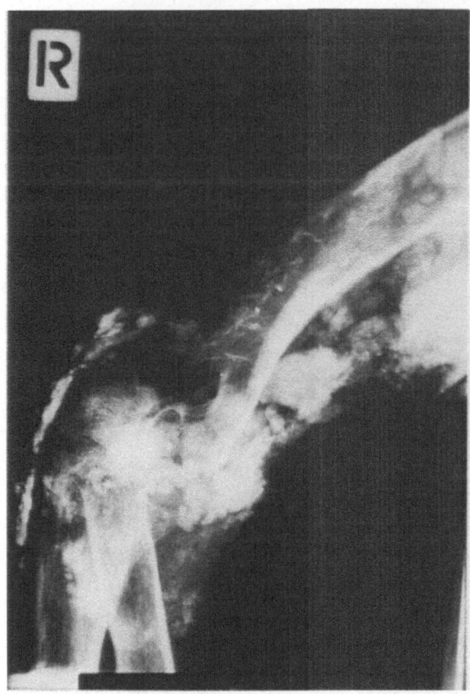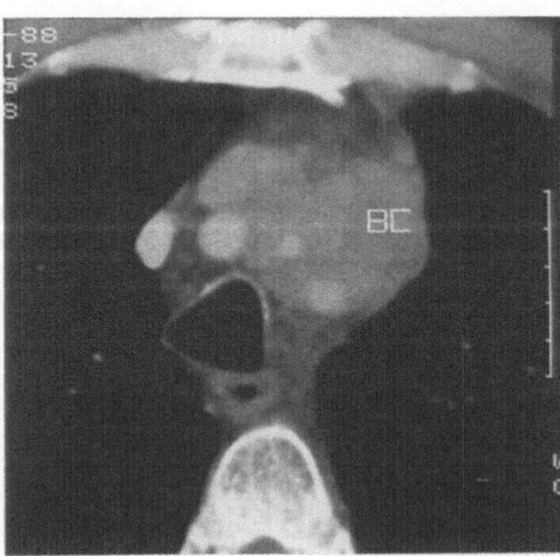

Links: 70jähriger Patient mit Bronchialkarzinom-Metastasen des rechten Hemithorax sowie des gesamten rechten Oberarms. Periphere AVK. Angiographisch kein Nachweis eines Stammgefäßes. Histologisch metastasierendes, ausgedehntes BC, autoptisch bestätigt

Rechts: 50jähriger Patient mit einem Bronchialkarzinom sowie mediastinalen Lymphomen. Beide Arme weisen ein Raynaud-Phänomen auf, TIA. Die Computertomographie zeigt eine massive Metastasierung der gesamten abgehenden supraaortalen Gefäße durch Lymphome (autoptisch gesichert)

5. *Sarkom:* In unserem Krankengut fanden wir zwei Osteosarkome des Humerusschaftes, die beide durch ihre Weichteilbeteiligung zu einer Ummauerung der A. axillaris geführt haben. Es bestand bei den Patienten jedoch die Symptomatik eines Raynaud-Syndroms, die aufgrund der Hypervaskularisation des Tumors im Oberarmbereich begründet war: Die Hauptmenge des zirkulierenden Blutes der oberen Extremität „versackte" in den Tumormassen, so daß der Peripherie des Unterarmes und der Hand nur wenig an zirkulierendem Blutvolumen zur Verfügung stand. Zudem war durch die ausgedehnten a. v.-Shunts der Tumormassen im Oberarm eine zu geringe Blutmenge nach distal vorhanden, so daß die AVK bei insgesamt offenen Gefäßen durchaus begründet werden konnte.

6. *Metastasen:* Relativ häufig finden sich Metastasen im Bereich des Schultergürtels, insbesondere von Bronchialkarzinomen, die die Gefäßstrombahn der oberen Extremität einengen können. Diese Strombahnhindernisse sollten in erster Linie durch Sonographie und Schnittbilder untersucht werden (Computer-Tomographie]. Metastasen im Schultergürtel werden zumeist wegen ihrer

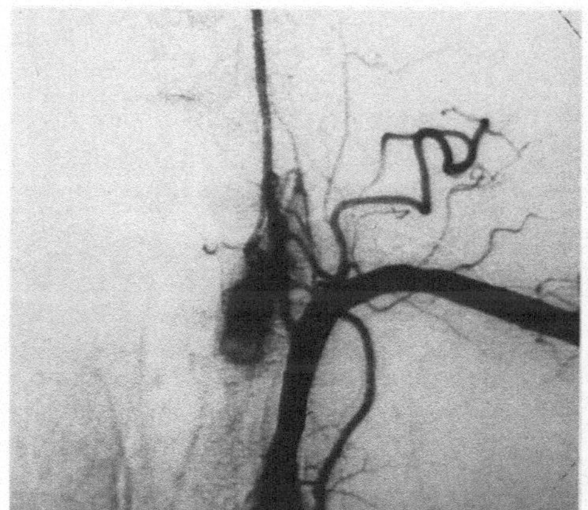
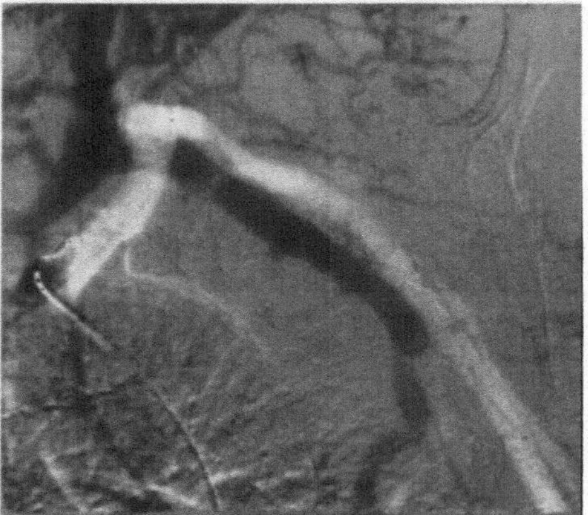
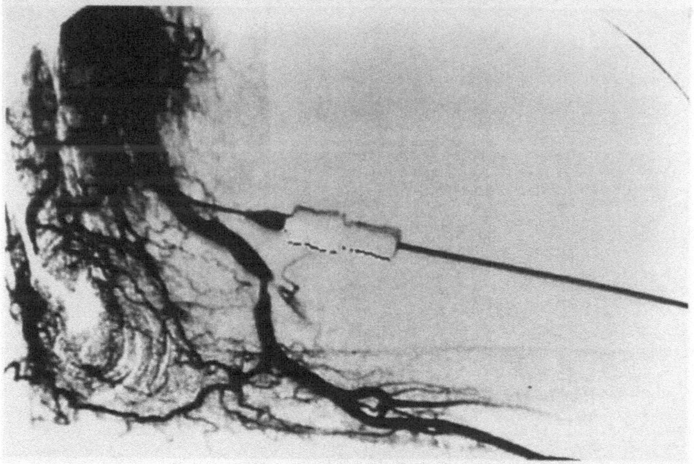

Oben links: 50jährige Patientin mit bekanntem Schilddrüsenkarzinom. Nach Thyreodektomie erneut Knotenbildung an der linken Halsseite. Angiographisch Nachweis eines hypovaskularisierten Tumors am Abgang der A. vertebralis sinistra/A. subclavia sinistra

Oben rechts: 71jähriger Patient mit großem, tastbarem Tumor im Bereich der Supraclaviculargrube. Periphere AVK der linken oberen Extremität. Angiographisch Nachweis eines großen Weichteiltumors mit a. v. Shunts und gleichzeitiger Darstellung der V. axillaris. Histologisch entsprach der Befund einem Rhabdomyosarkom

Unten: 70jährige Patientin mit tastbarem Tumor in der Bizepsmuskulatur. Retrograde Angiographie der Ellenbeuge und des Oberarms mit Nachweis eines von der Muskulatur ausgehenden Tumors und subsequenter Stenose der A. brachialis distal der Nadel. Es handelt sich histologisch um ein Rhabdomyosarkom mit invasivem Wachstum sowie einem Umgreifen der A. brachialis, was ein peripheres Raynaud-Phänomen hervorrief

ungünstigen Lage primär strahlentherapiert, wobei der klinische Verlauf einer Claudicatio unmittelbar nach der Strahlentherapie sich bessert. Es ist jedoch durchaus möglich, daß ein strahlentherapiertes Gefäß nach etwa ein bis zwei Jahren langstreckig stenosiert und eine erneute Claudicatio produzieren kann. In unserem Krankengut befindet sich ein derartiger Befund, der sogar angioskopisch kontrolliert werden konnte.

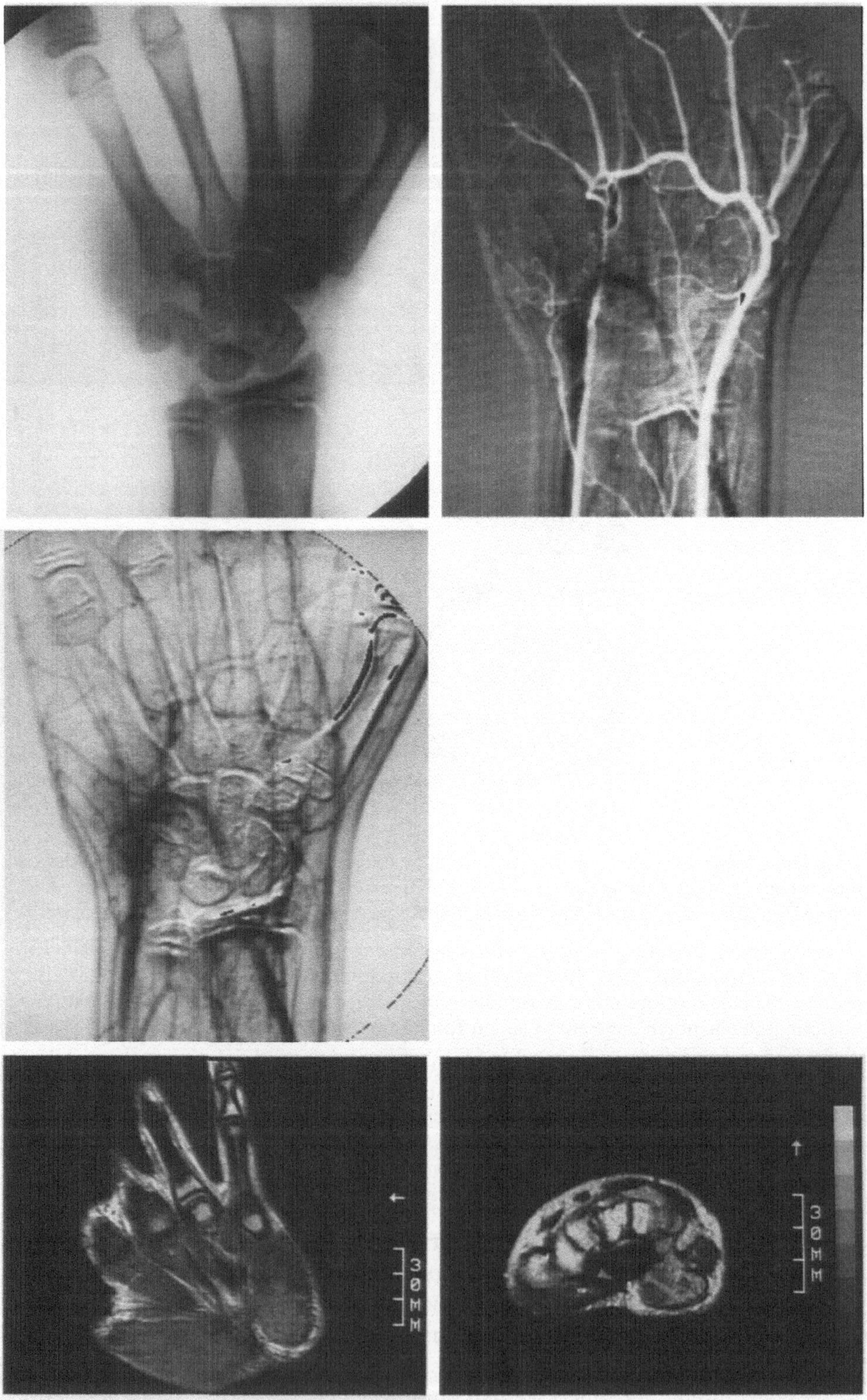

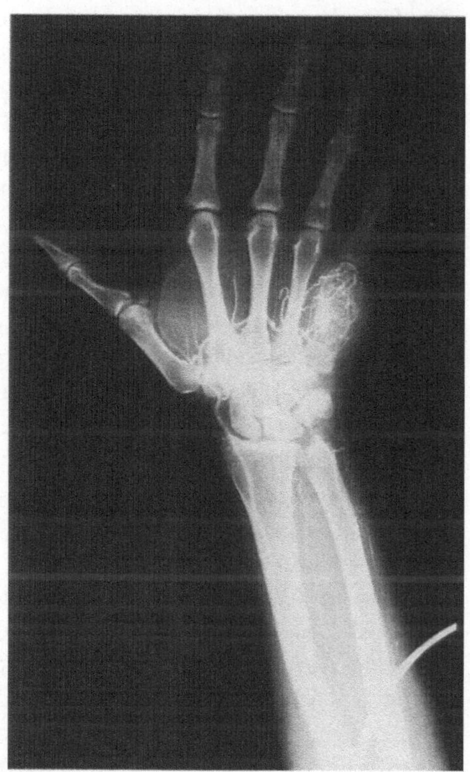

Patient mit tastbarem Tumor an der Außenseite des Hypothenar. Angiographischer Nachweis einer knöchernen Auftreibung des Os metacarpale V mit pathologischen Gefäßdarstellungen sowie subsequentem Verschluß des D 5, am ehesten aufgrund von thromboembolischen Traumen aus dem Tumor. Histologisch Nachweis eines Enchondroms Grad III

◀ *Oben links:* 12jähriges Mädchen mit Tumor am Hypothenar, seit etwa 6 Wochen zunehmend gewachsen, schmerzhafte Druckdolenz. PAVK D 5 mit „weißem" Finger. Arrosion des Os hamatum mit Sklerosierungszeichen sowie Verlagerung des Os triquetrum.
Oben rechts: Angiographischer Nachweis von ausgespannten Gefäßen im Hypothenarbereich, Stenosierung der A. ulnaris auf eine Länge von etwa 2,5 cm.
Mitte: A. v. Shunts im proximalen Tumorbereich.
Unten links: MR-Serie derselben Patientin mit deutlich abgrenzbarem Tumor im Hypothenarbereich, der bis an die Gefäßscheide heranreicht. Verdacht auf invasives Wachstum mit Nichtabgrenzbarkeit der übrigen Muskulatur. TR FFE 30, TE 13 1/1, Flipwinkel 60°.
Unten rechts: Transversalschicht derselben Patientin mit deutlichem Einwachsen des Hypothenartumors durch die Lumbricalmuskulatur bis an den Handrücken. (TR SE 1800, TE 90 2/2). Histologisch ergab sich ein Rhabdomyom

7. *Muskelneoplasien:* In unserem Krankengut fanden sich zwei Patienten, die aufgrund einer Muskelerkrankung des Unterarmes bzw. der Lumbricalmuskulatur ein peripheres Raynaud-Phänomen aufwiesen. In beiden Fällen war die Muskulatur aufgrund einer sarkomatösen Entartung im Sinne eines Rhabdomyosarkomes derartig invasiv wachsend, daß sowohl der Arcus palmaris als auch in einem Fall die A. ulnaris deutlich eingeengt wurden. Die Erkrankung ging in beiden Fällen vom Musculus brachialis sowie von der Hypothenarmuskulatur aus. Kernspintomographisch, computertomographisch sowie angiographisch konnten dabei Verdrängungszeichen der großen Gefäße einerseits und ein invasives Wachstum der tumorös veränderten Muskulatur durch sämtliche begrenzenden Faszien dargestellt werden.
Nach histologischer Diagnosestellung konnten beide Hände zwar erhalten werden, wurden jedoch aufgrund der ausgedehnten Tumorabtragung schwerstens funktionell beeinträchtigt.

8. *Chondromatöse Tumoren:* Aufgrund chondromatöser Tumoren sind in unserem Krankengut zwei Patienten aufgefallen, die über ein Raynaud-Phänomen klagten und gleichzeitig größere, sichtbare Tumoren im Hypothenarbereich aufwiesen. Die angiographische Untersuchung zeigte eine deutliche, kompressionsbedingte Gefäßalteration im Hohlhandbogen, bedingt durch das ballonierende Auftreiben der knöchernen Strukturen im Tumorbereich. Zusätzlich zeigten sich pathologische Gefäße, die sich sowohl um den Tumor als auch in den Tumor hinein ausbreiteten. Postoperativ waren die Funktionsergebnisse aufgrund der vaskulären, grenzwertigen Situation schlecht, so daß der Verlust des V. Strahles vorlag. In beiden Fällen lag histologisch ein Chondrom Grad III vor.

Angioskopische Diagnostik von Gefäßerkrankungen der oberen Extremität

Seit der Herstellungsmöglichkeit von ultradünnen Endoskopen ist die perkutane transluminale Angioendoskopie in die klinische angiologische Routine einbezogen. Der Gefäßzugang erfolgt transfemoral, identisch zur Angiographie. Bei 520 Patienten konnte diese neue Methode der Gefäßdiagnostik standardisiert werden. Die Gefäßendoskopie wurde mit den Ergebnissen der konventionellen und digitalen Angiographie verglichen.

Die für die Angioendoskopie verwendeten Geräte haben einen Außendurchmesser von 0,7 mm–2,4 mm und einen Arbeitskanal von 0,35 mm. Führungsdrähte, Kontrastmittel oder Lyse-Materialien können über diesen Führungskanal unter Sicht direkt in das Gefäßlumen appliziert werden. Das Endoskop wird unter Durchleuchtungskontrolle an den interessierenden Gefäßabschnitt vorgeführt. Unter Gabe von physiologischer Kochsalzlösung und einer gleichzeitigen proximalen Gefäßblockierung kann für kurze Zeit eine gute Sicht hergestellt werden. Die endoskopischen Ergebnisse werden unter permanenter Video-Aufzeichnung oder mit einer Schnellschußkamera dokumentiert. Eindeutige Ergebnisse ergibt dieses Verfahren bei der perkutanen Dilatation, Rekanalisation, lokalen Lyse, der Stentimplantation und dessen Kontrolle und bei verschiedenen Rotationsangioplastie-Möglichkeiten.

Neuere angiographische sowie nichtinvasive Methoden der Gefäßdiagnostik wie die Dopplerdruckmessungen und die Angiodynographie sind heute aus der Angiologie nicht mehr wegzudenken, aber auch hier bleiben nicht selten unklare Befunde und damit verbunden Fragen nach dem weiteren therapeutischen Vorgehen offen. Auch in der interventionellen Radiologie ist in nicht wenigen Fällen die technische Durchführung von Kathetertherapien schwierig und scheitert an technischen Unzulänglichkeiten des Draht- oder Kathetermaterials, an nicht überwindbaren intravasalen Hindernissen, an plötzlich auftretenden neuen Situationen wie lokalen Thrombosen oder an unvermeidlichen Komplikationen wie Dissektionen oder katheterbedingten Gefäßokklusionen. Gelegentlich ist auch die Kontrastmittelunverträglichkeit für die angiographischen Methoden ein Hindernis oder gar eine Kontraindikation für das invasive Vorgehen.

In solchen Situationen ist eine direkte Gefäßdiagnostik durch eine Gefäßendoskopie wünschenswert, jedoch sind bisher mehrere technische Vorbedingungen nicht zufriedenstellend gelöst worden. Zum einen war der zu große Durchmesser der Geräte nicht geeignet für einen transfemoralen Einsatz, zum anderen war das Problem der Blutleere in den Gefäßen, die eine endovasale Sicht erst ermöglicht, nicht gelöst.

Nach der gelungenen Herstellung von Prototypen ultradünner Endoskope mit einem Durchmesser von unter 2 mm konnte die Angioendoskopie erstmals als radiologische Zusatzmethode in Frage kommen, und zwar durch einen transfemoralen, nicht operativen Zugang.

Bei insgesamt 520 Patienten konnte bei der Gefäßdiagnostik die Angioskopie mit der Angiographie verglichen werden. Es werden therapieresistente Stenosen und Gefäßverschlüsse mittels eines selbst entwickelten Gefäßendoprothesenmodells vorgestellt und sowohl mit herkömmlichen angiographischen als auch mit angioskopischen Methoden kontrolliert. Die lokale Thrombose, die nicht oder nur unvollständig durch Lysemaßnahmen therapiert werden kann, konnte durch die Erfindung einer mechanischen Thromboseextraktionsvorrichtung mit einem neuen Therapiekonzept angegangen werden. Die mechanische Thromboseextraktion konnte nach technischer Fertigung experimentell und erstmals auch klinisch eingesetzt werden. Die Dilatation, lokale Lyse, Stentimplantation und Thromboseextraktion sind einerseits angioskopisch, andererseits angiographisch verglichen worden. Sowohl die Implantation von Stents als auch die mechanische Thrombusextraktion stellen eigens entwickelte Innovationen in der interventionellen Angiographie dar.

Ausgangspunkt der Überlegungen bei der Einführung der Angioendoskopie war die Frage, ob zu den bewährten angiographisch-diagnostischen sowie interventionellen Methoden die Endoskopie eine wesentliche Zusatzinformation oder eine Unterstützung bei der Gefäßintervention leisten kann. Ferner stellte sich die Frage, ob die Angioendoskopie ermöglicht, Kriterien zu erarbeiten, um pathologische Gefäßprozesse im Hinblick auf ihre Prognose besser beurteilen und somit auch eine adäquate Therapie einleiten zu können.

Material und Methode

Es stehen mehrere Prototypen von Endoskopen mit einem Außendurchmesser von 0,7–2,4 mm und Arbeitskanälen von 0,2–0,35 mm zur Verfügung. Die Geräte haben eine Länge von 90–120 cm und besitzen einen üblichen Gerätekopf, wie er auch sonst in der Endoskopie verwendet wird.

Das Endoskop besteht überwiegend aus einem Polymerisat mit angeschweißter Optik an der Gerätespitze. Jedes Endoskop benötigt eine Kaltlichtquelle, ferner können verschiedene Dokumentationseinheiten angebracht werden wie Single-Kamera, Schnellschußkamera oder eine Videoeinheit. Die Endoskope werden vor jedem Eingriff bei einer Temperatur von maximal 53°C gassterilisiert, wobei der Arbeitskanal luftgetrocknet und ein zweites Mal sterilisiert wird.

Der Zugang zur Gefäßendoskopie erfolgt ausschließlich transfemoral. In Lokalanästhesie wird eine F 7-Schleuse in typischer Weise in das Gefäß eingebracht und nach Zurückziehen des Dilatators durch das Endoskop ersetzt. Dieses Vorgehen gilt nur für die distale A. femoralis superficialis, die A. poplitea und die Trifurkation. Die Darstellung zentraler Gefäße wie der Beckenstrombahn, der A. renalis und der Supraaortalgefäße gelingt folgendermaßen: Durch eine Schleuse F 9 wird

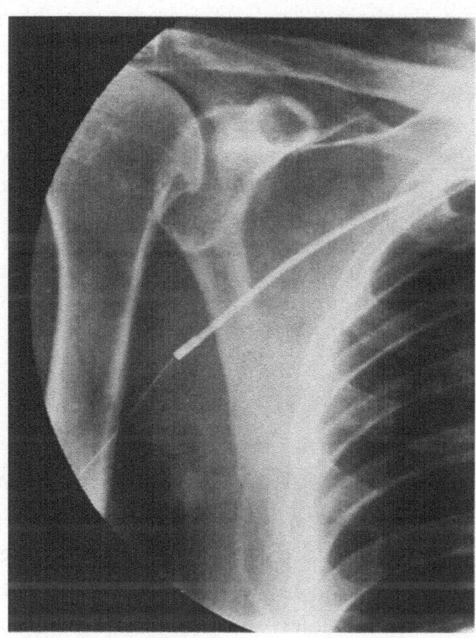

Lage des Angioskopes in der A. subclavia dextra, von transfemoral über einen Führungskatheter vorgeschoben

ein Selektivkatheter F 8 unter Röntgenkontrolle zunächst in den zu untersuchenden Gefäßabschnitt vorgeführt. Über diesen Katheter ist es dann möglich, das Endoskop bis ins Zielgebiet vorzuschieben.

Das Hauptproblem der perkutanen transluminalen Gefäßendoskopie ist die notwendige kurzzeitige „Blutleere". Unter Erhaltung oder nur passagerer Drosselung des Blutflusses stehen nur begrenzte Möglichkeiten der Bilddokumentation zur Auswahl:

a) Für die Angioskopie der Gefäße unterhalb des Leistenbandes und der distalen A. iliaca und der A. femoralis ist die proximale Blockierung des Blutstromes durch einen Ballonkatheter technisch möglich und wurde mittels einer Punktion der gegenseitigen A. femoralis erprobt. Der Ballonkatheter wird von der Gegenseite in Crossover-Technik in die proximale A. iliaca communis vorgeführt und dort limitiert für die Dauer der Angioskopie in Okklusionsposition gebracht.

b) Eine Möglichkeit der Blutflußverminderung im A. femoralis/poplitea-Bereich besteht nach üblicher Punktion der A. femoralis oberhalb des Leistenbandes und Einlegen einer F 9-Schleuse durch die manuelle Kompression unmittelbar oberhalb des Leistenbandes durch einen Assistenten. Diese Kompression wird erst unmittelbar bei Durchführung der Angioskopie eingesetzt, d. h. wenn die Endoskopspitze bereits im interessierenden Gefäßabschnitt liegt und die Kochsalzspülung eingesetzt hat. Die Sicht wird mit dieser Methode nur für wenige Sekunden möglich. Für manche Fragestellungen scheint diese Methode trotzdem ausreichend. Dieses Vorgehen belastet den Patienten wenig und ist risikoarm.

Angioskopische Befunde an gesunden menschlichen Gefäßen

Angioskopische Befunde	Normal	Pathologisch
Röhrenförmiger Gefäßquerschnitt rund bis ovalär	+	−
Homogene, blaßrosa Farbe in allen Gefäßarealen	+	−
Elastizität der Gefäßwand	+	−
Geringe Wandadhärenz von Blutbestandteilen während der angioskopischen Kochsalzspülung	−	+
Rasch wiedereinsetzender Blutstrom nach Beendigung der Kochsalzperfusion	+	−

+ gut differenzierbar; − nicht differenzierbar.

c) Eine dritte Methode besteht darin, die A. femoralis oberhalb des Leistenbandes zu punktieren und einen Ballonkatheter bis etwa 10 cm breit in das Gefäß einzubringen. Eine weitere Punktion erfolgt dann etwa handbreit unter dem Leistenband mit der typischen Einlage einer F 8-Schleuse. Durch Entfaltung des proximalen Ballonkatheters kann der Blutstrom ipsilateral geblockt oder zumindest erheblich verlangsamt werden, so daß eine kurzzeitige angioskopische Sicht ermöglicht wird. Diese Möglichkeit wird jedoch wegen der orthograden Einbringung von 2 Kathetern nur in Ausnahmefällen durchgeführt.

Bei den 2,0–2,4 mm dünnen Instrumenten ist eine Entfernung des Führungsdrahtes nicht notwendig, da im Arbeitskanal genügend Raum für den Draht und für den aufzubringenden Kochsalzstrom besteht.
Anders bei den Angioendoskopen unter 2,0 mm Durchmesser: Hier ist durch die engen Verhältnisse im Arbeitskanal das vorherige Entfernen des Führungsdrahtes notwendig. Das hat zur Folge, daß ein Vorschieben des Endoskopes nach distal nur noch unter Monitorkontrolle und unter Gabe von Kontrastmittel über den Arbeitskanal möglich ist, um nicht eine Dissektion des Gefäßes zu riskieren.
In der Regel sind Drücke von 250–300 mm Hg, die mit Hilfe einer Druckmanschette um die NaCI-Infusionsplastikflasche aufgebracht werden, für die Bilddokumentation erforderlich. Eine Rollenpumpe, über die die Kochsalzlösung ebenfalls eingebracht werden kann, benötigt einen Druck von 3 bar. Die Druckinfusion über die Druckmanschette wird der Rollenpumpe vorgezogen, da über die Rändelschraube an der Infusionszuleitung der Kochsalzstrom individuell dosiert werden kann. Die Menge an erforderlicher Kochsalzlösung beträgt je nach Suffizienz der proximalen Blutstromblockierung etwa 10–20 ml zur Erzeugung einer reinen Sichtzeit von 5–12 Sekunden. Die Gesamtmenge an Kochsalzlösung pro Patient wurde auf 300 ml beschränkt, bei Patienten mit latenter Herzinsuffizienz auf 200 ml. Es entsteht somit bei einer Gesamtmenge von 300 ml Kochsalzlösung eine mittlere Dokumentationszeit von 2–4 Minuten, die sich als ausreichend erweist. In antegrader Punktionsrichtung ist die endoskopische Betrachtungszeit um etwa 30 % länger, da hier die Blutstillung der distalen Gefäßareale vollständiger gelingt.
Bei den Angioskopien der A. iliaca, der A. renalis oder der Supraaortaläste ist bei

insuffizienter oder fehlender proximaler Blutstromblockade die Einzelmenge der Kochsalzlösungsinfusion stark variabel, so daß hier hauptsächlich die Gesamtdosis und die Drucklimitierung auf 300 mg Hg von Wichtigkeit sind.

Ergebnisse der angioskopischen Diagnostik

Angioskopie des gesunden menschlichen Gefäßes

Die gesunde menschliche Arterie ist röhrenförmig rund konfiguriert und zeigt eine glatte Oberfläche der Intima. Die Gefäßwand ist in allen Arealen blaßrosa gefärbt und läßt sich durch die zur Angioskopie erforderliche Kochsalzspülung rasch von Blutbestandteilen reinigen – im Gegensatz dazu bleiben an arteriosklerotisch-thrombotischen Wandauflagerungen Blutbestandteile verlängert haften und lassen sich nur zum Teil entfernen. Ein wesentliches Merkmal eines normalen Gefäßes ist auch dessen Elastizität, welche ein Vorschieben des Endoskopes ohne Widerstand erlaubt. Auffällig ist ein rasch wieder einsetzender Blutstrom nach erfolgter Kochsalzperfusion, der bei arteriosklerotisch veränderten Gefäßabschnitten deutlich verzögert einsetzt. Injektionen der Gefäßwand durch kleinste Gefäße sind im Normalfall nicht vorhanden (Tabelle S. 196).

Das pathologisch veränderte menschliche Gefäß

Angioskopisch lassen sich bei pathologisch veränderten Gefäßen mehrere Befunde beschreiben: Bei der ersten Betrachtung fällt zunächst meist eine Entrundung des Gefäßquerschnittes auf, die sich besonders bei arteriosklerotischen Veränderungen manifestiert, jedoch auch bei entzündlichen Gefäßveränderungen und aktinischen Gefäßschäden angetroffen werden kann. Nahezu regelmäßig finden sich

Darstellbarkeit pathologischer Gefäßveränderungen durch Angioskopie und Angiographie

	Angioskopie	Angiographie
Gefäßquerschnitt ovalär bis schlitzförmig verändert	+ +	(+)
Stenosierung exzentrisch-konzentrisch	+ +	(+)
Inhomogene Verfärbung der Gefäßwand	+	–
Rigidität des Gefäßes	+	(+)
Plaques an der Gefäßwand	+ +	(+)
Deutliche Verlangsamung der Ablösung von Blutbestandteilen bei der Kochsalzspülung	+	–
Thrombotische Wandauflagerungen	+ +	+
Blutstromverlangsamung	+ +	+

+ + eindeutig diagnostizierbar; + diagnostizierbar; (+) bedingt diagnostizierbar; – nicht diagnostizierbar.

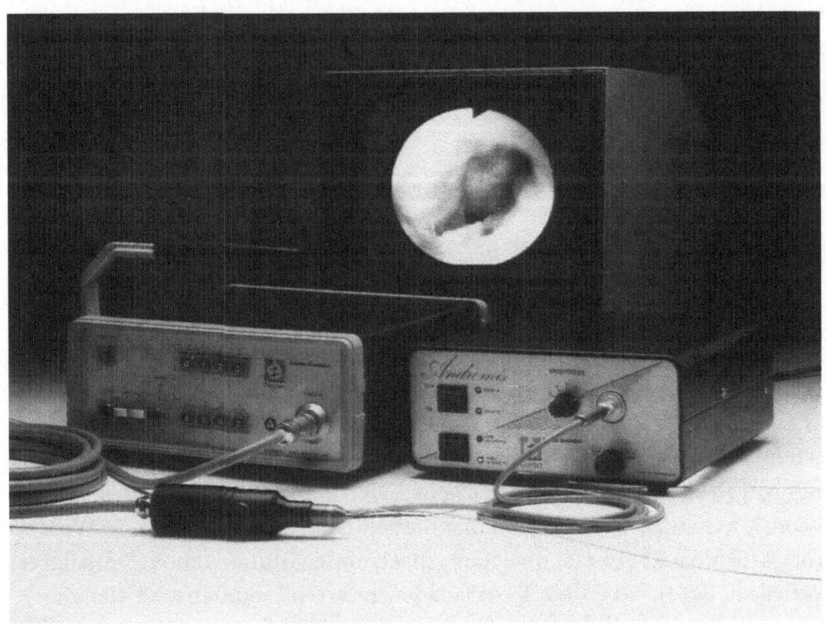

Angioskopieeinheit der Firma Guerbet mit Lichtmaschine, Dokumentationseinheit, Kamera (im Vordergrund) sowie Monitor

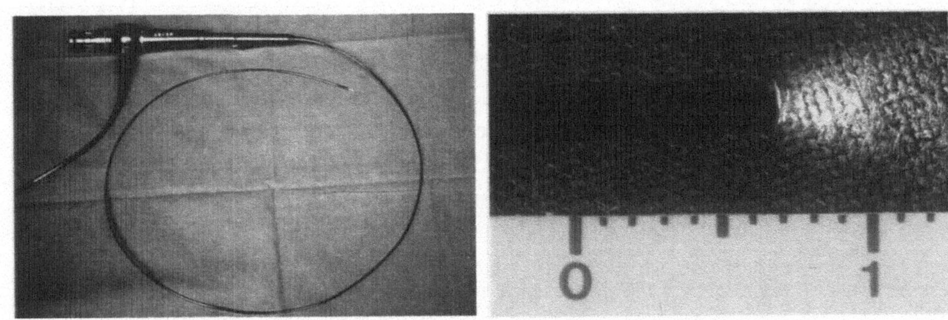

Links: Angioendoskop der Firma Olympus mit 1,2 mm Durchmesser

Rechts: Angioskopspitze mit einem Durchmesser von 1,2 mm

konzentrische oder exzentrische Stenosen verschiedener Grade, die bis zum Gefäßverschluß reichen können.

Als wesentliches angioskopisches Kriterium pathologischer Veränderungen ist die Auflagerung von Plaques verschiedener Ausprägung und Form anzusehen. Normalerweise ist die Gefäßwand in homogener Weise unterschiedlos blaßrosa darstellbar, während Farbunterschiede in der Regel Zeichen von pathologischen Veränderungen beispielsweise von beginnender Arteriosklerose, wandständigen Thrombosen, entzündlichen Veränderungen oder bestrahlten Gefäßen sind (Tabelle S. 197).

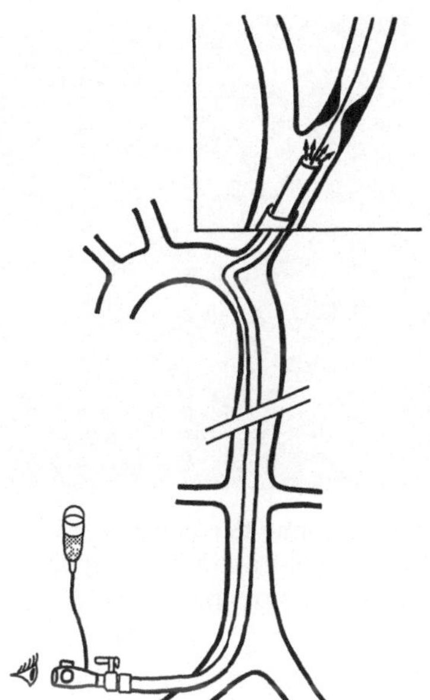

Schematisiertes Vorführen des Angioendoskops
über einen Führungskatheter bis in den Abgang
der A. subclavia sinistra

Auflagerungen der Gefäßwand sind angioskopisch als pathologische Veränderung
relativ leicht erkennbar. Der Ausprägungsgrad einer Arteriosklerose läßt sich gut
dokumentieren. Die Gefäßwandauflagerungen können dergestalt sein, daß die
Gefäßwand nicht mehr sichtbar ist und sich ausschließlich Plaques als Gefäßinnenlumen zeigen. Auffallend ist bei der angioskopisch durchgeführten Kochsalzspülung eine deutliche Verzögerung der Ablösung von Blutbestandteilen von der
Gefäßwand. Es wird durchschnittlich die doppelte Menge an Kochsalz benötigt
wie im normalen Gefäß. Häufig ist eine dauernde Blutapposition in Nischen von
arteriosklerotischen Gefäßplaques zu sehen, die sich auch nach Kochsalzspülung
nicht vollständig entfernen läßt.
Die erkennbare Elastizität des gesunden Gefäßes ist in arteriosklerotisch veränderten Arealen deutlich herabgesetzt oder aufgehoben. Angioskopisch können nach
einer Drahtsondierung Spuren in den arteriosklerotischen Plaques und Plaquede-
fekte nachgewiesen werden. Dies ist im Gegensatz zu Tierarterien besonders beim
älteren Patienten nachzuweisen und läßt sich angioskopisch dokumentieren.

Die Arteriosklerose

Die Frühveränderungen der Arteriosklerose lassen sich angioskopisch nachweisen.
Dagegen entziehen sich die frühen Veränderungen häufig noch dem angiographischen Nachweis, da sie meist flache Auflagerungen in einem ansonsten nur wenig
veränderten Gesamtlumen darstellen, während die Spätveränderungen nahezu alle
Formen annehmen können: Exzentrische Stenosen spielen dabei die größte Rolle.
Die röntgenologisch-konzentrischen, oft nur auf ein Segment beschränkten

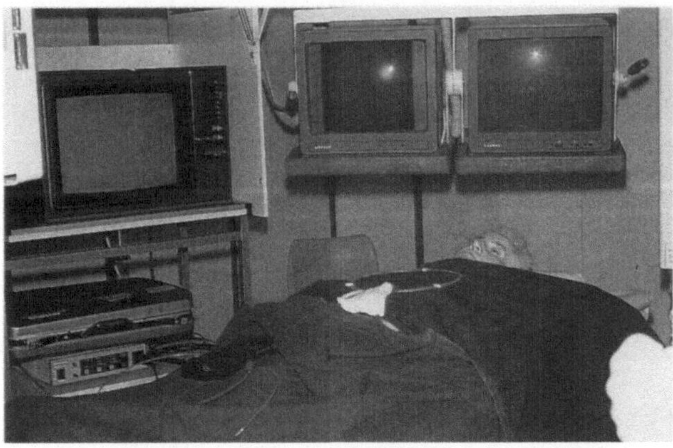

Durchführung der Angioskopie in einem Angiographieraum. Rechts die Monitoren der digitalen Subtraktionsangiographie, links der Angioskopiemonitor. Transfemorales Vorgehen über Führungskatheter

Angioskopische Befunde bei der Arteriosklerose

---

1. Ausmaß des arteriosklerotischen Befalls
   - segmentär
   - generalisiert
2. Verfärbung der Gefäßwand
   - flächig
   - streifenförmig-zirkulär
   - düsterrot, grau-weiß, weiß
3. Plaquebildung
   - exzentrisch
   - konzentrisch
   - flach
   - erhaben, spitzwinklig
   - erhaben, flächig-rundlich
   - disseminiert
   - kontaktvulnerabel
   - rigide
4. Stenosierungsgrad
5. Stenosenkonfiguration
   - exzentrisch
   - konzentrisch
6. Entrundung des Gefäßquerschnittes

Stenosierungen haben sich angioskopisch als wesentlich ausgedehntere, komplizertere Läsionen herausgestellt. Die Konsistenz der Plaques ist indessen, unabhängig vom Ausmaß der Arteriosklerose, völlig unterschiedlich: In Fällen einer flachen, wandständig solide erscheinenden Plaquebildung kann ein Führungsdraht bereits bei der Gefäßsondierung Spuren hinterlassen, während bei exzentrisch-spitzen, stalaktitenartigen Plaques eine ausgeprägte Festigkeit zu erkennen ist.

Optisch wirken die mehr ins Gefäßlumen vorragenden spitzen Plaquebildungen heller als die Plaquebasis, welche eine grau- bis braun-gelbe Färbung aufweist. Plaquebildungen finden sich in verschiedenen Schweregraden, wobei neben der Stenosierung des betroffenen Gefäßes auch die Ausdehnung der Plaquebildung angioskopisch gut erkennbar ist. In der Regel lassen sich neben der angiographisch sichtbaren Stenose angioskopisch im prä- und poststenotischen Bereich diffuse Gefäßveränderungen nachweisen, die dem Röntgenbild entgehen können (Tabelle S. 200).

Die lokale Gefäßthrombose

Die Gefäßthrombose läßt sich aus technischen Gründen angioskopisch nur schwierig darstellen. Bedingt durch die Stase oder den erheblich verlangsamten Blutstrom gelingt die Kochsalzspülung nur mit Verzögerung, so daß eine Abbildung des eigentlichen Stromhindernisses nicht in allen Fällen möglich ist. Thrombotische Wandauflagerungen lassen sich in der Regel nur dann angioskopisch darstellen, wenn ein Abstrom des Kochsalz-Blutgemisches über Kollateralen oder ein Restlumen gewährleistet ist. Ist dies nicht der Fall, können in der perkutanen Angioskopie unüberwindliche Schwierigkeiten auftreten, wenn es wegen der permanent vorhandenen Blutbestandteile nicht gelingt, eine freie Sicht zu erhalten.

Falls die lokale Thrombose bereits organisiert ist, kann sie eindeutig lokalisiert und über den Arbeitskanal des Angioskopes auch lysiert werden: Nach Positionierung der Angioskopspitze unmittelbar am Thrombus wird unter Sicht über den Arbeitskanal Urokinase oder Streptokinase intravasal injiziert. Die lokale Lyse kann somit unter direkter Sicht verfolgt und kontrolliert werden. Die Oberfläche einer lokalen Thrombose zeigt unterschiedliche Farbtönungen. So ist beispielsweise eine frische Thrombose farblich heller als eine bereits länger bestehende, die sich in der Regel dunkel verfärbt und eine bis ins Schwarze gehende Oberfläche aufweist. Die Oberflächenbeschaffenheit des Thrombus ist ebenfalls unterschiedlich. Frische Läsionen zeigen eine unebene, teils zerklüftete, teils wandständig ansteigende Oberflächenkonfiguration, während ältere Thromben durch ihre Retraktion meist eine glatte Oberfläche aufweisen, die auch bei einer Drahtsondierung durch das Endoskop einen deutlich härteten Widerstand aufweist. Es zeigen sich bei frischen Thromben während der angioskopischen Kochsalzspülung fibrinöse Auflagerungen, die sich im Kochsalzstrom „algenartig" bewegen. Diese fibrinösen Auflagerungen sind an der Gefäßwand oder an der Thrombusoberfläche adhärent und sind in allen Fällen hellrot bis weißlich verfärbt. Angioskopisch erkennbare Unterschiede ergaben sich bei der Diagnostik von Thromboembolien im Gegensatz zur lokalen Thrombose. In beiden Fällen war die Blutstromverlangsamung in gleicher Weise diagnostizierbar, bei der lokalen Thrombose stellte sich jedoch eine verstärkte Wandständigkeit von thrombotischem Material heraus, die sich bei der Thromboembolie nicht feststellen ließ. Die bei der Kochsalzspülung verlangsamte Auswaschung von Blutbestandteilen an der Gefäßwand ist für die

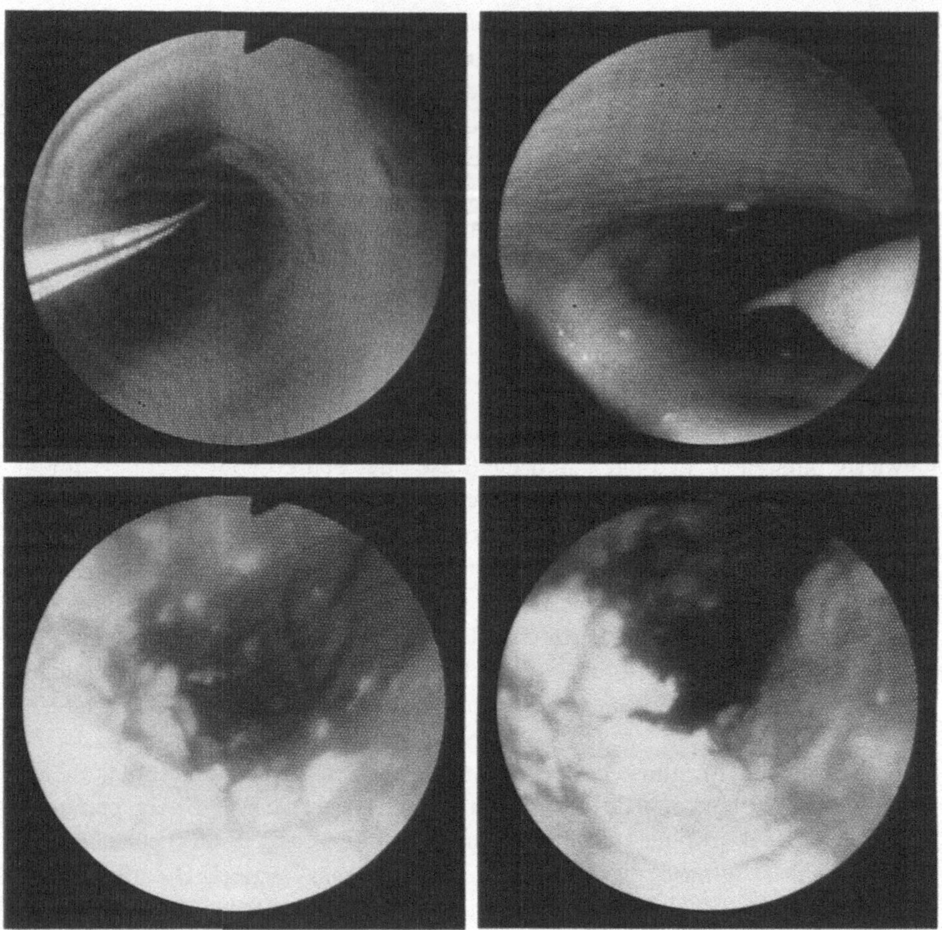

Oben links: Normalbefund einer A. axillaris ohne wesentliche arteriosklerotische Veränderungen. Die Intima ist unauffällig, keine Stenosierung des Lumens. Bei 8 Uhr liegender Führungsdraht

Oben rechts: Beginnende Früharteriosklerose mit weißlichen Wandauflagerungen bei 12 sowie 5 und 9 Uhr. Mäßiggradige Stenosierung des Lumens bei 4 Uhr, Führungskatheter sowie Führungsdraht

Unten links: Fortgeschrittene schwere Arteriosklerose mit arteriosklerotischer Plaquebildung von 12 bis etwa 9 Uhr, lediglich von 9–12 Uhr scheint die Intimawandung regelrecht

Unten rechts: Hochgradige Stenose der A. axillaris. Massive arteriosklerotische Plaquebildung von 2–11 Uhr. Lediglich von 11–2 Uhr erscheinen regelrechte Intimastrukturen, jedoch ebenfalls mit kleinen, aufgelagerten Plaques

lokale Thrombose typisch. Auch die hellrote Farbe der Oberfläche der thrombotischen Läsion spricht zuerst für eine lokale Thrombose, während die Thromboembolie durch eine dunklere bis schwärzliche Farbgebung gekennzeichnet ist. Die glatte Oberfläche einer endoskopisch sichtbaren Thrombose spricht für eine Thromboembolie. Intravasale Fibrinauflagerungen, die sich bei der Kochsalz-

Angioskopische Befunde bei der thrombosebedingten Gefäßokklusion

Angioskopische Befunde	Lokale Thrombose	Thrombo-embolie
Blutstromverlangsamung bei Stase	+	+
Wandständigkeit thrombotischen Materials	++	(+)
Verlangsamung der Auswaschung von wandadhärenten Blutbestandteilen	++	(+)
Thrombusfärbung hellrot	++	(+)
Thrombusfärbung dunkel bis schwarz	(+)	++
Thrombusoberfläche glatt	(+)	++
Thrombusoberfläche zerklüftet	+	(+)
Intravasale wandadhärente Fibrinauflagerungen	++	(+)

++ sicheres diagnostisches Kennzeichen; + diagnostischer Hinweis; (+) mögliches diagnostisches Kriterium.

spülung nicht auflösen lassen, finden sich hauptsächlich bei der lokalen Thrombose (Tabelle S. 203).

Die entzündliche Gefäßveränderung

In 12 Fällen wurde bei primär unklaren entzündlichen Gefäßveränderungen, die eine Stenosierung bewirkt hatten, die Angioskopie zusätzlich zur Angiographie eingesetzt. In 3 Fällen war nach der Angioskopie eine histologische Abklärung durchgeführt worden, die eine Winiwarter-Buergersche Erkrankung diagnostizierte. Im Vergleich zur Arteriosklerose fanden sich angioskopisch deutlich unterschiedliche Gefäßwandveränderungen. Bei der Kochsalzspülung ist wegen des narbigen Umbaus der Gefäßwand eine deutlich vermehrte Wandadhärenz von Blutbestandteilen zu beobachten, die sich im Kochsalzstrom nur stark verzögert von den Gefäßwand ablösen ließen. Das Gefäßinnenlumen zeigt sich in den 3 Fällen düsterrot mit strangartigen, bindegewebigen Narbenbildungen. Auffallend ist eine „polypoide" Auskleidung des gesamten Innenlumens, welche das Gefäß stenosiert. Die konzentrische Stenosierung erstreckt sich auf die gesamte Länge des Gefäßlumens, im Gegensatz zur segmentären Stenosierung bei der Arteriosklerose (Tabelle S. 204). Der Gefäßbefall war in den 3 Fällen generalisiert. In einem Falle war die Narbenbildung der Intima so stark ausgeprägt, daß die düsterrote Verfärbung an einigen Stellen aufgehoben und durch weißliche Stränge ersetzt war. Kleinere thrombotische Auflagerungen an den langstreckig veränderten Gefäßwänden fanden sich in allen Fällen. Auch die Angioskopie belegt, daß die klinische Manifestation der Thrombangiitis obliterans auf einer akuten thrombotischen Okklusion bei generalisierter Gefäßschädigung beruht.

Zusammenfassung angioskopischer Befunde bei entzündlichen Gefäßveränderungen

- „Polypoide" Auskleidung des Innenlumens
- Düsterrote Lumenverfärbung
- Strangartige, angioskopisch weißliche Narbenbildungen im gesamten Gefäßverlauf
- Konzentrische Stenosierung auf längere Distanzen
- Zusätzliche Arteriosklerosezeichen
- Thrombotische Wandauflagerungen
- Vermehrte Wandadhärenz von Blutbestandteilen bei der Kochsalzspülung

Angioskopische Befunde bei aktinischer Gefäßschädigung

- Narbenstadium wechselnder Ausprägung
- Narbenbedingte, langstreckige, konzentrische Stenosen
- Wandadhärente Thrombosen
- Rigidität der Gefäßwand
- Stenosierung der narbenbedingten Läsionen im Strahlenfeld
- Erhöhte Wandadhärenz von Blutbestandteilen bei der angioskopischen NaCl-Spülung

Die aktinische Gefäßschädigung

Die Strahlentherapie von tumorösen Erkrankungen zieht als Nebenwirkung eine nicht unerhebliche Anzahl von Veränderungen der umliegenden Gewebe nach sich, zu denen auch die strahlenbedingten Gefäßstenosen gehören.

Bei 6 Patienten wurde eine angiographisch dokumentierte Gefäßstenose angioskopisch nachuntersucht. In 4 Fällen lagen die Stenosen aufgrund einer vorausgegangenen Mammakarzinombestrahlung im Abgangsbereich der A. subclavia. In einem Fall handelte es sich um ein Myosarkom am Oberschenkel mit einer begleitenden Femoralisstenose im Bereich des ehemaligen Bestrahlungsfeldes. Der Pathomechanismus von strahleninduzierten Gefäßstenosen ist dem von entzündlichen Gefäßveränderungen der Thrombangiitis obliterans verwandt: Auch hier finden sich sektorförmige fibrinoide Nekrosen der Intima und Media mit leukozytärer Infiltration im Anfangsstadium. Reparaturvorgänge durch Granulationsgewebe von der Adventitia her erfolgen im zweiten Stadium und rufen im Endstadium eine Intimanarbe hervor, die wiederum die Gefäßstenose verursachen. Auch hier sind Kombinationsformen mit der Arteriosklerose möglich.

Angioskopisch waren einheitliche Befunde zu erheben: In allen Fällen fand sich eine ausgeprägte flächenhafte Narbenbildung der Gefäßwand am betroffenen Bestrahlungsfeld mit erhöhter Wandadhärenz von Blutbestandteilen bei angioskopischen Kochsalzspülungen. In nicht bestrahlten Arealen konnten diese Veränderungen nicht angetroffen werden, es lagen lediglich typische altersentsprechende Arteriosklerosebefunde vor.

Auffallend war in den bestrahlten Gefäßsegmenten eine ausgeprägte Rigidität der Gefäßwand, die sich bei Berührung mit dem Endoskop nicht eindrücken ließ. Ein

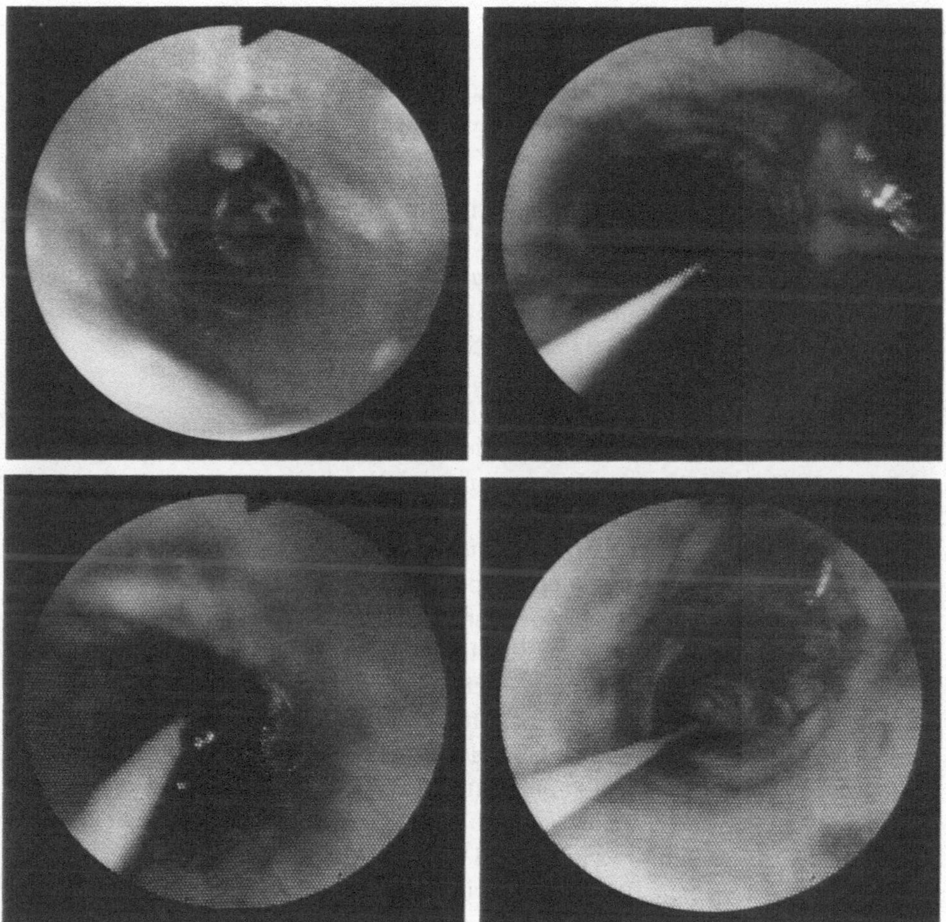

Oben links: Diffuse Arteriosklerose der A. brachialis

Oben rechts: Thrombotische Wandauflagerungen der proximalen A. brachialis als Streuquelle für eine periphere Embolisation. Führungsdraht bei etwa 7 Uhr

Unten links: Thrombotische Wandauflagerungen mit Früharteriosklerose bei etwa 12 Uhr.
Stenosierung des gesamten Gefäßlumens der A. brachialis

Unten rechts: Schwerste Arteriosklerose mit thrombotischen Wandauflagerungen, die sich
im Kochsalzstrom bewegen. Hier ist ein Grund für eine thromboembolische Streuung zu
erkennen

Anzeichen für die rigiden Wandstrukturen ist auch die schlechte Dilatierbarkeit
der Gefäße trotz hoher Ballondrücke. Optisch errinnern die aktinischen Schädigungen der Gefäßwand am ehesten an endoskopische Befunde des Narbensta-
diums nach abgelaufenen Ulcera ventriculi. Wie in diesen Fällen liegen ältere
Narben neben noch frischeren und neu aufgetretenen Läsionen.

Angioskopische Ergebnisse nach PTA

Angioskopisch fanden sich nach der Dilatation oder Rekanalisation von Gefäßstenosen und Verschlüssen mehrere Befunde, die angiographisch bisher nicht eindeutig diagnostiziert werden konnten.

a) Atherome sind bei der Ballondilatation insgesamt nur in geringem Maße komprimierbar, wobei die in das Gefäßlumen ragenden Atheromspitzen durch den Ballonkatheter eher in der Konfiguration verändert werden können als die flacheren Auflagerungen an der Gefäßwand (Abbildung S. 207). Selbst bei der Drahtsondierung eines Gefäßes können sichtbare Einkerbungen an den vorspringenden Teilen von Atheromen beobachtet werden.

b) Bei der Dilatation von atheromatösen Plaques sind angioskopisch mehrere Formen von Einrissen zu erkennen, die verschiedene Schweregrade aufweisen können. Isolierte Längs- und Quereinrisse sind dabei genauso erkennbar wie zirkuläre langstreckige Einrisse.

c) Langstreckige Einrisse in die atheromatösen Plaques zeigen nach der Dilatation eine insgesamt instabile Gefäßsituation. Der vor der Dilatation weitgehend runde bis ovale Gefäßquerschnitt kann nach der PTA in eine zwar generell erweiterte, jedoch schlitzförmige Konfiguration übergehen. Bei Kompression von außen erscheint das Lumen deutlich instabiler als vor der Dilatation. Wenn zusätzlich mehrere dilatierte Stenosen hintereinander liegen, fällt dieses Phänomen besonders stark auf, da dann der Teil des Gefäßlumens, an dem die atheromatöse „Aufsprengung" am deutlichsten zu sehen ist, besondere Instabilitätszeichen aufweist. Eine Überdehnung des Gefäßlumens über den angiographisch meßbaren Durchmesser verschlechtert die Gesamtsituation des Gefäßes deutlich. Trotz guter Ballonkatheterlage in der Stenose und erfolgreicher Dilatation ist eine spontane Re-Stenosierung durch diesen Mechanismus erklärbar.

d) Häufig finden sich nach der Dilatation in den Atheromeinrissen wandständige kleine Thrombosen, die sich im Kochsalzstrom nur stark verzögert ablösen lassen. Diese Thrombosen sind häufig nach erfolgreicher Dilatation im eigentlichen Stenosebereich zu erkennen und sind für frühe Re-Stenosierung oder Re-Verschlüsse verantwortlich.

e) Bei der Dilatation von Atheromspitzen können Teile des Materials „abbrechen" und in die Peripherie embolisieren. Solche Vorkommnisse finden sich sogar bei der einfachen Gefäßsondierung mittels eines Führungsdrahtes. Längerstreckige, mehr als 2 cm messende arteriosklerotische Stenosen mit exzentrischen Plaques sind hierbei besonders betroffen.

f) Thrombusanteile können durch die Ballondilatation ebenfalls abgelöst und in die Peripherie embolisiert werden. Angioskopisch zeigt sich dieses Phänomen als ein „Fehlen" von wandständigem Thrombosematerial bei der PTA-Kontrolle.

g) Die Dilatation von langstreckigen Gefäßstenosen zeigt zwar eine Erweiterung des Gesamtlumens, jedoch ist nach der PTA eine Aufrauhung des Innenlumens

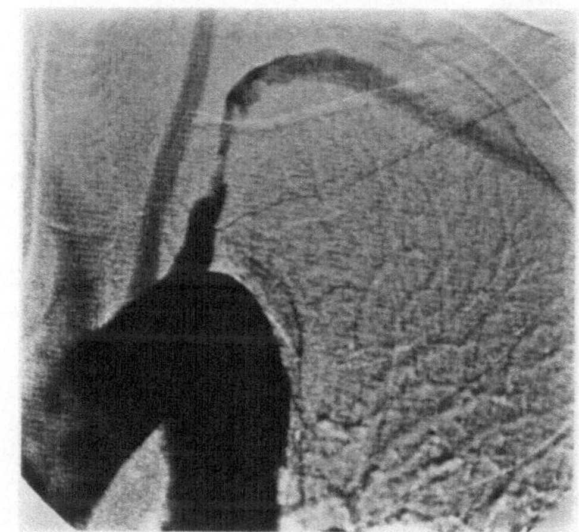

Hochgradige filiforme Stenose der
A. subclavia sinistra nach erfolgter
Strahlentherapie wegen eines Mamma-
karzinoms vor 5 Jahren. Periphere AVK
der oberen Extremität links

Kriterien für die angioskopisch gesteuerte lokale Lyse im Vergleich mit der Angiographie

	Angioskopie	Angiographie
Dosierung von Lysematerial		
über den Arbeitskanal-Lysekatheter	+	+
Perforation des Thrombus mittels eines		
Führungsdrahtes über den Arbeitskanal	+	+
Steuerung der eigentlichen Lysetherapie	+	(+)
Therapieerfolg der lokalen Lyse sofort erkennbar	+	+
Restthrombose diagnostizierbar	+	(+)
Kausaler Gefäßverschluß eruierbar		
Arteriosklerose, Embolie, entzündliche		
Gefäßerkrankung, aktinischer Gefäßschaden	+	(+)
Beurteilung des Ausflußtraktes nach lokaler Lyse	–	+
Diagnostik der Embolisation nach peripher		
aufgrund der Lysetherapie	(+)	+
Kontrastmitteleinsparung	–	+
Strahlendosisersparnis	+	–
Verminderte Schmerzhaftigkeit	(+)	–

+ sicherer Vorteil; (+) möglicher Vorteil; – kein Vorteil.

zu erkennen, das schon bei der PTA-Kontrolle eine vermehrte Wandadhärenz
von Blutbestandteilen aufweist, was sich bei der erforderlichen Kochsalzspülung deutlich zeigt.

h) Die angioskopische Kontrolle zeigt nach der PTA einen erhöhten Blutstrom,
der sich in einer notwendigen Erhöhung der Kochsalzperfusion zeigt.

i) Die Dilatation von aktinischen Gefäßveränderungen gelingt nur mit einge-
schränktem Erfolg: Die aufgeweitete Gefäßstrecke ist aufgrund der narbigen
Veränderungen noch relativ elastisch, so daß die Gefäßerweiterung kurzfristig
wieder in eine Re-Stenose mündet.

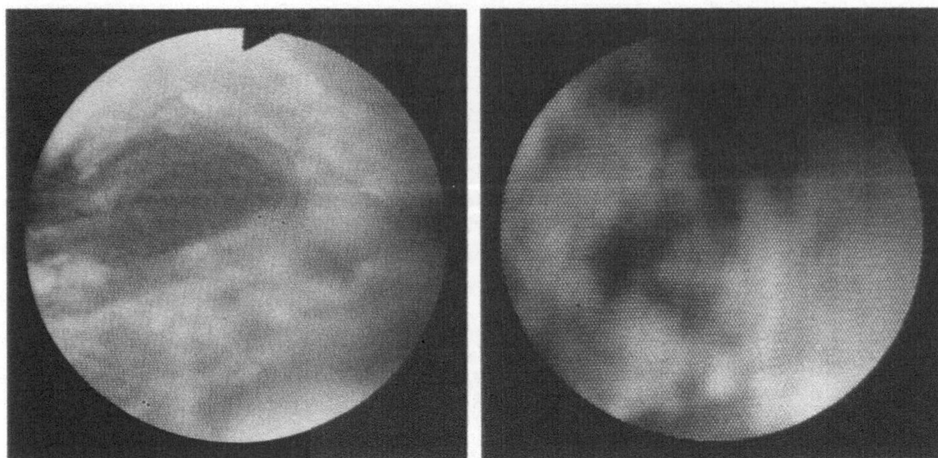

Links: Angioskopischer Befund desselben Patienten wie Abbildung S. 207. Filiforme, hochgradige Stenosierung des Subclavialumens aufgrund einer Intimaverdickung mit einem schlitzförmigen Lumen

Rechts: Patient mit einer diffusen Vaskulitis. Intimaaspekt des Gefäßes mit Intimaverquellungen, Stenosierung des Lumens sowie teilweise thrombotischen Auflagerungen

Die angioskopisch gesteuerte und kontrollierte lokale Lyse

Die lokale Lyse erfolgt in der Regel über den Arbeitskanal des Endoskopes mit einer Dosis von 25000 U Streptokinase oder 100000 U Urokinase pro Stunde bei stündlicher Kontrolle des Fibrinogenwertes, der Prothrombinzeit und der Reptilasezeit. Die Gefäßendoskopie ist im Falle eines intravasalen Thrombus durch sich auflösende Thrombosepartikel in der Sichtmöglichkeit permanent erheblich beeinträchtigt. Auffallend war die Tatsache, daß die Oberfläche von intravasalen Thromben relativ hart und glänzend erscheint. Auch mit Kochsalzspülungen ließ sich ein solcher Thrombus in seiner Oberflächenbeschaffenheit nicht wesentlich verändern, so daß die initiale Perforation mit dem Führungsdraht, bei dem die Oberfläche mechanisch irritiert wurde, als eine wesentliche Voraussetzung für das Gelingen einer Lyse gilt. Eine lokale Lyse sollte nicht nur von der Oberfläche des Thrombus erfolgen, sondern durch eine Injektion des Lysematerials in den Thrombus hinein, da sonst Lysematerial ungenutzt über Kollateralen am Thrombus vorbei versickert.

Angioskopisch kontrollierte Stentimplantation (eigene Stententwicklung nach Beck/Nanko)

Die Applikation von Stents war bisher nur angiographisch unter Durchleuchtung möglich. Angioskopisch konnte in 8 Fällen sowohl die Stentimplantation selbst als auch die Kontrolle bis 2 Jahre post implantationem vorgenommen werden.

Angioskopische Befunde der intravasalen Stentkontrolle

Sofortkontrolle (während der Stentimplantation)
- Durchführung der Stentimplantation
- Positionskontrolle
- Kontrolle der intravasalen Befestigung
- Blutflußverhalten nach Stentimplantation

Spätkontrollen (frühestens 3 Monate nach Stentimplantation)
- Beurteilung der Neointima
- Re-Stenosierung
- Thrombosierung
- Kontrolle des angrenzenden Gefäßareals
- Positionskontrolle
- Beurteilung des Blutflusses

Die primär noch sichtbaren metallischen Strukturen der Stentinnenfläche beginnen sich nach 4 Monaten mit einer Neointima über dem Metalldrahtnetz zu überziehen. Die Metallstrukturen waren in etwa 70% deutlich mit einer grauweißlichen Oberfläche ausgekleidet, an der sich teilweise kleine Thrombosen nachweisen ließen. Zeichen der arteriosklerotischen Veränderung innerhalb des Stents fanden sich ebenso wie wandständige Thrombosen an der teils noch metallisch erscheinenden, teils von einer grauweißen Schicht überzogenen Innenfläche des Stents selbst. Die Übergänge vom Stent zum originären Gefäß waren hingegen unauffällig und zeigten keine Hinweise auf eine Ulzeration der Gefäßwand. Die Stentkontrollen konnten in allen Fällen einen freien und schnellen Abstrom des zur Spülung verwendeten NaCI zeigen.

Der längste Verlauf einer erfolgreichen Stentimplantation im Bereich der Iliacalarterie und der Femoralarterie liegt derzeit bei 2 Jahren mit gutem klinischen Ergebnis.

Rotationsangioplastie und mechanische Thrombusextraktion unter angioskopischer Kontrolle und angioskopischer Laser-Rekanalisationskontrolle

Zur mechanischen Thromboseextraktion wurde ein eigenes Kathetersystem entwickelt. In diesem Katheter befindet sich ein rotierender Führungsdraht von 0,6 mm, dessen Spitze in eine bohrerähnliche Verwindung von 5 Wendeln übergeht.

Der proximale Katheterteil besitzt über eine Doppelschleuse zwei Ausgänge für den Führungsdraht einerseits und für eine Saugvorrichtung andererseits, die während des gesamten Rotationsvorganges einen Unterdruck im Katheter erzeugt und somit Thrombosematerial zerkleinern und abtransportieren kann. Zur Rotationsangioplastie wird ein Kugelkopfdraht verwendet, der motorgetrieben bis etwa 20000 U/min in Rotation gebracht werden kann und somit Rekanalisationen

Angioskopische Kontrolle der perkutanen Thrombusextraktion, Laser- und Rotationsangioplastie

---

- Kontrolle unmittelbar nach Thrombusextraktion/Rotation
- Kontrolle von Begleitveränderungen des Gefäßes:
  Arteriosklerose, enzündliche Veränderungen, Embolie
- Beurteilung der Restthrombose
- Indikationsstellung zur nachfolgenden lokalen Lyse
- Indikationsstellung zur nachfolgenden Restdilatation
- Mögliche Spätkontrolle
- Mögliche Thrombusextraktion unter angioskopischer Sicht
- Rotationsangioplastie mit Nachweis von erheblichen intravasalen Wandschädigungen, insbesondere durch das Kensey-System, weniger durch das System Vallbracht oder Beck
- Laserangioplastiekontrolle mit exzentrischen Gefäßerweiterungen. Erhebliche Wandschädigungen der Außenkurvatur bei Gefäßkinking

---

längerstreckiger Gefäßverschlüsse ermöglicht. Ein weiteres angioskopisch verwendetes Rotationsangioplastiesystem ist die Methode nach Vallbracht und Kensey. In 2 Fällen gelang die unmittelbare Kontrolle einer Laserangioplastie mittels eines Neodym-Yag-Lasers im Femoralisgebiet. Die intravasalen Wandschädigungen sind dabei insbesondere bei einem Gefäßkinking an der Außenkurvatur des Gefäßlumens erheblich gewesen. In beiden Fällen fand sich eine exzentrische Aufweitung des Gefäßlumens.

Die perkutane transluminale Angioskopie als neue Methode konnte bisher wegen multipler technischer und apparativer Probleme noch keine weite Verbreitung finden. Mehrere technische Schwierigkeiten erschweren den Routineeinsatz der perkutanen Angioskopie bereits im Vorfeld. Die bisher zur Verfügung stehenden Prototypen haben einen Durchmesser von 0,7–2,4 mm, was in den Bereich von herkömmlichen Katheterdurchmessern kommt, wie sie für die Angiographie verwendet und damit über herkömmliche Schleusen transfemoral eingeführt werden können. Die Mehrheit der berichteten Angioskopieverfahren geht von einem operativen Zugang mit der Möglichkeit einer chirurgisch angelegten Blutleere aus.

Dieses Problem stellte sich auch in unserem Krankengut, jedoch konnte es durch die beschriebene, jedoch sehr aufwendige Technik der forcierten Kochsalzspülung gelöst werden.

Die Komplikationsrate bei der Durchführung der Angioskopie ist im Vergleich zur Angiographie nicht höher einzuschätzen, da der Endoskopdurchmesser sich nicht von dem handelsüblicher Katheter unterscheidet. Die Differentialdiagnose zwischen lokaler Thrombose und der Thromboembolie ist angiographisch nur unsicher zu entscheiden, ebenso das Ausmaß der arteriosklerotischen Veränderungen, was zu Fehleinschätzungen bezüglich der geplanten Therapie führen kann. Pathologische Gefäßläsionen sind bei entzündlichen, strahlenbedingten oder früharteriosklerotischen Veränderungen angioskopisch früher erkennbar als im Angiogramm. Unklare Gefäßverschlüsse bei jungen Patienten ohne bekannte

Derzeitige Indikationen und diagnostische Aussagekraft für den Einsatz der perkutanen tranluminalen Angioskopie gegenüber der Angiographie

Fragestellung	Indikation	
	Angioskopie	Angiographie
1. Bestimmung des Arteriosklerose-Grades	++	++
2. Diagnostik bei unklarem Gefäßverschluß	++	+
3. Differentialdiagnose: lokale Thrombose, Thrombeoembolie	++	(+)
4. Entzündliche Gefäßveränderung	+	+
5. Aktinische Gefäßschädigung	++	+
6. Kontrolle der PTA	++	+
7. Lokale Lysekontrolle	++	++
8. Kontrolle von Stents	++	+
9. Kontrolle von Thrombusextraktion und Rotationsangioplastien	++	+
10. Kontrolle der Laserangioplastie	++	+

++ sichere Diagnosestellung möglich; + Diagnosestellung möglich; (+) eingeschränkte Diagnosemöglichkeit.

systemische Erkrankung sind oft angiographisch nicht näher zu klassifizieren und können angioskopisch geklärt werden. Angiographische Kriterien von entzündlichen Gefäßerkrankungen sind diskret und nicht immer eindeutig zu diagnostizieren, während sich angioskopisch ein Bild bietet, das neben der Möglichkeit der aktinischen Gefäßschädigung keine differentialdiagnostischen Schwierigkeiten bietet.

Interventionelle, angioskopisch kontrollierte oder gesteuerte Verfahren wie Dilatation, Rekanalisation und lokale Lyse sind angiologisches Neuland und bisher in der Literatur nur im Koronarbereich beschrieben.

Über den pathomorphologischen Mechanismus der Ballondilatation und Rekanalisation sind mehrere Theorien aufgestellt worden. Es bestand jahrzehntelang die Annahme, die arteriosklerotische Plaquebildung werde bei der Dilatation durch den Ballonkatheter in der Dicke verändert, was zu einer Lumenerweiterung führe. Dieser Theorie wurde in jüngster Zeit durch die Arbeiten von Castaneda-Zuniga widersprochen, der histologisch eine Dissektion der Intima und Media beim Aufbrechen der arteriosklerotischen Plaques durch die Dilatation beschrieb. Angioskopisch kann eine Verformung bei den ins Gefäßlumen vorspringenden Teilen von Plaquebildungen festgestellt werden, die jedoch nur einen geringen Anteil an der Erweiterung des Lumens darstellten: Die histologisch gefundenen Dissektionen der Intima, verbunden mit vornehmlich longitudinalen Plaqueeinrissen, konnten angioskopisch bestätigt werden. Die nach der Dilatation von ausgeprägten arteriosklerotischen Wandveränderungen resultierende Gefäßinstabilität, verbunden mit einem schlitzförmigen Restlumen, konnte angioskopisch deutlich dokumentiert werden. Der angiographisch nicht selten anzutreffende Befund der sofortigen Re-Stenosierung nach technisch erfolgreicher Dilatation ist auf diesen angioskopisch gesicherten Mechanismus zurückzuführen. Nach erfolgreicher Dilatation wird gelegentlich auch von einem vollständigen Verschluß berichtet, der ebenfalls aufgrund einer Gefäßinstabilität entstanden sein dürfte, wobei der durch eine vorgeschaltete Stenose verminderte Blutdruck die eingerissene und dadurch instabil gewordene Gefäßwand nicht mehr offen halten kann. Atheromeinrisse mit nachfolgenden wandständigen Thrombosen nach erfolgter Dilatation sind als Hauptgrund für eine kurzfristige Re-Stenosierung verantwortlich und konnten als direkte Folge der Dilatation angioskopisch nachgewiesen werden. Je ausgedehnter ein atheromatöser Plaqueeinriß ist, desto größer ist die Wahrscheinlichkeit einer Re-Stenose oder eines thrombotischen Verschlusses. Die bisweilen geäußerte Ansicht einer notwendigen Überdehnung des Gefäßlumens über den vorbestehenden Durchmesser hinaus dürfte im Lichte dieser Ergebnisse nicht mehr vertretbar sein: Eine zu starke Aufdehnung bewirkt einen möglichen, angiographisch sichtbaren Soforterfolg, der, falls die Gefäßstabilität nicht erhalten bleibt, langfristig das Risiko einer Thrombosierung beinhaltet, besonders wenn die Antikoagulationstherapie nach der PTA nicht konsequent durchgeführt wird. Gelegentliche Sofortverschlüsse nach PTA sind angioskopisch durchaus erklärbar. Vorspringende Atheromanteile sind entgegen häufig publizierter Auffassungen durchaus mittels Ballonkatheter abzubrechen und können somit in die Gefäßperipherie gelangen. Dort können sie verständlicherweise auch mit einer nachfolgenden lokalen Lyse nicht entfernt werden. Auch bei wandständigen Thrombosen ist eine periphere Embolisation durch Katheterdilatation oder Drahtsondierung des Gefäßes angioskopisch nachweisbar gewesen. Entzündliche und aktinische Gefäßschäden sind bisher nur in einigen Fällen durch eine PTA behandelt worden, so daß hier nur wenige Erfahrungen vorliegen. Angioskopische Vergleiche sind bisher hierbei nicht berichtet worden. Die Elastizität der Gefäße ist bei beiden Erkrankungen wesentlich vermindert, so daß derartige Stenosen mit einer Ballondilatation nur unvollständig aufgedehnt werden können. Die lokale Katheterlyse konnte erstmals in vivo unter angioskopischer Sicht beobachtet und gesteuert werden. Durch die angioskopisch mögliche Differenzierung zwischen lokaler Thrombose und Embolie kann das therapeutische Vorgehen besser eingeschätzt werden. Eine ausgedehnte Embolie wird nach der Diagnosestellung nicht der lokalen Katheterlyse, sondern zunächst einem gefäßchirurgischen Eingriff oder einer Thromboseextraktion zugeführt werden. Die Durchführung der lokalen Lyse durch das Endoskop hat den Vorteil der permanenten sofortigen Befundkontrolle und der Abschätzung der Prognose aufgrund des nach der lokalen Lyse gut diagnostizierbaren Gefäßzustandes. Eine Einsparung der Strahlendosis bei der Angioskopie ist wegen der notwendigen angiographischen Begleitkontrolle derzeitig nur gering.

Unseres Erachtens ist die Gefäßangioskopie vor anderen Methoden am meisten geeignet, eine Gefäßendoprothese in Hinsicht auf Funktionalität, Stenosierungsgrad, Thrombogenität oder Neointima-Reaktion zu beurteilen. Angiographische Kontrollen können über eine Re-Stenosierung oder Thrombosierung Auskunft geben, sind jedoch bei der Intimabeurteilung der Angioskopie sicher unterlegen. Die Gefäßendoprothese scheint eine Alternative zur bisherigen chirurgischen Bypass-Versorgung eines Gefäßverschlusses in der Beckenstrombahn zu sein, jedoch weniger in der distalen A. femoralis superficialis oder der A. poplitea.

Die angioskpisch kontrollierte Implantation einer Gefäßendoprothese beim Menschen kann derzeit bereits technisch problemlos in die besonders nach PTA rezidivgefährdeten Gefäßareale der Beckenstrombahn, der A. renalis und der Aorta abdominalis vorgenommen werden und ist sicherlich als sinnvolles Therapiekonzept vor einer anstehenden Bypass-Operation gerechtfertigt.

MR-Angiographie der oberen Extremität

Seit Einführung der Kernspin-Tomographie in den früheren 80iger Jahren ist eine stürmische Entwicklung der MR-Techniken entstanden, die in den letzten drei Jahren auch eine Untersuchung von Gefäßen mit oder ohne Kontrastmittel im Bereich der Extremitäten möglich gemacht hat. Seit Einführung der Magnet-Resonanz-Angiographie ist es auch möglich geworden, Gefäße selektiv, supraselektiv und nicht invasiv in sämtlichen Körperregionen darzustellen. Seit der Einführung der Möglichkeit eines schnell verfügbaren 3-D-Datensatzes kann auch eine MR-Darstellung von Gefäßarealen dreidimensional erfolgen, ohne das Integument des Patienten zu verletzen. Nach Gabe von Gadolinium DTPA kann zusätzlich ein höherer Kontrast abgebildet werden. Eine Flußmessung im Bereich des Aortenbogens, der hirnzuführenden Arterien sowie der Aa. subclaviae ist ebenfalls qualitativ und quantitativ auf dem Gebiet der Kernspin-Tomographie möglich geworden.

Derzeit sind sämtliche MR-Angiographien dabei, sich an den „golden standards" der Gefäßangiographie mittels Kontrastmittel, der digitalen Subtraktionsangiographie, zu messen. Die Vorteile einer Gefäßdarstellung ohne invasive Kathetertechniken, Strahlenbelastung sowie Kontrastmittelapplikation ist bestechend, und so nimmt die Entwicklung dieser Subspezialität der Magnetresonanz-Tomographie zum jetzigen Zeitpunkt einen großen Aufschwung. Es sollte immer daran gedacht werden, daß das MR-Bild ein physikalisches, zusammengesetztes Summationsbild kompliziertester Verhältnisse darstellt, die in keiner Weise mit der Durchstrahlung des menschlichen Körpers durch Weichteile, Knochen und kontrastmittelperfundierte Gefäßregionen mit Hilfe von ionisierenden Strahlen verglichen werden kann. Im Vergleich zur Angiographie sind beispielsweise physikalische Größen wie die Flußrichtung des Blutes, Turbulenzen oder laminare Strömungsverhältnisse und die verschiedenen Protonendichten zur Beurteilung von Blutkonsistenz oder Thrombosen möglich geworden und stellen eine im Vergleich zur bisherigen Radiologie völlig neue Entität dar.

Für die MR-Angiographie sind prinzipiell zwei verschiedene physikalische Meßmethoden eingesetzt worden, die zu einer Bildaussage über Gefäßverhältnisse führen:

1. Das Phasenkontrastverfahren. Durch dieses in der Magnet-Angiographie ältere Verfahren werden diejenigen Signale empfangen und verarbeitet, die durch eine Phasenverschiebung des intravasalen Blutflusses zustande kommen.
2. Das „time of flight"-Verfahren. Im Vergleich zum Phasenkontrast wird bei diesem Verfahren das fließende Blut durch Einstromeffekte angeregt und kann

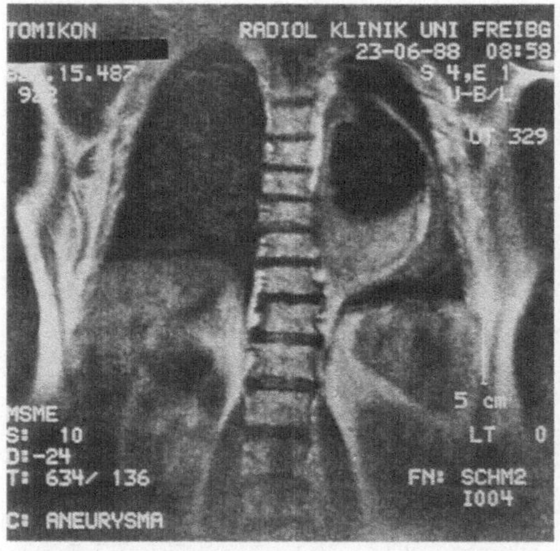

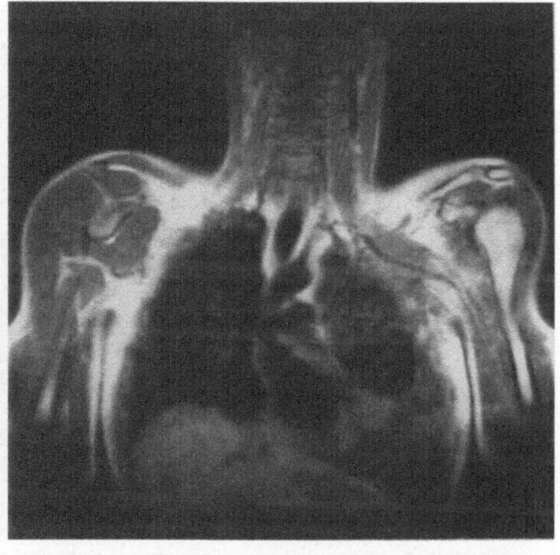

Links: Patient mit dissezierendem Aortenaneurysma, das bis in die Abgänge der Supraaortaläste reicht (De Bakey, A.). Sagittale Schnittebene mit ausgeprägten Aneurysmata der Aorta thoracica descendens

Rechts: 70jähriger Patient mit Bronchialkarzinom sowie einem Pancoast-Tumor. Hochgradige Stenose der abgehenden A. subclavia sinistra durch den Tumor hindurch. Coronale Schnittführung MS ME

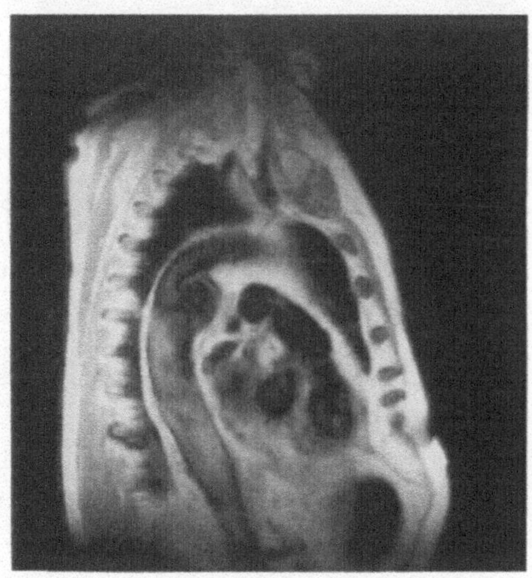

Lues eines 70jährigen Patienten. Unmittelbar nach Abgang der Supraaortaläste exulzerierte Aneurysmabildung der Aorta thoracica (histologisch-autoptisch bestätigt)

damit abgebildet werden. Für die Darstellung der MR-Angiographie ist ein Equipment von 1,0 Tesla mindestens erforderlich. Als Prinzip findet sich das Prinzip der Gradienten-Echosequenzen, die durch eine sog. Kleinwinkelanregung ergänzt werden. Diese Meßmethode beruht auf dem Prinzip, daß Gradienten während der Bilderzeugung verwendet werden, die den Signalverlust der fließenden Protonenspins bzw. die Dephasierung nicht darstellen. Somit resultiert ein signalschwaches Bild der nicht bewegten stationären Protonen-

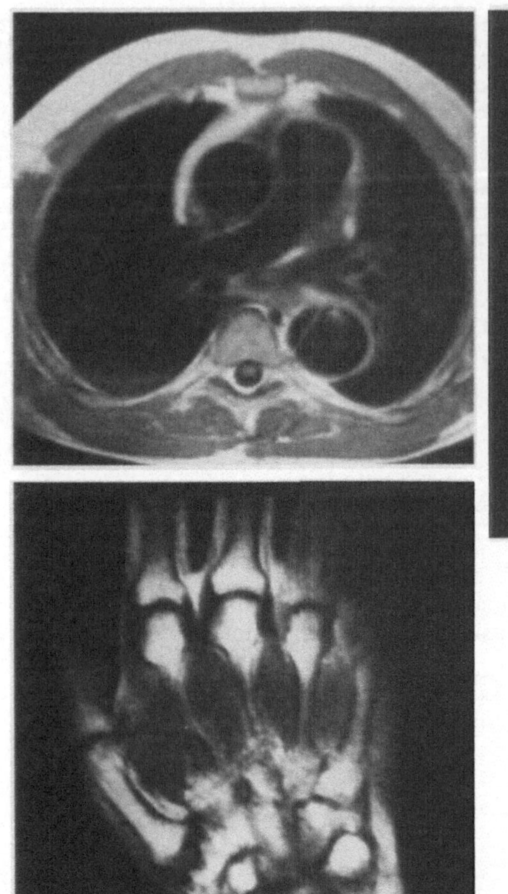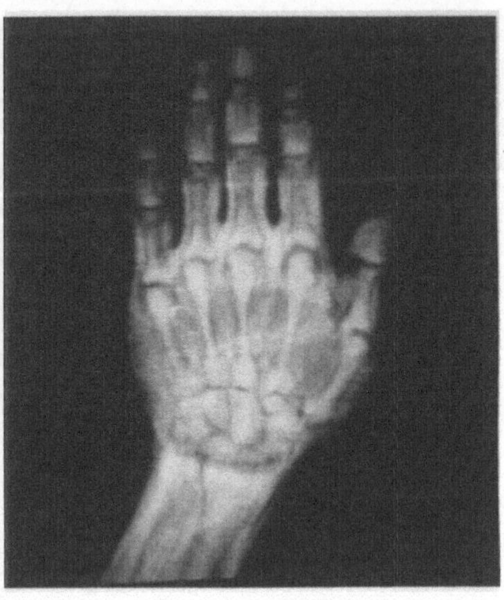

Oben links: Transversalschicht im T 2-Bild mit Zeichen des dissezierenden Aortenaneurysmas. MS SE

Rechts: Protonendichtebild mit T 2-Gewichtung eines gesunden Probanden. Erste Darstellung der A. ulnaris im Carpusbereich. Die Gefäße der Mittelhand sowie der Finger sind nur rudimentär abgebildet

Unten links: T 2-gewichtetes Bild der Hand bei bekannter PCP und zusätzlichem Raynaud-Phänomen. Engstellung der A. radialis sowie der A. pollicis. Die übrigen Gefäße sind nur teilweise abgebildet

spins und ein signalintensives Bild der in die Schicht hineinkommenden Protonenspins. Das Signalverhalten resultiert somit aus einem Sättigungseffekt der stationären Protonenspins und dem fließenden Blut, das eine Signaländerung in jeden Fall ergibt. Die Gefäßregionen werden, je zentraler sie liegen, desto rascher mit frischem Blut perfundiert, die ungesättigte Spins darstellen. Da das einfließende Blut mit zwei Anregungszyklen geschaltet wird, findet sich eine intensive Signalverstärkung, die für die MR-Angiographie somit zu einem Bild wird. Da das fließende Blut an einer bestimmten Stelle angeregt wird,

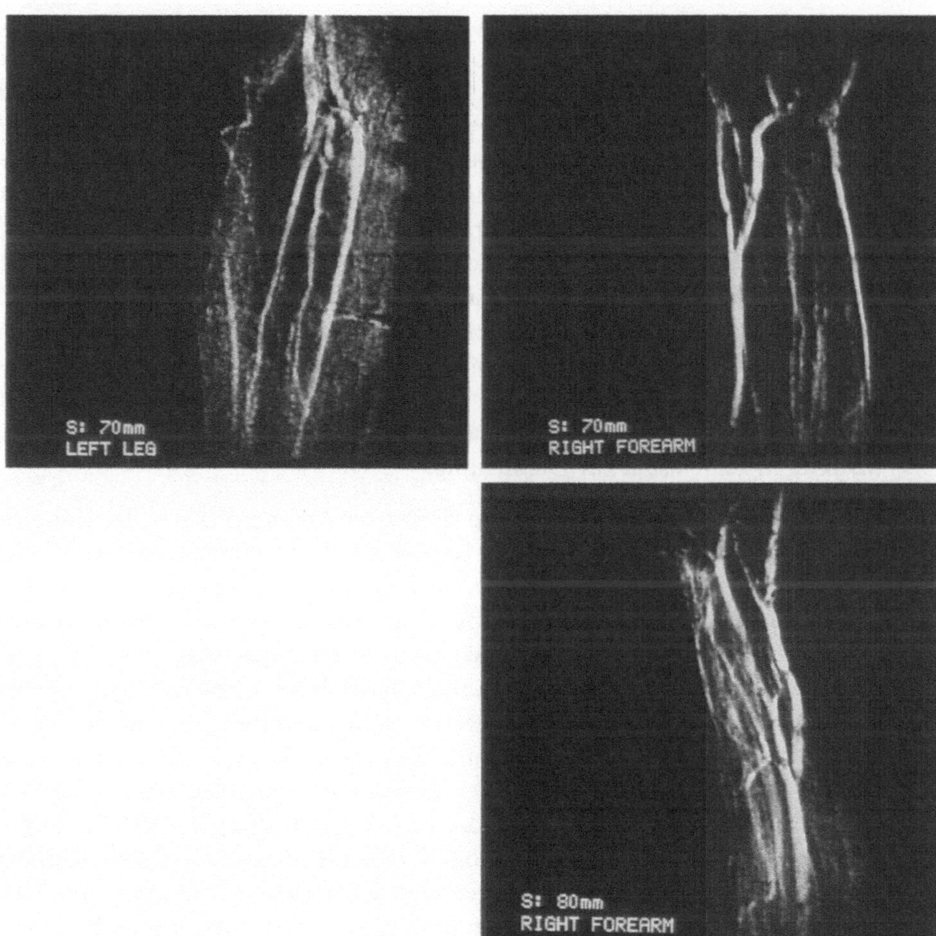

Links: 3 D-Rekonstruktion des Unterarm mit Gadolinium DTPA. Die Aa. radialis, ulnaris sowie interossea sind glatt abgrenzbar

Oben rechts: Derselbe Patient mit 3 D-Rekonstruktion und Gadolinium DTPA: Suffiziente Darstellung der Unterarmvenen mit zentral durchscheinenden Signalen aus dem arteriellen Strombereich

Unten rechts: Überlagerung der Arterien und Venen im Unterarmbereich bei guter Beurteilung des Gefäßverlaufes. Periphere Gabe von Gadolinium DTPA. (Die Aufnahme verdanke ich der Bruker Medizintechnik Karlsruhe)

erfolgt die Messung an einer weiteren Stelle. Anregung und Messung sind somit an verschiedenen Stellen durchgeführt, so daß hier der Ausdruck „time of flight" zum Tragen kommt. Signalintensität des einströmenden Blutes mit ungesättigten Spins ist somit von der Flußgeschwindigkeit und der Dicke der gewählten Schicht abhängig. Bewegungsartefakte werden softwaregesteuert unterdrückt, so daß in durchbluteten Gefäßarealen ein relativ homogenes Signal entsteht, das diagnostisch ausgenutzt werden kann. Falls nun viele

Schichtebenen, die relativ nahe beieinander liegen, gemessen werden, kann aus den Rohdaten ein Projektionsangiogramm berechnet werden (MIB = „Maximum Intensity Projection"]. Das Projektionsangiogramm kann danach in einem weiteren Programm, das firmenspezifisch ist, zu einem 3-D-Datensatz weiterverarbeitet und mit Hilfe einer Videovorrichtung in drei Ebenen abgespielt werden. Diese Rekonstruktionsmöglichkeit ergibt ein realistisches Perfusionsbild der Organe und vornehmlich der sehr großen Gefäße, ohne daß ionisierende Strahlen, Kontrastmittel oder Katheter eingesetzt werden. Bedingt durch die Unterschiede der Blutflußgeschwindigkeit in Arterien und Venen kann softwaregesteuert ein Unterschied zwischen den venösen und arteriellen Signalen aufgenommen werden und somit differenziert sich arterielles und venöses Blutflußverhalten. Wenn die Schichtdicke des Meßvolumens auf möglichst kleine Werte fällt, kommen bei der Anregung arterielle und venöse Strukturen gemeinsam zur Darstellung.

Die MR-Angiographien konzentrierten sich in der Anfangsphase in der Hauptsache auf Hals- und Hirngefäße und hier speziell auf die Darstellung von zerebralen Aneurysmata und gefäßreichen Tumoren. Es gelingt im Neurocranium, bedingt durch die geringen Bewegungsartefakte, eine selektie Darstellung von Arterien und Venen zu erreichen, die auf zusätzliche Impulsraten reagieren. Die MR-Angiographie kann somit als eine sämtlichen anderen Untersuchungen vorgeschaltete Screening-Untersuchung angesetzt werden, da Indikationen, wie sie die Angiographie kennt, hier weitgehend unberücksichtigt bleiben können. Die bisher in der Literatur bekannten Bilder zeigen jedoch noch einen deutlichen Qualitätssprung der MR-angiographischen Bilder zu den Kontrastmittel-DSA-Angiographien. Hier ist insbesondere die Möglichkeit der Darstellung von Kinking-Verläufen der extra- und intraarteriellen Gefäßstrukturen in der DSA- und auch der Blattfilm-Angiographie bei weitem überlegen. Arteriosklerotische Plaquebildungen sowie Stenosen im Bereich der oberen Extremität und der Halsgefäße werden MR-angiographisch nach wie vor überschätzt, wobei ulzerierte Gefäßveränderungen und Aneurysmata gelegentlich unterschätzt werden. Bedingt durch Dephasierungseffekte können sich intraluminal auch Signalauslöschungen abbilden, die einen Verschluß oder eine Thrombose in den Gefäßen vortäuschen. In der Literatur sind Studien angegeben, in denen die MR-Angiographie mit den DSA-Subtraktionsangiographien verglichen wurden. Insgesamt kann gesagt werden, daß MR-angiographisch die Stenosen im allgemeinen überschätzt werden [Gamroth, 1992]. Die MR-Angiographie hat aufgrund ihrer guten Bildqualität heute bereits den Rang einer i. v.-DSA übertroffen. Die postoperative Beurteilung der Durchgängigkeit von Gefäßen, die Verlaufskontrollen nach Gefäßprothesen, nach Endoprothesen oder nach Endarterektomien sind MR-angiographisch einer i. v.-DSA bereits vorzuziehen, da Kontrastmittel, ionisierende Strahlung sowie Kathetertechniken entfallen. Im intracerebralen Bereich dürfte die MR-Angiographie die konventionelle Angiographie auch arteriellerseits in der Qualität bereits erreicht haben. Die armversorgenden Supraaortaläste sind vom Arcus aortae aus morphologisch wie funktionell gut zu beurteilen, so daß als Screening-Verfahren

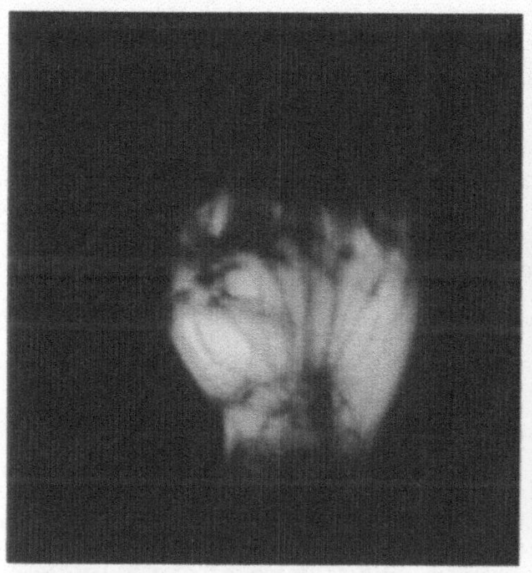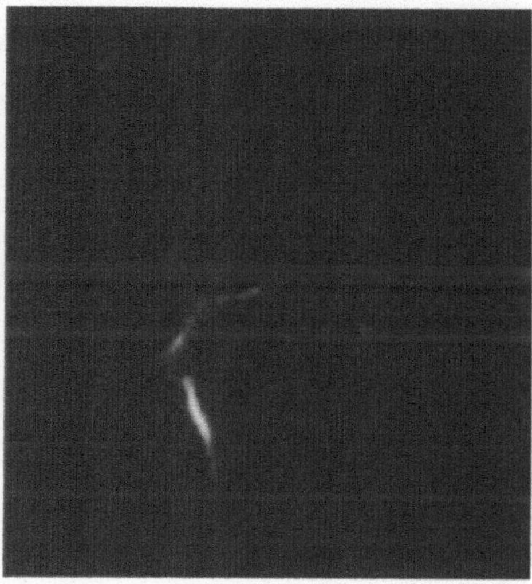

Links: Hand-MR-Darstellung einer Testperson. Phasenkontrast TR 129,32 msec, TE 31 msec, FA 40 deg. Die Angiographie der Hand läßt bereits arterielle Gefäße des Hohlhandbogens sowie der Aa. metacarpeae und digitales propriae unmittelbar am Grundgelenk darstellen. Keine Gabe von Gadolinium.
Rechts: Derselbe Patient mit Subtraktion der Weichteile sowie des Knochens. Es kommt zur Darstellung der radiale Versorgungstyp mit dem Hohlhandbogen und den abgehenden Aa. metacarpeae. 3 D-Datensatz. (Diese Bilder verdanke ich meinem Bruder Dr. Bernhard Beck)

bei einer Claudicatio der oberen Extremität exzellente Bildqualitäten bis in den Bereich der A. axillaris erreicht werden können. Durch weitere technische Innovationen bei Gradienten sowie bei noch kürzeren Repetitions- und Echozeiten dürfte in allernächster Zeit noch weitere Verbesserung der Bildqualität zu erreichen sein. MR-angiographisch können derzeit bereits Strukturen mit stark vaskularisiertem Weichteilgewebe dargestellt werden, die mit verschiedenen Spinechosequenzen erreicht werden und keine Lageveränderung am Patienten mehr notwendig machen. Ein Thoracic-outlet-Syndrom kann somit mit einer Kernspin-tomographischen Untersuchung der supraaortischen Gefäße den Grund für diese Erkrankung nachweisen, sie kommt freilich nur bis in den Bereich der A. axillaris. Alle Malformationen, Lageanomalien oder aneurysmatischen Erweiterungen des Aortenbogens sowie der Supraaortaläste können mit Hilfe einer einfachen Spinechosequenz suffizient dargestellt werden. Eine sicher entscheidende Entwicklung für die Perfusionsuntersuchung der oberen Extremität und der Hand dürfte in der ultraschnellen Bildgebung (Turbofleschtechnik) zu suchen sein, die derzeit bereits Aufnahmen von weit unter einer Sekunde Aufnahmezeit herstellen kann. Hierzu wird die Gabe von i. v. Gadolinium-DTPA benötigt. Der Stellenwert der MR-Angiographie wird sich nicht nur im arteriellen Bereich der oberen Extremität, sondern auch im venösen Bereich ausbreiten, da ein Paget-von Schroetter-Syndrom beispielsweise heute ebenfalls bereits mit guter Bildqualität kernspintomographisch abbildbar ist. Die Ergebnisse der Beurteilung von

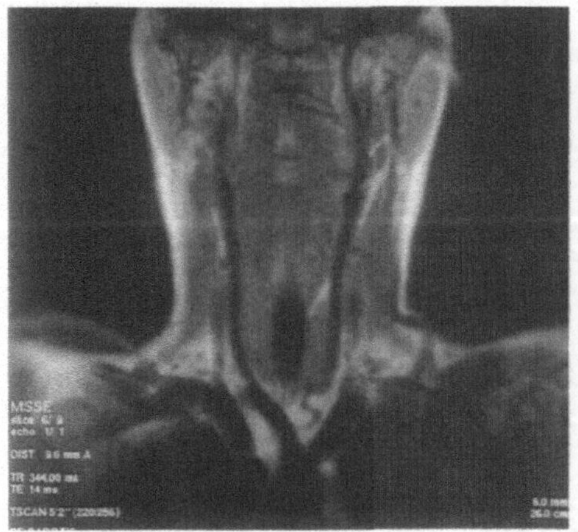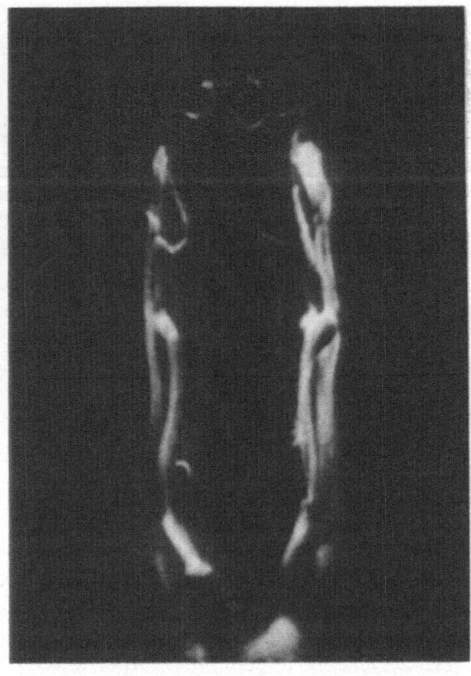

Links: Patient mit TIA sowie peripherer AVK der oberen Extremität beidseits. MSSE-Serie TR 344 msec, TE 14 msec. Nachweis von zwei Stenosierungen im Bereich des Truncus brachiocephalicus sowie des Abgang der A. subclavia sinistra. Keine Kontrastmittelgabe

Rechts: 3 D-Rekonstruktion von Supraaortalästen. Keine Gabe von Gadolinium. TR 139,32 msec, TA 2/332. Regelrechte Darstellung der abgehenden Supraaortaläste. Eine Angiographie war in diesem Falle nicht mehr erforderlich

großen und mittleren Gefäßen ist in der MR-Angiographie bereits gut, jedoch findet sich noch eine deutliche Einschränkung in der Beurteilung von kleinen und kleinsten Gefäßen mit einer verlangsamten Flußgeschwindigkeit. Die Darstellung von Handgefäßen ist derzeit mit den herkömmlichen Techniken noch im Versuchsstadium und die Abbildbarkeit von Gefäßen ein Zufallsbefund. Vergleichbare Endstrombilder zwischen MRT und i. a. digitaler Subtraktions-Angiographie sind nicht möglich, da durch die MR-Angiographie die Gefäße von unter 1 mm Durchmesser bisher überhaupt nicht erfaßt werden können. Trotzdem meinen wir, daß bei der stürmischen Entwicklung der MR-Angiographie mit der rasch sich verbessernden Bildqualität, die verschiedene Arbeitsgruppen erreichen, es künftig möglich sein wird, auch Hand- und Unterarmgefäße so darzustellen, daß die Kontrastmittelgabe bei der digitalen Subtraktions-Angiographie oder der Blattfilm-Angiographie unterbleiben kann. Unserer Erfahrung nach hat sich eine breite Akzeptanz für die dreidimensionale Gefäßdarstellung ergeben, die Darstellung der „Dichotomie von Gefäßbäumen" ist den Klinikern durchaus vertraut als die Schichtdarstellung im Computer-Tomogramm oder im MRT. Die kombinierte Technik von Spinecho und sequentiellen Gradientenschichten ergeben Bildqualitäten, die noch vor Monaten nicht denkbar waren. Die Dauer der MR-Angiographieuntersuchung beträgt zwischen etwa 5 und 40 min und kommt somit einer Angiographie nahe. Es kann angenommen werden, daß in den bisher noch nicht untersuchbaren Regionen wie der Hand in absehbarer Zeit sowohl Blutvolumina als auch Flußgeschwindigkeit durch die MR-Angiographie untersucht werden können und somit das MR-Spektrum deutlich erweitert werden wird.

Interventionelle Therapieverfahren der oberen Extremität

Die Katheterrekanalisation und Dilatation

Die Katheterbehandlung der arteriellen Verschlußkrankheit von supraaortalen Gefäßen nimmt in den letzten Jahren immer breiteren Raum ein. Zum ersten Mal wurde die Kathetertherapie mit Hilfe einer Dilatation von supraaortalen Gefäßen durch Mathias 1981 durchgeführt. Unmittelbar danach wurden mehrere Publikationen veröffentlicht, die ähnliche Ergebnisse zur Originalbeschreibung Mathias zustande brachten. Die Dilatationsbehandlung ist derzeit als eine Methode anzusehen, die relativ risikoarm Gefäßstenosen oder Verschlüsse auch im supraaortalen Bereich therapieren kann. Inwieweit diese Kathetertherapie bei der praktischen Möglichkeit von schwerwiegenden Hirnembolien sich weiterhin durchsetzen wird, bleibt noch abzuwarten.

Derzeit kann jedoch festgestellt werden, daß mit der perkutanen Kathetertechnik in Form der Dilatation und auch der lokalen Fibrinolyse Durchblutungsstörungen der Supraaortaläste behandelt werden können, die bis jetzt eine operative Therapie im allgemeinen erforderlich machten. Mathias berichtet über mehr als 200 Patienten von 1979 bis 1993.

Die Dilatation der A. subclavia von transfemoral ist technisch relativ einfach über einen selektiven Katheter mit zunächst vorgeschobenem Draht und eingewechseltem Dilatationskatheter durchzuführen. Durch die Verfeinerung des Kathetermaterials sind die anfänglichen technischen Schwierigkeiten zwischenzeitlich weitgehend behoben, so daß die faktische Möglichkeit von Komplikationen noch weiter gesunken ist.

Stenosen können meist durch den transfemoralen Zugang ohne weiteres behandelt werden, während hingegen bei Rekanalisationen von Verschlüssen der transaxilläre oder der transbrachiale Weg beschritten werden muß, um eine genügende Kraft aufzubringen, um die verschlossene Gefäßstrecke auch rekanalisieren zu können. Dies gilt ausschließlich für Verschlüsse bzw. Stenosierungen auf der Basis der Arteriosklerose, teilweise auch für die fibromuskuläre Dysplasie und die narbigen Stenosen nach Gefäßoperationen, Strahlentherapie und Trauma.

Dieses Vorgehen gilt nicht für die relativ weichen thrombotischen Verschlüsse der Supraaortalarterien, die lediglich im Bereich der Aa. subclaviae beidseits distal der Abgänge der Aa. vertebrales angegangen werden können.

In unserem Krankengut wurden insgesamt 93 Patienten mit Subclaviastenosen therapiert, wobei die Arteriosklerose bei 90% der Fälle im Vordergrund stand. Bei 50% der Patienten bestand zusätzlich ein Subclavian-Steal-Syndrom. Die Ver-

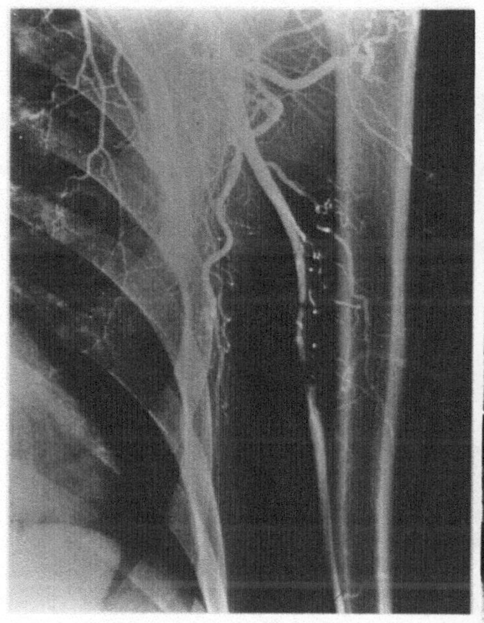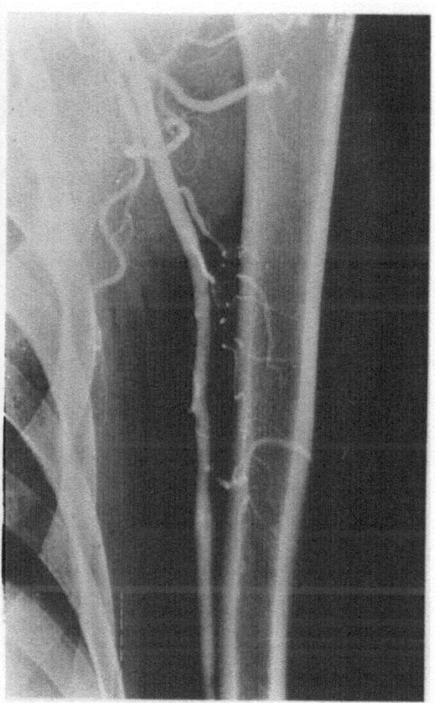

Links: Hochgradige Stenose der A. brachialis im mittleren Drittel. Z. postoperativ mit Clips in den Weichteilen nach Tumorexstirpation eines Myoms.
Rechts: Z. n. erfolgreicher transfemoraler Dilatation des betroffenen Brachialissegments mit gutem Ergebnis

schlüsse waren häufiger im Bereich der linken A. subclavia zu finden mit einer Prädominanz rechts gegenüber links von 1:4. Bis auf zwei Fälle wurden sämtliche interventionellen Maßnahmen von transfemoral vorgenommen.

In unserem Fall war bei 90% der Eingriff technisch erfolgreich, bei 5% konnten die Stenosen nur partiell beseitigt werden.

Die Dilatation der Carotiden wurde in unserem Krankengut lediglich 5× durchgeführt, wobei in allen Fällen glatte, konzentrische Stenosen der A. carotis interna vorlagen und ulzeröse Gefäßprozesse mit thrombotischen Auflagerungen ausgeschlossen waren. Diese Patienten wurden in den Jahren 1989–1991 dilatiert und zeigten keine Früh- oder Spätkomplikationen.

In 85% der Fälle konnten Nachuntersuchungen durchgeführt werden. Es zeigt sich dabei, daß 80% der dilatierten Segmente offen verblieben sind und nur marginale Gefäßstenosierungen sich ausgebreitet hatten. Die Beschwerden im Bereich der Arme verschwanden in 90% nach Dilatation von Stenosen und von Verschlüssen in 70%. Wir beobachteten bei mehreren Fällen des Subclavian-Steal-Syndroms noch vorhandene Schwindelattacken nach jetzt orthograd verlaufender Perfusion der Aa. vertebrales. Hierfür gibt es jedoch noch keine ausreichende Erklärung.

Die Nachuntersuchung unserer Patienten wurde mit der Doppler-Sonographie, der Blutdruckmessung beider Arme sowie mit der mechanischen Oszillographie

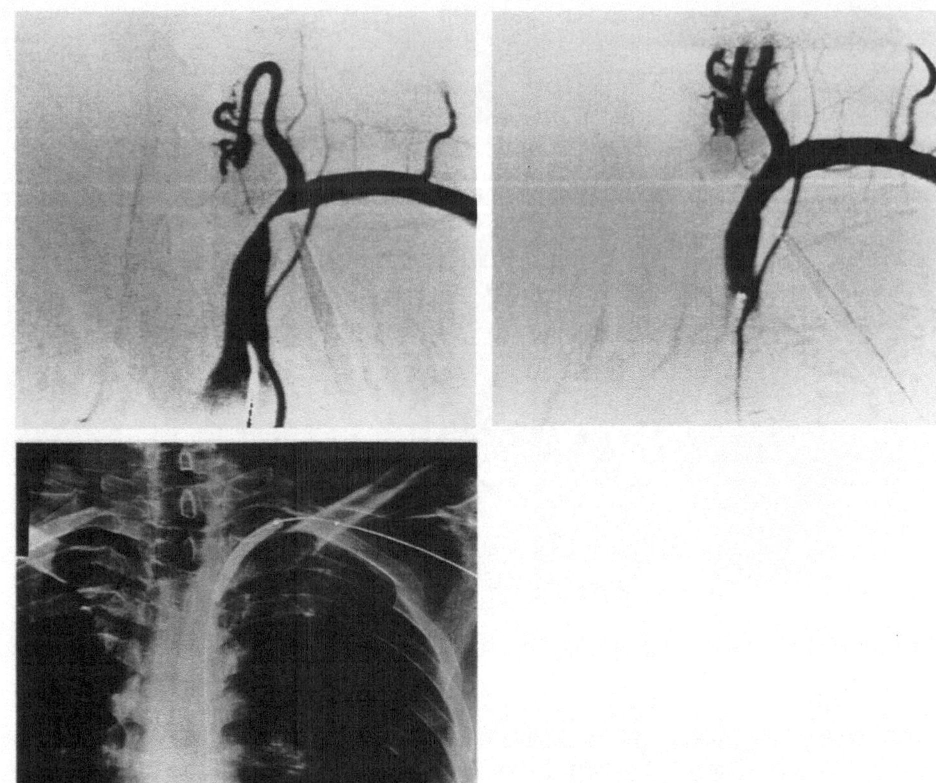

Oben links: Hochgradige Stenose der A. subclavia sinistra vor Abgang der Vertebralarterie.
Oben rechts: Z. n. erfolgreicher transfemoraler Dilatation ohne Reststenose und erhaltener,
orthograd durchflossener A. vertebralis.
Unten: Situationsbild während der Dilatation mittels eines F 5/7 mm/4 cm- Ballonkatheters. Der Führungsdraht liegt in der A. axillaris

kontrolliert. Auf eine Angiographie haben wir in der Regel verzichtet. Die Dilata-
tionsergebnisse der A. axillaris sowie der proximalen und distalen A. brachialis
waren hingegen deutlich weniger zahlreich, aber auch hier fanden sich gute
Spätergebnisse nach zwei Jahren ohne klinische Beeinträchtigung der oberen
Extremität. Eine Angiographie wurde nicht eigens mehr durchgeführt.
In unserem Krankengut trat keine wesentliche Komplikation mit einer Embolisation nach zentral auf, wir beobachteten während der Dilatation ein Ischämiesyndrom in 4 Fällen, das jedoch unmittelbar nach erfolgreicher Dilatation wieder
verschwunden war. Die gefürchtete thrombotische Auflagerung mit Restenosie-
rungen und postdilativer Embolisation in die Peripherie haben wir nicht beobachten können. Nach unserer Auffassung ist die Dilatationsbehandlung der Aa. subclaviae vom Ostium bis in den Bereich der Unterarmarterien eine valide Methode,
die in jedem Fall einer eventuellen Operation vorgeschaltet werden sollte und in
hohem Maße die operative Therapie ersetzt. Im Supraaortalbereich sollte in jedem
Fall bei stenotischen Prozessen arteriosklerotischer Art, des Thoracic-outlet-

Interventionelle Dilatations- und Rekanalisationsverfahren der oberen Extremität

1. Sämtliche Stenosen nach Abgang der hirnversorgenden Arterien
2. Glatte, nicht exulzerierte Stenosen vor Abgang der hirnversorgenden Arterien
3. Verschlüsse bis 3 cm Länge nach Abgang der hirnversorgenden Arterien
4. Verschlüsse vor Abgang der Aa. vertebrales bzw. im Truncus brachiocephalicus nur unter strenger Indikation
5. Transfemorale, lokale Lysetherapie ausschließlich nach Abgang der hirnzuführenden Gefäße
6. Transbrachiale Lysetherapie über möglichst kleine Nadellumina (< 18 G) über maximal 6 Stunden mit Urokinase (2 mg rtPA/kg Körpergewicht/Std über 6 Std.) *und* 24000 E Heparin über i. v. Perfusion

Syndroms, der fibromuskulären Hypoplasie eine Dilatationsbehandlung als Mittel der ersten Wahl angewandt werden. Dies gilt uneingeschränkt, wenn die stenotische Situation sich nach dem Abgang der hirnzuführenden Arterien befindet.

Falls sich der stenotische Prozeß oder ggfs. die Occlusion im unmittelbaren supraaortalen Abgangsgebiet befindet, sollte nach interdisziplinärer Besprechung vorgegangen werden: Eine langstreckige, teilweise exulzerierte Stenose der Aa. subclaviae vor Abgang der Aa. vertebrales ist theoretisch und praktisch mit einem hohen Risiko verbunden, das der interventionellen Radiologie allein zu tragen nicht möglich ist.

Die Dilatation von symptomatischen Stenosen der Carotiden, die sich angiographisch durch glatte, gabelferne oder peripher reichende, langstreckige Stenosen abbilden, kann m. E. ebenfalls durchgeführt werden, insbesondere dann, wenn ein erhöhtes Operationsrisiko durch andere Erkrankungen wie beispielsweise eine schwerwiegende coronare Herzerkrankung oder eine Mehrgefäßerkrankung vorliegt. Neuerdings wird die Subclavia-Stenose, die nach der Dilatation eine nur geringe Verbesserung der Lumenweite aufweist, mittels verschiedener Stents (Palmaz-Stent, Strecker-Stent, Cragg-Stent, Medinvent-Stent) therapiert. Im Vergleich zu den unteren Extremitäten, der Aorta sowie den Nierenarterien und Viszeralarterien liegen aus dem supraaortalen Bereich keine Kurz- oder Langzeitergebnisse vor. Diese Methode ist aufgrund nicht ausgeschlossener peripherer Mikroembolisation, wie sie schon beobachtet wurde, im Supraaortalbereich mit Zurückhaltung anzuwenden.

Bei Verschlüssen oder hochgradigen Stenosen nach dem Abgang der beiden Aa. vertebrales ist es durchaus sinnvoll, auch die Rotationsangioplastie (ROTACS-System) zum Versuch einer Rekanalisation anzuwenden. Die Rotationsangioplastie ist in der Lage, auch längere Verschlußstrecken mit deutlich weniger Risiko einer Gefäßdissektion zu überwinden. Im Bereich des Aortenbogens vor den abgehenden hirnversorgenden Arterien halte ich diese Methode jedoch für außerordentlich bedenklich, da sich Teile von nicht lysierbarem Material in die Peripherie des Armes und auch nach zerebral bewegen können und unübersehbare, perseverierende Schäden hervorrufen können.

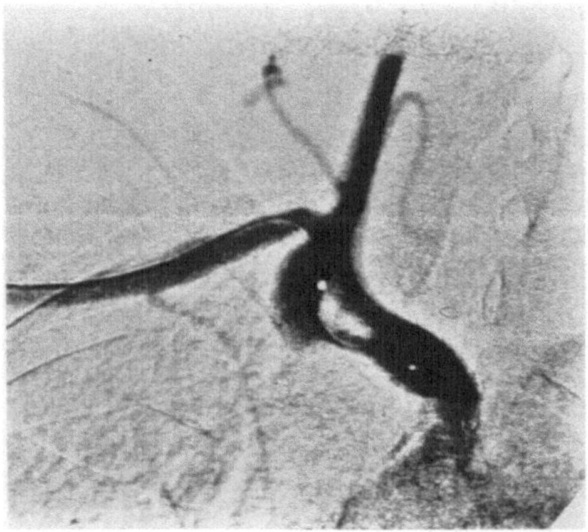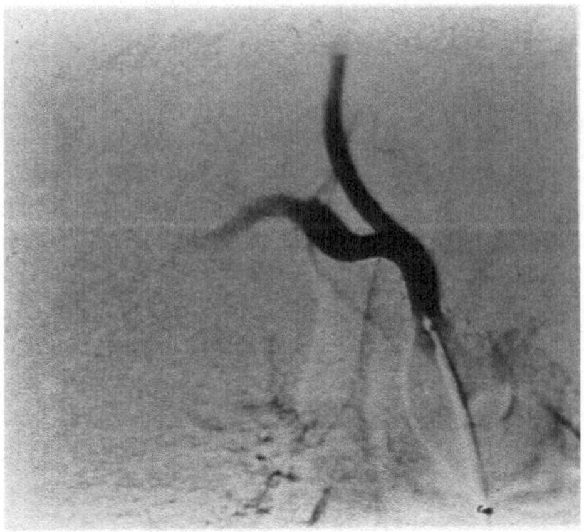

Links: Hochgradige Stenose der A. subclavia dextra mit poststenotischer Dilatation.
Rechts: Z. n. erfolgreicher Dilatation ohne wesentliche Reststenose

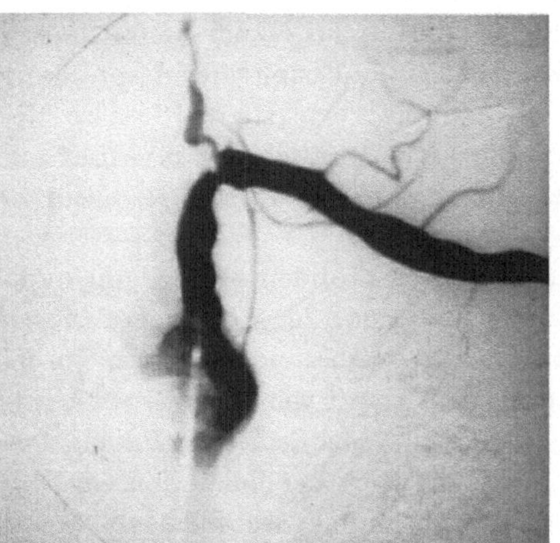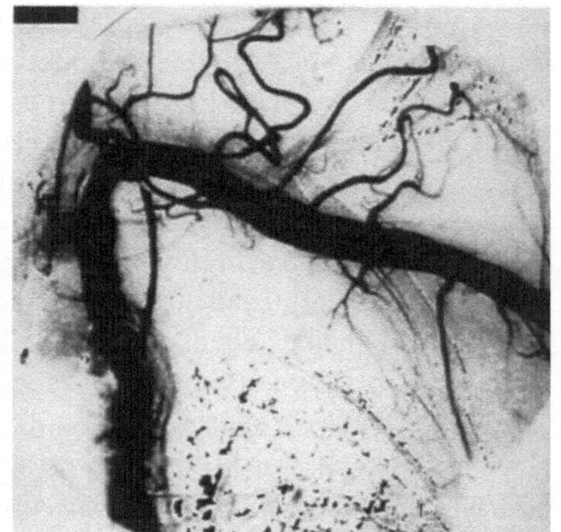

Links: Hochgradige, schwerst arteriosklerotisch veränderte Stenosierung der A. subclavia mit orthograd durchströmter A. vertebralis sinistra.
Rechts: Z. n. erfolgreicher Dilatation des betroffenen Segmentes unter Erhaltung der orthograd durchflossenen A. vertebralis sinistra

Es wird heute allgemein anerkannt, daß die Dilatation von Subclavia-Stenosen mit und ohne Steal-Phänomen die primäre Standardtherapie sein sollte und die operativ-chirurgische Methode den technischen Versagern oder den relativ rasch rezidivierenden Restenosen vorbehalten bleiben sollte. Insgesamt kann gesagt werden, daß im Vergleich mit den Operationsresultaten eine deutlich geringere Patientenbelastung sowie niedrigere Kosten eindeutig für die Durchführung der Katheterdilatation sprechen.

Aus den Literaturangaben kann entnommen werden, daß sich weltweit über 1000 Subclavia-Stenosen durch die Methode der Dilatation therapieren ließen,

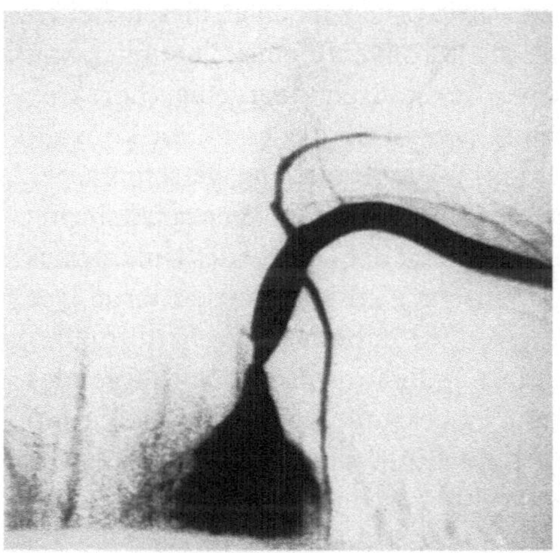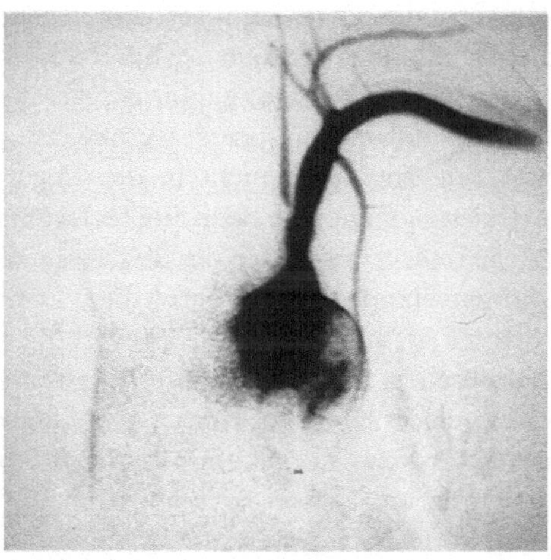

Links: Hochgradige Stenose der A. subclavia sinistra in Aortenbogennähe.
Rechts: Z. n. vollständiger Dilatation des betroffenen Bezirkes ohne Reststenose

ohne daß Todesfälle oder schwere Zwischenfälle berichtet worden wären. Bei den Verschlüssen der Aa. subclaviae sind in jedem Fall Rekanalisationsversuche möglich, die jedoch mit allen Methoden der interventionellen Radiologie nach den Abgängen der hirnzuführenden Gefäße durchgeführt werden können, keinesfalls jedoch vor dem Abgang der hirnzuführenden Gefäße, da m. E. hier das Risiko der Embolisation deutlich ansteigt. Die Behandlung des Truncus brachiocephalicus hingegen ist außerordentlich problematisch, falls es sich um eine längerstreckige Stenose bzw. einen Verschluß handelt. Wesentliche neurologische Komplikationen sind bisher in der Literatur nicht beschrieben, dafür sind die Zahlen der Rekanalisation und der Dilatation des Truncus brachiocephalicus im Vergleich mit der linken A. subclavia auch deutlich geringer.
Die periphere Verschlußerkrankung der oberen Extremität ist gut zu therapieren, falls es sich als Grund der Verschlußsymptomatik um eine Arteriosklerose, eine muskuläre Dysplasie, eine Takayasu-Arteriitis oder eine radiogene Stenose handelt.

Lokale Lysetherapie von akuten und subakuten Unterarm-, Hand- und Fingerarterienverschlüssen

Thrombotische oder embolische Verschlüsse können im Unterarm-, Hand- oder Fingerarterienbereich zu schweren Ischämien im betroffenen Versorgungsgebiet und im Verlauf zu einer subsequenten Amputation führen. Neben den bereits besprochenen Therapien der dilatativen Gefäßtherapie der A. subclavia, A. axillaris und A. brachialis sind die Möglichkeiten im Unterarm- und Handbereich für die Kathetertechniken der Ballondilatation, Arterektomie, Stent-Implantation nicht möglich. Hier muß an eine andere Therapieform der Wiedereröffnung von verschlossenen Gefäßsegmenten gedacht werden. Neben den an diesen Stellen nicht greifenden Kathetertechniken können auch konventionelle Therapien wie i. v. gegebene Antikoagulantien, gefäßaktive Substanzen oder eine thorakale Sympathektomie eingesetzt werden. Erfahrungsgemäß sind jedoch diese konventionellen Therapien nicht in der Lage, durch Wiedereröffnung verschlossener Arteriensegmente die bedrohliche Ischämie schnell zu beenden. Eine gefäßchirurgische Intervention ist in der Regel wegen der Kleinheit der Gefäße des Unterarmes und der Hand nicht durchführbar. Die systemische medikamentöse Fibrinolyse wird seit geraumer Zeit zur Wiedereröffnung von thrombotischen oder thromboembolischen Gefäßabschnitten verwendet. Die Indikation ist jedoch insgesamt wegen der erheblichen Blutungsmöglichkeiten eingeschränkt. Aus diesem Grund ist der Gedanke aufgekommen, durch eine Applikation von lokalen Fibrinolytika die Dosierung so weit zu minimieren, daß eine systemische Blutungsneigung nicht mehr auftreten kann.

Die Therapie von thrombotischen oder thromboembolischen Verschlüssen der unteren Extremität ist bereits in der Medizin eine ständige Therapieform, die mit großem Erfolg angewandt wird. Es liegt daher nahe, die lokale Thrombolyse auch auf die obere Extremität auszudehnen, um sie bei akuten Verschlüssen der A. subclavia, der Oberarm- oder Unterarmarterien sowie der Fingergefäße einzusetzen. Der Einsatz dieser Methoden ist eine zwingende Notwendigkeit, da ansonsten keine alternativen Therapien vorhanden sind.

An Aktivatoren der Fibrinolyse stehen heute Streptokinase, Urokinase und rtPA zur Verfügung, wobei alle drei Substanzen nicht gleich wirksam sind.

Unter günstigen Bedingungen ist der menschliche Organismus in der Lage, thrombotische oder thromboembolische Verschlüsse spontan, teilweise oder ganz wieder zur Auflösung zu bringen. Der Mechanismus besteht in einem Gewebeplasminogenaktivator, der in den Endothelzellen der Gefäße synthetisiert wird und in dem Gefäßabschnitt freigesetzt werden kann, in dem die Thrombose vorhanden ist. Es ist so auf diese Art und Weise möglich, daß eine „lokale Lysetherapie" des menschlichen Organismus eingesetzt wird, die nicht das gesamte fibrinolytische System verändert und eine erhebliche Anzahl von Verschlüssen sonst gesunder Arterien spontan zur Auflösung bringen kann. Auch sind spontane Lysen bei arteriosklerotischen Gefäßen, die subsequent von thrombotischen Verschlüssen verlegt sind, beschrieben, jedoch im wesentlich kleineren Umfang, da die bereits schwer veränderte Intima der Gefäßwand diesen Gewebsaktivator nicht mehr freisetzen kann.

Aufgrund dieses Mechanismus werden Streptokinase, Urokinase und rtPA als von extern kommende Unterstützungssubstanzen dieses gestörten Mechanismus eingesetzt. Bis vor wenigen Jahren wurden diese Substanzen nahezu ausnahmslos durch eine systemische Gabe in Form einer intravenösen Injektion über einen protrahierten Verlauf gemacht. Die Dosen einer systemischen Lyse betragen nicht selten mehr als 3 Mio E täglich, die bis zu maximal einer Woche gegeben werden. Thrombotische Verschlüsse im Bereich der unteren Extremität bis zu einem Verschlußalter von etwa 2 Monaten können in der Hälfte der Fälle behoben werden, deutlich schlechter werden die Ergebnisse mit steigendem Alter der

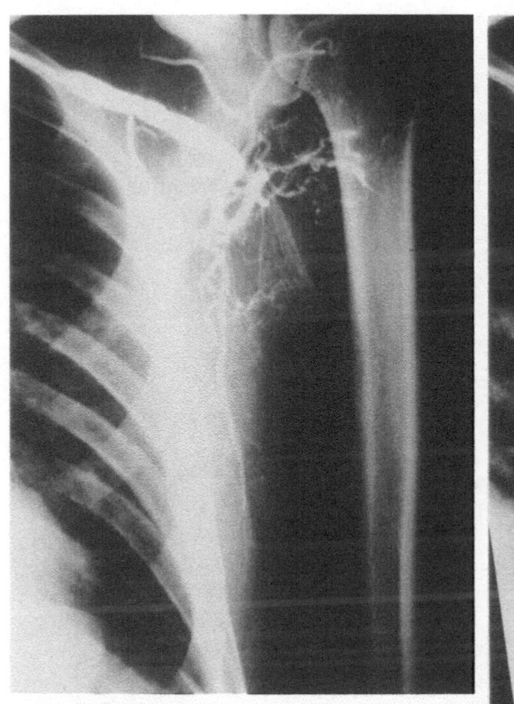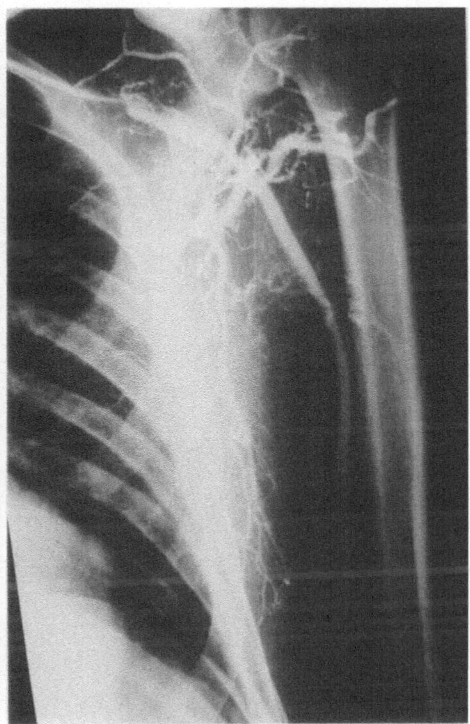

Links: Verschluß der A. axillaris. Versuch einer Rekanalisation.
Rechts: Z. n. Versuch einer Rekanalisation mit noch verbliebener Reststenose der A. subclavia sowie der A. axillaris links

Thrombose. Die generalisierte Thrombolyse kann nicht bei der Thromboembolie
eingesetzt werden, da hierbei die Gefahr besteht, daß weitere Embolisate von
ihrem Untergrund gelöst werden und damit das Krankheitsbild noch weiter
verschlechtern können. Die Komplikationsrate der systemischen Lyse steht mit bis
zu 10% am vorderen Platz der medizinischen Therapieformen. Eine tödliche
Komplikationsrate wird mit bis zu 2% angegeben, was die Indikationsstellung
deutlich weiter einengt. Versuche mit einer ultrahoch dosierten Streptokinasebe-
handlung, bei der 10 Mio E Streptokinase innerhalb von 6 Stunden injiziert
wurden, zeigten keine wesentlich besseren therapeutischen Ergebnisse, wobei das
Blutungsrisiko etwas zurückging. Dadurch daß Streptokinase und Urokinase in
hohen Dosen injiziert werden, kommt es zu einer Aktivierung des gesamten
zirkulierenden Plasminogens und damit auch zu einer proteolytischen Wirkung
am Gerinnungssystem mit den beschriebenen Folgen.
Ein Ausweg aus diesem Dilemma versprach der gentechnologisch produzierte
Gewebeaktivator des Plasminogens rtPA, der dem menschlichen Gewebeaktivator
entspricht und eine hohe Affinität zu Fibrin und fibringebundenem Plasminogen
hat, wobei das in der Blutbahn zirkulierende Plasminogen nicht entscheidend
betroffen wird. Somit ist bei einer intravenösen Gabe von rtPA nur eine geringere
Nebenwirkungsrate mit einer ausgeprägten Beeinträchtigung der Gerinnungskas-

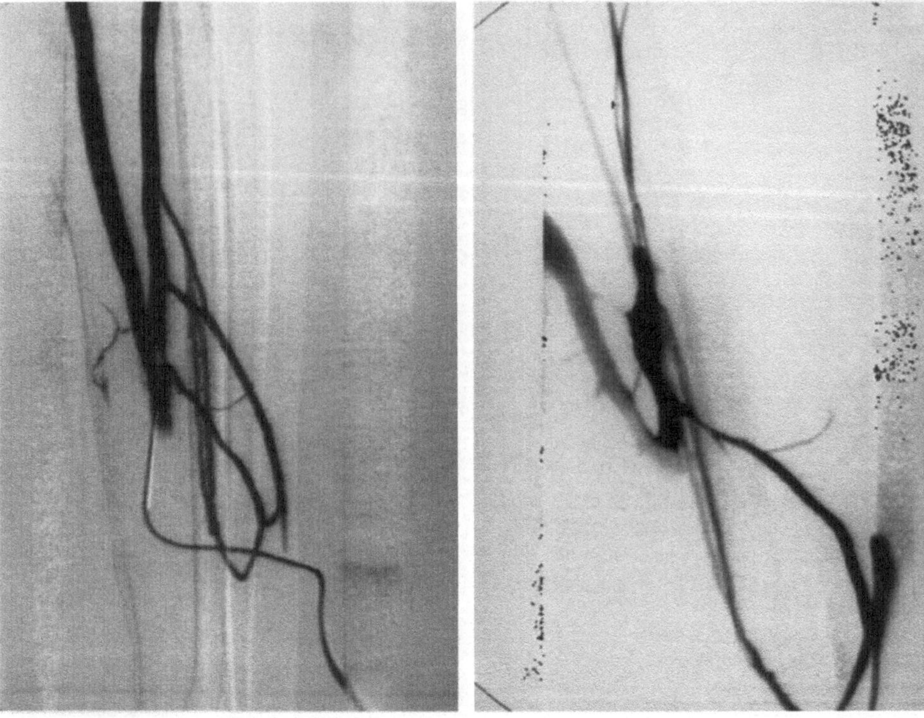

Links: Hochgradige Stenose im linken Unterarm nach Cimino-Fistel bei terminaler Niereninsuffizienz.
Rechts: Z. n. transbrachialer, erfolgreicher Dilatation des betroffenen Segmentes bei gutem klinischem Ergebnis

kade zu befürchten. Die großen Hoffnungen des Plasminogenaktivators rtPA mittels einer peripher gegebenen Dosis von 100–150 mg rtPA, das innerhalb von 3 Std. nach dem thrombotischen Geschehen injiziert wird, hat sich im wesentlichen nicht erfüllt. rtPA hat entgegen der ursprünglichen Auffassung auch die Möglichkeit, größere Blutungen zu produzieren und Embolien von ihrem Untergrund im Gefäßbereich loszulösen. Es muß festgehalten werden, daß die Gabe eines jeden systemisch injizierten Aktivators der Fibrinolyse immer das Risiko einer Blutung oder einer Embolie im Kreislaufsystem arteriell wie venös beinhalten kann.

Der Gedanke einer lokalen Injektion in den Thrombus selbst erscheint aus den genannten Gründen der bessere Weg zu sein. Wenn der Aktivator lokal angewendet wird, dann sind auch größere Thrombosen, sofern noch lysierbares Fibrin vorhanden ist, innerhalb von wenigen Stunden mit deutlich geringeren Aktivatordosen positiv zu beeinflussen und aufzulösen.

In der Literatur sind zur lokalen Lysebehandlung Dosen angegeben, die wir auch in unserem Krankengut verwendeten: Die Gesamtdosis einer intraarteriellen, lokalen Katheterlyse betrug zwischen 70000 und 150000 E Streptokinase sowie 500000 bis etwa 1 Mio E Urokinase, unter denen wir keine systemischen Hämorrhagien beobachten mußten. Wir verfügen über eigene Erfahrungen von

Durchführung der lokalen Katheterlyse der Armarterien

1. Wenn möglich, transbrachialer Zugang bei distalen Verschlüssen, ansonsten transfemoraler Zugang
2. F 4/5-Katheter
3. Gabe von 20000 bis 30000 E Streptokinase/100000 E Urokinase und 2,5 mg rtPA täglich pro Stunde
4. Gleichzeitige Gabe von 1000 E Heparin/Std. intraarteriell über den Katheter
5. 4stündlich zusätzliche Gabe von Tolazolin-Hydrochlorid (Priscol) 1 mg
6. Bei gangränösen Veränderungen zweimalige Gabe von 25 mg Reverin (Rolitetracyclin intraarteriell)
7. Wattepackungen der distalen Extremität
8. Ausreichende Gabe von Analgetika

420 Lysetherapien, wobei 120 Streptokinaselysen, 198 Urokinaselysen sowie eine Anzahl von 32 rtPA-Lysen durchgeführt wurden.

Wir verwendeten dazu Dosierungen von jeweils 30000 E Streptokinase/Std., 100000 E Urokinase/Std. und 2,5 mg rtPA/Std. Die Streptokinaselyse kann bis zu 48 Std. durchgeführt werden, ebenso die Urokinaselyse, wobei wir bei der rtPA-Lyse die Injektionen auf 24 Std. beschränkten.

Der Zugang zur lokalen Katheterlyse wird je nach Höhe des Verschlusses gewählt. Wir bevorzugten im allgemeinen bei Verschlüssen des Unterarmes sowie der Hand den transbrachialen Zugang, wobei darauf geachtet werden muß, daß die Punktion der A. brachialis möglichst mit dem ersten Stich einer 18- oder 20-G-Nadel erfolgt, die dann auf der Haut fixiert wird. Über ein weiches Schlauchsystem wird der Perfusor angeschlossen. Der Zugang bei höheren Verschlüssen der A. subclavia oder axillaris geschieht von transfemoral aus mittels eines F 5-Lysekatheters. Falls technisch durchführbar, sollte der F 5-Katheter noch gegen einen F 4-Katheter mit gerader Spitze ausgetauscht werden und möglichst selektiv in der A. subclavia, axillaris oder brachialis zu liegen kommen. Unser Krankengut von insgesamt 18 Patienten betraf 6 periphere Embolien aufgrund von Vorhofflimmern, zwei Embolien unklarer Genese, ein Hypothenar-Hammer-Syndrom. drei Vaskulitiden, drei Arteriosklerosen, eine Paraneoplasie, die übrigen Verschlußsymptomatiken konnten ätiologisch nicht weiter eingegrenzt werden. Der Durchführungszeitraum betrug während der lokalen Lyse 60 min bis 2 Tage. Die Früh- sowie Spätergebnisse konnten klinisch dokumentiert werden, in wenigen Fällen auch angiographisch. In 60 % der Fälle war eine deutliche Befundverbesserung gegenüber dem Ursprungsbefund eingetreten, in 4 Fällen konnte eine Restitutio ad integrum durchgeführt werden. Die Effektivität der Streptokinase, Urokinase oder rtPA war in allen Fällen in etwa wirkungsgleich. Wir konnten keine signifikante Wirksamkeitsdifferenz feststellen.

Sämtliche peripheren arteriellen Lysen wurden mittels einer Heparinisierung von 20000 E/die über den arteriellen Perfusor zusätzlich durchgeführt. In einem Fall kam es zu einem Hämatom an der Punktionsstelle der A. brachialis, was zu einem verfrühten Abbruch der lokalen Katheterlyse führte. Zu wesentlichen Vasospas-

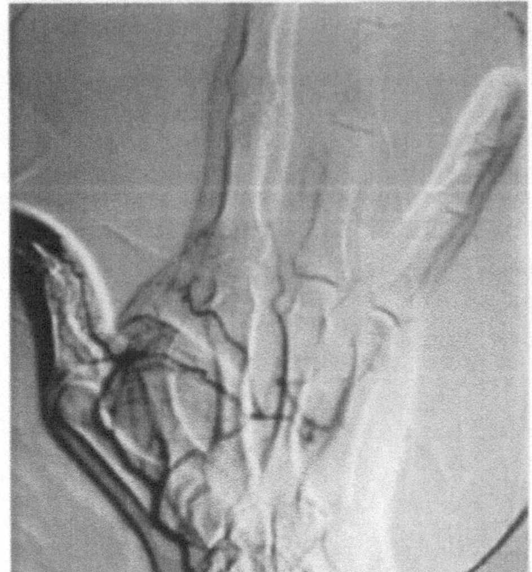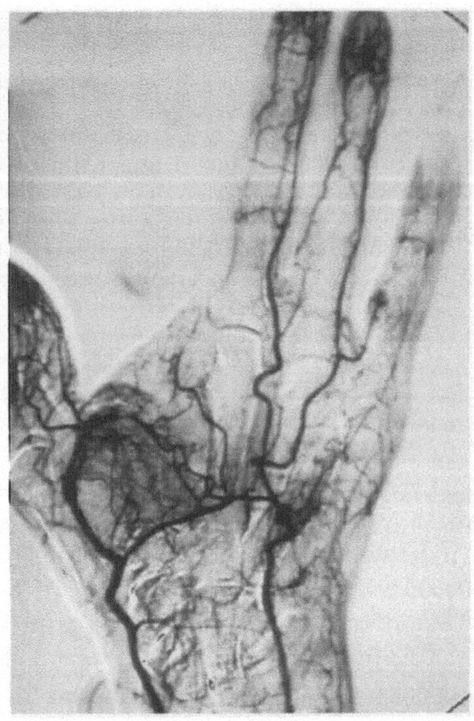

Links: Thromboembolischer Verschluß der Fingerarterien 3, 4 und 5 bei Z. n. traumatischer Amputation des Dig 2. Insgesamt Gabe von 800 000 E Urokinase über eine transbrachiale Nadel.
Rechts: Z. n. erfolgter Lysetherapie mit gutem funktionellem Ergebnis

men am Punktionsort der A. brachialis, bedingt durch die lange Liegedauer der Kanüle, kam es in keinem Fall. Auffallend war, daß die Lyse besonders positiv im Bereich des Arcus palmaris profundus und superficialis zu beobachten war. Kleine und kleinste wiedereröffnete Gefäße waren besonders im distalen Stromgebiet des Arcus palmaris, der Aa. digitales propriae bis in den Bereich der Grund- und Mittelgelenke zu erkennen, wobei die distale Endstrombahn ab der medialen und distalen Interphalangealgelenke keine wesentliche Rekanalisationstendenzen zeigte. Jedoch war die Blutfülle, die nach einer Lyse angiographisch festgestellt werden konnte, deutlich größer als vor der Lyse, so daß daraus gefolgert werden kann, daß der Anstrom in den verbliebenen Arterien und Arteriolen verbessert werden konnte.

Die lokale Lysetherapie der oberen Extremitäten ist im Fluß: Wir konnten bei unseren Patienten eine deutliche Befundverbesserung feststellen, jedoch besteht nach wie vor ein hoher Ausfall von nicht therapierbaren Patienten von nahezu 50%. Unserer Erfahrung nach ist die lokale Lysetherapie in erster Linie vom Alter der Arterienverschlüsse abhängig: Je rascher die lokale Lysetherapie einsetzt, desto besser sind die Aussichten auf Erfolg im Bereich der oberen Extremität, nicht anderes als im Beinbereich. Die Erfolgsaussichten einer lokalen Lysetherapie sind

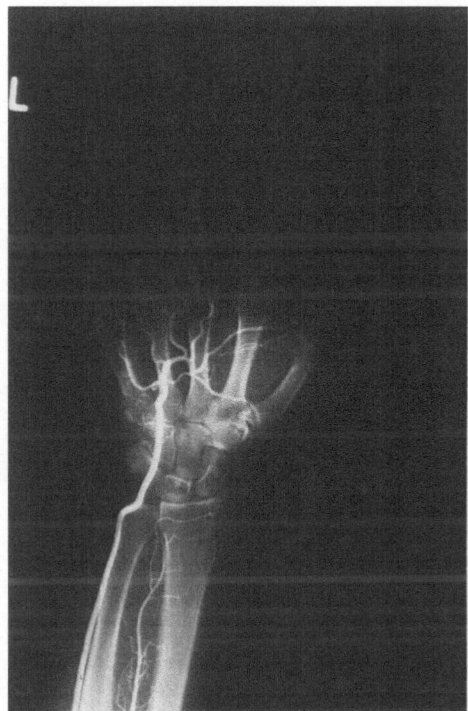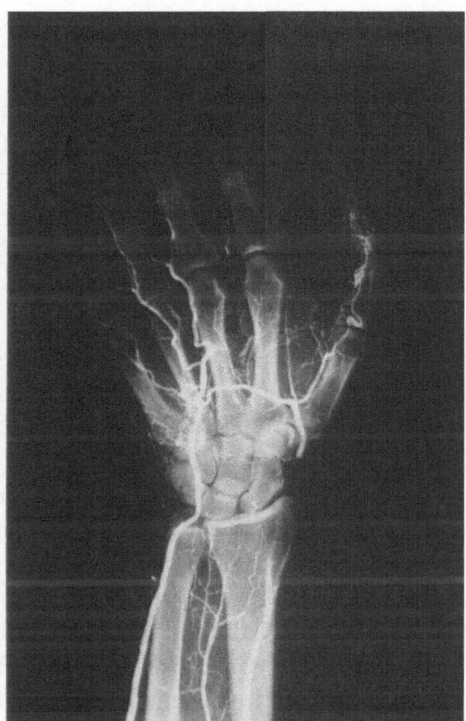

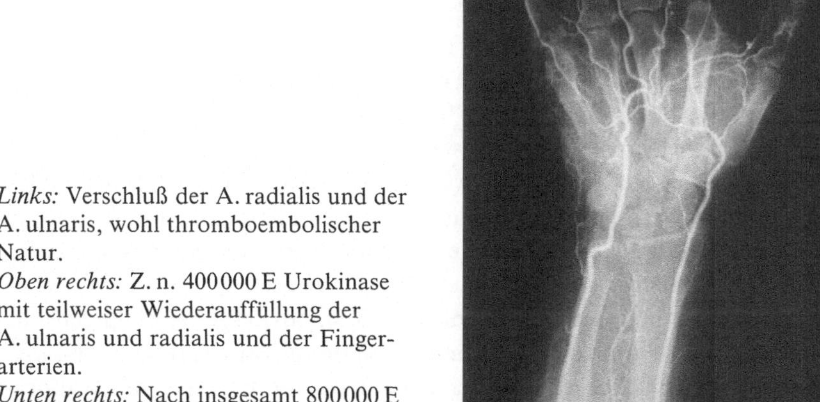

Links: Verschluß der A. radialis und der
A. ulnaris, wohl thromboembolischer
Natur.
Oben rechts: Z. n. 400 000 E Urokinase
mit teilweiser Wiederauffüllung der
A. ulnaris und radialis und der Finger-
arterien.
Unten rechts: Nach insgesamt 800 000 E
Urokinase und Heparinisierung des Pa-
tienten gutes funktionelles Ergebnis mit
Wiedereröffnung der distalen Strombahn

Kontraindikationen der Dilatations- und Lysetherapie der oberen Extremität

1. Exulzerierte, langstreckige Stenosen vor Abgang der hirnzuführenden Gefäße
2. Verschlüsse über 3 cm vor Abgang der Hirngefäße
3. Thrombosen *vor* den hirnzuführenden Gefäßen
4. Dissektionen im Aortenbogen und den Supraaortalästen
5. Arteriitis Takayasu
6. Allgemeine Blutungsneigung

bei einer Verschlußdauer von wenigen Stunden bis Tagen bis maximal einer Woche am günstigen, jedoch darf auch m. E. ein Versuch bei länger bestehenden Thrombosen durchgeführt werden, da andererseits keine Alternativtherapie vorhanden ist und die Komplikationsrate des Therapieversuches allgemein sehr gering ist. Unsere Späterfolge waren im Bereich der oberen Extremität nach Lysetherapie ermunternd mit der von uns durchgeführten Therapie, so daß wir zusammen mit Arbeiten anderer Arbeitsgruppen diesen Therapieweg weiter verfolgen werden. Von weiterer entscheidender Bedeutung für die Prognose des Therapieerfolges ist die Forschung nach den Ursachen der Okklusion. Die embolische Genese läßt sich unserer Erfahrung nach am besten therapieren. Es fand sich in unserem Krankengut eine nahezu vollständige Wiederherstellung der Gefäßstrombahn mit rückläufiger Ischämiesymptomatik. Die Embolie dürfte aufgrund des folgenden Mechanismus am besten mit unserem Therapieschema abgeschnitten haben: Bei den Embolien kommt es normalerweise zu einem schlagartig einsetzenden Krankheitsbild, das sehr rasch zu einer Klinikaufnahme führt und somit auch binnen Stunden dem interventionellen Radiologen vorgestellt wird.

Bei vorliegenden traumatischen Veränderungen ist die intravasale Lysetherapie ebenfalls als positiv anzusehen, obwohl in unserem Krankengut noch keine größeren Erfahrungen darüber bestehen. Die Arbeitsgruppe um Pfyffer aus Zürich [389] berichtet von guten Erfolgen bei insgesamt 9 Patienten.

Falls die Erkrankung ätiologisch nicht näherhin geklärt werden kann, so sind auch in unserem Erfahrungsbereich keine vollständigen Rekanalisationen bzw. Restitutiones ad integrum zu verzeichnen gewesen. Die lokale Lyse nach arteriellem Bypass im oberen Extremitätenbereich ist u. E. ebenfalls sinnvoll und sollte als Alternative zu weiteren Maßnahmen wie Reoperationen und einer systemischen Lyse, die sich meist postoperativ verbietet, gesehen werden.

Die Plazierung des Katheters ist ein wesentlicher Bestandteil für das Gelingen einer lokalen Katheterlyse: Wir plazierten die möglichst dünne Nadel (18-G oder–20-G) möglichst beim ersten Stich in die A. brachialis ein. Nach Entfernung des Mandrins verbleibt eine sehr dünne, biegsame Katheterspitze auf eine Länge von lediglich 2–3 cm im Gefäß, um so die Thrombosierung und den Gefäßspasmus weitestgehend zu verringern. Eine Lyse von zentral haben wir nur in Fällen einer Okklusion der A. axillaris und brachialis durchgeführt. Komplikationen sind in unserem Krankengut nicht aufgetreten.

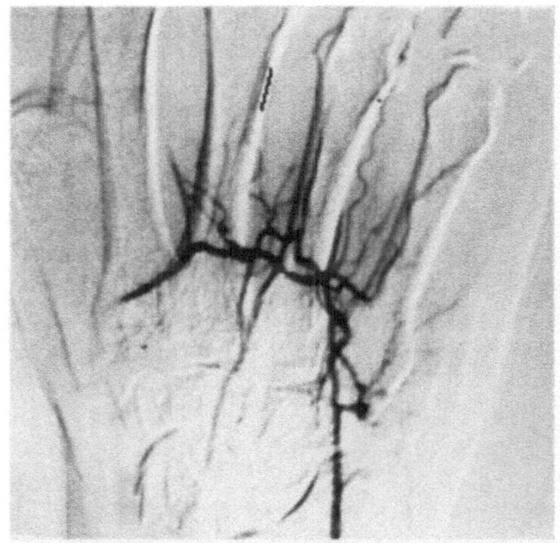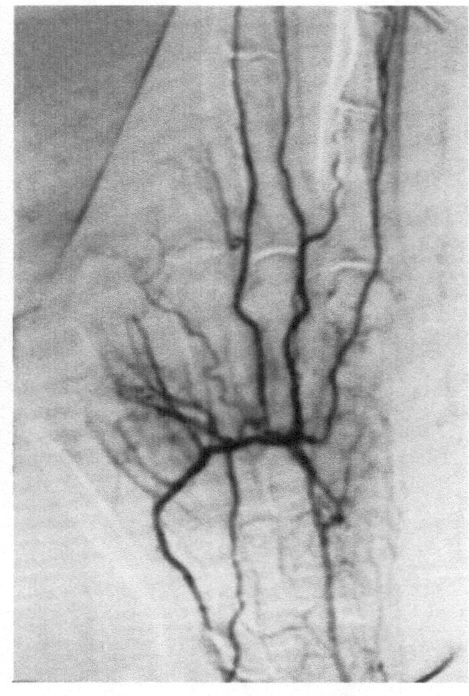

Links: Verschluß der A. radialis aufgrund eines bekannten Aneurysmas der A. subclavia. Entschluß zur Lyse mit 850000 E Urokinase über 8 1/2 Std. bei transbrachialer Nadellage. *Rechts:* Z. n. vollständiger Wiederauffüllung der ulnaren wie radialen Strombahn, des gesamten Hohlhandbogens sowie der Versorgung des Dig 2–5. Z. n. traumatischer Amputation von Dig 2 und 3

Zwischen dem Ausmaß des radiologisch gesicherten Rekanalisationsergebnisses und dem klinischen Status besteht eine meistens gute Korrelation. Auffallend ist jedoch die Tatsache, daß auch bei radiologisch nur unwesentlicher Besserung im Sinne einer Rekanalisation der verschlossenen Gefäßsegmente durchaus eine bemerkenswert klinische Besserung eintrat, da die Fibrinolytika, die intraarterielle Heparingabe sowie die gleichzeitige Gabe von Vasodilatantien sich positiv auswirkten. Bedingt durch die zusätzliche Gabe von Tolazolin-Hydrochlorid ist eine Reperfusion von bis dato nur marginal durchbluteten Regionen neu aufgetreten, was zu einer Besserung der Gesamtsituation des Armes und der Hand führen kann.
Die Therapieerfolge der lokalen Lysetherapie mittels intraarterieller Gabe von Fibrinolytika können nur mit Spontanverläufen und mit den Resultaten der konventionellen Therapie verglichen werden. U. E. ist es jedoch problematisch, einen gesicherten Mechanismus der Besserung durch die intraarterielle Lysetherapie nicht zum Zuge kommen zu lassen, um sich anderen Therapien, die unsicher sind, zuzuwenden. Die Effektivität der Katheterlyse ist bei auch noch nicht vollständig überzeugenden Ergebnissen ein gangbarer Weg, der die Dauer einer akuten oder subakuten Ischämie der oberen Extremität verkürzen kann, zumal

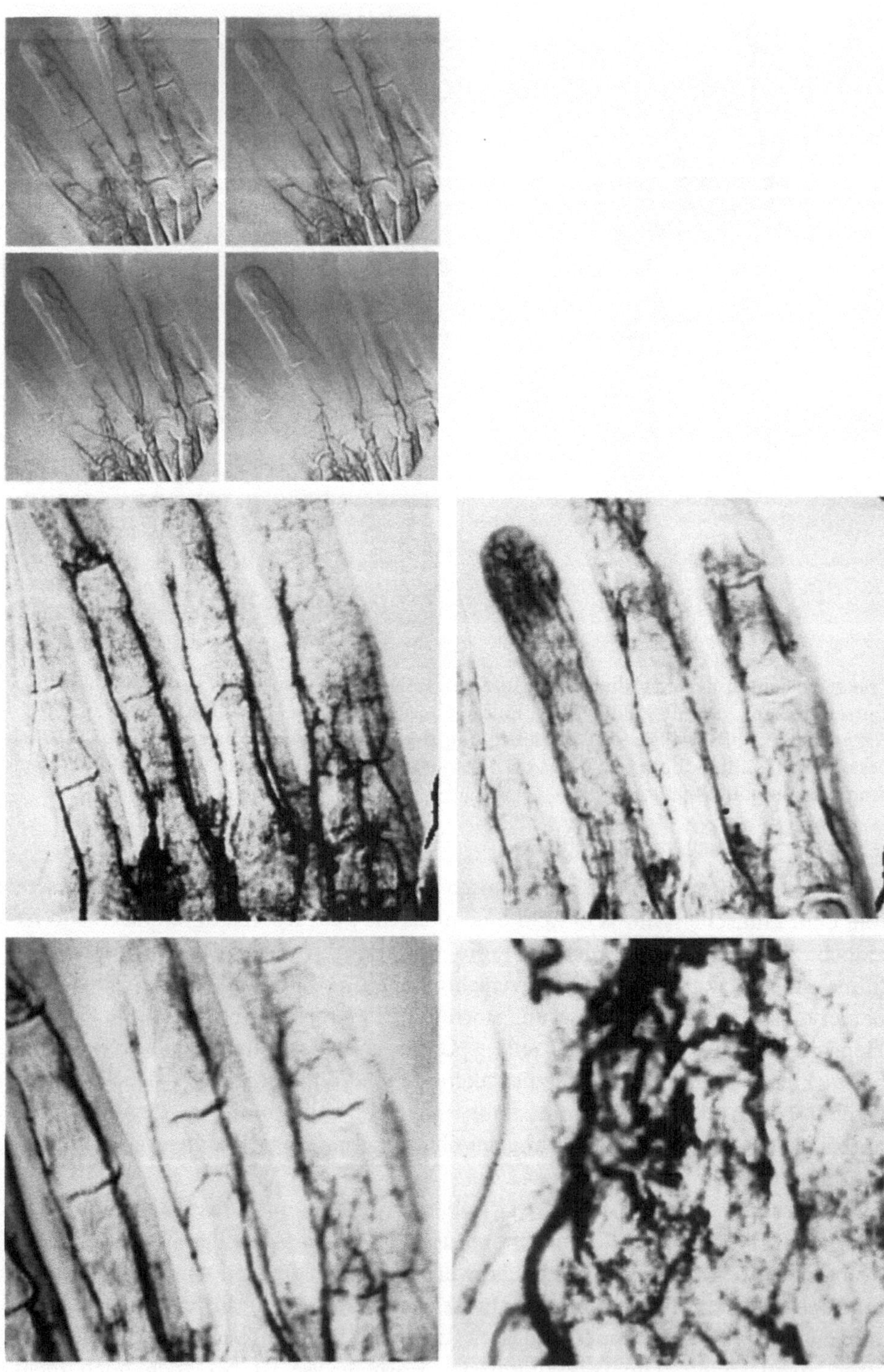

wenn man bedenkt, daß ein Ischämiesyndrom der Hand als ein äußerst schmerzhaftes und schweres Krankheitsbild auftritt. Ein Versuch mit einer intravasalen Lysetherapie mittels Kathetertechniken ist immer lohnend und in der Regel risikolos. In der interdisziplinären Zusammenarbeit sollte in jedem Fall die zusätzliche Sympathikusblockade bei Erkrankungsformen der primären und vaskulären Erkrankungen besprochen werden.

Therapie des Raynaud-Phänomens durch Prostaglandin

Prostaglandin E 1 (PGE 1) stellt einen schnellen und potenten Vasodilatator dar, der, intraarteriell injiziert, auch in geringen Dosen keine wesentlichen, signifikanten systemischen Effekte bewirkt und eine relativ lange Wirkungsdauer aufweist. Während viele Vasodilatatoren nur einen zeitlich begrenzten und von der Wirkung her eingeschränkten Effekt haben, kann Prostaglandin E 1 als ein Therapeutikum der kurz- bis mittelfristigen Therapie angesehen werden. Prostaglandin E 1 (PGE 1) findet sich natürlicherweise in allen menschlichen Geweben. Im Vergleich zu den anderen bekannten Vasodilatantien beginnt der Effekt nach intraarterieller Injektion sofort. Außer einer Schmerzsensation im Bereich des Unterarms und der Hand treten keine systemischen Nebenwirkungen auf, wenn geringe Dosen intraarteriell verwendet werden. Aus diesem Grund scheint die intraarterielle Gabe von Prostaglandin E 1 eine weitere Alternative sowohl zu den Vasodilatantien als auch zu Thrombolytika und der intraarteriellen Gefäßdilatation zu sein. Wir untersuchten zwei Patienten mit Prostaglandin, bei denen ein Ergotismus und eine Thromboangiitis obliterans bestand. Nach der transbrachialen Angiographie injizierten wir 25 mg Tolazolin in einer Kochsalzlösung (Konzentration 1 mg/ml NACl). Danach wurde PGE 1 in einer Dosis von 0,5 µg/ml in einem Bolus von 5,0 µg über 10–20 sec in die Brachialarterie injiziert. Die höchste Dosis übertraf dabei nicht 0,1 µg/kg Körpergewicht.
Die Ergebnisse mit PGE 1 waren insgesamt gut. Es fand sich keine nennenswerte AZ-Verbesserung im Angiogramm nach Tolazolin-Injektion oder nach PGE 1-

◄ *Oben:* Thrombangiitis obliterans bekannt. Digiti mortui 2–5. Entschluß zur Lyse mit insgesamt 700000 E Urokinase über 7 Std. bei transbrachialer Nadellage sowie einer Heparinisierung mit 25000 E/die i. v.
Mitte links: Beginnende Wiedereröffnung der Strombahn von Dig 2 bis Dig 5 mit noch erkennbaren Restthrombosen.
Mitte rechts: Nach 5 Std. deutliche Befundverbesserung bei warmen Acren.
Unten links: Endergebnis nach lokaler Lysetherapie bei gutem klinischem Ergebnis und noch vorhandenen Restthrombosen.
Unten rechts: Schwerste Gefäßveränderungen im Bereich der Hohlhand und der Handwurzel bei eindeutig jetzt wieder eröffneter Gefäßstrombahn im Sinne einer Streuquelle der Fingerarterien

Injektion. Die Patienten berichteten jedoch bei beiden Injektionen über eine relativ starke, jedoch rasch wieder verschwindende Hitzesensation im Hand- und Unterarmbereich. Systemische Veränderungen traten nicht auf. Beide Patienten berichteten nach der Angiographie mit Tolazolin und PGE 1 über eine deutliche Zunahme des Wärmegefühl und eine allgemeine Besserung des Befundes.

Die von uns nicht eingesetzten Vasodilatantien wie Isoproterenol, Glukagon, Bradykinin oder Histamine konnten nicht korreliert werden. Die Gabe des weltweit bekanntesten Vasodilatans Tolazolin-Hydrochlorid hat den Nachteil eines relativ raschen Verschwindens des gewünschten Dilatationseffektes der peripheren Arterien. Nach einem hauptsächlich eintretenden Effekt nach Tolazolin-Gabe im Zeitraum zwischen 20 und 30 sec nach arterieller Injektion dauert sie insgesamt nur etwa 3 min. Nach Gabe von PGE 1 ist eine deutlich verlängerte Effizienz der Dilatation an den peripheren Gefäßen der Hand zu beobachten. Wir sahen bei unseren Patienten eine periphere Vasodilatation von über 24 Std. bei auch anschließend noch deutlich verbesserter Klinik im Bereich der behandelten Hände.

Letztendlich muß die Wertigkeit dieser Therapie noch durch weitere Fälle ergänzt und beobachtet werden. Meiner Erfahrung nach scheint jedoch diese Therapiemethode einen zukünftigen Stellenwert im interventionell radiologischen Spektrum der Therapien zu gewinnen.

Zusammenfassung

Die angiographische Gefäßdarstellung der oberen Extremität durch die Methoden der konventionellen Blattfilmangiographie, der digitalen Subtraktionsangiographie, der Kernspintomographie sowie der Angioskopie sind u. E. in der Krankheitserkennung gleichwertige Methoden, wenn auch die beiden letztgenannten nicht oder noch nicht in der Lage sind, die angiographischen Kontrastmittelstudien derzeit zu ersetzen. Durch die weite Verbreitung der digitalen Subtraktionsangiographieeinheiten hat auch die Zahl der durchgeführten Kontrastuntersuchungen der Gefäße in der oberen Extremitätendiagnostik breiten Raum eingenommen.

Alters- und Geschlechtsverteilung

In unserem Krankengut sind die Brachialisangiographien insbesondere bei Frauen im jüngeren Lebensalter zunehmend, wohl am ehesten bedingt durch das häufigere Auftreten von vasospastischen Erkrankungen sowohl des primären Morbus Raynaud als auch des durch Kollagenosen bedingten sekundären Raynaud-Syndroms [Siegenthaler 1984].
Erkrankungen wie die des Churg-Strauss, die Vaskulitis sowie die zunehmende Gefäßveränderung, bedingt durch toxische Umweltstoffe, zeigen ebenfalls eine deutlich ansteigende Inzidenz der Brachialisangiographie. Im Vergleich zu den Frauen, die die AVK der oberen Extremität im allgemeinen in früheren Lebensjahren aufweisen, findet sich ein Morbiditätsgipfel bei Männern zwischen dem 40. und 60. Lebensjahr. In diesem Alter manifestiert sich bei Männern in erster Linie die Thrombangiitis obliterans [Erlandson 1981]. Erst später finden sich die Zeichen der Arteriosklerose [Löhr 1970]. Ab dem 65. Lebensjahr ist die Zahl der untersuchten Männer etwa gleich der Anzahl der angiographierten Frauen [Löhr]. Im allgemeinen werden die arteriosklerotischen Veränderungen bei Frauen über 70 Jahren noch ausgeprägter als bei Männern, was sich auch in der Anzahl der Angiographien in unserem Patientengut manifestierte. Jenseits des 70. Lebensjahres sind die Frauen deutlich in der Überzahl.

Anatomische Varianten

Die anatomischen Varianten werden im allgemeinen von radiologischer Seite nicht mit der notwendigen Aufmerksamkeit bei der Diagnosestellung betrachtet.

Dabich teilte 1972 die Versorgungstypen ein, jedoch dürften hier Korrekturen anzubringen sein, da die Zahl der untersuchten Patienten in unserem Krankengut deutlich höher war. Wir fanden einen radialen, ulnaren und ausgeglichenen Versorgungstyp vor, wobei der ulnare Versorgungstyp mit nahezu 40% im Vergleich zu den bisherigen Studien führte. Der radiale Versorgungstyp war mit lediglich 20% vertreten. Der sog. „ausgeglichene" Versorgungstyp mit etwa 25% war relativ niedrig, während wir nahezu 15% der Fälle vorfanden, die nicht eindeutig in diese Untereinteilung paßten. Die anatomischen Varianten sind außerordentlich vielfältig und müssen sorgfältig abgewogen werden, da bereits bei seltenen Perfusionssituationen durch geringe Gefäßveränderungen große Perfusionsausfälle der oberen Extremität sich manifestieren können.

Kontrastmittel

Seit den ersten Angiographien, die mit einem Gemisch von Kreide, Petroleum und Zinnober im Jahre 1896 durch Haschek und Lindenthal durchgeführt wurden, fand eine fortlaufende Entwicklung von immer besseren Kontrastmitteln statt.
In unserem Krankengut wurden die hypotonen und hydrophilen, konventionellen Kontrastmittel wie das Amidotrizoat (Urografin) nicht mehr verwendet. Sie verfügten zwar über eine ausreichende allgemeine Verträglichkeit, jedoch war ihre Applikation bei der Angiographie peripherer Gefäße speziell bei den Armangiographien außerordentlich schmerzhaft, so daß wir darauf verzichteten.
Die ionischen, niederosmolaren, lipophilen Kontrastmittel wie das Ioxaglat (Hexabrix) wurden in den frühen 80iger Jahren in unserem Klinikum verwendet. Sie waren im Vergleich mit den hydrophilen konventionellen Kontrastmitteln deutlich schmerzärmer, wiesen jedoch allerdings schlechtere Allgemeinverträglichkeit auf und waren potentiell allergieform. Seit den frühen 80iger Jahren ist Ioxaglat in unserem Klinikum nicht mehr verwendet worden. Die seit dem Beginn der 80iger Jahre entwickelte Gruppe der nichtionischen, niederosmolaren, hydrophilen Kontrastmittel wie Iopamidol (Solutrast), Iohexol (Omnipaque) und Iopromid (Ultravist) sind derzeit die Kontrastmittel der Wahl, insbesondere bei der Diagnostik von Erkrankungen der oberen Extremität. Wir fanden bei unseren Angiographien allgemeine und direkte Nebenwirkungen, wobei wir als Allgemeinreaktionen Haut- und Schleimhautveränderungen in 3% fanden, Veränderungen des respiratorischen Systems (1%), cardiovaskuläre Beeinträchtigungen (2%) sowie vegetative ZNS-Veränderungen (4%). Die Kontrastmittelnebenwirkungen bei der Angiographie der oberen Extremität waren in allen Fällen passager und gut mit Prednison und Antihistaminika zu behandeln. Die direkten Kontrastmittelwirkungen wie eine Veränderung der Hyperosmose des Gesamtmoleküls, der Viskosität der Salze sowie einer pharmakodynamischen Aktivität der Salze sind in unsere Studien nicht eingegangen. Ganz besonders bei der Angiographie der oberen Extremität treten Gefäßschmerzen auf, die auf die Endothelreizung und Schädigung der Intima zurückgeführt werden können. Zu diesem Thema liegen tierexperimentelle Untersuchungen an der Rattenaorta von Gospos [1980] vor.

Die im Bereich der oberen Extremität auftretenden Schmerzsensationen sowie Hitzeempfindungen werden vom Patienten unterschiedlich toleriert. Die Schmerzentstehung scheint durch die Osmolarität des Kontrastmittels und die Endothelschädigung bedingt zu sein. Verschiedene Wege sind beschritten worden, um eine schmerzarme Untersuchung zu ermöglichen:

a) Die Untersuchung in Vollnarkose
b) Die Beimischung von Lokalanästhetika zum Kontrastmittel
c) Die Prämedikation mit Pethidin, Diazepam, Promethazinhydrochlorid, Morphinen und Barbituraten
d) Verdünnung des Kontrastmittels
e) Verwendung neu entwickelter, nicht ionischer, niederosmolarer Kontrastmittel (Iopamidol, Iohexol, Iopromid).

Die Durchführung der Brachialisangiographie in Vollnarkose dürfte durch die heute verfügbaren, nichtionischen, niederosmolaren Kontrastmittel der Gruppe e (s. oben) aus eigener Erfahrung nicht mehr notwendig sein. Die Beimischung eines Lokalanästhetikums zu einem nichtionischen, niederosmolaren Kontrastmittel führt unserer eigenen Erfahrung nach nicht zu einer überzeugenden Schmerzreduktion, so daß wir diesen Weg verlassen haben. Die Prämedikation mit einem der oben genannten Pharmaka ist unserer Meinung nach nur bei besonders ängstlichen oder unkooperativen Patienten indiziert. Unsere Ansatzpunkte in der durchgeführten Studie waren daher insbesondere durch die Verdünnung des Kontrastmittels einerseits sowie die Verwendung von neu entwickelten, nichtionischen, niederosmolaren Kontrastmitteln bedingt. Die Herstellung eines Brachialisangiogramms optimaler Bildqualität, verbunden mit möglichst weitgehender Schmerzfreiheit, ist auch das Ziel dieser Arbeit gewesen. U. E. genügen für eine konventionelle Brachialisangiographie mit einem Blattfilmwechsler im Schnitt 20 ml eines 60%igen, nichtionischen, niederosmolaren Kontrastmittels, bei der Verwendung einer digitalen Subtraktionsangiographie im Schnitt 30% der oben genannten Menge. Die Patienten empfinden diese Untersuchung nach wie vor als unangenehm und z. T. schmerzhaft. Die bessere Kontrastauflösung der digitalen Subtraktionsangiographie ermöglicht eine ausreichende Gefäßdarstellung auch mit verdünntem Kontrastmittel. Die auf den Menschen übertragenen Ergebnisse unserer tierexperimentellen Untersuchungen zeigten eine zur Diagnostik ausreichende Bildqualität mit nahezu schmerzfreier intraarterieller Kontrastmittelinjektion bei Verwendung von 10 ml mit Kochsalzlösung auf ca. 30–40% verdünntem Kontrastmittel. Die Angaben in der Literatur sind uneinheitlich, einheitliche Richtwerte bzw. Empfehlungen sind in der Literatur nicht bekannt. In Einzelarbeiten wird eine Kontrastmittelmenge angegeben, jedoch nicht die näheren Gründe für die Verwendung und die Menge (Crummy, 104: 5 ml unverdünnt für die Darstellung der Hand; Davis, 110: 6–8 ml im Verhältnis 1:1 verdünnt für die Darstellung der A. subclavia; Kaufman, 255: Ohne Mengenangabe, im Verhältnis 1:3 oder 1:4 verdünnt). In der deutschsprachigen Literatur berichtet Harder [195] über die Verwendung von 5–8 ml unverdünntem, nichtionischem, niederosmolarem Kontrastmittel bei der Brachialisangiographie.

Pharmakoangiographie, Beseitigung des Vasospasmus

Ein wichtiges Phänomen für die Bildqualität bei der peripheren Angiographie der oberen Extremität ist der Vasospasmus. Schwerer Vasospasmus verhindert die optimale Füllung des Arterienlumens mit Kontrastmittel und macht eine verläßliche Diagnose unmöglich bzw. verfälscht eine passagere Stenose zu einem organischen Befund. Wie in der Literatur ausführlich beschrieben, stehen zur Erweiterung der enggestellten Gefäße mehrere Möglichkeiten zur Verfügung:

a) Vasodilatantien [Eriksson, 137]
b) Lokale Wärmeapplikation [Rösch, 419, 421]
c) Reaktive Hyperämie [Hishida, 217]
d) Allgemeinanästhesie [Viehweger, 511, 512]
e) Ganglienblockade [Higgins, 215]
f) Orale Alkoholadministration [Zeitler, 552].

Verschiedene Autoren wenden unterschiedlichste Methoden zur Aufhebung des Vasospasmus an, doch nach eigenen Erfahrungen führt eine Kombination von warmem Armbad, Tolazolin-Hydrochlorid und Adalat in den meisten Fällen zu einer ausreichenden Vasodilatation. Kahn [245], Jakobs [231], Sherry [455] belegten die Wirksamkeit von Tolazolin-Hydrochlorid in der peripheren Angiographie, wobei Rösch [419] die Wichtigkeit der Hauttemperatur für eine suffiziente Visualisierung der Handgefäße beschrieb. Bei 5% der Patienten gelang es uns nicht, den Vasospasmus durch Tolazolin-Hydrochlorid aufzuheben. Die in diesen Fällen zugrunde liegenden Krankheiten sind inhomogen und lassen keine Schlüsse auf die Unwirksamkeit des Medikaments in bestimmten Krankheitsgruppen zu. In der zur Verfügung stehenden Literatur gibt es keine Angaben zur Effizienz von Tolazolin-Hydrochlorid bei unterschiedlichen Erkrankungen, so daß dieser Punkt nicht kontrovers diskutiert wurde. Die Anfertigung von zwei Aufnahmeserien, eine vor und eine nach Vasodilatation, führt unserer Meinung nach zu keiner sinnvollen Ergänzung der Diagnostik. Es sollte bereits die erste Serie in maximaler Vasodilatation durchgeführt werden, wie sie durch Rösch [419] bestätigt wird. Ein bestehender Vasospasmus kann die zugrunde liegende Gefäßerkrankung u. U. maskieren. Die Untersuchung mittels einer einzigen Angiographieserie ist für den Patienten im übrigen wesentlich weniger belastend.

Methodenvergleich der konventionellen Angiographie
sowie der intraarteriellen DSA

Die Vor- und Nachteile der intraarteriellen digitalen Subtraktionsangiographie gegenüber dem konventionellen Blattfilmangiogramm sind bekannt und wurden ausführlich diskutiert.
Vorteile der digitalen Subtraktionsangiographie: In erster Linie ist die Reduktion von Kontastmittelmenge und -Konzentration ein deutlicher Vorteil für die DSA, insbesondere bei der Verwendung von nichtionischen, niederosmolaren Kontrast-

mitteln. Die Angiographie kann unter dieser Maßgabe nahezu schmerzlos durchgeführt werden. Der Patient verspürt allenfalls ein leichtes Wärmegefühl, außerdem erlaubt die geringe Menge für eine Serie benötigter kontrastgebender Substanz die problemlose Durchführung mehrerer Aufnahmeserien in einer Sitzung auch bei Patienten mit eingeschränkter Nierenfunktion.

Durch die erhebliche Reduktion des Kontrastmittelvolumens auf 30–40% in unserer Arbeitsgruppe und der Kontrastmittelkonzentration auf 50% nehmen die dosisabhängigen Kontrastmittelnebenwirkungen linear ab. Die wenigen viskösen, verdünnten Kontrastmittel erlauben die Verwendung dünnerer Nadeln und kleinerer Katheter. Durch eine kürzere Katheterliegezeit bei Verkürzung der Untersuchungszeit reduziert sich das Auftreten von bei intraarteriellen Untersuchungen typischen Komplikationen wie Thrombosen oder einem Arteriospasmus.

Im Vergleich mit den konventionellen Angiographien ist die DSA-Technik deutlich billiger. Die Ersparnis ist hauptsächlich auf die um 95% gesenkten Kosten für die Filmdokumentation in der DSA-Technik, aber auch auf die Kontrastmitteleinsparung und die Verkürzung der Untersuchungszeit zurückzuführen. Freilich wird dafür die Installation einer eindeutig teureren digitalen Subtraktionsangiographie-Einheit erforderlich.

Des weiteren besteht ein Vorteil in der Zeitersparnis. Die Probeaufnahmen vor der Untersuchung der konventionellen Angiographie, das Filmeeinlegen, der Transport zur Dunkelkammer und die Entwicklung vor der Untersuchung entfallen vollständig. Die subtrahierten Aufnahmen sind auf dem Monitor im Untersuchungsraum sofort verfügbar, so daß sich nach unserer Erfahrung in Übereinstimmung mit anderen Untersuchungen eine Reduktion der Untersuchungszeit bemerkbar macht. Zusätzlich kommt eine Platzersparnis bei der Archivierung zum Tragen, da nur noch diagnostisch relevante Bilder, und diese auf kleinformatigen Filmen, archiviert werden.

Die Nachteile der digitalen Subtraktionsangiographie im Vergleich zu der Blattfilmangiographie sind zunächst der kleinere Bildausschnitt der DSA. Es erfordert die Anfertigung von mehreren Aufnahmeserien zur Darstellung eines gleich großen Gefäßareals wie in konventioneller Technik. So benötigen wir bei der von uns in DSA-Technik durchgeführten Untersuchung für die Darstellung von Unterarm und Hand mindestens zwei, gelegentlich drei Aufnahmeserien gegenüber einer einzigen Serie in konventioneller Technik. Durch die Weiterentwicklung auf dem Gebiet der digitalen Subtraktionsangiographie-Geräte wird zukünftig über einen 40 cm-Bildausschnitt und eine Matrix von 1024 Pixels verfügt werden können, so daß dann dieser Nachteil gegenüber der konventionellen Blattfilm-Angiographietechnik nicht mehr zum Tragen kommt.

Die fehlende Skelettdarstellung durch die Subtraktion von Knochen und Weichteilen ist mit einem Informationsverlust über die Beziehung der Gefäße zu diesen Strukturen verbunden. Bei Projektion von Gefäßraumen auf Knochen (z. B. Hypothenar-Hammer-Syndrom), vaskularisierten Knochentumoren oder zur Darstellung von hypervaskularisierten Arealen an Knochenarrosionen, beispielsweise bei PCP, fehlt in der DSA die notwendige Skelettdarstellung.

Die Bildqualität der digitalen Subtraktionsangiographie hat sich in den letzten Jahren entscheidend verbessert. Die reduzierte Detailerkennbarkeit der digitalen Subtraktionsangiographie ist mit den neueren Geräten im Vergleich zur konventionellen Armangiographie nicht mehr in dem Maße vorhanden wie in den früheren 80iger Jahren. Arbeiten aus den früheren 80iger Jahren wie Miller [346], Davis [110] und Crummy [103, 104] schreiben, daß die DSA nicht angewendet werden sollte, sobald ein hoher Grad an räumlicher Auflösung erforderlich ist. Diese Aussage deckte sich mit unseren Ergebnissen der frühen 80iger Jahre, wobei gerade die Detailerkennbarkeit eine wesentliche Anforderung an die Brachialisangiographie stellt. Die Autoren bemerken, daß eine Beurteilung von Vaskulitiden, kleinen bis kleinsten Aneurysmata und minimalen Neovaskularisationen durch die digitale Subtraktionsangiographie noch nicht gewährleistet ist. Unserer Erfahrung nach ist durch die Verbesserung der Bildmatrix diese Problematik jedoch zumindest teilweise gelöst. In den neueren digitalen Subtraktionsangiographiegeräten sind lediglich Differenzierungsschwierigkeiten zwischen organischen Verschlüssen sowie vasospastischen Gefäßabbrüchen nicht eindeutig zu differenzieren. Hier ist die Vergrößerungstechnik sowie die fehlende feine bis feinste Bildmatrix für eine gewisse diagnostische Unsicherheit noch verantwortlich. Die konventionelle Blattfilmangiographie kann entscheidende Detailinformationen noch unter einer Spaltlampe erbringen, was die digitale Subtraktionsangiographie nicht vermag. Die geringere räumliche Auflösung der digitalen Subtraktionsangiographie kann jedoch durch eine bessere Kontrastauflösung und Verwertung des Kontrastmittels kompensiert werden. Die Visualisierung von verspätet perfundierten Gefäßarealen kann durch den immer wieder darstellbaren digitalen Informationsspeicher ebenfalls ein großer Vorteil gegenüber der „fixen" Blattfilmangiographie sein. Davis [110] schreibt in einer Übersichtsarbeit, daß die Bildqualität in 36% ihrer in intraarterieller DSA-Technik durchgeführten Untersuchungen der Qualität konventioneller Angiogramme sich annähert, allerdings bei Gefäßen mit einem Durchmesser von über 1 mm. Kaufman [255] sowie Seyferth [451] berichten von ausreichender Darstellung der Gefäße im Halsbereich, der Aorta, der Nieren-, Becken- und Oberschenkelarterien in 80– 90% ihrer Untersuchungen. In unserem Krankengut dürfte die intraarterielle DSA der konventionellen Blattfilmangiographie ebenbürtig sein, wenn es sich um Gefäße von über 0,5 mm handelt. Darunterliegende, feinste Gefäßareale wie distale Kollateralen sowie das Rete distale können angiographisch mittels der digitalen Subtraktionsangiographie zwar dargestellt, jedoch nicht fein genug differenziert werden.

Die intravenöse digitale Subtraktionsangiographie

Die digitalen Arterien sind, wie am eigenen Krankengut untersucht, durch eine intravenöse digitale Subtraktionsangiographie nicht darstellbar. Die Gefäße sind unterhalb einer Dicke von 2 mm mittels des nur schlecht ankommenden Kontrastes, der zudem stark zeitverzögert eintritt, nur insuffizient zu differenzieren. Die

Zusammenfassende Darstellung von Vor- und Nachteilen der DSA und der konventionellen Angiographie

	DSA	Konventionelle Blattfilmangiographie
Kontrastmittelkonzentrat	++	−
Kontrastmittelmenge	++	−
Schmerzen	++	−
Untersuchungsrisiko	+	−
Kosten	++	−
Untersuchungszeit	+	−
Archivierung	++	−
Bildausschnitt	−	++
Anatomische Beziehung (Skelettdarstellung)	−	++
Detailerkennbarkeit	(+)	++
Interventionelle Techniken	++	−

++ klarer Vorteil; + Vorteil; − Nachteil.

intraarterielle Jodkonzentration ist bis in den Bereich der Endstrombahn der oberen Extremität derart verdünnt, daß eine ausreichende Kontrastierung nicht mehr möglich ist. Bis zum Hohlhandbogen sind die Diagnosen mittels einer i. v. DSA zu stellen, jedoch sind sämtliche Befunde, bei denen eine Raynaud-Symptomatik klinisch zu erwarten ist, durch diese Methode nicht suffizient zu beurteilen.

Auch die Darstellung von Unterarmarterien ist in unserem Krankengut für eine diagnostisch ausreichende Bildqualität nicht optimal gewesen, so daß wir von dieser Methode völlig abgekommen sind.

Die Wertigkeit der radiologisch-morphologischen Befunde der Brachialisangiographie

a) Die Altersverteilung der Patienten mit Vasospasmus (81% der Frauen bzw. 64% der Männer sind unter 50 Jahren) entspricht der Tatsache, daß sich mit vasospastischer Symptomatik verknüpfte Erkrankungen vor allem im Alter unter 50 Jahren manifestieren. Arteriosklerotisch veränderte Gefäße älterer Patienten reagieren nach Rösch [419, 421] und Wagner [516–519] nicht mehr vasospastisch. Wir fanden in unserem Krankheitsgut insbesondere bei Kindern eine deutliche vasospastische Reaktion um den Nadelbereich. Unterschiede ließen sich bei geänderter Technik durchaus feststellen. In den letzten zwei Jahren verwendeten wir 18–22 G-Kunststoffnadeln, die einen deutlich geringeren vasospastischen Prozeß auslösten als die noch starren Angiographienadeln der früheren Jahre. Ein Vasospasmus kann bei einmaliger problemloser Punktion mittels einer 20 G-Butterfly-Nadel weitestgehend vermieden werden.

Lokalisation der Arterienverschlüsse der Hand in Prozent. Eigenes Patientenkollektiv im Vergleich mit anderen Autoren

	eigenes Patientenkollektiv 1992 n = 680	Dabich et al. [106] 1972 n = 27	Hirai et al. [216] 1979 n = 78	Rösch et al. [420] 1977 n = 48
A. ulnaris	21,3%	55,5%	41,9%	17%
A. radialis	10,8%	3,7%	0	6%
Hohlhandbogen	10,9%	14,8%	35,7%*	58%*
Aa. dig. comm.	20,7%	10,4%		
Aa. dig. propr.	70,7%	67,8%		

* Hirai und Rösch führten die Verschlüsse im Hohlhandbogen und den Aa. digitales zusammen auf.

Besonders ungünstig wirken sich mehrere Punktionsversuche mit Verletzung des Gefäßes aus, die möglichst vermieden werden sollten. Eine überdimensionierte Lokalanästhetika-Injektion um das Gefäß zeigt ebenfalls eine deutliche vasospastische Wirkung auf das betroffene Gefäßsegment.

b) *Die Füllungsfolge der Unterarmarterien:* Das Kontrastmittel wird nach dem Hagen-Poiseuille'schen Gesetz in der Arterie mit dem größten Kaliber zuerst erscheinen. Nach einer Untersuchung von Janevski [232–234] weist die A. radialis in 43,3% das größte Kaliber von den Unterarmarterien auf. Diese Beobachtung stimmt auch mit unseren eigenen Ergebnissen überein: In unserer Arbeit erscheint das Kontrastmittel in 46,6% unserer Patienten zuerst in der A. radialis. Nach Janevski weist die A. ulnaris nur in 17,9% das größte Kaliber auf, in 39% besitzen beide Arterien den gleichen Durchmesser. Diese Verteilung stimmt mit unseren Ergebnissen ebenfalls überein, wonach sich das Kontrastmittel in 39,7% der Fälle zuerst in der A. ulnaris zeigt. In 13,8% füllt sich die A. interossea zuerst. In diesen Angiogrammen ist in 63% ein generalisierter Vasospasmus nachzuweisen. Das Ergebnis entspricht auch den Untersuchungen von Viehweger [511, 512]. Bei dieser Arbeitsgruppe wird beschrieben, daß sich die A. interossea bei vorliegendem Vasospasmus als erste Unterarmarterie füllt und Kontrastmittel in die tiefen Unterarmvenen übertritt, bevor es die Acren erreicht. Die genannten Kriterien fanden sich in unserem Patientenkollektiv so häufig, daß wir die Viehweger'sche Beobachtung als leicht diagnostizierbares Symptom einer funktionellen Durchblutungsstörung übernehmen können.

c) *Gefäßverschlüsse:* Rösch et al. [419–421] fanden bei 85% ihrer Patienten mit Raynaud-Syndrom pathologische Gefäßveränderungen. Ihre gegenüber dem eigenen Patientenkollektiv um 15% höherliegende Zahl ist dadurch zu erklären, daß in unserem Patientengut nur unvollständige Gefäßverschlüsse von A. brachialis, Unterarm- und Fingerarterien erfaßt wurden, während Rösch et al. auch Gefäßlumenschwankungen und Stenosen mit einrechnet. Die Lokalisation der Gefäßverschlüsse im Unterarm und der Hand entspricht weitgehend denen von Dabich [106], Hirai [216] und Porter [393–395]. Wir können die Untersuchung von Hasse [198–200] bestätigen, wonach Gefäßverschlüsse beim peripheren Verschlußtyp von proximal nach distal zunehmen und am häufigsten im Bereich der Digitalarterien zu finden sind. Entsprechend den Ergebnissen der genannten Autoren ist auch im eigenen Patientenkollektiv die A. ulnaris vor allem bei Männern häufiger verschlossen als bei Frauen. Im eigenen Kollektiv waren Verschlüsse im Bereich der Hohlhandbögen und der A. digitales communes relativ selten, während die Aa. digitales propriae am häufigsten Obstruktionen aufwiesen. Dieses Ergebnis wird auch durch die Zahlen von Dabich, Hirai und Rösch bestätigt. Die zum Vergleich vorliegenden Autoren nahmen im Gegensatz zu unserer Studie keine weitere Unterteilung der Verschlußlokalisation an den Aa. digitales propriae vor, so daß unsere Ergebnisse diesbezüglich nicht kontrovers diskutiert werden können. Der Daumen ist insgesamt seltener von Verschlüssen betroffen als die übrigen Finger und im Bereich der Digiti 2–5 lassen sich untereinander keine Unterschiede bezüglich der Verschlußhäufigkeit erkennen.

d) *Kollateralen:* In einer Statistik von Erlandson [138] wird der Grad der Kollateralisation von Gefäßverschlüssen der Arterien der Hand bei den Patienten seines Kollektivs (n = 55) mit Arteriosklerose und Thrombangiitis obliterans in 70% als suffizient angegeben, während seine Patienten mit Kollagenosen eine „sehr schwache" Kollateralisation zeigten. In unserem Kollektiv von 680 Patienten ist die Kollateralisation in ca. 45% suffizient, während sie in 55% nicht ausreichend ist und somit zu klinischen Symptomen führt. Eine direkte Vergleichbarkeit der Ergebnisse ist nur insofern nicht gegeben, als Erlandson den Grad der Kollateralisation nur für die Arteriosklerose und die Thrombangiitis obliterans in Prozentzahlen angibt, während unsere Zahlen sich auf eine Vielfalt von Krankheitsbildern beziehen. Keine zusätzlichen radiologischen Aspekte liefert die Arbeit von Lawrence [286], welcher die Kollateralisation der Hand anatomisch beschreibt, jedoch keine prozentuale Auflistung radiologisch dargestellter Kollateralen beinhaltet.
Die Kollateralisation im Arm- und Handbereich ist u. E. der wichtigste zu erstellende Befund durch die Angiographie, denn dieses Kriterium allein entscheidet über die klinische Manifestation der Erkrankung neben den Befunden des Vasospasmus und der Gefäßobliteration. Die relativ im Vergleich zur unteren Extremität häufig auftretenden Kollateralen bedingen das klinische Bild in entscheidender Weise, sprechen einerseits für das Alter des Verschlusses und können durch ihre Beschaffenheit auch Auskunft über die Erkrankung erbringen. Mittels der digitalen Subtraktionsangiographie ist die Kollateralisation m. E. wesentlich leichter zu lösen als mit den bisherigen Techniken der Blattfilmangiographie. Neuere Methoden wie die Angioskopie sowie die MR-Angiographie sind in diesem wichtigen Kriterium noch weitestgehend ohne suffiziente Aussage.

e) *Elongation der Unterarmarterien sowie der Fingerarterien:* Die Elongation der Unterarmarterien im Alter von mehr als 50 Jahren sollte u. E. bei glatten Gefäßwandkonturen und freier Durchgängigkeit des Gefäßes nicht als pathologisch bewertet werden. Das „Kinking" der Arterien ist Ausdruck einer Zerstörung der Elastica, jedoch nicht einer Lumeneinengung. Eine pathognomone Deutung des „Kinking" von Unterarmarterien fanden wir auch in der Literatur nur in Ansätzen.

Diagnosen unter Berücksichtigung radiologisch-morphologischer und klinischer Parameter im Vergleich mit anderen Untersuchungen

Die Bewertung der Handangiographie als Hilfmittel der Differentialdiagnostik der Handischämie bewegt sich zwischen Überschätzung der Aussagekraft dieser Methode (Wagner [516–519]) und Verneinung oder Inzweifelziehung ihrer Nützlichkeit (Bonte [64]). Seit dem vermehrten Einsatz der Handangiographie zu Beginn der 60iger Jahre sind viele Versuche unternommen worden, angiographische Kriterien für die Diagnostik der verschiedenen zur Raynaud-Symptomatik führenden Krankheiten zu erarbeiten (Erlandson [138], Janevski [232–234], Marshall [313–314], Wagner [516–519]). Diese Arbeiten erschöpfen sich oft in der Beschreibung unspezifischer Gefäßveränderungen. Diese sind unserer Erfahrung nach als differentialdiagnostische Kriterien nicht im proklamierten Ausmaß zu verwerten, denn der großen Vielfalt histologischer Veränderungen bei den Krankheiten, die zur Handischämie führen, steht nur eine begrenzte Zahl angiographischer Erscheinungen gegenüber.

a) Vasospastisch enggestellte Gefäße
b) Gefäßschlängelung
c) Stenosen
d) „Verdämmern" der Kontrastmittelsäule
e) Gefäßabbrüche
f) Kollateralgefäße
g) Gefäßneoplasien
h) a. v. Fisteln.

Diese sind bei allen Erkrankungen einzeln oder in Kombination anzutreffen und u. E. nur in Zusammenschau mit dem klinischen Befund differentialdiagnostisch aussagekräftig.

Komplikationen der Brachialisangiographie

Der größte Teil aller Zwischenfälle bei der Durchführung einer Brachialisangiographie entsteht während oder als Folge der Punktion. Die transaxilläre Punktion ist mit einer hohen Komplikationsrate (3,29% nach Hessel [213]) u. E. abzulehnen. Eine zusätzliche Information ist meist durch eine transfemorale Angiographie zu erhalten, so daß diese Technik nicht mehr angewendet werden sollte. Die Gefahr einer Plexusläsion mit einer unkontrollierbar blutenden und nicht adäquat zu komprimierenden Punktionsstelle ist zu groß.

Die transfemorale Kathetertechnik bringt nach Hessel ein Komplikationsrisiko von etwa 1,73%. Wir konnten bei dieser Technik die Komplikationsrate unter 1% drücken, so daß das transfemorale Vorgehen insbesondere bei Fragen des Thoraxauslaßsyndroms, der proximalen Stenosen der Subclavia oder einer Aortenbogenveränderung eingesetzt werden sollte. Die häufigste Komplikation bei diesen Vorgängen ist die Entwicklung eines Hämatoms am Punktionsort, die jedoch relativ leicht beherrscht und therapiert werden kann.

Bei der direkten Punktion der A. brachialis werden als häufigste Komplikation Thrombosierung und die Bildung von Aneurysmen am Punktionsort genannt. So berichtet McBurney [323] über eine Komplikationsrate von 0,55% mit Thrombosierungen und falschen Aneurysmata bei 4000 Brachialisangiographien. Diese Komplikationen bei der direkten Punktion wurden auch von verschiedenen anderen Autoren beschrieben. In unserem Krankengut sind Komplikationen am Punktionsort der A. brachialis nur dann aufgetreten, wenn der Untersucher relativ unerfahren war und mehrere Versuche der Sondierung des Gefäßes benötigte. Bei erfahrenen Untersuchern ist die Komplikationsrate bei der Brachialispunktion deutlich unter 1%. In unserem Krankengut sahen wir weder Aneurysmata noch Thrombosierungen, sondern in der Hauptsache Vasospasmen, diese wiederum vermehrt bei Kindern. Im eigenen Patientenkollektiv wurden in einer retrospektiven Studie bei den in direkter Punktionstechnik durchgeführten Untersuchungen keinerlei ernsthafte, auf diese Technik zurückzuführenden Zwischenfälle dokumentiert. Unsere Erfahrungen decken sich somit mit der niedrigen Komplikationsrate von McBurney von 0,55% bei direkter Punktion der A. brachialis.

Angioskopische Diagnostik

Die angioskopische Diagnostik der Gefäßerkrankungen der oberen Extremität ist noch am Beginn ihrer Möglichkeiten. Sowohl technische Schwierigkeiten, die insbesondere darin bestehen, die starke Blutfüllung der A. subclavia, der A. brachialis sowie der Unterarmarterien zu beseitigen, stehen im Vordergrund. Im Vergleich zu den Gefäßen der unteren Extremität, in denen ein Occlusions-Ballon beispielsweise der A. femoralis mit nachfolgender Kochsalzsspülung eine suffiziente Bildaquisition erlaubt, ist die angioskopische Diagnostik der Supraaortalgefäße durch die starke Blutfülle erheblich beeinträchtigt und nicht problemlos mittels eines Occlusionskatheters zu beheben. Die Occlusions-Methode verbietet sich vor dem Abgang der hirnzuführenden Gefäße völlig. Anders hingegen ist die Situation distal der A. axillaris, der A. brachialis sowie der Unterarmarterien: Je weiter distal, desto besser ist die Bildausbeute, bedingt durch den geringeren Blutfluß. Es werden hohe Anforderungen an die verwendeten Angioskope gestellt, da ein überlanges Instrument, das transfemoral eingeführt wird, zur Verfügung stehen muß. Die Steuerbarkeit der kleinsten Angioskope ist deutlich schlechter, je kleiner sie in ihrem Durchmesser werden, so daß Führungskatheter mit eingesetzt werden müssen. Wir haben in unserem Krankengut Darstellungen der Aa. subclaviae, der Axillares, der Brachiales sowie der Aa. radiales durchführen können. Die wesentlichen Erkrankungen, die angiographisch auch zu sehen waren, konnten direkt visualisiert werden. So ist die Möglichkeit der Diagnostik einer Früharteriosklerose, des Vollbildes der Arteriosklerose, einer Vaskulitis, einer lokalen Thrombose im Gegensatz zur Embolie oder eines aktinischen Strahlenschadens des Gefäßes durchaus möglich. Bis dato ist die angioskopische Untersuchung insgesamt relativ aufwendig und benötigt eine große Vorbereitungszeit. Die perkutane transluminale Angioskopie ist bis zum jetzigen Zeitpunkt in der oberen Extremität eine Zusatzinformation, die dem vorhandenen Angiogramm beigesteuert werden kann. Es ist bisher nur im Falle der aktinischen Gefäßschädigung gelungen, eine dem Angiogramm divergierende Diagnose stellen zu können. Alle anderen Befunde waren angiographisch bereits gestellt worden oder zumindest vermutet worden. Eindrucksvoll hingegen waren die diagnostischen Kriterien der Vaskulitiden sowie der Dilatationen und lokalen Lysen im Supraaortalbereich, die angiographisch zwar dargestellt werden können, jedoch angioskopisch in direkter Sicht eindrucksvoll zur Abbildung kamen.

U. E. ist die Angioskopie dann sinnvoll einsetzbar, wenn die Frage einer Dilatation, lokalen Lyse, Stentimplantation, Laserangioplastie oder einer Arterektomie ansteht, die durch das Angioskop nicht nur in ihrer Wirkung beobachtet, sondern auch gesteuert werden kann. Bedingt durch den hohen technischen Aufwand wird m. E. die Angioskopie im Supraaortalbereich sich jedoch nicht schnell durchsetzen können, da die apparativen Voraussetzungen bei fehlender Lichtstärke und ungelöster Frage der Blutleere noch nicht letztendlich hinreichend geklärt sind.

Die MR-Angiographie der oberen Extremität

Nach der Einführung der Magnetresonanz-Tomographie ist es technisch möglich geworden, sowohl selektiv als auch nicht-invasiv Gefäßstrukturen in beliebigen Körperregionen darzustellen. Durch die moderne MR-Technik kann der Gefäßbaum der untersuchten Region durch immer schnellere Datenaquisitionen teilweise zwei- und dreidimensional in variierten Projektionen rekonstruiert werden. Im Bereich der oberen Extremität gibt es seit längerem in konventionellen Techniken der Spin-Echosequenz die Möglichkeit der Darstellung von Supraaortalästen. Die MR-Angiographie ist somit am Goldstandard der Gefäßdiagnostik, d. h. der intraarteriellen digitalen Subtraktionsangiographie bzw. der Blattfilmangiographie zu messen. In jüngster Zeit hat sich die MR-Angiographie jedoch deutlich gewandelt und die Spin-Echosequenz konnte durch neue Datenverarbeitungen entscheidend verbessert werden. Die Darstellung von MR-Bildern der Gefäße ist die Summe eines Zusammenspiels von verschiedensten physikalischen Größen wie Blutflußgeschwindigkeit, laminare Strömung, Turbulenzen, Flußrichtung des Blutes, Protonendichte, Relaxationszeiten und ihre Visualisierung durch die Meßsequenzen. Bedingt durch die neuesten verfügbaren Techniken der „Time of flight"-Möglichkeit sowie der „Face-contrast"-Abbildung können auch dreidimensionale Bilder dargestellt werden. U. E. sind derzeit die Möglichkeiten beschränkt, auf die hervorragende Abbildbarkeit der Aorta, der Supraaortaläste, der hirnzuführenden Gefäße sowie der A. axillaris bis in den Bereich der proximalen A. brachialis. Distal der A. brachialis sind lediglich über Nachbearbeitungen von Datensätzen dreidimensionale Gefäßdarstellungen möglich, die bis dato sich jedoch arteriell und venös nicht eindeutig trennen lassen. Über einen Stenosegrad der Brachialarterien kann bis zum heutigen Tag keine suffiziente Aussage getroffen werden. Noch deutlicher ist die Ausbeute der Gefäße distal der A. radialis und ulnaris: Eine suffiziente Darstellung des Hohlhandbogens bzw. der Fingerendstromgebiete ist meßtechnisch bis jetzt noch ein Zufallsbefund und kann nicht mit angiographischen Standards mithalten. Insbesondere die Problematik der kurzstreckigen Gefäßverschlüsse, der Vasospasmen sowie der Kollateralisation distal des Hohlhandbogens, der Aa. metacarpeae, der Aa. digitales propriae oder des Rete distale ist kernspintomographisch nicht oder zumindest bis dato nicht lösbar. Selbst in den größeren Gefäßen stellen artefizielle intraluminale Signalauslöschungen sich dar, die von wahren Stenosen nicht abgrenzbar sind: Somit resultieren Bildfehler, die die Beurteilung von Stenosegraden erschweren. In einem hohen Prozentsatz wird MR-angiographisch der Stenosegrad überschätzt. Diese Fehlerrate aufgrund einer Dephasierung, einer sehr schnellen oder nicht konstanten Blutflußgeschwindigkeit sowie von fehlenden Feldhomogenitäten ist jedoch nicht der Endpunkt einer MR-angiographischen Entwicklung und dürfte sich in den nächsten Jahren verbessern, Die Stärken der MR-Angiographie werden in den Fällen deutlich, in denen grobe Gefäßbefunde zur Abklärung anstehen. Insbesondere können zur Übersichtsbeurteilung bei portaler Hypertension, Gefäßanomalien im Thoraxraum, schnell und nicht-invasiv magnetresonanztomographische Daten erfaßt werden. Vor allem die dreidimensionale Darstellung des Gefäßbaumes in variierten Projektionen erbringt bis vor wenigen Monaten nicht für möglich gehaltene Ergebnisse. Insbesondere können auch mit der MR-Angiographie gefäßumgebende Weichteilgewebestrukturen abgebildet werden, die ohne das Umlagern des Patienten oder durch aufwendigen Spulenwechsel getätigt werden können. Neueste Erfahrungen gibt es auf dem Gebiet der MR-Angiographie im Herzkranzgefäßbereich. Eine Anwendung für klinische Fragestellungen ist derzeit jedoch wegen des kleinen Gefäßkalibers, des wechselnden Gefäßverlaufes in verschiedene Richtungen des Raumes und insbesondere aufgrund der Pulsationsbewegungen des Herzmuskels sehr schwierig. Die Beurteilung der räumlichen Auflösung der Endstrombahngefäße liegt an der Grenze des bisher technisch Durchführbaren. Große Hoffnungen dürften in der Perfusionsuntersuchung der regionalen Durchblutung durch eine ultraschnelle Bildgebung (Turbo-Flash-Technik) erreicht werden, die die MR-Darstellung mit einer zeitlichen Auflösung von deutlich unter 1 Sekunde herstellen kann.

Insgesamt kann festgehalten werden, daß die Magnetresonanz-Angiographie ein neues Verfahren für die nicht invasive Gefäßdarstellung von unterschiedlichsten Körperregionen darstellt, deren Auflösung derzeit im Endstromgebiet jedoch nicht ausreicht, um eine suffiziente Diagnostik im Bereich der oberen Extremität zu gestatten. In Zusammenschau von MR-Angiographie und MR-Tomographie gelingt es, nicht nur Gefäße, sondern auch umgebende Weichteilstrukturen darzustellen, was insbesondere in Zukunft für die Abbildungsqualität bei einer Raynaud'schen Symptomatik von größter Wichtigkeit sein kann. Nach wie vor ist jedoch als subtile Diagnostik die konventionelle Röntgenangiographie die Methode der ersten Wahl. Eine Akzeptanz von dreidimensionalen Gefäßdarstellungen dürfte wachsen, da die plastische Darstellung von Gefäßen den Nichtradiologen vertrauter ist als einzelne Schichtaufnahmen. Die reine Meßzeit für die MR-Angiographie beträgt derzeit zwischen 8 und 30 min, wobei die dreidimensionale Gefäßrekonstruktion nur noch einen kleinen Teil der Zeit einnimmt. In neueren Arbeiten wird die MR-Angiographie mit einer intravenösen Gabe von Kontrastmittel kombiniert, um kleinere Gefäße unter 1,2 mm Durchmesser visualisieren zu können. Das Verfahren ist derzeit jedoch noch nicht in der Lage, Arterien und Venen eindeutig zu trennen. Falls es demnächst möglich sein wird, eine Quantifizierung des Blutflusses sowie der Geschwindigkeit und der Ermittlung von Blutflußmengen auch in kleinsten Gefäßräumen wie im Bereich der Hand zu dokumentieren, dürfte die MR-Angiographie einen weiteren Stellenwert bei der Beurteilung der Raynaud-Symptomatik erhalten.

Dilatation und Lyse

Die Dilatation der hirnversorgenden Arterien ist mit den Namen Mathias [319–322] und Kachel [242] verbunden, die in den Jahren 1983 bzw. 1988 die Katheterbehandlung von supraaortalen Stenosen und Verschlüssen erstmals durchführten und beschrieben. Seit dieser Zeit sind die Dilatationen der Supraaortaläste nicht hirnzuführender Arterien eine Selbstverständlichkeit für den interventionellen Radiologen, wobei die Literatur über die Dilatation der eigentlichen hirnzuführenden Gefäße noch nicht einheitlicher Meinung ist.
Ein wesentlicher Punkt der Überlegungen ist die Lage der Stenose, der Aspekt der Stenose, der Verschluß und dessen Länge sowie insbesondere der Bereich der abgehenden hirnzuführenden Gefäße im Vergleich mit den Oberarmgefäßen. U. E. kann eine supraaortale Dilatation und Lyse vom geübten Untersucher gefahrlos distal der abgehenden Hirngefäße durchgeführt werden. Es erfordert jedoch ein großes Geschick, bei arteriosklerotisch veränderten Gefäßabschnitten die Katheterlage so präzise zu positionieren, ohne die gefürchtete Komplikation einer Embolisation nach cranial zu provozieren. In der Literatur werden derzeit Erfolge bis zu 90% bei der Katheterdilatation angegeben, was sich auch mit den Ergebnissen unseres Patientengutes deckt. Nach unserer Erfahrung kann eine einfache, isolierte Stenose der A. subclavia in gleicher Weise aufgeweitet werden wie beispielsweise die weitaus häufigere Dilatation der Femoralis und Poplitea. Verschlüsse der A. subclavia bzw. der A. axillaris sind insgesamt aufgrund der langen Vorlaufstrecke des Katheters schwieriger zu passieren. Insofern haben wir in unserem eigenen Krankengut bei supraaortalen Verschlüssen eine technisch bedingte Nichtpassierbarkeit in ca. 30%. Von der Rekanalisation des Truncus brachiocephalicus oder der proximalen Aa. subclaviae haben wir aus den genannten Gründen der möglichen Embolisation Abstand genommen. In unserem

Patientengut sind die Dilatationen der A. carotis externa und interna in gleicher Weise nur speziellen Fällen vorbehalten, bei denen eine Operation aus verschiedenen Gründen nicht möglich ist und die aufgrund ihrer zerebralen Symptomatik mit dem Dilatationskatheter behandelt werden müssen.

Lokale Lysen: Die lokale Lyse der peripheren Gefäße der oberen Extremität wird in gleicher Weise durchgeführt und zeigt im Vergleich mit der Literatur gute Ergebnisse. Bei thrombotischen Verschlüssen distal der A. brachialis sollte der einfachste Weg der Direktpunktion der A. brachialis gewählt werden, die uns auch im Vergleich mit der angegebenen Literatur am komplikationsärmsten erschien. Die nachfolgende Dosierung kann in ähnlicher Weise erfolgen wie an der unteren Extremität, wobei die Verweildauer der Lysenadel bzw. des möglichst kleinen Lysekatheters um die Hälfte gegenüber der unteren Extremität verkürzt werden muß. Wir sahen mehrfach langstreckige, katheterbedingte Vasospasmen, die eine deutliche Blutflußverzögerung im distalen Unterarm zur Folge hatten. In unserem Krankengut waren in erster Linie die Erfolge mit Urokinase (100000 E/h) und Streptokinase (20000 E/h) zu verzeichnen, während die Erfolge mit rtPA anfänglich enttäuschend waren. Insgesamt ist die Inzidenz der Thrombose an der oberen Extremität deutlich geringer, so daß zum jetzigen Zeitpunkt noch keine definitive Aussage über die Wirksamkeit der verschiedenen Agenzien getroffen werden sollte. U. E. ist jedoch eine Heparinisierung, eine Urokinase-Therapie sowie eine zusätzliche Gabe von Tolazolin-Hydrochlorid und ggfs. PGE-Injektion i. v. der geeignete Weg, um eine vollständige Verschlußsituation im Hand- und Unterarmbereich therapeutisch angehen zu können. Alternativen stehen dazu nicht zur Verfügung, so daß eine derartige Therapie in jedem Fall indiziert ist.

Intravasale Therapie mit PGE

In unserem Patientengut besitzen wir noch relativ wenig Erfahrung mit dieser Therapie. Wir haben jedoch im Vergleich mit anderen Arbeitsgruppen ebenfalls positive Erfahrungen mit dieser Methode gemacht. Insbesondere im Bereich der Aa. digitales propriae hat sich eher klinisch, weniger radiologisch eine Verbesserung der Perfusion ergeben. Es scheint so zu sein, daß die feinen bis feinsten Kollateralen durch die intraarterielle PGE-Injektion reaktiviert werden können, die angiographisch nur partiell als wiedereröffnet darzustellen sind.

Literatur

1. Abbott, W. M., Maloney, R. D., McCabe, D. D., Lee, C. E., Wirthlin, L. S.: Arterial embolism: A 44 year perspective. Am. J. Surg. 143 (1982) 460–464
2. Abela, G. S., Seeger, J. M., Barbieri, E., Franzini, D., Fenech, A., Pepine, C. J., Conti, C. R.: Laser angioplasty with angioscopic guidance in humans. J. Am. Coll. Cardiol. 8 (1986) 184–192
3. Abrams, H. L.: Angiography. Little, Brown and Company, Boston 1961
4. Abu Rahma, A. F., Robinson, P. A., Boland, J. P., Umstot, R. K., Clubb, E. A., Grandia, R. A., Kennard, W., Bastug, D. F.: Complications of arteriography in a recent series of 707 cases: factors affecting outcome. Ann. Vasc. Surg. 7 (1993) 122–129
5. Adachi, B.: Das Arteriensystem der Japaner. Vol 1. Kenkyusha, Kyoto 1928
6. Ahn, S. S., Eton, D., Moore, W. S.: Endovascular surgery for peripheral arterial occlusion disease. Ann. Surg. 216 (1992) 3–16
7. Alexander, K., Wagner, H. H.: Die Gefäßschäden bei chronischer Polyarthritis. Dtsch. Med. J. 20 (1969) 318
8. Allen, E. V.: The peripheral arteries in Raynaud's disease: An arteriographic study of living subjects. Proc. Mayo Clin. 12 (1937) 187
9. Allen, E. V., Barker, N. W., Hines, E. A. jr: Peripheral Vascular diseases. 3. Aufl., W. B. Saunders, Philadelphia-London-Toronto 1962
10. Allen, E. V., Brown, G. E.: Raynaud's diseases. A critical review of minimal requisites of diagnosis. Am. J. Med. Sci. 183 (1932) 187–200
11. Almen, T.: Development of nonionic contrast media. Invest. Radiol. 20 (1985) 2–9
12. Amiel, M., Delaye, J., Rubet, A., Pinet, F.: L'artériotomie humérale intéret et indications actuelles dans l'exploration de la circulation gauche. Ann. Radiol. 14 (1971) 101–106
13. Andel van, G. J.: Percutaneous transluminal angioplasty. Excerpta Medica, Amsterdam-Oxford. American Elsevier Publ., New York 1976
14. Andrew, E., Dahlstrom, K., Sveen, K., Hivinden, G., Holager, T., Mowinckel, P., Renaa, T., Lanhind, S.: Intravascular studies with Iohexol. Eur. J. Radiol. 5 (1985) 58–76
15. Anger, P., Wenz, W.: Aus der Pionierzeit der Arteriographie. Radiologe 21 (1981) 65–71
16. Arenas, G. M.: Die Arteriographie bei peripheren Gefäßtraumen. Rev. Mex. Radiol. 25 (1971) 223–231
17. Arkin, A.: Totale Persistenz des rechten Aortenbogens im Röntgenbild. Wien. Arch. in. Med. 12 (1926) 385–416
18. Arlart, I. P.: Intraarterielle DSA und intravenöse digitale Subtraktionsphlebographie: Eine Alternative zur konventionellen Angiographie? Klinikarzt 14 (1985) 1279–1289
19. Arlart, I. P.: Digitale Subtraktionsangiographie der Hand. Imaging 56 (1989) 57–63
20. Arlart, I. P., Hamann, H.: Transvenöse DSA nach operativem Eingriff an den supraaortischen Ästen. RÖFO 142 (1985) 531–535
21. Arlart, I. P., Regel, E., Friedrich, J. M.: Venöse digitale Subtraktionsangiographie (DSA) in der Diagnostik arteriosklerotischer Erkrankungen der supraaortischen extrakraniellen Gefäße. Radiologe 24 (1984) 164–170

22. Asang, E., Mittelmeier, H.: Die systematisierte Endangiitis obliterans (Zugleich ein Beitrag zur Pathogenese der Arteriosclerose). Arch. Kreisl. 26 (1957) 143–148

23. Aulich, A., Schwartz, A.: Percutaneous transluminal angioscopy. A new imaging technique for diagnosis of extracranial arterial disease. Acta radiol. (Stockh.) Suppl. 369 (1986) 21–23

24. Backmund, H., Decker, K., Loy, W.: Photographische Subtraktion – eine radiologische Routinemethode. RÖFO 104 (1966) 408–411

25. Badylak, S. F., Voytic, S. L., Henkin, J., Burke, S., Sasahara, A. A., Simmons, A.: The beneficial effect of lys-plasminogen upon the thrombolytic efficacy of urokinase in a dog model of peripheral arterial thrombosis. Haemostasis 21 (1991) 278–285

26. Baert, A., Verstraete, M., Celen, R.: Intéret de l'artériographie dans les oblitérations aigues. J. belge Radiol. 50 (1967) 57–62

27. Baird, R. J., Lajos, T. Z.: Emboli to the arm. Am. Surg. 160 (1964) 905

28. Baker, G., Massel, T.: An exploratory study of personality factors in thrombangitis obliterans. Angiology 4 (1956) 319–330

29. Balas, P., Tripolitis, A. J., Kaklamanis, P., Mandalaki, T., Paracharalampons, N.: Raynaud's phenomen. Primary and secondary causes. Arch. Surg. 114 (1979) 1174–1177

30. Barnes, R. W., Hafermann, M. D., Petersen, J., Krugmire, R. B. jr, Strandness, D. E. jr: Noninvasive assessment of altered limb haemodynamics and complications of arterial catheterization. Radiology 107 (1973) 505–511

31. Barker, N. W.: The case for retention of the diagnostic category „thrombangiitis obliterans". Circulation 25 (1962) 1–12

32. Barker, N. W., Hines, E. A.: Arterial occlusion in the hands and fingers associated with repeated occupational trauma. Proc. Staff. Meet. Mayo Clin. 19 (1944) 345–349

33. Bauer, K. H.: Thorotrast und Krebsgefahr. Chirurg 15 (1943) 204–207

34. Beck, A.: Perkutane Angioskopie. Erste Erfahrungsberichte der PTA und der lokalen Lyse unter angioskopischen Bedingungen. Radiologe 27 (1987) 555–559

35. Beck, A.: Zur Frühgeschichte der Röntgendokumentation. Radiologe 28 (1988) 345–348

36. Beck, A.: Die Geschichte der Angiographie. Verlag der Schwarzwälder Chronik 1992

37. Beck, A., Blum, U.: Die Angioscopie der perkutanen transluminalen Angioplastie von Subclaviastenosen. Cor. Vas. 3 (1989) 87–93

38. Beck, A., Hufnagel, A., Mundinger, A., Vogel, Th., Bruker, G., Stengele, O.: Die perkutane transluminale Angioskopie: Eine neue Möglichkeit zur Kontrolle der intravasalen Verhältnisse nach Dilatationen, Rekanalisationen, lokalen Lysen und Stent-Implantationen. Kassenarzt 19 (1992) 36–44

39. Beck, A., Milic, S., Spagnoli, A. M., Mundinger, A., Blum, U.: The clinical value of percutaneous transluminal angioscopy. Angioscopical findings in primary vascular diagnosis and in interventional radiology. Clin. Ter. 131 (1989) 93–105

40. Beck, A., Ostheim-Dzerowycz, W., Grosser, G., Heiss, H. W.: Klinische und angiographische Langzeitergebnisse der perkutanen transluminalen Angioplastie und der lokalen Katheterlyse der supraaortalen, Becken- und Beingefäße. Cor. Vas. 2 (1988) 77–86

41. Beduhn, D.: Besondere Befunde bei der Brachialisangiographie. In: Angiographie und ihre Leistungen (Loose K. E., Hrsg.) Thieme, Stuttgart-New York 1968, S.22–25

42. Beduhn, D.: Angiographische Erfahrungen bei Verschlußkrankheiten der oberen Extremität, des Schultergürtels und des Aortenbogens. Folia angiol. 20 (1972) 221–225

43. Beduhn, D.: Röntgendiagnostik peripherer Durchblutungsstörungen. In: Gefäßerkrankung (Loogen F., Credner K., Hrsg.) G. Witzstrock GmbH, Baden-Baden-Brüssel 1974, S.127–133

44. Beduhn, D.: Der Wert der intraarteriellen digitalen Subtraktionsangiografie. Radiologe 26 (1986) 154–158

45. Beduhn, D., Berger; I.: Indikationen und Ergebnisse der Brachialisangiographie. Therapiewoche 20 (1970) 548–553

46. Beduhn, D., Hardt, P.: Extremitätenangiographie im Kindesalter. Fortschr. Med. 91 (1973) 976–981

47. Beduhn, D., Schüller, H. W.: Beitrag zur angiographischen Darstellung der oberen Extremität bei intermittierender Langzeit-Hämodialyse im Kindesalter. Radiologe 13 (1973) 417–421

48. Belch, J. J. F., Sturrock, R. D.: Raynaud's syndrome: Current trends. Br. J. of Reumatol. 22 (1983) 50–55

49. Benedict, K. T. jr, Chang, W., McCready, F. J.: The hypothenar hammer syndrome. Radiology 111 (1974) 57–60

50. Berberich, J., Hirsch, S.: Die röntgenographische Darstellung der Arterien und Venen am lebenden Menschen. Klin. Wschr. 49 (1923) 2226–2228

51. Bergamini, T. M.: Indications and uses of the noninvasive vascular laboratory: extremity or visceral arterial evaluation. J. Ky. Med. Assoc. 89 (1991) 220–226

52. Bergan, J. J., Conn, J. jr, Trippel, O.: Severe ischemia of the hand. Ann. Surg. 173 (1971) 301–307

53. Berger, A. C., Kleinert, J. M.: Noninvasive vascular studies: A comparison with arteriography and surgical findings in the upper extremity. J. Hand Surg. Br. 17A (1992) 206–210

54. Bernsmeier, A., Gottstein, U.: Periphere arterielle Gefäßstenosen und -verschlüsse. Internist 6 (1965) 207–216

55. Berridge, D. C., Gregson, R. H. S., Makin, G. S., Hopkinson, B. R.: Tissue plasminogen activator in peripheral arterial thrombolysis. Br. J. Surg. 77 (1990) 179–182

56. Berridge, D. C., Makin, G. S., Hopkinson, B. R.: Local low dose intra-arterial thrombolytic therapy: the risk of stroke or major haemorrhage. Br. J. Surg. 76 (1989) 1230–1233

57. Bettman, M. A.: The new contrast agents: a perspective. Cardiovasc. Intervent. Radiol. 9 (1986) 173–175

58. Beyer-Enke, S. A., Zeitler, E., Schneider, R.: Spätnebenwirkungen nach intravasaler Anwendung nichtionischer Röntgenkontrastmittel. Radiologe 32 (1992) 165–169

59. Bialostozky, L., Barragan, R., O'Farril, G.: Diagnostico radiologico della thromboangeitis obliterante. Arch. Inst. Cardiol. Méx. 41 (1971) 432–437

60. Bilderling von, P., Spannagl, M., Mietaschk, A., Iven, M., Schramm, W., Hess, H.: Die lokale, niedrig dosierte Thrombolyse mit rt-PA. VASA Suppl. 33 (1991) 132–133

61. Bleichröder, F.: Intraarterielle Therapie. Berl. Klin. Wschr. 49 (1912) 1503–1504

62. Blühbaum, Th., Frik, K., Kalkbrenner, H.: Eine neue Anwendungsart der Kolloide in der Röntgendiagnostik. RÖFO 37 (1928) 18–29

63. Bollinger, A., Butti, P.: Primäres und sekundäres Raynaud-Syndrom. Schweiz. med. Wschr. 106 (1976) 415–421

64. Bonte, F., Cecile, J.-P., Picard, J.-D.: Artériographie du membre supérieur et de la main. Ann. Radiol. 3 (1970) 5–88

65. Boos, C., Hohlbach, G., Reusche, E., Richter, P.: Stellenwert der intraoperativen Lysetherapie als adjuvante Maßnahme nach chirurgischer Spätembolektomie. Langenbecks Arch. Chir. Suppl. (1990) 435–436

66. Borges, A. A., Lin, C. C., Jabaji, G. J., Thomas, W. L.: Brachial artery stenosis secondary to ergotism and responsive to nifedipine. Postgrad. Med. 80 (1986) 263–265

67. Borgini, L., Almgren, C. C.: Peripheral vascular angioscopy. Performance, equipment, technique. AORN J. 52 (1990) 545–550

68. Bosniak, M. A.: An analysis of some anatomic-roentgenologic aspects of the brachiocephalic vessels. AJR 91 (1964) 1222–1231

69. Bouhoutsos, J., Morris, T., Martin, P.: Unilateral Raynaud's phenomenon in the hand and its significance. Surgery 82 (1977) 547–551

70. Braband, H., Ciarkowski, J., Groth, W.: Klinische Prüfung zweier neuer Röntgenkontrastmittel zur Urographie und Angiographie. Röntgenpraxis 27 (1974) 201–209

71. Brasch, R. C.: Allergic reactions to contrast media: accumulated evidence. AJR 134 (1980) 797–801

72. Brody, W. R., Macovski, A., Pelc, N. J., Lehmann, L., Joseph, R. A., Edelheit, L. S.: Intravenous arteriography using scanned projection radiography. Radiology 141 (1981) 509–514

73. Brooks, B.: Intra-arterial injection of sodium iodid. JAMA 82 (1924) 1016–1019

74. Browse, D. J., Barr, H., Torrie, E. P., Galland, R. B.: Limitations to the widespread usage of low-dose intra-arterial thrombolysis. Eur. J. Vasc. Surg. 5 (1991) 445–449

75. Buckley, A., Southwood, T., Culham, G., Nadel, H., Malleson, P., Petty, R.: The role of ultrasound in evaluation of Takayasu's arteritis. J. Rheumatol. 18 (1991) 1073–1080

76. Bürkle, G., Bürkle, H.: Zum Stellenwert der lokalen, niedrig dosierten Kurzzeit-Fibrinolyse im Behandlungskonzept der arteriellen Verschlußkrankheit. RÖFO 155 (1991) 393–404

77. Bürsch, J. H., Hahne, H.-J., Brennecke, R., Heintzen, P. H.: Digitale Funktionsangiographie. Radiologe 23 (1983) 202–207

78. Buri, P.: Chronisch-mechanische Schlagaderschäden als Emboliequelle der oberen Extremität. VASA 2 (1973) 45–50

79. Butsch, J. L., Janes, J. M.: Injuries of the superficial palmar. Arch. J. Trauma 3 (1963) 540

80. Butti, P.: Akrale Arterienverschlüsse der oberen Extremitäten. Schweiz. Rundschau Med. (PRAXIS) 62 (1973) 1599–1604

81. Calenoff, L.: Angiography of the hand: guidelines for interpretation. Radiology 102 (1972) 331–335

82. Caldas, J. P.: Artériographies en série avec l'appareil radio-carrousel. J. de Radiologie et d'Electrologie 18 (1934) 34–39

83. Capek, P., Holcroft, J.: Traumatic ischemia of the hand in a tennis player: successful treatment with urokinase. J. Vasc. Interv. Radiol. 4 (1993) 279–281

84. Carlier, C., Foucart, H., Baudrillard, J. C., Cecile, J. P.: Angioscopie percutanée diagnostique. Les lesions elementaires. J. Mal. Vasc. 18 (1993) 51–53

85. Carnett, J. B., Greenbaum, S. S.: Sichtbarmachung der Blutgefäße. JAMA 89 (1927) 2039, Referat in: RÖFO 37 (1928) 510

86. Carol, E. J., Tordoir, J. M. H., Buth, J.: Arteriele stoornissen in de hand bij gebruik van de hypothenar als hammer. Ned. T. Geneesk. 125 (1981) 1444–1450

87. Carpentier, P., Franco, A.: Capillaroscopie et phenomen de Raynaud. J. Mal. Vasc. 9 (1984) 23–28

88. Carson, R. A.: Digital artery thrombosis and vasculitis in juvenile rheumatoid arthritis. Canadian Med. Assoc. J. 109 (1973) 384–386

89. Cascade, P. N., Kastan, D. J.: Monitoring and evaluating the quality and appropriateness of angiographic/interventional radiologic procedures. Radiology 174 (1990) 926–928

90. Cen, M.: Pharmakoangiographie bei Durchblutungsstörungen der Extremitäten. In: Kongr. Dtsch./Österr. Rö.-Ges. Wien 1973 (Breit A., Hrsg.), Thieme, Stuttgart-New York 1974, S.227

91. Champion, H. R., Gill, W.: Arterial embolus to the upper limb. Br. J. Surg. 60 (1973) 505–508

92. Chaudakshetrin, P., Kumar, V. P., Satku, K., Pho, R. W. H.: The arteriovenous pattern of the distal digital segment. J. Hand Surg. Br. 13 B (1988) 164

93. Chermet, J.: Pharmaco-angiographie des artères des membres. Ann. Radiol. 17 (1974) 691–706

94. Cheu, H. W., Mills, J. L.: Digital artery embolization as a result of fibromuscular dysplasia of the brachial artery. J. Vasc. Surg. 14 (1991) 225–228

95. Chevalier, J. M., Gayral, M., Reigner, B., Enon, B., Lescalie, F.: L'angioscopie en pathologie vasculaire périphérique. Arch. Mal. Coeur 84 (1991) 1705–1709

96. Chiavacci, W. E., Bucciarelli, R. L., Victoria, B. E.: Aneurysm of the subclavian artery: Complications of retrograde brachial Artery Catheterization. Cathet. Cardiovasc. Diagn. 2 (1976) 93–106

97. Coffman, J. D.: The attenuation by reserpine or guanethidine of the cutaneous vasoconstriction caused by tobacco smoking. Am. Heart J. 74 (1967) 229–234

98. Coleman, S. S., Anson, B. J.: Arterial patterns in the hand based upon a study of 650 specimens. Surg. Gynec. Obstet. 113 (1961) 409–424

99. Conn, J. jr, Bergan, J. J., Bell, J. L.: Hypothenar hammer syndrome: Posttraumatic digital ischemia. Surgery 68 (1970) 1122–1128

100. Cortis, B. S., Hussein, H., Khandekar, C. S., Principe, J., Tkaczuk, R. N.: Angioscopy in vivo. Cathet. Cardiovasc. Diagn. 10 (1984) 493–500

101. Cranley, J. J., Krause, R. J., Strasser, E. S., Hafner, C. D., Fogarty, T. J.: Peripheral arterial embolism: changing concepts. Surgery 56 (1964) 55–57

102. Creutzig, A., Caspary, L., Majewski, A., Wagner, H. H., Alexander, K.: Prostaglandin E1 als Diagnostikum bei der Handarteriographie von Patienten mit sekundärem Raynaud-Syndrom. VASA Suppl. 20 (1987) 182–183

103. Crummy, A. B., Stieghorst, M. F., Turski, P. A., Strother, C. M., Liebermann, R. P., Sackett, J. F., Turnipseed, W. D., Detmer, D. E., Mistretta, C. A.: Digital subtraction angiography: Current status and use of intraarterial injection. Radiology 145 (1982) 303–307

104. Crummy, A. B., Strother, C. M., Lieberman, R. P., Stieghorst, M. F., Sackett, J. F., Wojtowycz, M. M., Kruger, R. A., Turnipseed, W. D., Ergun, D. L., Shaw, C.-G., Mistretta, C. A., Ruzicka, F. F. jr: Digital video subtraction angiography for evaluation of peripheral vascular disease. Radiology 141 (1981) 33–37

105. Cumberland, D. C., Sanborn, T. A., Taylor, D. I., Moore, D. J., Welsh, C. L., Greenfield, A. J., Gruben, J. K., Ryan, T. J.: Percutaneous laser thermal angioplasty: initial clinical results with a laser probe in total peripheral artery occlusions. Lancet (1986) 1457–1459

106. Dabich, L., Bokkstein, J. J., Zweifler, A., Zarafontis, C. J. D.: Digital arteries in patients with scleroderma. Arch. Intern. Med. 130 (1972) 708–714

107. Dale, W. A., Lewis, M. R.: Management of ischemia of the hand and fingers. Surgery 67 (1970) 62–79

108. Daley, R., Hattingley, T. W., Holt, C. L., Blend, E. F., Whit, P. D.: Acute arterial embolism. Am. Heart J. 42 (1951) 566–570

109. Dalman, R. L., Taylor, L. M. jr, Porter, J. M.: Will interventional angiology replace vascular surgery? Acta Chir. Scand. Suppl. 555 (1990) 25–35

110. Davis, C. P., Hoffman, J. C. jr: Work in progress. Intra-arterial digital subtraction angiography: Evaluation in 150 patients. Radiology 148 (1983) 9–15

111. Dawson, P., Howell, M.: The non-ionic dimers: a new class of contrast agents. Br. J. Radiol. 59 (1986) 987–991

112. Deininger, H. K.: Die aktuelle Situation der radiologischen Gefäßdiagnostik. Radiologe 32 (1992) 139–148

113. Deininger, H. K., Franzen, G.: Kreislauf- und Nebenwirkungen nicht-ionischer Kontrastmittel in der Arteriographie. Radiologe 23 (1983) 327–333

114. Demel, R.: Diagnostische Bedeutung und therapeutische Erfolge der Kontrastfüllung peripherer Arterien. RÖFO 49 (1934) 299–330

115. De Reus, H. D., Vink, M.: The diagnosis and surgical treatment of peripheral obliterating arterial diseases. Arch. Chir. Neerlandicum 7 (1955) 105–123

116. Desilets, D. T., Hoffman, R.: A new method of percutaneous catheterization. Radiology 85 (1965) 147–148

117. De Takats, G., Fowler, E. F.: Raynaud's phenomenon. JAMA 179 (1962) 99–106

118. Diamond, A. B., Chien-Hsing Meng, Wolanske, Ann. C., Freeman, L. M.: Radionuclide demonstration of traumatic arterial injury. Radiology 109 (1973) 623–626

119. Diehm, C., Amendt, K.: Das Buerger-Syndrom (Thrombangiitis obliterans). Dtsch. Ärztebl. 90 (1993) 2776–2784 [Heft 42]
120. Dimtza, A., Jäger, W.: Arterielle Obliterationen der unteren Extremitäten bei der Arteriosklerose und bei der Endangiitis obliterans.RÖFO 60 (1939) 65–68
121. Dos Santos, R.: Artériographie des membres et de l'aorte abdominale. Masson, Paris 1931
122. Dotter, C. T.: Transluminal angioplasty: a long view. Radiology 135 (1980) 561–564
123. Dotter, C. T., Judkins, M. P.: Transluminal treatment of arteriosclerotic obstruction: description of a new technic and a preliminary report of its application. Circulation 30 (1964) 654–660
124. Dotter, C. T., Judkins, M. P., Rösch, J.: Nichtoperative, transluminale Behandlung der arteriosklerotischen Verschlußaffektionen. RÖFO 109 (1968) 125–133
125. Dotter, C. T., Rösch, J., Seaman, A. J.: Selective clot lysis with low-dose streptokinase. Radiology 111 (1974) 31–37
126. Dubreuil-Chambardel, L.: Traité des variations du système artériel. Masson et Cié, Paris 1926
127. Dumazer, R., Bompard, A., Villard, F., Delafont, O., Bru, J. P., Bazin, M.: Die periphere Arteriographie unter allgemeiner Kurznarkose mit Propanidid. Zbl. ges. Radiol. 102 (1972) 252–257
128. Dunant, J. H., Edwards, W. S.: Verschlüsse kleiner peripherer Arterien und Venen nach akutem arteriellem Verschluß. VASA 2 (1973) 127–131
129. Duncan, A. M.: Angiographic abnormalities in combined myositis ossificans and digital ischemia of the hand. Acta radiol. Diagn. 15 (1974) 152–158
130. Earnshaw, J. J., Gregson, R. H. S., Makin, G. S., Hopkinson, B. R.: Acute peripheral arterial ischemia: a prospective evaluation of differential management with surgery or thrombolysis. Ann. Vasc. Surg. 3 (1989) 374–379
131. Edwards, E. A.: Organization of the small arteries of the hand and digits. Am. J. Surg. 99 (1960) 837–848
132. Edwards, J. M., Antonius, J. I., Porter, J. M.: Critical hand ischemia caused by forearm fibromuscular dysplasia. J. Vasc. Surg. 2 (1985) 459–463
133. Eguro, H., Goldner, J. L.: Bilateral thrombosis of the ulnar arteries in the hands. Plast. Reconstr. Surg. 52 (1973) 573–578
134. Ekelund, L., Gerlock, J.: Arteriography of the hand. Rev. S. Am. Rad. 2 (1977) 233–237
135. Enge, I., Aakhus, T., Evensen, A.: Angiography in vascular injuries of the extremities. Acta radiol. Diagn. 16 (1975) 193–199
136. Ennker, J., Gross, C. M., Biamino, G., Hetzer, R.: First clinical experiences with a new angioscopic system for diagnosing peripheral vascular changes. Thorac. Cardiovasc. Surg. 40 (1992) 33–37
137. Eriksson, U., Helmius, G., Hemmingsson, A.: On the use of bradykinin in arteriography of the arm. Australasion Radiology 18 (1974) 345–349
138. Erlandson, E. E., Forrest, M. E., Shields, J. J., Cho, K. J., Zelenock, G. B., Cronenwett, J. L., Whitehouse, W. M., Lindenauer, S. M., Stanley, J. C.: Discriminant arteriographic criteria in the management of forearm and hand ischemia. Surgery 90 (1981) 1025–1036
139. Ernst, E.: Raynaud–Phänomen. Münch. med. Wschr. 123 (1981) 1265–1268
140. Esfahani, F., Rooholamini, S. A., Azadeh, B., Daneshbod, K.: Arterial fibrodysplasia: a regional cause of peripheral occlusive vascular disease. Angiology 40 (1989) 108–113
141. Euler, H. E.: Möglichkeiten der Kontrastdarstellung des Aortenbogens. Klin. Wschr. 28 (1950) 207
142. Falappa, P., Rossi, M., Cotroneo, A. R., Danza, F. M., Baici, R. F.: B 15000: a nonionic contrast medium in peripheral angiography. In: Contrast media in radiology. Springer, Berlin-Heidelberg-New York 1982, S. 279
143. Farinas, P. L.: A new technique for the arteriographic examination of the abdominal aorta and its branches. AJR 46 (1941) 641

144. Ferris, E. K., Ledor, K., Ben-Avi, D. D., Baker, M. L., Robbins, K. V., McCowan, T. C., Sharma, B.: Percutaneous angioscopy. Radiology 157 (1985) 319–322

145. Fiegel, A., Nadjmi, M.: Variationen der Arterien und ihre topometrischen Verhältnisse im retrograden Brachialisangiogramm. Röntgenbl. 24 (1971) 73–90

146. Fischer, H. W.: Viscosity, solubility and toxicity in the choice of an angiographic contrast medium. Angiology 16 (1965) 759–766

147. Fischer, P., Schultz, E.: Zum Auflösungsvermögen der digitalen Videosubtraktionsangiographie (DVSA). RÖFO 138 (1983) 45–49

148. Fogarty, T. J., Crauley, J. J., Krausse, R. J., Strasser, E. S., Hafner, C. D.: A method for extraction of arterial emboli and thrombi. Surg. Gynecol. Obstet. 116 (1963) 241–244

149. Fontaine, R., Walter, P., Kin, M., Kieny, R.: Enseignement de l'artériographie. J. Radiol. Electrol. 36 (1955) 398–400

150. Forssmann, W.: Über Kontrastdarstellung der Höhlen des lebenden rechten Herzens und der Lungenschlagader. Münch. med. Wschr. 78 (1931) 489–492

151. Foucart, H., Baudrillard, J. C., Carlier, C., Cecile, J. P.: Angioscopie interventionelle. J. Mal. Vasc. 18 (1993) 54–60

152. Fowkes, F. G., Housley, E., Cawood, E. H., Macintyre, C. C., Ruckley, C. V., Prescott, R. J.: Edinburgh Artery Study: prevalence of asymptomatic and symptomatic peripheral arterial disease in the general population. Int. J. Epidemiol. 20 (1991) 384–392

153. Freedman, R. R., Moten, M., Migaly, P., Mayes, M.: Cold-induced potentiation of alpha 2-adrenergic vasoconstriction in primar Raynaud's disease. Arthritis Rheum. 36 (1993) 685–690

154. Friedmann, G., Wenz, W., Ebel, K.-D., Bücheler, E.: Dringliche Röntgendiagnostik. Traumatologie und akute Erkrankungen. Thieme, Stuttgart-New York 1974

155. Fuhrmann, T. M., Pippin, W. D., Talmage, L. A., Reilley, T. E.: Evaluation of collateral circulation of the hand. J. Clin. Monit. 8 (1992) 28–32

156. Fuss, F. K., Choueki-Guttenbrunner, K., Podesser, B., Franz, P.: Eine Regel betreffend den Ursprung der Äste der Arteria axillaris. Anat. Anz. 173 (1991) 275–278

157. Gamroth, A. H., Schad, L. R., Betsch, B.: Techniken und derzeitige Indikationen der MR-Angiographie. Radiologe 32 (1992) 158–164

158. Garcia, A. T.: Laser-assisted angioplasty: an intervention and backup system for catheterization laboratories conducting angioplasty. Tex. Med. 88 (1992) 70–71

159. Ghosn, P., Rabbat, A.: Angioscopie en chirurgie vasculaire périphérique. Ann. Chir. 46 (1992) 810–813

160. Giargiana, F. A., Siegel, M. E., James, A. E., Rhodes, B. A., Wagner, H. N. jr, White, R. I. jr: A preliminary report on the complementory roles of arteriography and perfusion scanning in assessment of peripheral vascular disease. Radiology 108 (1973) 619–627

161. Gifford, R. W. jr, Hines, E. A.: Raynaud's disease among women and girls. Circulation 16 (1957) 1012–1021

162. Ginsburg, R., Wexler, L., Mitchell, R. S., Profitt, D.: Percutaneous transluminal laser angioplasty for treatment of peripheral vascular disease: clinical experience with 16 patients. Radiology 156 (1985) 619–624

163. Gmelin, E.: Digitale Subtraktionsangiographie: Technik, Indikation, Ergebnisse. Habilitationsschrift, Lübeck 1985

164. Gmelin, E., Arlart, I. P.: Digitale Subtraktionsangiographie. Thieme, Stuttgart-New York 1987

165. Göbbeler, TH., Löhr, E., Fiebach, O.: Das pathologische Gefäßbild der Handarterien. RÖFO 120 (1974) 440–446

166. Göbbeler, Th., Tackmann, W.: Angiographische, neurographische und elektromyographische Untersuchungen an den Extremitäten bei peripheren Durchblutungsstörungen. In: Kongr. Deutsch./Österr. Rö.-Ges. Wien 1973 (Breit A. et al., Hrsg.) Thieme, Stuttgart-New York 1974

167. Goerttler, U., Spillner, G., Schlosser, V.: Über die Notwendigkeit der Arteriographie bei der akuten Extremitätenischämie und nach ihrer operativen Behebung. RÖFO 119 (1973) 311–315

168. Goerttler, U., Voigt, K., Spillner, G.: Aneurysma spurium als Traumafolge an Extremitätenarterien im Arteriogramm. Ann. Radiol. 17 (1974) 17–21

169. Gollmann G.: Zur Technik der Angiographie mittels Katheter. RÖFO 89 (1958) 281–284

170. Gospos, C., Freudenberg, N., Stephan, A.: Wirkung von Diatrizoat auf das Aortenendothel von Ratten. RÖFO 133 (1980) 84–86

171. Gouet, O., Hautefort, E., Iselin, F.: Ischémie aigue des doigts. Ann. Chir. Main 8 (1989) 352–355

172. Grainger, R. G.: Formulation and clinical introduction of low osmolality contrast media. Radiologe 21 (1981) 261–267

173. Graor, R. A., Risius, B., Denny, K. M., Young, J. R., Beven, E. G., Hertzer, N. R., Ruschhaupt, W. F., O'Hara, P. J., Geisinger, M. A., Zelch, M. G.. Local thrombolysis in the treatment of thrombosed arteries, bypass grafts and arteriovenous fistulas. J. Vasc. Surg. 2 (1985) 406–414

174. Gray, D. J.: Some variations appearing in the disecting room. Stanford M. Bull. 3 (1945) 120–127

175. Green, D. P.: True and false aneurysms in the hand. J. Bone Joint Surg. 55A (1973) 120–128

176. Greenstone, S. M., Shore, J. M., Heringman, E. C., Massell, T. B.: Arterial endoscopy (Arterioscopy). Arch. Surg. 93 (1966) 811–812

177. Gremmel, H., Schulte-Brinkmann, W., Becher, R.: Arterielle Kontrastmitteldarstellung pathologischer Prozesse an den oberen Extremitäten. RÖFO 112 (1970) 709–730

178. Gross-Fengels, W., Steinbrich, W., Erasmi, H., Neufang, K. F., Lanfermann, H., Zanella, F. E.: Die perkutane transluminale Angioplastie (PTA) der Arteria subclavia: Technik, Ergebnisse, Risiken. Röntgenbl. 43 (1990) 203–212

179. Grote, R., Freyschmidt, J., Walterbusch, G.: Die perkutane transluminale Angioplastie (PTA) von proximalen Subclaviastenosen. RÖFO 138 (1983) 660–664

180. Grüntzig, A., Hopff, H.: Perkutane Rekanalisation chronischer arterieller Verschlüsse mit einem neuen Dilatationskatheter. DMW 99 (1974) 2502–2505

181. Grundfest, W. S., Litvack, F., Hickey, A., Doyle, L., Glick, D., Lee, M., Chaux, A., Treiman, R., Cohen, L., Foran, R., et al.: The current status of angioscopy and laser angioplasty. J. Vasc. Surg. 5 (1987) 667–673

182. Guerra, R., Agolini, G., Cavallini, G. M.: Variazione del tempo di circolo braccio-retina nelle vasculopatie trattate con Mesoglicano. Minerva Med. 77 (1986) 1937–1942

183. Gugulakis, A. G., Gaitzsch, A.: Vascular endoscopy-angioscopy: current indications. A review of the literature. VASA 20 (1991) 199–206

184. Guthaner, D. F., Schmitz, L.: Percutaneous transluminal angioplasty of radiation induced arterial stenoses. Radiology 144 (1982) 77–78

185. Guthaner, D. F., Silverman, J. F., Hayden, G., Wexler, L.: Intraarterial analgesia in peripheral arteriography. AJR 128 (1977) 737

186. Hadidi, A. T., Kaddah, N. T., Zaki, M. S., Sami, A., Aal, N. A.: Congenital malformations of the hand. J. Hand Surg. Br. 15B (1990) 171–180

187. Häusler, R., Nachbuhr, B., Bucher, H. W., Senn, A., Siegenthaler, P.: Chronische arterielle Durchblutungsstörungen der Gliedmaßen bei Jugendlichen. Folia angiol. 24 (1976) 137–152

188. Hagen, B., Clauss, W.: Kontrastmittel und Schmerz bei der peripheren Arteriographie. Radiologe 22 (1982) 470–475

189. Hagen, B., Lohse, S.: Clinical and radiologic aspects of Buerger's disease. Cardiovasc. Intervent. Radiol. 7 (1984) 283–293

190. Haimovici, H.: Peripheral arterial embolism: Study of 330 unselected cases of embolism of extremities. Angiology 1 (1950) 20–36

191. Haller von, A.: Incones anatomicae. Fasciculus VI. Gottingae: A. Vandenhoek 1753
192. Halperin, J. L.: Peripheral vascular disease: medical evaluation and treatment. Geriatrics. 42 (1987) 47–61
193. Hanafee, W. N., Fletcher, E. W. L., Gartland, J. P., Grollman, J. H., Lecky, J. W., Rösch, J., Steckel, R. J., Wilson, G. H.: Selective Angiographie. Williams and Wilkins, Baltimore 1972
194. Hansgen, K., Podhaisky, H., Sternitzky, R., Preuss, E. G.: Einfluß von Glyceroltrinitrat auf den Fingerarteriendruck. Z. Gesamte Inn. Med. 45 (1990) 422–424
195. Harder, Th., Herter, M., Köster, O., Ludwig, M., Klinkner, J.: Digitale Subtraktionsangiographie der Hand. RÖFO 151 (1989) 82–88
196. Harder, TH., Lackner, K., Franken, Th.: Digitale Subtraktionsangiographie (DSA) der oberen Extremität. RÖFO 139 (1983) 609–615
197. Haschek, E., Lindenthal, O. T.: Ein Beitrag zur praktischen Verwertung der Photographie nach Röntgen. Wien. klin. Wschr. 9 (1896) 63–64
198. Hasse, H. M.: Die Angiographie. In: Angiologie (Ratschow M., Hrsg.) Thieme, Stuttgart-New York 1959
199. Hasse, H. M.: Chronisch arterielle Verschlußkrankheiten der Extremitätenarterien. In: Angiologie (Heberer G. et al.) Thieme, Stuttgart-New York 1974
200. Hasse, J., Pusterla, C., Cloeren, S., Gigon, J. P.: Angiographische Untersuchungen nach Dauerkanülierung der Arteria radialis. Schweiz. med. Wschr. 101 (1971) 1057–1061
201. Hawkins, I. F. jr, Hudson, T.: Priscoline in bone and soft-tissue angiography. Radiology 110 (1974) 541–546
202. Hayt, D. B., Perez, L. A., Blatt, C. J., Robinson, S. H.: Tandem film changers for peripheral angiography. AJR 119 (1973) 586–589
203. Heidrich, H.: Primäres und sekundäres Raynaud-Syndrom. Definition, Ätiologie, Pathophysiologie, Klinik und Therapie. Dtsch. Med. J. 23 (1972) 375–379
204. Heidrich, H.: Das Raynaud-Syndrom. Dtsch. Ärzteblatt 90 (1993) A 3296–3304 [Heft 49]
205. Hellstrom, B.: Vibration injuries in norwegian forest workers. Br. J. Ind. Med. 29 (1972) 255
206. Herfkens, R. J., Higgins, C. B., Hricak, H., Lipton, M. J., Crooks, L. E., Sheldon, P. E., Kaufman, L.: Nuclear magnetic resonance imaging of atherosclerotic disease. Radiology 148 (1983) 161–166
207. Hess, H.: Zur Entwicklung der thrombolytischen Behandlung des peripheren arteriellen Verschlusses. VASA 15 (1986) 324–327
208. Hess, H.: Lokale Lyse bei peripheren arteriellen Verschlüssen. Herz 14 (1989) 12–21
209. Hess, H., Mietaschk, A., Becker-Lienau, C.: Fibrinolyse mit rt-PA bei peripheren arteriellen Verschlüssen. Klin. Wschr. 66 (1988) 135–135
210. Hess, H., Mietaschk, A., Brückl, R.: Peripheral arterial occlusions: a 6-year experience with local low-dose thrombolytic therapy. Radiology 163 (1987) 753–758
211. Hess, H., Mietaschk, A., Ingrisch, H.: Niedrig dosierte thrombolytische Therapie zur Wiederherstellung der Strombahn bei arteriellen Verschlüssen. DMW 105 (1980) 787–791
212. Hess, H., Mietaschk, A., Ingrisch, H.: Kombination der perkutanen transluminalen Angioplastie mit lokaler Thrombolyse. VASA 11 (1982) 282–286
213. Hessel, S. J., Adams, D. F., Abrams, H. L.: Complications of angiography. Radiology 138 (1981) 273–281
214. Hettler, M.: Angiographische Probleme und Möglichkeiten. RÖFO 92 (1960) 198–205
215. Higgins, C. B., Hayden, W. G.: Palmar arteriography in acronecrosis. Radiology 119 (1976) 85–90
216. Hirai, M., Shionya, S.: Arterial obstruction of the upper limb in Buerger's disease: its incidence and primary lesion. Br. J. Surg. 66 (1979) 124–128
217. Hishida, Y.: Peripheral arteriography using reactive hyperemia. Jap. Circ. J. 27 (1963) 349–358

218. Hodkinson, D. J., Tracy, G. D.: Upper limb emboli: A reappraisal. Aust. N. Z. J. Surg. 45 (1975) 139–143

219. Holling, H. E.: Digital ischemia. In: Peripheral vascular disease: diagnosis and management. (Lipincott J. B.) Philadelphia, 1972, S.137–161

220. Hombach, V., Höher, M., Arnold, G., Osypka, P., Kochs, M., Eggeling, T., Höpp, H. W., Hirche, H., Hilger, H. H.: Die Hochfrequenzangioplastie – eine neue Methode zur Rekanalisation verschlossener arterieller Gefäße. Cor. Vas. 2 (1987) 67–73

221. Horenstein, R., Lundh, A., Sjögren, S. E.: The subtraction method. Acta radiol. Diagn. 2 (1964) 264–274

222. Horvath, F., Sztankay, Cs., Kakossy, T.: Angiographische Untersuchungen vibrationsbedingter Gefäßveränderungen. RÖFO 113 (1970) 164–169

223. Horvath, L., Illes, I., Fendler, K., Herzfeld, I.: Pharmaceutical therapy as a major part of transluminal angioplasty. Ann. Radiol. 25 (1982) 489–490

224. Hülse, R., Habighorst, L. V., Buchwald, W.: Thermographie und Angiographie bei arteriellen und venösen Verschlußkrankheiten. RÖFO 115 (1971) 147–156

225. Huffstadt, A. J. C., Bröker, F. H. L.: Arterial patterns in the hand and pollicisation. Handchir. 10 (1978) 31–35

226. Inada, K., Katsumura, T.: The entity of Buerger's disease. Angiology 23 (1972) 668–682

227. Inoue, G.: An angiographic study of congenital hand anomalies. Nippon Seigeigeka Gakkai Zasshi 55 (1981) 183–197

228. Inoue, G., Miura, T.: Arteriographic findings in radial and ulnar deficiences. J. Hand Surg. Br. 16 (1991) 409–412

229. Ishimoto, R., Kikuchi, K., Ura, N., Tsuchihashi, K., Kuroda, S., Goto, M., Fujisawa, J., Iimura, O.: A case of Buerger's disease solitary involved in the left subclavian and axillary artery. Kokyu. To. Junkan. 41 (1993) 475–479

230. Jackson, J. I., Nishimura, D. G., Macovski, A.: Twisting radial lines with application to robust magnetic resonance imaging of irregular flow. Magn. Reson. Med. 25 (1992) 128–139

231. Jakobs, J. B., Hanafee, W. N.: The use of Priscoline in peripheral arteriography. Radiology 88 (1967) 957–960

232. Janevski, B. K.: Angiography of the upper extremity. In: Pain in shoulder and arm. (Greep et al., Ed.) Martinus Nijhoff, The Hague-Boston-London 1979, 3: S.25–48

233. Janevski, B. K.: Angiography of the upper extremity. Martinus Nijhoff, The Hague-Boston-London 1982

234. Janevski, B. K.: Arteries of the hand in patients with scleroderma. Diagn. Imag. clin. Med. 55 (1986) 262–265

235. Jaschtschinski, S. N.: Morphologie und Topographie des arcus volaris sublimis und profundus. Anat. Hefte 7 (1897) 163–188

236. Jenss, H., Krause, FR.-J.: Die intravenöse Subtraktionsangiographie (ISA) als Kontrolluntersuchung nach Gefäßeingriffen. Radiologe 24 (1984) 177–181

237. Johnson, A. J., McCarthy, W. R.: The lysis of artificially induced intravascular clots in man by intravenous infusion of streptokinase. J. Clin. Invest. 38 (1959) 1627–1643

238. Johnson, C. C., Dewhurst, T. H., Vracko, R., Auth, D. C., Ritchie, J. L.: Thrombolysis by rotational thrombectomy followed by tissue plasminogen activator: evaluation by angioscopy. Cathet. Cardiovasc. Diagn. 24 (1991) 214–220

239. Johnston, E. N. M.: Prognosis in Raynaud's phenomenon after sympathectomy. Br. Med. J. 1 (1965) 962

240. Judmaier, F.: Sauerstoffbehandlung peripherer Zirkulationsstörungen. Münch. med. Wschr. 29 (1951) 1438–1441

241. Kaba, A., Schoofs, M., Leps, P., Verlet, E., Gstach, J. H., Mathevon, H.: Conduite à tenir devant une ischémie digitale. Ann. Chir. Main 10 (1991) 364–372

242. Kachel, R., Basche, S.: Kombination von lokaler intraarterieller Thrombolyse und perkutaner transluminaler Angioplastik einer poststenotischen Subclaviathrombose. RÖFO 149 (1988) 328–329

243. Kadir, S.: Diagnostische Angiographie. Thieme, Stuttgart-New York 1991

244. Kadir, S., Athanasoulis, C. A.: Peripheral vasospastic disorders: management with intraarterial infusion of vasodilatory drugs. In: Interventional radiology (Athanasoulis C. A. et al., Hrsg.) W. B. Saunders Verlag, Philadelphia-London-Toronto 1982

245. Kahn, P. C., Callow, A. D.: Selective vasodilatation as an aid to angiography. AJR 94 (1965) 213–220

246. Kaltenbach, M., Vallbracht, C.: Rotationsangioplastik – Ein neues Verfahren. Fortschr. Med. 105 (1987) 412–414

247. Kandarpa, K., Drinker, P. A., Singer, S. J., Caramore, D.: Forceful pulsatile local infusion of enzyme accelerates thrombolysis: in vivo evaluation of a new delivery system. Radiology 168 (1988) 739–744

248. Kanshepolsky, J., Danielson, H., Flynn, R. E.: Iatrogenic arteriovenous fistula after retrograde brachial arteriogram. Bull. Los Angeles Neurolog. Soc. 36 (1971) 126–130

249. Kappert, A.: Diagnosis of peripheral vascular diseases. Huber, Bern-Stuttgart-Wien 1971

250. Kappert; A.: Lehrbuch und Atlas der Angiographie. Huber, Bern-Stuttgart-Wien 1972

251. Karlsson, S., Niechajev, I. A.: Arterial anatomy of the upper extremity. Acta Radiol. Diagn. 23 (1982) 115–121

252. Karmody, A. M., Tsapogas, M. J.: Arterial spasm of rare etiology. Angiology 23 (1972) 464–473

253. Katz, S. G., Kohl, R. D.: Direct revascularization for the treatment of forearm and hand ischemia. Am. J. Surg. 165 (1993) 312–316

254. Katzen, B. T., van Breda, A.: Low dose streptokinase in the treatment of arterial occlusions. AJR 136 (1981) 1171–1178

255. Kaufman, S. L., Chang, R., Kadir, S., Mitchell, S. E., White, R. I.: Intraarterial digital subtraction angiography: A comparative view. Cardiovasc. Intervent. Radiol. (1983) 271–279

256. Kawakami, K., Takahashi, A., Yoshimoto, T.: An experimental study of local fibrinolysis using tissue plasminogen activator and urokinase in a canine common carotid artery thrombus modell. No. To. Shinkei. 42 (1990) 193–201

257. Kehoe, M. E.: US-guided compression repair of a pseudoaneurysm in the brachial artery. Radiology 182 (1992) 896

258. Keller, F. S., Rösch, J., Dotter, C. T., Porter, J. M.: Proximal origin of radial artery: potential pitfall in hand angiography. AJR 134 (1980) 169–170

259. Kensey, K. R., Nash, J. E., Abrahams, L., Zarius, C. K.: Recanalization of obstructed arteries with a flexible, rotating tip catheter. Radiology 165 (1987) 387–389

260. Kent, S. J. S., Thomas, M. L., Browse, N. L.: The Value of arteriography of the hand in the Raynaud's syndrome. J. Cardiovasc. Surg. 17 (1976) 72–80

261. Kichikawa, K., Nishimine, K., Uchida, H., Kubota, Y., Yoshioka, T., Honda, N., Hirai, T., Tamada, T., Nishimura, Y., Maeda, M., et al: Intraarterial urokinase infusion therapy for arterial occlusive disease of the pelvis and extremities with special reference to short-term high dose infusion. Nippon Igaku Hoshasen Gakkai Zasshi. 50 (1990) 229–239

262. Kipshidze, N., Petrosyan, J.: New trends in laser application: atherolysis. Int. Angiol. 9 (1990) 111–116

263. Klein, W., Rieger, H., Grunert, J., Brug, E.: Traumatisch induzierte Thrombose der distalen Arteria ulnaris. Handchir. 23 (1991) 39–45

264. Kleinert, H. E., Burget, G. C., Morgan, J. A., Kuntz, J. E., Atasoy, E.: Aneurysms of the hand. Arch Surg. 106 (1973) 554–557

265. Kleinert, H. E., Volantes, C. J.: Thrombosis of the palmar arterial arch and its tributaries. Etiology and newer concepts in treatment. J. Trauma 5 (1965) 447–455

266. Köhler, M.: Beurteilung der Kompensation chronischer Arterienverschlüsse. vASA 2 (1973) 4–11

267. Kontor, F., Görgenyi, A., Szabo, L.: Arteriographie der Hand im Säuglings- und Kindesalter. Z. Kinderchir. 9 (1970) 107–110
268. Kontos, H. A., Wassermann, A. J.: Effect of reserpine in Raynaud's phenomenon. Circulation 39 (1969) 259–266
269. Kopchok, G. E., White, R. A., Guthrie, C., Hsiang, Y., Rosenbaum, D., Tabbara, M., White, G. H.: Intravascular ultrasound: a new potential modality for angioplasty guidance. Angiology 41 (1990) 785–791
270. Koppensteiner, R., Minar, E., Ahmadi, R., Jung, M., Ehringer, H.: Low doses of recombinant human tissue-type plasminogen activator for local thrombolysis in peripheral arteries. Radiology 168 (1988) 877–878
271. Krull, P., Alexander, K., Fabel, H., Ostertag, H., Wagner, H. H., Deicher, H.: Raynaud-Syndrom – Leitsymptom der progressiven systemischen Sklerose (Sklerodermie). Med. Klin. 67 (1972) 332–337
272. Kummer, A., Widmer, K. H., da Silva, A., Hug, B.: Thrombangitis obliterans – Zum Morbus Winiwarter-Buerger. VASA 6 (1977) 384–396
273. Kuwano, H., Kishikawa, T., Kudo, S., Ikeda, J., Matsumoto, S., Matsuo, Y.: Assessment of the spasm at the puncture site in transbrachial digital subtraction angiography (DSA). Nippon Igaku Hoshasen Gakkai Zasshi. 25 (1987) 323–235
274. Lackner, K., Harder, Th., Herter, M., Leipner, N.: Vergleich der intraarteriellen digitalen Subtraktionsangiographie mit der konventionellen Arteriographie. RÖFO 141 (1984) 616–624
275. Lackner, K., Janson, R., Franken, Th., Harder, Th., Thurn, P.: Digitale Subtraktionsangiographie (DSA). DMW 108 (1983) 350–355
276. Lalli, A. F.: Contrast media reactions: data analysis and hypothesis. AJR 134 (1980) 797–801
277. Lambeth, J. T., Yong, N. K.: Arteriographic findings in thrombangitis obliterans. AJR 109 (1970) 553–562
278. Lambiase, R. E., Paolella, L. P., Haas, R. A., Dorfman, G. S. Extensive thromboembolic disease of the hand and forearm: treatment with thrombolytic therapy. J. Vasc. Interv. Radiol. 2 (1991) 201–208
279. Lammer, J., Pilger, E., Justich, E., Neumayer, K., Schreyer, H.: Fibrinolysis in chronic arteriosclerotic occlusions: Intrathrombotic injections of streptokinase. Radiology 157 (1985) 45–50
280. Landman, G. H. M.: First experiences with a new installation for angiography. Medicamundi 23 (1978) 137–146
281. Lang, E. K.: Survey of complications of percutaneous retrograde arteriography. Radiology 81 (1963) 257–263
282. Lang, E. K.: Arteriographic diagnosis of the thoracic outlet syndromas. Radiology 84 (1965) 296–303
283. Lang, E. K.: Arteriographic diagnosis of neurovascular syndroms. S. Med. Soc. 121 (1969) 196–198
284. Lang, E. K.: Arteriography and venography in the asessment of thoracic outlet syndroms. South. Med. J. 65 (1972) 129–136
285. Larsen, O. A.: Xenon-133 methods for determining peripheral blood flow and blood pressure in patients with occlusive arterial disease. Angiology 23 (1972) 153–162
286. Lawrence, H. W.: The collateral circulation in the hand. Indust. M. 6 (1937) 410–411
287. Laws, J. W., El Sallab, R. A., Scott, J. T.: An arteriographic and histological study of digital arteries. Br. J. Radiol. 40 (1967) 740–747
288. Laws, J. W., Lillie, J. G., Scott, J. T.: Arteriographic appearances in rheumatoid arthritis and other disorders. Br. J. Radiol. 36 (1963) 477–493
289. Lee, G., Morelli, R., Long, J. B., Shea, W., Lopez, A. C., Cunningham, T. M., Mason, D. T.: Combined laser-thermal and atherectomy treatment of peripheral arterial occlusion: documentation by angioscopy and angiography. Am. Heart. J. 118 (1989) 1324–1327

290. Lemmens, H. A. J.: Raynaud-Phänomen-Asphyxia manus et digitorum; Digitus mortuus sive Digitus Moriens. VASA 6 (1977) 295–299
291. Lemmens, H. A. J.: Nomenclature of ischemic handsyndromes. In: Raynaud's phenomenon. (Heidrich H., Hrsg.) TM-Verlag 1979, S.19–24
292. Lemmens, H. A. J.: Angiographic findings in ischemic handsyndromes. In: Raynaud's phenomenon. (Heidrich H., Hrsg.) TM-Verlag 1979, S.131–134
293. Levy, J. M., Joseph, R. B., Bodell, L. S., Nykamp, P. W., Hessel, S. J.: Prostaglandin E1 in hand angiography. AJR 141 (1983) 1043–1046
294. Lewis, T., Pickering, G. W.: Observations upon maladies in wich the blood supply to the digits causes intermittently or permanently and upon bilateral gangrene of the digits: Observations relevant to so-called Raynaud's disease. Clin. Sci. 1 (1934) 327
295. Liggett, C., Kartchner, M.: Peripheral arterial tumor embolism by malignant tumors. West. J. Med. 130 (1979) 72–75
296. Lin, W. W., McGee, G. S., Patterson, B. K., Yao, J. S., Pearce, W. H.: Fibromuscular dysplasia of the brachial artery: a case report and review of the literature. J. Vasc. Surg. 16 (1992) 66–70
297. Lippert, H.: Variabilität der Hand- und Fußarterien. Handchir. 16 (1984) 254–258
298. Little, J. M., Ferguson, D. A.: The incidence of the hypothenar hammer syndrome. Arch. Surg. 105 (1972) 684–685
299. Litvack, F., Grundfest, W. S., Lee, M. E., Foran, R., Chaux, A., Berci, G., Rose, H. B., Matloff, J. M., Forrester, J. S.: Angioscopic visualization of blood vessel interior in animals and humans. Clin. Cardiol. 8 (1985) 65–70
300. Löhr, E., Schulte-Herbrüggen, G.: Angiographische Befunde der Arteriosklerose unter Berücksichtigung der Frühsklerose. RÖFO 112 (1970) 39–48
301. Lonsdale, R. J., Berridge, D. C., Earnshaw, J. J., Harrison, J. D., Gregson, R. H. S., Wenham, P. W., Hopkinson, B. R., Makin, G. S.: Recombinant tissue-type plasminogen activator is superior to streptokinase for local intra-arterial thrombolysis. Br. J. Surg. 79 (1992) 272–275
302. Loose, K. E.: Angiographie – Methoden, Indikationen, Ergebnisse. Thieme, Stuttgart-New York 1966
303. Machleder, H. I.: Pulseless arm after brachial artery catheterization. Lancet 1 (1972) 407
304. Maginot, T. J., Sadove, A. M., Jones, C.: Comparison of urokinase and tissue plasminogen activator for thrombolysis in rats. Invest. Radiol. 26 (1991) 46–49
305. Mahler, F., Do, D., Triller, J.: Interventionelle Angiologie. Schweiz med. Wschr. 121 (1991) 1931–1935
306. Manashil, G. B., Thunstrom, B. S., Thorpe, C. D., Lipson, S. R.:Outpatient transluminal angioplasty. Radiology 147 (1983) 7–8
307. Manners-Smith, T.: The limb arteries of primates. J. Anat. Physiol. 45 (1910) 23–64
308. Mantero, R., Grandis, C., Auxilia, E.: Arteriographic findings in congenital malformations of the hand. Handchirurgie 15 (1983) 71
309. Margulis, A. R.: Intreventional diagnostic radiology – a new subspeciality. AJR 99 (1967) 761–762
310. Margulis, A. R., Crooks, L. E.: Present and future status of MR imaging. AJR 150 (1988) 487–492
311. Marinello, J., Alos, J.: La angioscopia, posibilidades y limites de su aplicacion en angiologia y cirugia vascular. Angiologia 44 (1992) 28–32
312. Marosi, L., Jung, M.: Indikationen für percutane transluminale Angioplastie (PTA) und lokale Thrombolyse bei peripherer arterieller Verschlußkrankheit. VASA Suppl. 30 (1990) 46–49
313. Marshall, T. R.: Radiographic changes in rheumatoid arthritis in digits. Radiology 90 (1968) 121–123
314. Marshall, T. R., Neustadt, D., Chumley, W. F., Kasdan, M. L.: Hand arteriography. Radiology 86 (1966) 299–304
315. Martin, P.: Peripheral vascular disorders. Edingburgh-London 1956, S.499

316. Martin, P.: On arterial embolism of the limbs. Br. J. Surg. 56 (1969) 882–884
317. Marzelle, J., Combe, S., Gigou, F., Samama, M.: Thrombolyse artérielle. Bilan et perspectives d'avenir. J. Mal. Vasc. 13 (1988) 307–316
318. Marzelle, J., Combe, S., Gigou, F., Samama, M.: Results of thrombolysis in the treatment of arterial ischemia of the limbs according to mode of administration. Inter. Angio. 8 (1989) 179–187
319. Mathias, K.: Katheterbehandlung der arteriellen Verschlußkrankheit supraaortaler Gefäße. Radiologe 27 (1987) 547–554
320. Mathias, K., Billmann, P., Schmiedel, E.: Painless angiography with newer contrast media. In: Contrast media in radiology. Springer, Berlin-Heidelberg-New York 1982, S.274–275
321. Mathias, K., Haendle, J.: Katheterdilatation mit der digitalen Bildsubtraktion. Röntgenpraxis 35 (1982) 9
322. Mathias, K., Schlosser, V., Reinke, M.: Katheterrekanalisation eines Subclaviaverschlusses. RÖFO 133 (1980) 346–347
323. McBurney, R. P., Lee, L., Feild, J. R.: Thrombosis and aneurysm of the brachial artery secondary to brachial arteriography. The Am. Surgeon. (1973) 115–117
324. McCallum, R. I.: The vibration syndrome. Br. J. of Industr. Med. 28 (1971) 90
325. McClennan, B. L.: Low-osmolality contrast media: premises and promises. Radiology 162 (1987) 1–8
326. McCook, J., Uquet, E., Lianes, P., Bruciet, P., Charles, D. et al.: Peripheral arterial embolism. Angiology 10 (1959) 165–167
327. McCormack, L. J., Cauldwell, E. W., Anson, B. J.: Brachial and antebrachial arterial patterns. Surg. Gynecol. Obstet. 96 (1953) 43–54
328. McDonald, E. J. jr, Goodman, P. C., Winestock, D. P.: The clinical indications for arteriography in trauma to the extremity. Radiology 116 (1975) 45–47
329. McGarity, W. C., Logan, W. D., Cooper, F. W.: Peripheral arterial embolism. Surg. Gynecol. Obstet. 106 (1958) 399–405
330. McGowan, W. A. L., Mooneeram, R.: A review of 174 patients with arterial embolism. Br. J. Surg. 60 (1973) 894–896
331. McGregor, A. D.: The Allen test – an investigation of its accuracy by fluorescein angiography. J. Hand Surg. Br. 12 (1987) 82–85
332. McKusick, V. A., Harris, W. S., Otteson, O. E., Goodman, R. M., Shelley, W. M.: Buerger's disease: A distinct clinical and pathological entity. JAMA 181 (1962) 5
333. McNamara, M. F., Takaki, H. S., Yao, J. S. T., Bergan, J. J.: A systematic approach to severe hand ischemia. Surgery 83 (1978) 1–11
334. McNamara, T. O., Fischer, J. R.: Thrombolysis of peripheral arterial and graft occlusions: Improved results using high-dose urokinase. AJR 144 (1985) 769–775
335. McPherson, J. R., Juergens, J. L., Gifford, R. W.: Thromboangiitis obliterans and arteriosclerosis obliterans. Ann. intern. Med. 59 (1963) 288–296
336. Mehigan, J. T., Olcott, C.: Video angioscopy as an alternative to intraoperative arteriography. Am. J. Surg. 152 (1986) 139–145
337. Meindok, H.: Visualization of arterial and arterial graft patency by intravenous radionuclide angiography. Canad. med. Ass. J. 106 (1972) 1180–1182
338. Metzler, M., Silver, D. Wilner, H. J., Kay, R., Eisenbrey, B. A.: Vasospastic disorders. Postgrad. Med. 65 (1979) 79–84, 87–88
339. Meves, M., Kiefer, H.: Klinische Erfahrungen mit Ioxaglat, einem neuen Kontrastmittel für die Angiographie. RÖFO 133 (1980) 657–659
340. Mickley, V., Friedrich, J. M., Sunder-Plassmann, L.: Angiographische Diagnose bei Riesenzellenarteriitis der Armarterien. RÖFO 157 (1992) 579–583
341. Mickley, V., Hutschenreiter, S., Kogel, H., Vogel, U., Sunder-Plassmann, L.: Die Riesenzellenarteriitis der Armarterien. Diagnose, Operationsindikation und Verfahrenswahl. VASA Suppl.35 (1992) 53–54

342. Mickley, V., Kogel, H., Vogel, U.: Bilaterale Claudicatio brachialis als Erstmanifestation der Riesenzellenarteriitis. VASA 21 (1992) 415–421
343. Middleton, D. S.: Occupational aneurysm of the palmar arteries. Br. J. Surg. 21 (1933) 215
344. Millaire, A., Trinca, M., Marache, P., de Groote, P., Jabinet, J. L., Ducloux, G.: Subclavian angioplasty: immediate and late results in 50 patients. Cathet. Cardiovasc. Diagn. 29 (1993) 8–17
345. Millender, L. H., Nalebuff, E. A., Kasdon, E.: Aneurysms and thromboses of the ulnar artery in the hand. Arch. Surg. 105 (1972) 686–690
346. Miller, F. J., Mineau, D. E., Koehler, P. R., Nelson, J. A., Luers, P. D., Sherry, R. A., Lawrence, F. P., Anderson, R. E., Kruger, R. A.: Clinical intra-arterial digital subtraction imaging. Radiology 148 (1983) 273–278
347. Mishima, Y.: Arterial insufficiency of the upper extremity with special reference to Takayasu's arteritis and Buerger's disease. J. Cardiovasc. Surg. 23 (1982) 105–108
348. Mistretta, C. A., Crummy, A. B., Strother, C. M.: Digital angiography: A perspective. Radiology 139 (1981) 273–276
349. Molz, G.: Abnormaler Abgang der Aa. subclaviae. Häufigeres Vorkommen beim weiblichen Geschlecht. Bas. Res. Cardiol. 71 (1976) 420–427
350. Molz, G., Burri, B.: Aberrant subclavian artery: six differences in the prevalence of various forms of the malformation. Virchows Arch. Path. Anat. and Histol. 380 (1978) 303–315
351. Motarjeme, A., Keifer, J. W., Zuska, A. J., Nabawi, P.: Percutaneuos transluminal angioplasty for treatment of subclavian steal. Radiology 155 (1985) 611–613
352. Mottram, R. F., Lynch, P. R., Owen, O.: Forearm angiography during sustained isometric hand-grip contractions. Invest. Radiol. 8 (1973) 22–27
353. Mühe, A.: Inaugural – Dissertation. Univ. Freiburg 1985
354. Müller, E.: Die Armarterien des Menschen. Anat. Hefte 22 (1903) 379–574
355. Müller, J. H. A., Heyn, G., Waigand, J.: Angiographische Diagnostik des Morbus Raynaud. Z. inn. Med. 29 (1974) 847–850
356. Musin, M. F.: Repeated arteriography of the limbs as a method of assessment of an angiospasm. Vestn. Rentgenol. Radiol. (Mosk.) 46 (1971) 76–78
357. Nakatsuka, H., Tsubakimoto, M., Hashimoto, H., Ogawa, R., Takashima, S., Nakamura, K., Onoyama, Y.: MR angiography of the forearm – visualization of the internal dialysis shunt. Nippon Igaku Hoshasen Gakkai Zasshi. 51 (1991) 1105–1107
358. Narsete, E. M.: Traumatic aneurysm of the radial artery: A report of three cases. Am. J. Surg. 108 (1964) 424–427
359. Natali, J.: Embolies artérielles des membres. Cah. Méd. 11 (1970) 311–320
360. Nelson, J. A., Kruger, R. A.: Digital angiography. Radiologe 24 (1984) 149–154
361. Neufang, K. F. R., Friedmann, G., Peters, P. E., Mödder, U.: Indikationen zur intraarteriellen digitalen Subtraktionsangiographie (IA-DSA) bei Gefäßprozessen. RÖFO 139 (1983) 160–166
362. Neviaser, R. J., Adams, J. P.: Vascular lesions in the hand. Clin. Orthop. Research 100 (1974) 111–119
363. Neville, R. F., Yasuhara, H., Watanabe, B. I., Canady, J., Duran, W., Hobson, R. W.: Endovascular management of arterial intimal defects: An experimental comparison by arteriography, angioscopy and intravascular ultrasonography. J. Vasc. Surg. 13 (1991) 496–502
364. Nordenström, B.: Balloon catheters for percutaneous insertion into the vascular system. Acta radiol. 57 (1962) 411–415
365. Norton, W. L.: Vascular disease in progressive systemic sclerosis. Ann. Int. Med. 73 (1970) 317–324
366. Novelline, R. A.: Percutaneous transluminal angioplasty: newer applications. AJR 135 (1980) 983–988

367. Novelline, R. A.: Pharmacoangiography. In: Interventional radiology (Athanasoulis C. A. et al., Hrsg.) W. B. Saunders, Philadelphia-London-Toronto 1982

368. Nowak-Göttl, U., Kreuz, W. D., Schwabe, D., Linde, R., Kornhuber, B.: Thrombolyse mit rt-PA bei Kindern mit arteriellen und venösen Thrombosen – ein neuer Therapieansatz. Klin. Pädiatr. 203 (1991) 359–362

369. O'Connor, J., Pollock, J. G.: Acute arterial occlusion and the contraceptive pill. J. Cardiovasc. Surg. 16 (1975) 176–180

370. O'Hara, P. J., Geisinger, M. A., Zelch, M. G.: Local thrombolysis in the treatment of thrombosed arteriea, bypass grafts and arteriovenous fistulas. J. Vasc. Surg. 2 (1985) 406–414

371. Ohkawa, Y., Isoda, H., Hasegawa, S., Furuya, Y., Takahashi, M., Kaneko, M.: MR angiography of thoracic outlet syndrome. J. Comput. Assist. Tomogr. 16 (1992) 475–477

372. Olcott, C.: Clinical applications of video angioscopy. J. Vasc. Surg. 5 (1987) 664–666

373. Olin, J. W., Graor, R. A.: Thrombolytic therapy in the treatment of peripheral arterial occlusions. Ann. Emerg. Med. 17 (1988) 1210–1215

374. Olsen, N., Nielsen, S. L.: Prevalence of primary Raynaud phenomena in young females. Scand. J. clin. Lab. Invest. 37 (1978) 761

375. Olson, L. A., Faber, D. B., Le Mar J. V., Routman, B. N., Hoff, G. L.: Fibromuscular hyperplasia of the brachial artery – failure of calcium antagonist therapy. Angiology 35 (1984) 790–796

376. Oneson, S. R., Lewin, J. S., Smith, A. S.: MR angiography of Takayasu arteritis. J. Comput. Assist. Tomogr. 16 (1992) 478–480

377. Orrin, H. C.: The X-ray atlas of the systemic arteries of the body. Bailliere, Tindall and Cox, London 1920

378. Ovitt, T. W., Newell, J. D.: Digital subtraction angiography: technology, equipment and techniques. Medical instrumentation 20 (1986) 199–205

379. Paaby, H., Stadil, F.: Thrombosis of the ulnar artery. Acta Orthop. Scand. 39 (1968) 336–345

380. Pässler, H. W.: Die Angiographie zur Erkennung, Behandlung und Begutachtung peripherer Durchblutungsstörungen. Thieme, Stuttgart-New York 1952

381. Pässler, H. W., Berghaus, H.: Begutachtung peripherer Durchblutungsstörungen. Thieme, Stuttgart-New York 1958

382. Page, C. P., Hagood, C. O. jr, Kemmerer, W. T.: Management of postcatheterization: Brachial artery thrombosis. Surgery 72 (1972) 619–623

383. Pallan, T. M., Wulkan, I. A., Abadir, A. R., Flores, L., Chaudhry, M. R., Gintautas, J.: Incompatibility of Isovue 370 and Papaverine in peripheral arteriography. Radiology 187 (1993) 257–259

384. Palubinskas, A. J., Ripley, H. R.: Fibromuscular hyperplasia of the extrarenal arteries. Radiology 82 (1964) 451–455

385. Park, J. H., Han, M. C., Kim, S. H., Oh, B. H., Park, Y. B., Seo, J. D.: Takayasu arteritis: Angiographic findings and results of angioplasty. AJR 153 (1989) 1069–1074

386. Passiarello, R., Simonetti, G., Rossi, P., Castrucci, A., Castrucci, P., Pavone, P., McBride, K.: Digital video subtraction angiography for routine peripheral arteriography. Ann. Radiol. 25 (1982) 455–459

387. Perrault, L., Lassonde, J., Laurendeau, F.: Chirurgie arterielle du membre superieur. Ann. Chir. 45 (1991) 765–769

388. Pertz, A.: Die Diagnose der chirurgischen Erkrankungen vermittels Röntgenstrahlen. Hab. Univ. Freiburg 1902

389. Pfyffer, M., Schneider, E., Jäger, K., Küpferle, L., Bollinger, A.: Lokale Thrombolyse von akuten und subakuten Unterarm-, Hand- und Fingerarterienverschlüssen. Früh- und Spätergebnisse. VASA 18 (1989) 128–135

390. Piyachon, C., Arthachinta, S.: Arteriography in trauma of the extremities. AJR 119 (1973) 580–585

391. Plötz, J., Viehweger, G.: Die Angiographie der oberen Extremitäten in Narkose, lokaler und regionaler Anästhesie. Prakt. Anästh. 9 (1974) 225–231

392. Pola, P., de Martini, D., Gerardino, L.: t-PA y PAI en pacientes afectos de sindrome de Raynaud en tratamiento con un analogo estable de la prostaciclina. Angiologia. 44 (1992) 62–66

393. Porter, J. M.: Evaluation and management of patients with Raynaud's syndrome. Am. J. Surg. 142 (1981) 183–189

394. Porter, J. M., Bardana, E. J., Baur, G. M., Wesche, D. H., Andrasch, R. H., Rösch, J.: The clinical significance of Raynaud's syndrome. Surgery 80 (1976) 756–764

395. Porter, J. M., Snider, R. L., Bardana, E. J., Rösch, J., Eidemiller, L. R.: The diagnosis and treatment of Raynaud's phenomenon. Surgery 77 (1975) 11–23

396. Pouliadis G. P., Bollinger, A., Brunner, U.: Das arteriographische Bild des Hypothenar-Hammer-Syndroms. RÖFO 127 (1977) 345–349

397. Poynter, C. W. M.: Congenital anomalie of the arteries and veins of the human body. University Studies. Univ. of Nebraska 22 (1920) 1–106

398. Poznanski, A. K.: The hand in radiologic diagnosis. W. B. Saunders, Philadelphia-London-Toronto 1974

399. Pykkö, I., Färkkilä, M., Hyvarinen, J.: Studies on the etiological mechanism of vasospastic components in vibration syndrome. In: Third international symposium on hand-arm vibration proceedings. (Brammer A. J.) National Research Council of Canada, Ottawa 1982

400. Quain, R.: The anatomy of the arteries of the human body. Taylor & Walton, London 1844

401. Rabaiotti, A., Rossi, L., Prevedi, G.: Arteriographia abdominale e della estremita. Minerva, Turin 1967

402. Radke, H. M.: Arterial circulation of the upper extremity. In: Collateral circulation in clinical surgery. (Strandness D. E.jr) W. B. Saunders, Philadelphia-London-Toronto, 1969, S.294–307

403. Rahmel, R.: Arteriographische Untersuchungen nach schweren Handverletzungen. Langenbecks Arch. Chir. 327 (1970) 157–162

404. Ratschow, M.: Leistung und Bedeutung der Vasographie als Funktionsprüfung der peripheren Blutgefässe. RÖFO 55 (1937) 253–266

405. Ratschow, M.: Die peripheren Durchblutungsstörungen. 5. Aufl. Steinkopff, Dresden 1953

406. Raynaud, A. G. M.: De l'asphyxie locale et de la gangrene symmétrique des extrémités. Rignoux, Paris 1862

407. Raynaud, A. G. M.: New researches of the nature and treatment of local asphixia of the extremities. (Barlow T., Übers.) New Syndenham Society, London 1888

408. Reed, A. J., Fincher, R.-M., Nichols, F. T.: Takayasu arteritis in a middle-aged Caucasian woman: clinical course correlated with duplex ultrasound and angiography. Am. J. Med. Sci. 298 (1989) 324–327

409. Rees, M. R., Gehani, A. A., Ashley, S., Davies, G. A.: Percutaneous video angioscopy in peripheral vascular disease. Clin. Radiol. 40 (1989) 347–351

410. Reid, D. B., Reid, A. W., Cuschieri, R. J., Lowe, G. D. O., Pollock, J. G.: Early experience with intra-arterial thrombolytic therapy for peripheral arterial occlusion. Scot. Med. J. 36 (1991) 7–9

411. Reidy, J. F.: Brachial arteriography – which technique is best? Clin. Radiol. 45 (1992) 359–360

412. Reinhardt, K.: Intimaverletzungen an der A. iliaca externa und der A. axillaris bei der Angiographie. Thoraxchirurgie 18 (1970) 222–229

413. Reiser, B., Gärtner, R.: Ein neuer Serienarteriograph und Serienaortograph. Chirurg 30 (1959) 479–480

414. Ritchie, J. L., Hansen, D. D., Johnson, C., Vracko, R., Auth, D. C.: Combined mechanical and chemical thrombolysis in an experimental animal model: evaluation by angiography and angioscopy. Am. Heart. J. 119 (1990) 64–72

415. Ritter, J. M., Cockcroft, J. R., Sciberras, D. G., Goldberg, M. R.: Clinical pharmacology of angiotensin and bradykinin in human forearm vasculature. J. Hypertens. Suppl. 11 (1993) 59–61

416. Rivera, R.: Roentgenographic diagnoses of Buerger's disease. J. Cardiovasc. Surg. 14 (1973) 40–46

417. Rodriguez, R. L., Short, D. H., Puyau, F. A., Kerstein, M. D.: Selective management of arterial occlusion with low-dose streptokinase. Am. J. Surg. 151 (1986) 343–346

418. Röntgen, W. C.: Über eine neue Art von Strahlen. Erste Mitt. Sitzber. Phys.-Med. Ges. (Würzburg) 137, 1895

419. Rösch, J., Antonovic, R., Porter, J. M.: The importance of temperature in angiography of the hand. Radiology 123 (1977) 323–326

420. Rösch, J., Porter, J. M.: Hand angiography of Raynaud's syndrome. RÖFO 127 (1977) 30–37

421. Rösch, J., Porter, J. M., Grabino, B. J.: Cryodynamic hand angiography in the diagnosis and management of Raynaud's syndrome. Circulation 55 (1977) 809–814

422. Rosen von, S.: Ein Fall von Thrombose in der Arteria ulnaris nach Einwirkung von stumpfer Gewalt. Acta. Chir. Scand. 73 (1934) 500

423. Rosenthal, H., Majewski, A., Wagner, H.-H.: Handarteriographie. RÖFO 146 (1987) 51–57

424. Rottler, P. D., Meystrik, R., Puckett, C. L.: Microvascular angioscopy. Plast. Reconstr. Surg. 85 (1990) 397–403

425. Sadove, R. C., Beasey, M. B., Kanter, M. J.: Pellet embolus of the distal ulnar artery. J. Hand Surg. Br. 17A (1992) 1055–1057

426. Saha, S. P., Goff, D. R. jr, Stephanson, S. E. jr: Arm ischemia to fibromuscular hyperplasia of the axillary artery. Sout. Med. J. 68 (1975) 645–646

427. Saito, M., Kamikawa, K.: New modification for injection method of arteriography (injection in refluence) Am. J. Surg. 17 (1932) 16–19

428. Salem, M. el S., Girby, el A. H., Moneim, el N. A., Khalil, S. A.: Value of finger arterial blood pressure in diagnosis of vascular changes in some connective tissue diseases. Angiology 44 (1993) 183–187

429. Saletta, J. D., Freeark, R. J.: Occult vascular injuries of the extremities. J. Occup. Med. 12 (1970) 304–307

430. Savelyev, U. S., Zatevakin, I. I., Stepanov, N. V.: Artery embolism of the upper limb. Surgery 81 (1977) 367–375

431. Schaeffer, E.: Durchleuchtete Körper. Orell Füssli Verlag, Zürich 1931

432. Schebinger, R. A., Ruzicka, F. F.: Vascular roentgenology. Macmillan Co., New York 1964

433. Scheffler, A., Rieser, R., Roth, F. J.: Pharmakoangiographie mit Prostaglandin E1 bei punktionsbedingtem Spasmus der A. brachialis. RÖFO 153 (1990) 335–336

434. Scheinin, T. M., Inberg, M. V.: Management of peripheral arterial embolism. Ac. Chir. Scand. 133 (1967) 517–521

435. Schild, H., Schuster, C. J., Grönninger, J., Schmied, W., Weilemann, L., Lindner, P., et al.: Lokale Fibrinolysetherapie von Gefäßverschlüssen im Becken-Bein-Bereich und der oberen Extremität. RÖFO 146 (1987) 57–62

436. Schmid-Schönbein, H., Teitel, P., Malotta, H., Özlen, A., Tietz, G.: Einfluß eines nicht-ionischen Röntgenkontrastmittels (Iopamidol) auf die Mikrorheologie des Blutes. Röntgenpraxis 36 (1983) 421–425

437. Schmidt, F. E., Hewitt, R. L.: Severe upper limb ischemia. Arch. Surg. 115 (1980) 1188–1191

438. Schmidt, K. R., Pfeiffer, K. J., Huber, R., Welter, H.: Schmerzreduktion bei peripheren Arteriographien der oberen und unteren Extremität im Doppelblindversuch. Lidocain/Ioglicinat gegen Metrizamid. Röntgenbl. 33 (1980) 571–576

439. Schmitt, H. E., Ludin, H.: Angiographischer Nachweis der Panarteriitis nodosa. Schweiz. med. Wschr. 99 (1969) 1844–1846

440. Schneider, E.: Die perkutane transluminale Angioplastie, lokale Thrombolyse und perkutane Thrombenextraktion in der Behandlung von Extremitätenarterienverschlüssen. Internist 30 (1989) 440–446

441. Schober, R., Klüken, N.: Angiographische Befunde bei Sclerodermia progressiva. RÖFO 105 (1966) 239–244

442. Schoop, W., Aboudan, F., Schmidtke, I., Zeitler, E.: Angiographische Befunde nach Reobliteration einer Arterie im Vergleich zum präoperativen Zustand. Herz u. Kreisl. 4 (1972) 144–146

443. Schrempp, K., Müller, G., Günther, D.: Komplikationen bei Angiographien. Radiologe 20 (1980) 135–140

444. Schultz, E., Fischer, P.: Zum Auflösungsvermögen der digitalen Subtraktionsangiographie (DSA). RÖFO 139 (1983) 296–299

445. Scott, J. T., Sallab, R. A., Laws, J. W.: The digital artery design in rheumatoid arthritis – further observations. Br. J. Radiol. 40 (1967) 748–754

446. Seeger, J. M., Abela, G. S.: Angioscopy as an adjunct to arterial reconstructive surgery: a preliminary report. J. Vasc. Surg. 4 (1986) 315–320

447. Segalowitz, J., Grundfest, W. S., Treiman, R. L., Wagner, W. H., Carroll, R. M., Foran, R. F., et al.: Angioscopy for intraoperative management of thromboembolectomy. Arch. Surg. 125 (1990) 1357–1362

448. Selby, J. B.jr., Matsumoto, A. H., Tegtmeyer, C. J., Hartwell, G. D., Tribble, C. G., Daniel, T. M., Kron, I. L.: Balloon angioplasty above the aortic arch: immediate and long-term results. AJR 160 (1993) 631–635

449. Seldinger, S. I.: Catheter replacement of the needle in percutaneous arteriography. Acta radiol. 39 (1953) 368–376

450. Senior, H. D.: A note on the development of the radial artery. Anat. Rec. 32 (1926) 220

451. Seyferth, W., Marhoff, P., Zeitler, E.: Transvenöse und arterielle digitale Videosubtraktionsangiographie (DVSA). RÖFO 136 (1982) 301–309

452. Sgalitzer, M.: Über Kontrastfüllung der Gefäße. RÖFO 43 (1931) 103–104

453. Sgalitzer, M.: Unterscheidung funktioneller und organischer Erkrankungen der Extremitätenarterien durch die Röntgenuntersuchung. „Das Doppelinjektionsverfahren". RÖFO 56 (1937) 387–404

454. Sheppard, J. E., Frazier, G. T., Tamas, D., Weber, E. R., Moore, M. M., Satre, R. W.: Diagnosis and treatment of atraumatic vascular insufficiency of the upper extremity: female smoker's syndrome. J. Ark. Med. Soc. 89 (1993) 604–610

455. Sherry, J. J., Crummy, A. B., Ahlstrand R. A.: A technique of peripheral arteriography using Tolazoline. Australasian Radiology 17 (1973) 308–312

456. Shine, K. I., O'Keefe, D., Harthorne, J. W.: Arteriovenous fistula after retrograde brachial catheterization. N. Engl. J. Med. 276 (1967) 1431–1436

457. Shucksmith, H.: Arterial embolism of the upper limb. Br. Med. J. 2 (1963) 835–837

458. Sicard, J. A., Forestier, G.: Injections intra-vasculaires d'huile iodée sous contrôle radiologique. Comptes Rendus des Séances de la Société de Biologie 88 (1923) 1200–1202

459. Siegel, R. J., Chae, J.-S., Forrester, J. S., Ruiz, C. E.: Angiography, angioscopy and ultrasound imaging before and after percutaneous balloon angioplasty. Am. Heart J. 120 (1990) 1086–1090

460. Sigstedt, B., Lunderquist, A.: Complications of angiographic examinations. AJR 140 (1983) 455

461. Sigwart, U., Puel, J., Mirkovitch, V., Joffre, F., Kappenberger, L.: Intravascular stents to prevent occlusion and restenosis after transluminal angioplasty. N. Engl. J. Med. 316 (1987) 701–706

462. Singer, E.: Embryological patterns persisting in the arteries of the arm. Anat. Rec. 55 (1933) 403–409

463. Sortland, O., Sjaastad, O.: Fibromuscular hyperplasia of the brachial artery. J. Oslo City Hosp. 27 (1977) 25–26

464. Speck, U., Sieffert, H. M., Klink, G.: Contrast media and pain in peripheral arteriography. Invest. Radiol. 21 (1978) 283

465. Spittel, J. A.: Raynaud's phenomenon and allied vasospastic conditions. In: Peripheral vascular diseases. W. B. Saunders, Philadelphia-London-Toronto 1972, S.387–419

466. Stanley, J., Bruce, L. G., Bove, E. L., Sottiurai, V., Fry, W. J.: Arterial fibrodysplasia. Arch. Surg. 110 (1975) 561–566

467. Staudacher, M., Bohm, C., End, A., Haberzettl, C., Müller, M. R., Vodrazka, M.: Der embolische Verschluß der oberen Extremitätenarterien. VASA 20 (1991) 358–364

468. Steidel, B., Wolf, K.-J., Banzer, D., Seyferath, W.: Iopramid, ein neues Kontrastmitel zur Angiographie. DMW 109 (1984) 1275–1278

469. Stephens, G. L., Scofield, E. L., Mathur, V. N.: Peripheral arterial embolism. J. Kentuxky Med. Assoc. 69 (1971) 587–589

470. Stewart, Price, R. A., Nebesar, R., Schuster, S. R.: Progressive peripheral fibromuscular hyperplasia in an infant. Surgery 73 (1973) 374–380

471. Stiegmann van, G., Pearce, W. H., Bartle, E. J., Rutherford, R. B.: Flexible angioscopy seems faster and more specific than arteriography. Arch. Surg. 122 (1987) 279–282

472. Stonebridge, P. A., Murie, J. A.: Angioscopy: a new light on peripheral vascular disease. Eur. J. Vasc. Surg. 6 (1992) 346–353

473. Strandness, D. E., Sumner, D. S., Hagen, B., Lohse, S.: Raynaud's disease and Raynaud's phenomenon. In: Haemodynamics for surgeons. (Strandness D. E., Sumner D. S.), Grune & Stratton, New York 1975, S.543–581

474. Strauch, B., de Moura, W.: Arterial system of the fingers. J. Hand Surg. Br. 15A (1990) 148–154

475. Strunk, H., Weber, W., Steffen, W., Spielberger, M., Düber, C., Erbel, R., Dietz, U., Schäfer, M.: Perkutane sonographische Angioplastie. Erste experimentelle Ergebnisse. RÖFO 156 (1992) 33–36

476. Sudo, Y.: Arterial patterns in congenital deformities of the hand. Nippon Sikeigeka Cakkai Zasshi 53 (1979) 1627–1640

477. Sumner, D. S., Porter, D. J., Moore, D. J., Winders, R. E.: Digital subtraction angiography: intravenous and intraarterial techniques. J. Vasc. Surg. 2 (1985) 344–353

478. Sumner, D. S., Strandness, D. E.: An abnormal finger puls associated with cold sensitivity. Ann. Surg. 175 (1972) 294

479. Sutton, D.: Arteriography of the upper extremities. In: Angiography (Abrams H. L., Hrsg.) Little Brown and Co., Boston 1971

480. Sutton, D., Preston, B. J.: Angiography in peripheral ischemia due to ergotism. Br. J. Radiol. 43 (1970) 776–777

481. Suzuki, S., Mine, H., Umehara, I., Yoshida, T., Okada, Y.: Buerger's disease (Thrombangiitis obliterans): An analysis of the arteriograms of 119 cases. Clin. Radiol. 33 (1982) 235–240

482. Szilagyi, D. E., de Russo, F. J., Elliott, J. P.: Thromboangitis obliterans: Angiographic correlations. Arch. Surg. 88 (1964) 824–835

483. Taenzer, V.: Klinische Anwendung niederosmolarer Röntgen-kontrastmittel. Röntgenpraxis 37 (1984) 357–361

484. Taenzer, V., Zeitler, E.: Contrast media. Thieme, Stuttgart-New York 1983

485. TakahashI, M., Koga, Y., Bussaka, H., Miyawaki, M.: The value of digital subtraction angiography in peripheral vascular diseases. Br. J. Radiol. 57 (1984) 123–132

486. Tandler, J.: Zur Anatomie der Arterien der Hand. Anat. Hefte 7 (1897) 264–288

487. Taylor, W.: The vibration syndrome. Academic Press, London-New York 1974

488. Taylor, W.: Vibration white finger in industry. Academic Press, London-New York 1975

489. Taylor, W.: Vibration white finger in the workplace. J. Soc. Occup. Med. (1982) 159–166

490. Tesdal, I. K., Jaschke, W., Haueisen, H., Menges, H. W., Hoffmeister, A. W., Huck, K., Menges, V., Georgi, M.: Perkutane transluminale Angioplastie (PTA) der armversorgenden Arterien bei brachialer und zerebraler Ischämie. RÖFO 155 (1991) 363–369

491. Thoma, A., Ginty, M.: Spontaneous thrombosis of the ulnar artery from midforearm to common digital arteries: A case report. J. Hand Surg. Br. 17A (1992) 211–213

492. Thomas, J. M.:Spontaneous bilateral brachial artery thrombosis. Angiology 25 (1974) 156–157

493. Thompson, J. E.: Acute peripheral arterial occlusion. N. Engl. J. Med. 25 (1974) 950–952

495. Tiedeman, F.: Manual of angiology. (Knox R., Übers.) Maclachlan and Srewart, Edinburgh 1831

494. Tiedjen, K.-U., Piaszek, L.: Durchströmungsuntersuchungen der Endstrombahn bei Gefäßleiden des digitalen Lokalisationstyps (arterielles Verschlußleiden, Akrosklerose und Sklerodermia progressiva) mit Hilfe radioaktiver Spurensubstanzen. RÖFO 123 (1975) 56–66

496. Tillander, H.: Selective angiographie of the abdominal aorta with a guided catheter. Acta radiol. 45 (1956) 21–26

497. TUHillman, M. D., Adler, R., Fuchs, W. A.: Pain in peripheral arteriography – a comparison of a low osmolality contrast medium (Ioxaglate) and a conventional compound. Br. J. Radiol. 52 (1979) 102

498. Tisnado, J., Bartol, D. T., Cho, S.-R., Vines, F. S., Beachley, M. C., Fields, W. R.: Low-dose fibrinolytic therapy in hand ischemia. Radiology 150 (1984) 375–382

499. Török, I., Vadon, G., Engloner, L.: Joxaglinsäure, ein Kontrastmittel mit niedriger Osmolarität in der klinischen Anwendung. Röntgenbl. 36 (1983) 191–193

500. Tomac, B., Hebrang, A.: Selektive ambulante transbrachiale intraarterielle DSA der supraaortalen Arterien. RÖFO 152 (1990) 191–195

501. Tomaru, T., Abela, G. S., Gonzalez, J., Giacomino, P., Friedl, S. E., Barbeau, G. R.: Laser recanalization of thrombosed arteries using thermal and/or modified optical probes; angiographic and angioscopic study. Angiology 43 (1992) 412–420

502. Towne, J. B., Bernhard, V. M.: Vascular endoscopy: useful tool or interesting toy. Surgery 82 (1977) 415–419

503. Trevaskis, A. E., Marcks, K. M., Pennisi, A. M., Berg, E. N.: Thrombosis of the ulnar artery of the hand. Plast. Reconstr. Surg. 33 (1962) 73

504. Trübestein, G., Sobbe, A.: Morbus Raynaud – Raynaud Syndrom. Med. Klin. 69 (1974) 1990–1995

505. Uchida, Y., Nakamura, F., Tomaru, T., Sonoki, H., Sumino, S., Sugimoto, F.: Angiographic and angioscopic observations of the arterial luminal changes induced by vasospasm. Am. Heart J. 114 (1987) 1096–1101

506. Uchida, Y., Tomaru, T., Kato, A., Sonoki, H., Sugimoto, T.: Angioscopy of blood flow through stenotic arteries: rheologic mechanism of thrombosis. Am. Heart. J. 114 (1987) 1504–1506

507. Uglietta, J. P., Kadir, S.: Arteriographic study of variant arterial anatomy of the upper extremities. Cardiovasc. Intervent. Radiol. 12 (1989) 145–148

508. Vallbracht, C., Kress, J., Schweitzer, M., Schneider, M., Wendt, TH., Ziemen, M.: Rotationsangioplastik – ein neues Verfahren zur Gefäßwiedereröffnung und -erweiterung. Experimentelle Befunde. Z. Kardiol. 76 (1987) 608–611

509. Velayos, E. E., Robinson, H., Porciuncula, F. U., Masi, A. T.: Clinical correlation analysis of 137 patients with Raynaud's phenomenon. Am. J. Med. Sci. 262 (1971) 347

510. Verstraete, M.: Use of thrombolytic drugs in non-coronary disorders. Drugs. 38 (1989) 801–821

511. Viehweger, G.: Klinisch-röntgenologische Beobachtungen beim Raynaud'schen Phänomen. Radiologe 21 (1981) 72–76

512. Viehweger, G., Plötz, J.: Vergleichende angiographische Untersuchungen in Lokal-, Regional- und Allgemeinanästhesie an der oberen Extremität. RÖFO 121 (1974) 303–310

513. Vohra, R., Lieberman, D. P.: Arterial emboli to the arm. J. R. Coll. Surg. Edinb. 36 (1991) 83–85

514. Vollmar, J. F., Junghannns, K.: Die Arterioskopie, eine neue Möglichkeit der intraoperativen Erfolgsbeurteilung bei rekonstruktiven Gefäßeingriffen. Langenbecks Arch. Klin. Chir. 325 (1969) 1201–1202

515. Vollmar, J. F., Storz, L. W.: Vascular endoscopy. J. Clin. North Am. 54 (1974) 112–122

516. Wagner, F. B.: Arteriography in peripheral vessels. Angiology 8 (1957) 402–404

517. Wagner, H.-H., Alexander, K.: Der differentialdiagnostische Stellenwert des Handarteriogramms beim primären und sekundären Raynaud-Syndrom. RÖFO 142 (1985) 10–18

518. Wagner, H.-H., Alexander, K.: Durchblutungsstörungen der Hände. Ihr Erscheinungsbild im Angiogramm. Thieme, Stuttgart-New York 1993

519. Wagner, H.-H., Alexander, K., Evers, A.: Arteriographische Untersuchungen bei rheumatoider Arthritis. RÖFO 108 (1968) 368

520. Wallace, S., Medellin, H., Jongh de, D., Gianturco, C.: Systemic heparinization for angiography. AJR 116 (1972) 204–209

521. Wandtke, J. C., Spitzer, R. M., Olsson, H. E., Welch, E.: Traumatic thenar ischemia. AJR 127 (1976) 569–571

522. Warren, R., Linton, R. R., Scannell, J. G.: Arterial embolism; recent progress. Ann. Surg. 140 (1954) 311–317

523. Wegelius, U.: Angiography of the hand. Clinical and postmortem investigations. Acta radiol. (Stockh.) Suppl. 315 (1972)

524. Weidinger, F.: Intravaskularer Ultraschall: Neue Dimension einer invasiven Gefäßdiagnostik. Acta Med. Austriaca. 19 (1992) 119–124

525. Weis, J.: Erfahrungen und Beobachtungen bei 400 Arteriographien. RÖFO 75 (1951) 145–159

526. Weissmann, B. N., Rappoport, A. S., Sosman, J. L., Schur, P. H.: Radiographic findings in the hands in patients with systemic lupus erythematosus. Radiology 126 (1978) 313–317

527. Wellauer, J.: Angiographische Diagnostik peripherer Durchblutungsstörungen. Schweiz. med. Wschr. 100 (1970) 767–770

528. Wellauer, J.: Die radiologische Diagnose der peripheren arteriellen Durchblutungsstörungen. Schweiz. Rundschau Med. (PRAXIS) 60 (1971) 1065–1070

529. Wentzlik, G.: Beitrag zur Technik der Extremitätenarteriographie mit Serienangiogrammen. Röntgenbl. 4 (1951) 298–303

530. Wenz, W.: Röntgendiagnostik im Umbruch. Radiologe 24 (1984) 1–4

531. Wenz, W., Beduhn,D.: Extremitätenarteriographie. Springer, Berlin-Heidelberg-New York 1976

532. Wenz, W., Kauffmann, G., Goerttler, U.: Angiographische Kontrolle nach operativer Behandlung peripherer Durchblutungsstörungen. Radiologe 13 (1973) 314–318

533. Wenz, W., Späh, U.: Kontrolluntersuchungen nach Katheterangiographie. In: Die Gefäßthrombosen nach Katheterangiographie. (Zeitler E., Hrsg.), Huber, Bern-Stuttgart-Wien 1970

534. Wesbey, G. E., Higgins, C. B., Amparo, E. G., Hale, J. D., Kaufman, L., Pognany, A. C.: Peripheral vascular disease: correlation of MR imaging and angiography. Radiology 156 (1985) 733–739

535. Weston, T. S., Ardagh, J. W.: Arteriograpgy in peripheral arterial embolism. New. Zeal. Med. J. 26 (1974) 1066–1067

536. White, G. H.: Angioscopy. Surg. Clin. North. Am. 72 (1992) 791–821

537. White, G. H., White, R. A., Kopchock, G. E., Klein, S. R., Wilson, S. E.: Intraoperative video angioscopy compared with arteriography during periopheral vascular operations. J. Vasc. Surg. 6 (1987) 488–495

538. White, R. I. jr: Fundamentals of vascular radiology. Lea & Febiger, Philadelphia 1976, S.86–90

539. White, R. I. jr: Interventional radiology: reflections and expectations. Radiology 162 (1987) 593–600

540. Wright, J.: Vascular diseases in clinical practice. Year Book Medical Publishers, Chicago, 1952

541. Wiggli, U.: Heutiger Stand und Indikationen der digitalen Subtraktionsangiographie. (DSA) Schweiz. Rundschau Med. (PRAXIS) 75 (1986) 385–389

542. Wilner, H. I.: Pharmacologic aids in angiography of the upper extremity. Radiology 121 (1974) 150–154

543. Wilner, H. I., Kay, R., Eisenbrey, B. A.: Pharmacologic aids in angiography of the upper extremity. AJR 121 (1974) 150–154

544. Winkelbauer, F., Hölzenbein, Th., Karnel, F., Kretschmer, G., Lammer, J.: Angioskopie – ein neues Werkzeug bei perkutanen Interventionen. VASA Suppl. 37 (1992) 27–28

545. Witte, G., Fink, A., Heyer, D., Nicolas, V., Bucheler, E.: Superselektive interventionelle Angiographie. Aktuelle Radiol. 2 (1992) 136–140

546. Woolfson, R. G., Benjamin, N., Todd, S. D., Poston, L., Ritter, J. M.: Quabain and responses to endothelium-dependent vasodilators in the human forearm. Br. J. Clin. Pharmacol. 32 (1991) 758–760

547. Wrazidlo, W., Schneider, S., Lederer, W., Brambs, H. J., Werner, Th., Gottschlich, K. W., Hohenberger, P.: Möglichkeiten und Grenzen der Blutflußquantifizierung peripherer arterieller Gefäße mit der MRT unter Anwendung des Phase-Mapping-Verfahrens. RÖFO 157 (1992) 175–179

548. Wylie, J. E., Binkley, F. M., Palubinskas, A. J.: Extrarenal fibromuscular hyperplasia. Am. J. Surg. 112 (1966) 149–155

549. Young, J. R., Humphries, A. W., de Wolfe, V. G., Lefevre, F. A.: Peripheral arterial embolism. JAMA 185 (1963) 621–624

550. Zeitler, E.: Die perkutane Behandlung von arteriellen Durchblutungsstörungen der Extremitäten mit Katheter. Radiologe 13 (1973) 319–324

551. Zeitler, E.: Röntgenmorphologie. Interpretation von Arteriogrammen. In: Angiologie. Grundlagen, Klinik und Praxis (Heberer, Rau R., Schoop W.), 2. Aufl., Thieme , Stuttgart-New York 1974, S.269

552. Zeitler, E.: Zur sicheren Darstellung von Digitalarterien an Händen und Füßen in Lokalanästhesie nach oraler Alkoholgabe. RÖFO 123 (1975) 67–68

553. Zeitler, E.: Das Perlschnurphänomen bei der Arteriographie der Extremitätenarterien. In: Aktuelle Probleme in der Angiologie 34, Aspekte der Extremitätenangiographie. Fehldiagnosen und Fehlinterpretationen. Huber, Bern-Stuttgart-Wien 1976

554. Zeitler, E.: Perkutane Laser-Angioplastie bei peripheren Arterienverschlüssen. DMW 111 (1986) 1543–1544

555. Zeitler, E.: Katheterverfahren bei der peripheren arteriellen Verschlußkrankheit. Dt. Ärztebl. 89 (1992) 4197–4209 [Heft 49]

556. Zeitler, E., Müller, R.: Erste Ergebnisse mit der Katheter-Rekanalisation nach Dotter bei arterieller Verschlußkrankheit. RÖFO 111 (1969) 345–352

557. Zeitler, E., Richter, E. I., Roth, F. J., Schoop, W.: Results of percutaneous transluminal angioplasty. Radiology 146 (1983) 57–60

558. Ziedses des Plantes, B. G.: Subtraktion. Eine röntgenographische Methode zur separaten Abbildung bestimmter Teile des Objekts. RÖFO 52 (1935) 69–79

559. Zuckerkandl, E.: Über die tiefen Hohlhandäste der Arteria ulnaris. Anat. Hefte 6 (1896) 533–559

560. Zweig, J., Lie, K. K., Posch, J. L., Larsen, R. D.: Thrombosis of the ulnar artery following blunt trauma to the hand. J. Bone Joint Surg. 51 (1969) 1191

Sachverzeichnis